바디 뉴트럴

바디 뉴트럴

당신의 몸은 그저 아무렇지 않다

제시 닐랜드 지음 | 임혜진 옮김

옐로브릭

어머니께

차례

3부

신체 중립성으로 가는 길

부록

1부

신체 중립성

1장

✳

여기에 오기까지

10여 년 전 나는 뉴욕에서 개인 트레이너로 일하면서, 신체 이미지 문제가 도처에 널려 있다는 데 압도되었다. 대부분 여성인 내 고객들은 한 가지 목적을 가지고 나를 찾아왔다. 바로 체형을 바꾸는 것이었다. 그들이 이 얘기를 할 때 쓰는 전형적인 표현들이 있었다. 그들은 '문제점'을 해결하고 '안녕살'과 '뱃살'을 없애고, 벗었을 때 '더 멋진' 몸을 갖고 싶어 했다. 여기를 조이고, 저기를 조정하기 원했다. 몸은 인치 단위로 분석되었다. 더 크게, 더 작게, 더 납작하게, 또는 완전히 다른 모양으로. 그들은 미셸 오바마의 팔, 핑크의 복근, 지젤의 다리를 원했다. 허벅지 간격은 있어야 하지만 엉덩이는 처지지 않아야 한다. 가슴은 어떻게 더 예쁘게 만들 수 있을까? 우리는 몸을 개별 부위로 나누어, 특정 부위를 나머지 몸과 별도로 평가하고 변화시킬 계획을 세웠다. 마치 '포테이토 헤드' 인형을 조립하는 듯한 대화였다.

이러한 대화를 하도 자주 하다 보니, 어느 순간부터는 그게 신체 이미지에 대한 이야기라는 걸 거의 인식하지 못했다. 그저 평범한 일로 느껴졌다. 무언가가 내게 '진짜' 신체 이미지 문제로 인식된다면 그건 정도가 꽤 강렬한 경우였다. 언젠가 한 유명 모델이 자신이 혐오하는 결점(그러나 있지도 않은)을 내게 보여 주겠다며 바지를 내렸을 때처럼, 또는 고객들이 자신의 몸이 너무 싫어서 아무리 노력해도 원하는 모습이 되지 않을 것 같아 겁이 난다며 수업 중에 울어 버렸던 많은 순간들처럼.

나는 피트니스를 체력과 역량을 강화하는 도구로 삼는 것에 중점을 두려고 했으며, 미용을 목적으로 하는 사람들의 시선을 돌리고자 했다. 그러나 현실적으로는 결국 후자를 받아들이게 됐다. 사람들은 건강하고 강해지기 위해서가 아니라, 자신의 몸을 불안정하게 느꼈기에, 그리고 평온함과 자신감을 얻기 위해서는 외모를 바꾸어야 한다고 확신했기에 나를 고용했다.

이러한 대화가 내게 불편했던 이유를 말로 표현하는 데는 오랜 시간이 걸렸다. 하지만 이 모든 사람들이 나에게 요청하는 것을 피트니스로 해결할 수 없다는 사실은 바로 깨달았다. 그들은 자신의 몸을 미워하지 않고 싶었고, 몸에 대해 끝없이 생각하기를 멈추고 싶었다. 그들은 자유롭고 안전하게 느끼고 싶고, 몸을 확인하라고* 끝없이 괴롭히는 생각과 행동에서 벗어나기 위한 탈출구를 찾고 싶었다.

내 고객들은 '더 나은 몸'을 간절히 바랐지만, 그건 오직 '더 나은 몸'이 부정적인 신체 이미지에 대한 생각, 감정, 행동들의 지치고 괴로운 행렬에서 벗어나게 해 줄 거라 믿기 때문이었다. 그들은 '올바른 몸'을 가지면 더 이상 음식에 집착하지 않고, 비난을 받을까 불안해하지 않으며, 자신의 결점으로 인한 자의식에서 벗어날 것이라고 믿었다. 그들은 몸을 바꾸면 고통으로부터 탈출하게 될 것이며, '올바른 몸'은 마침내 자신을 가치 있게, 자신감 있게, 충분하게, 평화롭게 해 줄 것이라고 믿었다. 하지만 당시 나는 가장 전형적으로 아름다운 사람들, 성공한 배우와 모델들과도 작업을 했는데, 그들도 다른 모든 사람들처럼 자신의 몸에 대해 불안정감, 죄책감, 불안, 강박을 갖고 있었다.

분명히 '올바른 몸'을 갖는 것은 내 고객들이 바란 고통의 해결책이 아

---

* '신체 확인body checking'은 불안감을 일시적으로 해소하기 위해 몸무게, 체형, 사이즈, 외모를 강박적으로 확인하고 측정하는 습관이다. 자주 몸무게를 재거나 거울 앞에서 특정 부위에 집중하는 것, 예전 사진과 자주 비교하는 것, 신체 사이즈나 몸매를 확인하려고 옷 맵시를 자꾸 살펴보는 행동, 그리고 특정 신체 부위를 자꾸 꼬집거나 쥐어짜거나 만지는 행동 등을 포함한다.

니었다. 나는 개인 트레이너로서 수업을 통해 사람들이 더 강해지고, 신체 능력과 운동 능력을 키우고, 힘을 기르도록 도와줄 수 있었지만, 몸에 대한 불안과 부정적인 생각과 강박에서 고객들을 해방시켜 주어야 하는 암묵적인 임무에는 실패한 것처럼 자주 느꼈다.

이런 고민을 하던 시기에, 나는 '신체 긍정body positivity'이라는 용어를 처음 접했다. 나는 이 말이 맘에 들었다. 모든 사람에게 필요한 정확한 대답처럼 들렸다. 더 이상 몸을 미워하고 벌주지 말자. 대신 축하하고 사랑하자! 많은 사람들이 그랬듯 당시 나는 신체 이미지 문제를 피상적으로 이해했다. 신체 이미지 문제는 탐욕스러운 자본주의와 가부장제가 설정한 비현실적인 아름다움과 몸의 이상적인 기준을 자신과 비교하는 데서 생긴다고 생각했다. 그러므로 '신체 부정'을 해결하기 위해서는 이상적인 기준과 그것을 추동하는 제도에 문화적으로 반발해야 하며, 우리의 모든 '결점'과 '불완전함'을 정상적이고 괜찮을 뿐 아니라 아름답고 축하할 가치가 있는 것으로 끌어안아야 한다고 생각했다.

그 시절 나는 신체 긍정을 혁명 못지않은 것으로 여겼다. 나는 우리가 우리를 불안하게 하고 자신을 혐오하게 하는 힘들과 전쟁을 치르고 있다는 사실을 전적으로 받아들였다. 나 자신이 오랫동안 몸에 대한 불안정함과 수치심으로 힘들었기에, "자기 자신의 결점과 모든 것까지 다 사랑할 수 있다"라는 개념은 흥분과 해방감을 느끼게 해 주었다. 우리는 정형화된 미의 기준을 치워 버리고 자신감을 되찾을 수 있다! 중요한 의견은 우리 자신의 의견이다! 모든 몸은 아름답고 가치 있다!

나는 소셜 미디어의 #신체긍정(#BodyPositivity) 운동에 뛰어들었고 헌신했다. 여성들이 군살과 주름, 그리고 다른 '불완전함'들을 포용하며 올린 사진을 리포스팅하고 내 사진도 공유했다. "붓기는 정상이며, 모든 배는 아름답다" "이것은 나의 셀룰라이트다. 이 예쁘고 레이스 같은 패턴을 보며 멋진 지방이라고 생각하기로 했다" 같은 글을 함께 올렸다. 이렇게 할 때마다 메시지와 댓글이 쏟아졌는데, 그들은 이렇게 노골적으로 자신을 드러낸 용기를 높이 사 주었고, 자신도 신체 혐오에서 벗어날 수 있을 것 같다고 했다.

당시 나는 신체 이미지 문제를 여성에게 집중해서 이해하고 있었기에, 도브Dove를 비롯한 다른 브랜드들이 여성들을 '진짜' 몸매로 표현하고 포토샵을 버리는 것을 보며 기뻤다. 그것은 페미니즘의 다음 물결로 느껴졌다. 남성의 시선에서 온 기대와 이상을 벗어나 우리 자신을 위한 몸을 되찾는 일이었다. 우리의 곡선을 받아들이고, 결점을 받아들이고, 자신을 사랑하며, 지금 우리가 지닌 몸을 동등하게 가치 있고 자신감 있게 느낄 수 있다고 약속했다. 더 나은 기분을 위해 몸을 바꿀 필요 없이 그저 마음가짐을 바꾸면 된다는 것, 정말 힘이 나는 일이었다!

밝혀 두어야 할 것은, 그 시기에 나는 우리 문화가 여성에게 기대하는 외모에 매우 가까웠다는 점이다. 나는 젊고, 장애가 없으며, 백인이며, 전형적으로 여성적이고 예쁘며, 몸매는 탄탄했다. 나는 무거운 중량 운동을 좋아했고, 몇 년간 해 온 훈련으로 근육을 충분히 키워 탄탄하고 단단했지만 부피감은 없는 몸이어서 많은 고객들이 내 몸을 '이상적'으로 여겼다. 가끔 피트니스 모델로 일하기도 했는데, 그 업계에서 나는 다른 체격 좋은 경쟁자와 비교하면 매우 '평균적인' 몸으로 여겨졌다. 그래서 담당자들이 몸매가 훌륭하면서도 '친근한' 모델을 찾는 경우에 일이 들어왔다. 말하자면 나에겐 내가 전혀 인식하지 못한 엄청난 신체적 특권이 있었다.

이런 배경을 알면, 왜 인터넷에서 내 메시지가 일부에게는 격려와 영감을 주는 반면, 어떤 이들에게는 무심하고 솔직하지 못한 것처럼 느껴질 수 있는지 이해할 수 있을 것이다. 그때까지 나는 특권과 억압 같은 개념을 들어 본 적이 없었다(특권이 존재한다는 걸 알 필요가 없는 것도 특권이기 때문이다). 그리고 무엇보다 나 자신이 여성들이 지녀야 할 '이상적인' 외모와 특별히 가깝다고 생각하지 않았다. 나는 그 '이상적인' 여성들과 함께 일했는데, 모두들 나보다 훨씬 키가 크고, 날씬하고, 더 젊고, 전형적으로 여성스러웠다. 160센티미터인 나는 내가 훈련시키는 모델들 옆에 있으면 작고 다부지고 까부는 선머슴 같은 느낌이 들었다. 그래서 나는 온라인에서 몸에 대한 자신감을 얘기할 때면, 나 자신이 여성들에게 사회적으로 요구되는 아름다움의 기준에 미치지 못한다는 것과, 그 기준을 거부하고 나를 위해 내 몸을 되찾아 불완전함을 받아들이기로 선택했다는 데 초점을 맞추었다. 나는 진심으로, 다른 사람들도 어떤 '결점'이 있든 상관없이 그렇게 할 수 있다고 믿었다.

하지만 이것은 결국 문제가 되었다. 나는 비현실적인 아름다움이라는 이상의 사슬을 벗어던지고 압박에서 자유로워졌다고 느꼈고, 다른 이들도 그렇게 할 수 있도록 '영감'을 준 듯 보였다. 하지만 그들에게 어떻게 이를 실천할지는 알려 줄 수 없었다. 특히 사회가 그들의 '결함' 때문에 그들을 부당하게 대하거나 위험에 빠뜨리는 경우에 그랬다. 나는 겪어 보지 않은 일들이었다. 그냥… 다른 사람들이 당신을 어떻게 생각하든 신경 쓰지 않도록 좀 더 노력해 볼 수 있을까요? 가부장제가 당신을 굴복시키지 않도록 제지해 봅시다. 많은 사람들이 내 작업에 공감했지만(대부분이 젊은, 날씬한/마른, 비장애인이고, 젠더 순응적이고, 보편적으로 매력적인 백인들), 어떤 사람들은 몸을 그만 혐오하고 자신감을 갖고 싶어도 그저 '불가능하다'며 길고 아픈 메시지를 보내왔다. 그들은 정확히 어떻게 해야 하는 거냐고 물었다.

나는 신체 이미지 문제를 다루고 극복하기 위한 시스템과 방법을 분석하고, 이를 나와 비슷한 사람뿐 아니라 모두가 적용할 수 있게 하고 싶었다. 또 모든 사람이 '자신의 몸을 사랑'할 수 있고 또 그래야 한다는 생각이 불편해지기 시작했다. 많은 사람들에게 전혀 불가능해 보이는 일로 너무 큰 압박을 가하는 것 같았다.

마케팅의 관점에서, 당시 온라인 비즈니스를 운영하던 나는 방문자가 원하는 것이 무엇인지 알고 그것을 제공하는 것이 내 일이라는 것을 알고 있었다. 그들은 분명 자신의 몸을 온전히 사랑하기 원했다. 그들은 거울에 비친 자신의 모습에 만족하기를 원했다. 그들은 마침내 신체 긍정을 성취한다면 얼마나 행복하고 자유로울지, 마침내 '자신감을 느낄' 때 삶은 얼마나 더 멋질지 상상했다. 그러나 나는 그런 상태를 이끌어 낼 수 있는 믿을 만하고 현실적인 방법을 찾을 수 없었을 뿐만 아니라, 그런 발상이 내 개인 트레이닝 고객들이 피트니스에 접근하는 방식과 매우 유사하게 느껴져서 불편했다. "일단 ＿＿＿하면 내가 원하는 느낌을 얻을 것이다. 일단 ＿＿＿ 을 가지면 삶은 편안해질 것이다."

나는 사람들이 몸에 대한 자신감을 얻을 수 있는 명확하고 반복 가능한 경로를 제공하기 위해 필요한 언어와 개념을 찾는 데 집착했다. 마인드셋, 행복, 신체 긍정, 자존감, 트라우마, 성적 건강, 정신 건강 등에 대한 모든 것을 찾아 봤다. 다이어트 문화, 미용 문화, 체중 낙인weight stigma, 비만 편견anti-fat bias 및 이러한 것들이 성차별, 인종 차별, 장애 차별ableism, 연령 차별, 동성애 혐오 및 트랜스포비아 같은 억압 시스템과 어떤 관련이 있는지에 대해 많이 배웠다. 나는 라이프코칭 자격증을 땄고 피트니스 업계를 떠나 신체 이미지에 초점을 맞추기로 결정했다. 자기애와 신체 긍정에 관한 프로그램을 기획하고 콘텐츠를 만들고 워크숍을 진행하며, 누구나 자신의 몸과 맺는 부정적 관계에 도전하고 이를 치유하도록 격려했다.

이 모든 과정에서 나는 내 일에 열정적이었고 자부심이 있었지만, 여전히 무언가 찜찜했다. 공개적으로는 '신체 사랑'과 '신체 자신감'을 말하면서도, 뒤에선 내 고객에게 다르게 접근했다. 나는 자신의 몸을 사랑하는 일이 모두가 생각하는 것과는 다르다고 설명했다. 그것은 자신의 모습이 맘에 든다고 생각하는 것이 아니라, 당신이 어떻게 생겼든 한 인격으로서 당신 안에 깃든 가치를 믿는 것이다. 나는 남성이면서 젠더 비순응인 고객들과 작업을 하고 있었는데(그들은 대체로 '자신의 몸을 사랑해야 한다'는 압박을 받기보다는, 그저 불안감에서 벗어나길 원했다), 그 과정에서 여성에게 국한된 신체 이미지 대화를 확장해야 한다는 것을 깨달았다. 나는 고객들에게 솔직해지기로 했다. 모두가 자신의 외모를 좋아하는 경지에 이를 수 있을지 확신할 수 없다는 것을, 그리고 실제로 그러한 노력이 좋은 건지 모르겠다는 것을.

결국 나는 더 큰 행복감과 만족을 이끌어내기보다는 몸의 불안, 부정적인 감정, 강박에서 오는 고통을 완화하는 데 더 초점을 맞추었다. 신체 이미지 문제는 믿을 수 없을 만큼 고통스러울 수 있으며, 더 나은 기분이라는 것은 꼭 '더 좋은' 기분일 필요는 없었다. 때로는 '덜 나쁜' 기분일 수도 있다.

모든 면에서 이런 내용들은 그리 매력적인 마케팅 메시지는 아니었다. 사람들은 자신의 몸을 '사랑'할 수 있다는 약속을 원했지만, 내가 약속할 수 있는 것은 몸에 대한 '미움'을 줄이는 것뿐이었다. 그것이 내 일이었고, 이것이 고객들에게 효과가 있다는 것을 더 많이 보게 될수록, 즉 '성공'이란 더 큰 자신감과 확신이라기보다는 완화된 불안과 고통으로 규정할 수 있음을 확인할수록, 나는 '신체 긍정' 기반 언어를 점차 사용하지 않게 되었다.

그즈음 나는 '신체 중립성'이라는 용어가 자신의 몸을 사랑하는 것에 대한 대안적인 목표로 제시되는 것을 발견했다. 이는 심각한 신체 이미지 문제에 시달리는 사람들에게 더 현실적이고 달성 가능한 목표로 제시된 것으로, 신체 이미지에 대한 중간 지대를 만들어서 자신의 몸을 사랑하지도 미워하지도 않고 그저…그것에 대해 별로 생각하지 않는 공간을 제공하는 것이었다. 이 개념은 내가 고객들과 함께 해 온 일에 아주 가까워 보였기에, 나는 공개적으로나 비공개적으로 신체 이미지에 대한 내 언어에 그것을 포섭하여 도입하기 시작했다.

나는 또한 신체 중립성이 신체 이미지 문제와 자존감 간의 연결고리를 드러내 줄 수 있음을 보았다. 만약 당신이 당신의 인격적 가치가 외모 또는 다른 사람들이 당신을 어떻게 보는지에 따라 결정된다고 믿는다면, 언제나 외모를 지나치게 중시하게 될 것이다. 이것은 수많은 신체 이미지 고통을 야기한다. 특정한 외모에 너무 큰 의미와 중요성을 두고 집착하고, 한 인간으로서 자기 자신을 과대평가하거나 과소평가하게 된다. 자신의 외모를 사랑하려고 노력할 때 당신은 중요한 퍼즐 조각을 직면할 필요가 없다. 당신이 자기 자신에 대해 어떻게 느끼는지, 당신의 인격적 가치, 존중받을 가치, 연결 및 소속감 같은 것들을 말이다. 신체 중립성은 애초에 당신이 왜 외모에 집착했는지 살펴볼 수 있도록 초대한다. 외모에 부여했던 의미를 제거하고, 당신이 어떻게 보이며 다른 이들이 당신을 어떻게 보는가 하는 문제에서 벗어나, 자기 감각과 가치를 기르도록 격려한다.

그 자체로 명확한 정의가 없음에도 불구하고, 신체 중립성 개념은 나에게 즉각적인 안도감을 주었고, 내 청중과 고객들에게도 그런 듯했다. 몸을 바꾸는 일은 불가능하게 느껴지고 실패감을 불러일으킨다. 그런데 자신의 몸을 사랑하려고 노력하는 일 또한 불가능하게 느껴지고 실패감을 불러일으킨다! 신체 중립성은 좀 더 달성 가능한 목표를 주고, 안전한 휴식처가 되어 주며, 몸과의 전쟁에서 휴전을, 외모에 대한 부정적인 생각과 감정의 끝없는 물결로부터의 자유를 약속했다.

이 책의 전체 내용을 통해 알 수 있듯이, 몇 년간 실제 코칭 현장에서 신체 중립성 개념을 활용하면서 그 개념은 더욱 깊고 풍부해졌으며 명확해졌다. 다양한 성별, 체형, 인종, 연령, 능력을 지닌 수백 명의 고객들이 일상의 진짜 삶에서 나온 반응을 통해, 신체 중립성은 단순히 자신의 몸을 사랑하는 것에 대한 대안 이상으로, 신체 이미지 고통에서 해방되고 치유되어 편안해지는 과정과 접근법으로 변화했다. 이는 빠르고 손쉬운 해결책은 아니다. 그러나 이제 내가 정의하는 신체 중립성은 전체적인 구조와 명확성, 방향성을 제공하여 자신과 몸의 관계를 치유하고 개선하며, 아픔과 고통을 경감시킬 수 있게 한다. 이는 단기적으로도 그렇고 평생 지속 가능하다.

내 개인적인 신체 이미지 여정에서, 신체 중립성은 내가 무의식적으로 나의 정체성과 가치, 세상에서의 안전과 통제감을 외모에 결부시켜 왔다는 것을 발견하게 해 주었다. 나는 '내 몸을 사랑한다'고 대체로 생각했지만, 사실은 그것으로 주어지는 인정과 승인, 힘이 주는 느낌을 사랑한 것이었다. (사실 나는 그 상태를 유지해야 한다는, 그리고 만약 그 모습을 잃는다면 어떻게 될지 모른다는 스트레스와 강박에 사로잡혀 있었다.) 그 집착을 치유하고 거기서 놓여나기 위한 작업을 수행하면서 나는 잠재의식 속에 살고 있는 어둡고 아픈 많은 것들을 직면해야 했다. 여기에는 어린 시절의 성적 학대가 자아상에 미친 영향, 남성들 사이에서 느끼는 근본적인 불안감, 특정 유형의 몸에 대한 강박적인 편견, 그리고 깊이 숨겨진 곳에 내가 절대적으로 싫어하는 구석이 있다는 사실 등이 포함되었다.

신체 불안, 걱정, 그리고 강박의 근본 원인을 성찰하는 일은 자기 점검과 치유의 길로 이어졌다. 이 과정에서 나는 기술을 배우고 수치심을 깨고 두려움에 맞섰다. 나의 목표는 외모에 대한 '집착'에서 자유로워져서, 나를 바라볼 때 그 모습을 사랑하려고 하기보다 그것이 별로 중요하다는 생각 없이 볼 수 있게 되는 것이었다. 나는 특정한 외모를 유지하기 위해 하던 일들을 그만두고 젠더, 친밀감, 감정, 특권과 맺어 온 관계를 살펴보기 시작했다. 나는 다이어트를 그만두고, 고강도 운동을 그만두고, 메이크업을 그만두고, 여성적인 매력의 기준에 맞추어 하던 모든 일들을 그만두었다. 그 일들이 실제로 '나'를 대변하지 않는다는 것을 깨달은 것이다.

이를 수행하는 동안 내가 발견한 것은 꽤 불편한 진실이었다. 꾸밈 없는 외모에 머리를 밀고 얼굴에 화장을 하지 않았을 때 사람들이 나를 매우 다르게 대했기 때문이다. 상대적으로는 작은 차이일지 모르지만, 모든 사람이 나를 특별하고 감탄할 만한 존재에서 별 볼 일 없는 존재로 인식하게 되는 극적인 변화는 나로서는 충격적이었다. 머리를 짧게 깎고 가슴을 조이면 남성들에게는 거의 보이지 않는 존재가 되었고, 체형과 사이즈가 달라지자 사람들은 자동적으로 나의 건강, 생활 방식, 관계, 심지어 능력에 대해

서조차 다르게 가정했다. 이런 일을 목격하는 것은 이상하고 불편한 경험이었다. 하지만 동시에 매우 흥미로웠고, 외모와의 관계를 재설정하게 해 주었으며, 내가 어떻게 보이는지가(또는 다른 사람들이 나를 어떻게 보는지가) 내 존재의 중요한 부분이거나 혹은 특별히 흥미로운 부분이라고 여겼던 생각을 떨쳐 낼 수 있게 해 주었다.

또한 이런 경험은 혜택받지 못한 몸이 직면하는 차별과 소외에 대한 통찰을 주었다. 나는 여전히 사회적 기준과 이상을 꽤 충족하는 외모임에도 상대적으로 작은 변화만으로 이렇게 다르게 대우받는다면 그렇지 못한 사람들은 어떻겠는가? 이 경험으로 인해 나는 억압과 특권의 시스템에 대해, 그리고 그것이 삶의 경험이나 자기 가치, 정서적 필요, 정체성, 그리고 궁극적으로 신체 이미지에 어떤 영향을 미치는지에 대해 할 수 있는 한 배우겠다고 결심했다. 또 일에서나 개인적인 일상에서 소외된 몸의 정의와 해방을 위해 싸우는 일을 항상 중심에 두겠다고 마음먹었다.

여기서 기억해야 할 것은, 나는 우리 문화의 특정한 여성적 미의 이상에 순응함으로써 '획득한' 어느 정도의 특권을 포기했지만, 여전히 내 몸은 어마어마한 특권을 지녔고 앞으로도 그럴 것이라는 점이다. 나는 신체 건강한 백인이며, 식습관이나 운동 방식에 상관없이 비교적 날씬하고 작다. 나는 퀴어이며 논바이너리 정체성을 가졌지만, 대개 시스젠더이며 스트레이트로 여겨지고(사람들이 나를 일반 여성으로 가정한다는 뜻), 그리고 여전히 어린 여성에게 허용된 특권을 많이 누린다.

이런 얘길 하는 이유는, 한 개인이 살면서 겪은 특권과 억압은 자기 몸과의 관계에 매우 큰 역할을 한다는 것을 알기 때문이다. 외모 때문에 차별이나 배척을 받은 적 없는 사람이 신체 이미지에 관해 쓴 책을 읽는다는 것이 이상하게 여겨질 수 있다는 것도 안다. 소외된 몸을 지닌 이들은, 그들이 겪어 온 것과 관련 없는 내가 몸에 대한 평화를 찾도록 도울 자격이 있는지 묻기도 했다. 내 대답은 매우 단순하다. 그럴 수도 있고 아닐 수도 있다.

나는 절대로 특정한 소외된 몸을 가진 사람의 경험을 이해하거나 '공감' 할 수 없을 것이며, 당신이 이 점이 꺼려져서 이 책을 그만 읽고 싶다면 이해할 수 있다. 나는 상처받지 않을 것이며, 이 책을 덮고 당신이 공감하고 영감을 얻을 수 있는 자료를 찾기를 적극적으로 권장하고 지원하고 싶다. 모든 사람은 자신의 몸을 편안하게 느낄 자격이 있으며, 때로는 당신의 특정 경험을 잘 이해하는 사람의 메시지가 필요할 때가 있다. 내가 시스젠더 남성이 쓴 페미니즘 책을 읽고 싶지 않듯, 당신도 나 같은 사람이 쓴 신체 수용에 관한 책을 읽고 싶지 않을 수 있다.

그렇다고 해서 이 책이 날씬하고 예쁜 백인 여성이 스스로를 받아들이는 법에 대해 이야기하는 건 아니다. 모든 사람이 신체 이미지의 고통 아래에 있는 진실을 찾을 수 있도록 돕는 책이다. 당신에게 신체 이미지 문제를 일으키는 거짓말이나 부적절한 단서, 편견, 방어 기제를 제거하고 나면 당신의 신체 이미지 문제는 고통의 '원인'이 아니라 그 '증상'임을 밝히려는 것이다. 따라서 신체 이미지 고통을 줄이고자 한다면, 자신의 내면 깊이 파고들어 두려움을 직면하고, 믿음에 도전하고, 편견을 해체하며, 자신의 가장 어두운 부분을 탐색할 준비가 되어 있어야 한다. 당신이 고통을 느끼는 데는 이유가 있으며, 나의 신체 중립성 접근법은 그 이유를 찾는 데 도움을 준다. 그러나 이를 위해서는 집중적인 노력이 필요하다. 당신의 외모가 당신의 가장 흥미롭고 중요한 부분은 아니지만, 엠마 라자로스Emma Lazarus 가 쓴 것처럼 "우리 모두가 자유로워질 때까지 우리 중 아무도 자유롭지 않기" 때문이다.

이 책에서 읽게 될 신체 중립성 개념과 단계들은 해방 작업의 일환이며, 따라서 '누구에게나' 적용 가능하고 '모든 사람'에게 유익이 될 것이다. 우리 자신 안의 거짓과 억압 체제를 해체함으로써 우리는 모두를 위한 사회 정의와 평등을 향해 함께 나아갈 수 있다. 날씬하고 예쁜 백인 여성들이 '자신의 몸을 사랑하는 법'을 배우는 일은, 인종, 뚱뚱한 체형*, 퀴어와 트랜스젠더에 속한 사람들에게 정의와 공정을 크게 가져다주지는 못한다. 하지만 날씬하고 예쁜 백인 여성들이 더 많은 몸의 특권이 행복을 가져다줄 거라는 환상을 버리고, 자신의 가장 어두운 부분을 직면하고 치유하며, 자신 안에 그리고 세상에 존재하는 억압 체제를 해체한다면? 그것은 잠재력이 있다.

---

* 당신이 '뚱뚱한fat'이라는 단어를 모욕적인 말로 생각해 왔다면, 이 책에서 그 단어를 사용하는 것에 대해 당혹스러울 수 있다. 하지만 이 단어를 부담 없이 중립적인 표현으로 사용하는 것은 의도적이다. '뚱뚱하다'는 비만 정의 및 해방 커뮤니티에서 가장 많이 사용하는 용어다. 이러한 사용은 편견을 해체하는 데 도움이 된다. '비만'이나 '과체중' 대신 '뚱뚱한'을 사용하는 이유에 대해서는 410쪽을 참고하라.

2장

*

신체 긍정주의

신체 긍정 개념이 처음 인기를 얻기 시작했을 때 나는 신이 났다. 그토록 많은 사람(특히 여성들)으로 하여금 무가치함과 불안을 느끼게 만드는, 불가능에 가까운 아름다움과 이상적인 몸에 대한 주류의 반발이 마침내 등장한 듯했다.

당시 이 운동의 중심지는 소셜 미디어였다. 수적으로 늘어나는 신체 긍정 옹호자들과 영향력 있는 인플루언서들이 자신의 신체 사랑 여정을 공개적으로 기록하며 큰 팬층을 확보하고 있었다. 그 모두가 용기 있고 급진적으로 보였다. 사람들이 자신의 불완전함을 공개하며 아름다움에 대한 이야기를 재구성하고, 어떤 몸을 가져야 한 사람이 시각적으로 가치 있고 행복할 만한지, 또 어떤 몸은 그렇지 못한지에 대한 우리의 무의식적인 편견에 빛을 비추고 있었다.

그즈음 인스타그램에서 약간의 팔로워를 얻은 개인 트레이너였던 나는 이 운동에 동참하게 된 것이 좋았다. 운동과 신체에 대한 욕망과 가정을 더 깊이 생각하도록 독려하고, 모든 것을 의심하도록 도전하는 게시물을 올리며 즐거웠다. 튀어나온 배를 조이는 대신 축 늘어뜨린 그대로의 사진을 게시하고, 둥그런 배의 오명을 씻어내야 한다는 설명을 달았다. 소셜 미디어에서 '완벽한 몸'을 가장하는 것이 얼마나 쉬운지를 보여 주는 '비포'와 '애프터' 사진을 올리고, '완벽한 영감'을 준다는 몸조차도 특정 포즈와 편집이 없다면 실제로는 셀룰라이트와 주름, 예쁘지 않은 구석이 있을 수 있음을 보여 주었다. 또 내 젖꼭지를 가린 사진 한 쌍을 올려서, 하나는 사회가 말하는 바 '마땅히' 있어야 하는 위치로 잡아 올려 완벽한 구체처럼 부풀어 오른 가슴을, 다른 하나는 자연스럽게 내려오는 가슴을 보여 주었다. 사람들은 이런 게시물들을 좋아했고, 나는 수많은 메시지를 받았다. 나의 용기에 영감을 받았으며 피트니스 산업에는 이 같은 목소리가 필요하다는 내용이었다.

돌아보면 이 모든 것이 민망하다. 이유야 많지만, 작게는 내 맨몸 사진이 인터넷에 공유되어 있기 때문이고, 크게는 소외된 몸을 지닌 이들의 권리와 존엄성을 고취하고 중심에 두고자 생겨난 운동에 나 같은 20대 백인여성의 날씬하고 건강한 몸이 칭송받는 분위기를 만드는 데 기여했기 때문이다. 그것이 신체 긍정의 실체였다. 당시 나는 알지 못했다. 이 운동의 주류적인 인식은 각 개인이 모든 결점을 포함해 자신의 몸을 받아들이는 것이었지만, 실제로 신체 긍정은 개인을 위한 운동이 아니었다. 그것은 정치적 운동으로 기획된 것이었다.

전국섭식장애협회National Eating Disorders Association의 전 홍보담당자인 첼시 크로넨골드Chelsea Kronengold는 다음과 같이 말한다. "신체 긍정 운동은 특히 비만, 흑인, 퀴어, 장애인 등의 소수 집단을 위해 창안한 것이다." 맞는 말이다. 신체 긍정 운동은 1960년대에 비만 수용 운동가들의 노력에 기반하여 시작되었다. 언론인이자 잡지 《리파이너리29Refinery29》의 선임 필자인 엘리자베스 굴리노Elizabeth Gulino는 이렇게 썼다. "이 운동은 사회 정의에 그 뿌리가 있다. 이를 바탕으로 전미비만수용협회National Association to Advance Fat Acceptance 같은 조직이 생겨났는데, 이는 비만인의 권리를 위한 비영리 단체로 사회적인 비만 편견과 비만 혐오, 비만에 대한 체제적 억압에 대항하여 싸웠으며, 지금도 싸우고 있다."[1]

그러므로 신체 긍정 운동은 소외된 몸으로 살아가는 모든 사람들이 얻어야 할 기회와 대우, 대표성, 안전, 존엄성에 대한 사회경제적 평등에 전적으로 집중했을 뿐 자기 사랑이나 신체적 자신감을 위해 의도된 것은 아니었다. 이 두 개념은 관련이 없다. 사실 접근성 향상 및 반차별 정책을 지지하면서 자신의 몸을 혐오할 수도 있고, 정의와 평등을 위한 운동에 '전혀' 참여하지 않으면서도 자신의 몸을 완전히 받아들일 수도 있다.

여기서 '소외된 몸marginalized body'이라는 용어가 무슨 의미인지 정의해 보겠다. 소외된 몸을 지닌 사람이란, 그 사람의 몸이 지닌 특징에 대한 사회적 편견과 반응으로 인해 차별받고, 사회·정치·경제 활동에서 배제되고, 사회적으로 무력한 상태에 직면할 가능성이 통계적으로 높은 사람을 말한다. 이 용어로 그 사람을 규정하는 것이 아니라, 그 사람이 살아가면서 이러한 불평등에 직면할 위험이 통계적으로 높다는 의미다.

신체 긍정을 생각할 때 사람들은 일반적으로 비만 체형인 사람들을 떠올리는데, 이들이 우리 사회에서 투쟁해야 할 소외된 집단은 맞다. 하지만 이들은 일부에 불과하다. 신체에 장애가 있는 사람들, 유색인의 몸을 가진 사람들, 늙은 몸을 가진 사람들, 트랜스젠더나 젠더 비순응적인 몸을 가진 사람들도 모두 우리 사회에서 다양한 정도로 소외되어 있다. 그리고 한 사람의 인종, 나이, 젠더, 체중, 능력 등이 얽힌 교차적 정체성은 그 사람이 얼마만큼 소외될 가능성이 높은지를 알려 준다. 어떤 사람이 날씬한 백인에 젊고 장애가 없는 몸을 가진 여성이라면, 외모로 인해 소외받을 가능성이 적다고 할 수 있다. 불행하게도 이 범주에는 나만 포함된 게 아니라 대중적인 신체 긍정 운동의 대표격 인물 대부분이 해당한다. 소외는 누가 가장 눈에 띄고 강력한지에 대한 시스템에 내재한 것이기에, 가장 소외된 사람들의 사회적 불평등에 초점을 맞춘 운동이 가장 특권적인 개인의 불안에 초점을 맞추게 된 것이다.

이 점을 잘 이해해야 한다. 소외된 사람들에게 두었던 초점이 특권을 가진 사람들에게로 옮겨 간 것은 불평등에서 불안으로의 이동 때문에 가능했던 것이다. 정치적인 것이 사적인 것으로, 사회적인 것이 개인적인 것으로 이동했다. 차별금지법을 위한 투쟁은 차별받는 사람들에게 초점을 맞추지만, '피부에 자신감을 갖기' 투쟁은 누구에게나 적용할 수 있다. 그리고 누구에게든 적용할 수 있는 것은 항상 특권적인 몸이 중심이 되고 마는데, 사회적 위계와 무의식적 편견, 권력과 억압 체제가 작동하는 방식이 그렇기 때문이다. 소셜 미디어에서 뚱뚱한 유색인 트랜스젠더 여성의 몸이 받는 반응은 날씬한 백인 여성의 몸이 받는 반응과 같지 않다. 모델 경력에서도 마찬가지다. 디지털 알고리즘과 기업 리더십에 내재된 편견, 소비자 행동 및 사용자 베이스에 내재된 편견 둘 다 때문이다. 비영리 뉴스《디 인터셉트*The Intercept*》는 틱톡이 "못생기거나, 가난하거나, 장애인으로 보이는 사용자를 걸러내도록" 의도적으로 설정했다고 보도했다.[2]

신체 긍정 운동이 소셜 미디어에서 주류적 운동으로 진입하면서, 사회 여러 다양한 부문의 사람들이 유입되어 이를 재해석하고 재구성했다. 덜 극단적으로, 더 입맛에 맞게, 억압 체제보다는 개인의 감정에 초점을 맞추면서, 진보에서 중도로 하향 이동시켰다. 이렇게 신체 긍정 메시지는 희석되고 망가지면서 완전히 다른 것이 되었다. 모든 사람이 사회가 '강요하는' 외모를 거부하고 그들의 (아름다운) 몸을 있는 그대로 받아들이는 것을 목표로 한 운동이 된 것이다. 소외된 사람들을 보호하기 위한 법안에 대해 이야기하는 대신, 우리는 사회가 어떻게 대우하든 상관없이 자신을 사랑하는 방법에 대해 이야기했다. 체제를 '변화'시키는 방법을 이야기하는 대신, 우리는 체제를 벗어나 초월하는 방법에 대해 이야기했다. 그리고 이 새로운 목표를 가장 멋지게 이루어 내는 사람들은 이미 몸의 위계에서 꽤 높은 위치에 있는 사람들이었다. 몸을 숙였을 때 셀룰라이트와 뱃살이 생기는 날씬하고 예쁜 백인 여성들, 완벽한 모래시계 몸매를 가진 뚱뚱한 여성들, 휠체어를 타거나 눈에 띄는 흉터가 있거나 백반증이 있는 등 명백한 장애나 차이가 있으면서 전형적으로 매력적인 사람들 말이다.

신체 긍정이 정치 운동으로 시작되었다는 사실은 사람들의 인식과 영감을 고취하는 사회 운동으로서 탁월하게 기능한 이유를 설명해 주지만, 이 운동은 결과적으로 개인들이 자신의 몸을 충분히 편안하게 느끼게 해 주지는 못했다. 여기에 나의 문제의식이 있다. 우리 모두가 몸에 대해 좋은 느낌을 가져야 한다는 생각이 놀라운 인기를 구가했음에도 신체 긍정 운동의 흐름이 생겨난 지 10년이 넘은 지금까지 신체 이미지 문제는 그 빈도와 강도가 줄지 않았고, 그것이 사람들의 삶에 미치는 파괴력도 줄이지 못했다(사실 현실은 그 반대다!).[3]

주류 신체 긍정 운동은 몸에 대한 부정적인 인식이 보편적인 문제임을 일깨우고, 자기 수용과 사랑에 기초해 사회적으로 가치 있는 운동을 키워내며, 브랜드들이 신체 다양성을 좀 더 대표하고 포함하도록 압박함으로써 몸에 대한 억압에 저항했다. 그러나 우리가 미래를 내다보며 개인적인 신체 이미지 문제를 해소하는 것에 대해 고민한다면, 신체 긍정 운동이 효과적이지 못했던 몇 가지 이유를 생각해 보아야 한다.

나의 한 고객은 몇 년간 '신체 긍정 작업'을 해 왔다(게다가 다른 사람들에게 몸에 대해 더 나은 느낌을 가지도록 가르치고 코칭도 했다!). 그러나 여전히 심한 신체 혐오로 힘들어하고 있었다. 그녀가 말하는 신체 긍정 작업이란 '내 몸을 보거나 생각할 때 따뜻함과 인정, 기쁨, 사랑을 느끼도록 노력하는 일'을 의미하는데, 이는 주로 사용되는 일상적 정의다. 그녀는 몸에 대해 다르게 느끼기 위해 정말 많은 노력을 했다고 했다. '내려놓기', '사람들이 어떻게 생각하든 신경 끄기', '너무 개인적으로 생각하지 않기' 등을 시도해 보았지만 도저히 그렇게 할 수 없었다. 그녀는 이 작업이 이렇게까지 효과가 없는 이유를 이해할 수 없었다. 이 주제를 아주 잘 이해했고, 모든 팁과 요령을 알고 있었고, 모든 것을 '제대로' 했기 때문이다. 하지만 "나는 아름답다"나 "나는 가치 있다"라는 주문을 몇 번이고 반복해도 그녀는 여전히 거울을 보면서 역겨움과 불안, 불행함을 느꼈다. 식이요법은 효과가 없으며[4] 체질량 지수는 아무 의미가 없다고 말하는 책들을 수없이 읽었지만[5] 그녀는 여전히 체중 감량을 절실히 원했다. 자신을 사랑하고 받아들이기 위해 온갖 노력을 하고 시간을 들였지만 전혀 그 목표에 가까워지는 것 같지 않았다.

안타깝게도 이런 이야기는 매우 흔하기 때문에 나는 새로운 고객을 대할 때 수업을 몇 차례 진행해서 그들이 신체 긍정을 위해 수행한 것들이 잘 작동하지 않은 이유를 파악해 줌으로써 그들이 '제대로 하지 못했다'는 수치심과 분노를 해소할 수 있도록 돕는다. 나는 이 운동의 정치적 기원을 설명하고, 이 운동은 각 개인이 자신의 몸에 대해 다르게 느끼도록 하기 위해 설계된 것이 아님을 알려 준다. 그리고 주류 신체 긍정 운동이 왜 개인으로 하여금 자신의 몸과 외모를 더 긍정적으로 느끼게 하는 데 실패했는지도 설명해 준다.

이 책을 읽고 있는 당신 역시 신체 긍정 운동에서 찾고자 했던 것을 얻지 못했을 수 있다. 어쩌면 그 운동에서 영감과 치유, 도움을 얻었을 수도 있고, 아니면 당신과는 맞지 않는다고 느꼈을 수도 있다. 어쨌든 그 운동은 당신의 개인적인 신체 이미지 문제를 극복하는 데 필요한 것들을 제대로 제공하지 못했을 것이다. 따라서 신체 중립성에 대해 본격적으로 들어가기 전에 왜 그렇게 됐는지 이유를 파악하는 것이 중요하다.

이 책은 신체 긍정 운동을 비난하지 않는다. 정치 활동가와 주류 사회 활동가들 모두 세상에 필요한 놀라운 일을 해 왔다. 그들은 사람들의 인식을 높이고, 커뮤니티를 구축하고, 서서히 관련 법안을 진전시켰다. 그들은 몸에 대한 대중의 대화 내용을 전반적으로 바꾸었고, 의류 브랜드가 신체 다양성을 더욱 포괄적이고 현실적으로 묘사하도록 영향을 미쳤으며, 소셜 미디어 플랫폼이 사기성 다이어트 문화로부터 사람들을 보호하도록 성공적으로 압력을 가했다. 그들은 사람들이 다이어트 문화와 여성 대상화에 반발하고 싸울 수 있는 도구와 자원, 용기를 제공했으며, 많은 사람들에게 희망과 해방감, 소속감을 주었다.

나는 거인들의 어깨 위에 서 있다. 정치적 활동가와 해방 운동가들은 주류 신체 긍정 운동을 가능하게 했고, 나는 그 덕분에 이 책을 쓸 수 있었다. 이 장은 신체 긍정 운동을 깎아내리기 위한 것이 아니다. 그러나 어떤 이유에서 신체 긍정 운동이 우리가 원하는 것을 궁극적으로 제공하지 못했는지 비판적으로 탐구하려고 한다. 우리가 원하는 것은 우리 각 개인이 신체 이미지 문제에서 벗어나 자신의 살갗에서 평화와 자신감, 가치를 느끼는 것이다.

이 장을 읽으면서 신체 긍정이 당신에게 '효과가 없었다' 해도 당신이 잘못한 게 아니라는 것을 알고 안도하길 바란다. 여전히 신체 이미지로 힘들어한다고 해서 당신이 '미쳤거나' 고장 났거나 약하거나 멍청한 것이 아니다. 이 문제를 극복하기에 당신이 너무 허영이 있거나 자기중심적이거나 '너무 감정적'인 것도 아니다. 그저 신체 긍정은 신체 이미지 문제의 실체를 파악하고 효과적으로 해결하도록 설계된 도구가 아닐 뿐이다.

이제 신체 긍정 운동이 개인적인 신체 이미지 문제에 대해 해결책을 제공하지 못한 몇 가지 이유를 알아보고, 신체 중립성이 그 대안이 될 수 있는 이유를 설명해 보겠다.

신체 이미지 문제는 언제나 더 깊은 무언가다

어느 날 밤, 한 취한 여성이 술집 화장실 거울에 비친 자신의 모습을 보며 "젠장, 내 꼴 좀 봐"라고 말했다. 아마 그녀는 나에게 멋지다는 말을 듣기를 바랐을 수도 있고, 내가 아예 무시할 거라고 생각했을 수도 있다. 그때 나는 "당신이 원하는 모습이 된다면 오늘 밤 뭐가 달라질까요?"라고 물었다. 순간 그녀는 당황하며 잠시 생각하다가, "여기에 내 자리가 있다는 느낌이 들 것 같네요"라고 나직이 대답했다.

외모로 인한 고통에는 언제나 더 깊은 문제가 있다. 자신의 외모가 마음에 안 들거나 다르게 보이길 원하는 것은 표면적인 하나의 문제다. 그러나 그게 전부가 아니다. 당신은 당신의 부엌이 맘에 들지 않을 수 있지만, 그것 때문에 하루 종일 스트레스나 압박을 받거나, 처참한 기분을 느끼고 공황 상태가 되거나, 실패감을 느끼지는 않을 것이다. 또 당신은 바다가 있는 동네에 살고 싶거나 멋진 새 차를 갖고 싶을 수 있지만, 그렇다고 해서 귀가할 때마다 증오와 분노로 무력해지거나 차에 탈 때마다 수치심과 슬픔으로 인해 괴롭지는 않을 것이다.

나 역시 내 외모를 늘 선호하는 건 아니다. 아침엔 곱슬머리가 말을 잘 들어 주면 더 좋겠고, 특정 음식을 먹고 배가 빵빵해져 임신한 것처럼 보이지 않았으면 좋겠고, 지금 이 글을 쓰는 동안 내 턱에 나 있는 큰 뾰루지도 없어졌으면 좋겠다. 하지만 그중 어느 것도 나에게 고통을 주지는 않는다. 선호는 있지만 내 몸의 문제를 중립적인 시각으로 본다는 의미다. 나는 그것들에 대해 어떠한 의미나 중요성, 도덕적 판단도 내리지 않는다. 내 머리카락은 항상 제멋대로지만 그것이 나에 관해서는 어떠한 의미도 없다는 걸 안다. 배가 빵빵해지는 건 조금 불편한 일이지만 그것은 내 정체성과 삶, 가치에 어떠한 영향도 미치지 않는다. 그리고 이 뾰루지는 실패나 수치의 표시가 아니다. 그것은 그저 뾰루지이고 중립적인 것이다.

이것이 신체 중립성이다. 우리 몸에 이야기나 해석, 의미, 도덕적 의미를 부여하지 않고 명확하고 중립적인 시각으로 자신을 바라보는 것이다.

자신이 다르게 보이길 바라더라도 그것이 아무런 정신적 공간을 차지하지 않거나 나쁜 기분을 주지 않는다면 이 책은 당신을 위한 것이 아니다. 이 책은 당신이 현재 모습을 선호하도록 도와주기 위한 책이 아니다. 이 책은 당신이 외모 때문에 느끼는 고통과 스트레스, 불안, 불쾌감에 대처하게 하기 위한 것이다. 바로 그 고통이 진짜 문제이기 때문이다.

자신의 몸에 대해 생각하고, 분석하며, '고치려' 애쓰고, 실패를 자책하며 소모적인 집착에 빠진 사람들이 많다. 이런 감정들은 자신이 가치 있음을 느끼고, 자신으로서 존재하고, 타인과 교류하고, 자신이 살아갈 삶을 세워 가며, 자기 자신을 좋아할 수 있는 능력을 잠식해 버린다. 많은 고객들은 청바지가 맞지 않거나, 수영복을 입은 자신의 모습을 보았을 때, 사진이 못생기게 나왔을 때 며칠, 몇 주, 몇 달간이나 정신적·정서적 붕괴가 이어진다는 이야기를 했다. 이렇게 말도 안 되는 반응들이 우리에게 말해 주는 것은 무언가 다른 문제, 더 깊은 문제가 있다는 것이다. 주문을 반복하고 다이어트를 포기하고 스스로 매력적이라고 느끼려는 노력으로 해결할 수 없는 그 무엇이 있다.

신체 이미지 고통에는 항상 깊은 이유, 깊은 필요, 깊은 상처, 깊은 단계가 있다. 신체 긍정 운동은 우리를 올바른 방향으로 이동시켰지만(정형화된 아름다움의 이상에서 더 내면을 향해 그리고 더 아래쪽을 향해) 조금 모자랐다. 자신을 중립적으로 보는 일(해석이나 도덕적 판단이나 지나친 의미 부여 없이)은 더 깊은 상처와 이유를 똑바로 발견하고, 명명하며, 대처할 것을 요구한다. 예를 들면,

- 당신이 다른 사람들의 인정을 받기 위해 체중을 줄여야 한다고 느낀다면, 당신이 진짜 추구하는 것은 체중 감량이 아니다. 존경, 존엄, 사회적 지위, 소속감, 또는 '충분히 괜찮다는' 느낌을 추구하는 것이다.

- 당신이 '완벽한' 몸매를 소유하고 싶어서 늘어진 뱃살을 혐오한다면, 당신이 진짜 찾고 있는 것은 관심이나 관계 같은 것일 수도 있다. 혹은 외부에서 오는 충분한 인정을 바라는지도 모른다. 당신이 가치 있고 사랑과 소속감을 얻을 자격이 있다는 확신을 주는 인정 말이다.

- 나이가 들면서 '외모를 잃는다'는 생각에 공포스럽다면, 당신은 무의식적으로 외모를 이용해 정서적인 욕구를 채우고 있었을 가능성이 있다. 나이가 들면 그 욕구들이 충족되지 않을까 봐 두려워하는 것이다.

신체 중립성 작업은 극도로 솔직해지는 일이다. 자신에게 하는 거짓말을 인정하고(신체 이미지 고통은 결국 선호의 문제라는 거짓말 같은), 당신의 더 깊은 진실을 이해하며, 명료하고 중립적이며 객관적인 시각으로 스스로와 자신의 몸을 바라보는 법을 배우는 것이다. 이 작업은 대부분의 사람들이 알고 익숙하게 여기는 방법 그 이상으로 깊게 파고들어 스스로를 알아가기를 요구한다. 편안함을 벗어나 용기를 내어 우리가 진짜로 느끼는 것, 우리를 아프게 하는 것, 우리가 갈망하는 것, 참을 수 없는 것, 우리가 회피하는 것, 우리에게 보호가 필요한 것이 무엇인지에 대해 대담하게 취약해지라고 요구한다.

이처럼 신체 중립성은 표면적인 수준에서 그칠 수 없는 문제다. 이것은 우리가 자신을 깊이 이해하고, 자기 자신과 타인들, 그리고 세상을 다른 시각으로 볼 것을 요구한다. 이것은 우리 고통의 근본 원인이 무엇인지, 우리 자신과 몸을 명확하고 중립적이며 객관적으로 볼 수 없게 막고 있는 것이 무엇인지 솔직한 의문을 갖도록 이끈다. 이것은 자신의 모든 것을 탐구하고 조사하도록 초대한다. 그렇게 우리는 고통의 근본 원인까지 파고들어 그 고통이 어떻게 우리를 위해 복무했는지 이해하고, 그 고통을 해결하는 계획을 마련하게 된다.

신체 이미지 문제는 개인마다 고유하다

소셜 미디어에서 초기의 신체 긍정 메시지들을 찾아보면, 개인적인 이야기를 나눈 이들이 막대한 팔로워를 얻은 이유를 이해할 수 있다. 실제로 우리 자신의 신체 이미지 문제를 극복하는 방법에 대한 정보가 거의 없었기 때문에 이미 해결책을 찾아 낸 것처럼 보이는 사람들을 따라 하려고 한 것이다.

하지만 신체 이미지 문제는 어떤 단일체가 아니다. 개인의 신체 이미지 고통은 각각 고유한 원인과 목적이 있으며, 특정하고 고유한 문제를 해결하기 위해 생겨난 것이기에, 다른 누군가의 길을 답습하는 것은 효과가 없다. 신체 중립성은 먼저 당신이 몸과의 관계에서 중립적이지 않은 이유를 매우 구체적으로 이해하도록 요구한다.

신체 중립성은 최신의 발명이 아니다. 이것은 그저 우리의 자연 상태다. 우리는 그런 상태로 이 세상에 왔다. 이것은 우리의 생득권이다. 아무도 인종 차별주의자나 성차별주의자로 태어나지 않는다. 아무도 어떤 몸은 다른 몸보다 더 낫다고, 우리의 외모가 우리의 가치와 인생의 질을 결정한다고 처음부터 생각하지 않는다. 아기들은 비만에 대한 선천적인 혐오감이나 대머리에 대한 두려움, 완벽하게 매끈한 피부를 지닌 여성에 대한 선호를 가지고 태어나지 않는다. 때로 나는 신체 중립성을 신체 이미지의 '직관적 식사intuitive eating' 같은 것으로 여긴다. 우리는 모두 이것을 가지고 태어났지만, 그것을 방해하고 망가뜨리고 부정하는 메시지로 가득한 사회에서 살다보면 전혀 접근 불가능한 것이 되어 버린다.

따라서 신체 중립성을 향한 당신의 여정은 무언가 새로운 곳을 향하는 것이 아니라 자연스러운 상태로 돌아가는 것이다. 이는 자신의 몸과 외모에 도덕적인 의미나 판단, 해석을 부여하지 않고 대수롭지 않게 바라보는 상태다. 한 사람에게는 그의 몸이나 외모보다 더 중요하고 흥미로운 것들이 많음을 인식하는 상태다. 거울을 보면서 혹여 당신이 다른 외모를 선호하더라도 그것에 너무 집착하지 않고 영향받지 않는 상태다.

이러한 상태에 이르기 위해서는 먼저 그 경험을 막는 것이 정확히 무엇인지 찾아 내야 한다. 당신의 신체 이미지 문제가 무엇을 해결하려 해 왔는지, 당신의 고통은 어떻게 당신을 보호하려 했는지, 당신이 몸에 대해 하는 어떤 거짓말이 명확하고 중립적인 시각으로 스스로를 보는 능력을 방해했는지 알아야 한다. 이 책의 나머지 부분에서는, 자신의 내면을 살펴보고, 당신의 신체 이미지 문제가 생긴 이유에 대해 근본적으로 솔직해지며, 그 후 그것을 불필요한 것으로 만들 계획을 세우기 위한 개념과 도구를 제공할 것이다. 신체 중립성으로 가는 일반적인 단계는 누구에게나 적용될 수 있지만, 각 개인의 여정은 고유할 것이다.

몸을 사랑하는 것이 언제나 현실적인 것은 아니다

자기 자신과 자신의 몸을 무조건 사랑하고 기뻐할 수 있어야 한다는 생각이 널리 퍼져 있다. 물론 멋진 생각이다. 당신은 이미 있는 모습 그대로 무조건적인 수용과 사랑을 받을 가치가 있다! 사회가 당신을 스스로 나쁘게 여기도록 만들게 두지 말라! 하지만 안타깝게도 우리가 살고 있는 세상에서 실제로 그렇게 느끼려는 시도는 어떤 이들에겐 어려울 뿐 아니라 심지어 아예 불가능하다.

내 고객 중 많은 사람들이 완전히 실패한 심정으로 나를 찾아오는데, 자신의 몸을 사랑하려고 노력하고, 노력하고, 또 노력하다 결국 할 수 없었기 때문이다. 이것은 추가적인 고통의 원인이 된다. 자신과 자신의 몸을 사랑하고 기뻐하는 일이 쉬울 것 같은데 왜 안 되는지 알 수 없기 때문이다. 또한 자신의 몸을 미워하다가 사랑한다는 것이 너무나 불가해하게 여겨지기도 한다. 한번은 어떤 고객이 자신의 몸을 사랑하는 것은 호그와트에 가는 일과 같은 느낌이라고 말했다. 절실하게 원하지만 실현될 수 없음을 알기에 가슴이 찢어지는 일이기 때문이다.

당신이 할 수 있다면 자신의 몸을 사랑하는 데 나는 전적으로 찬성이다. 나 역시 내 몸을 사랑한다! 하지만 내가 내 몸을 사랑하는 건 내 친구와 가족, 파트너를 사랑하듯 내 몸이 근본적으로 존중받고 친절하게 대우받고 관심을 받을 가치가 있다고 믿기 때문이다. 하지만 내 몸에 무조건적으로 도취되어 감사하고 행복해하는 상태로 사랑하지는 않는다. 그래야 한다고 생각하지도 않는다. 사랑은 그런 식으로 작동하지 않기 때문이다.

당신은 당신의 파트너나 가장 친한 친구, 자녀, 개에게 도취되어 끊임없는 애정과 감사를 느끼지 않을 것이다. 그렇다면 왜 몸에 대해서는 제대로 '사랑'하려면 그렇게 느껴야 한다고 생각하는 걸까? 우리가 사랑하는 사람들은 때로 짜증스럽고 잘못을 하고 실망스럽다. 그렇다고 해서 우리가 그들을 덜 사랑하는 건 아니다. 또한 우리가 그들의 외모를 언제나 사랑하는 것은 아니다. 파트너가 아파서 엉망인 모습일 때 당신은 그를 덜 사랑하게 되는가? 그럴 리 없다. 아이들이 끔찍한 머리 모양을 하고 다닌다고 당신은 그들을 덜 사랑하게 되는가? 아닐 것이다.

우리가 '사랑'의 의미에 대해 현실적으로 인식한다면, 우리 자신과 우리 몸을 실제로 사랑하는 것은 아무런 문제가 없다. 내가 동의하지 않는 것은, 우리 몸에 대한 축하와 행복과 애정 어린 감사를 계속 느낄 수 있어야 한다거나, 몸의 모든 주름과 출렁이는 살, 모든 치수를 사랑해야 한다는 개념이다. 그것은 필요하지도 않고 현실적이지도 않은 목표이며 터무니없는 이상이라 기분이 나아지기보다는 당신에게 나쁜 영향을 미칠 가능성이 더 크다.

반면에 신체 중립성은 부담은 줄여 주면서 많은 사람들에게 훨씬 현실적이고 접근 가능하고 달성 가능한 목표라는 느낌을 준다. 고객들에게 이것을 설명할 때 나는 그들의 몸이 실제로 이완되는 것을 자주 본다. 희망과 가능성의 빛을 본 것이다. "오, 정말요? 그건 저도 할 수 있을 것 같네요." 신체 중립성은 당신이 몸에 대해 '좋은 감정만' 느끼는 단차원적인 성인聖人

이 되라고 요구하는 것이 아니라, 온전한 자신이 되어 당신의 모든 감정을 느끼도록 허용한다. 오늘 거울에 비친 당신이 마음에 들지 않는다고? 그래도 괜찮다. 신체 중립성이라는 렌즈를 통해서 보면 당신의 모습과 그에 대한 당신의 감정 모두 도덕적으로 중립적이다. 당신의 허벅지는 당신에 대해 딱히 좋거나 나쁜 의미를 갖지 않지만, 당신이 허벅지 사이즈가 더 줄었으면 좋겠다고 바라는 사실 또한 마찬가지다. 복부 지방은 당신이 사랑받고 연결되고 존중받고 행복할 수 있는 가치를 더해 주지도 빼지도 않는다. 그러나 지금 당신이 복부 지방을 싫어한다는 사실도 마찬가지다.

중립성은 이전에 큰 문제로 느꼈던 모든 것이 그저… 무엇이든 될 수 있는 공간을 제공한다. 좋지 않다. 그런데 나쁘지도 않다. 그리 겁먹을 일도 없다. 해결해야 할 문제도 아니다. 아마 짜증이 좀 날 수는 있겠지만, 집을 나서기 전에 눈을 감고 어깨를 한 번 으쓱이면 적당할 것이다. 궁극적으로 그것은 무력하다.

당신이 한동안 자신의 몸을 사랑하려고 노력해 보았지만 실패했다면 이렇게 시도해 보라. 머릿속으로 또는 소리 내어 말한다. 자신의 몸(또는 자신)에 대한 큰 불만을 먼저 말한 다음, "그리고 그건 문제가 아니야"라고 이어서 말한다. 또는 "그럴 수 있고 괜찮아", "그렇다고 나에게 나쁜 문제가 있는 건 아니야"라고 할 수도 있다.

예를 들면,

- 나는 내가 더 작았으면 좋겠어. 그리고 그건 문제가 아니야.
- 나는 내 튼살 자국이 싫어. 싫은 건 당연해. 괜찮아.
- 나는 내가 어떻게 보이는지 끊임없이 걱정해. 그렇다고 내가 나쁜 건 아니야.
- 나는 나의 ＿＿＿한 모습이 싫어. 그리고 그건 문제가 아니야.
- 나는 정말 체중을 감량하고 싶어. 그건 그럴 수 있고, 괜찮은 거야.

• 나는 _____ 때문에 너무나 창피해. 그렇다고 나에게 무슨 나쁜 의미
가 있는 건 아니야.

휴! 뒷부분을 더해서 앞의 내용을 중립화했을 때 몸에서 느껴지는 차이
가 있는가?

나는 평생 더 이상 여드름이 나지 않았으면 좋겠다고 생각하곤 한다. 그
사실만 생각하면 여드름은 끔찍하고, 내가 해결할 수 없다는 게 화가 나고,
이 모든 게 호르몬 때문이라는 생각의 악순환에 빠지기 쉽다. 정말 짜증 나
는 일이다. 그런데 내가 여드름을 사랑하려 노력한다면, 갑자기 여드름도
있는 모습 그대로 아름답고 완벽하다고 생각하려 한다면, 분명 처참하게
실패할 것이다.

그런데 내가 몸을 보는 중립적인 렌즈를 취하면 두 가지 사실을 인정할
수 있고, 이 둘 다 문제가 아님을 알 수 있다. 하나는 내게 여드름이 있다는
것이고, 다른 하나는 내가 여드름 나는 걸 싫어한다는 것이다. 이 사실 중
어느 것도 나에 대해 아무런 의미가 없으며, 나의 자아와 정체성, 삶에 영향
을 미치지 않으며, 도덕적 가치나 중요성도 없으며, 나를 지배할 힘도 없다.
그리고 이러한 사실들은 당분간 바뀔 가능성이 적으므로 이러한 중립적인
시각은 큰 안정감을 준다.

이것이 신체 중립성의 힘이다. 이것은 당신이 신체 혐오에서 탈출할 수
있는 안전한 공간을 제공함으로써 당신 자신과 당신의 몸 아주 작은 부분
하나하나를 어떻게든 마법처럼 사랑해야 한다는 압박을 받지 않게 한다. 그
리고 자신과 세상을 명확하게 볼 수 있게 해 줌으로써 쓸데없이 빼앗겼던
감정적 힘을 되찾아 주고 여러 문제 유발 요인과 악순환을 누그러뜨린다.

신체 이미지 문제를 이겨 내려 하면 기분이 더 나빠질 뿐이다

2010년대 초 인터넷에서 혜성처럼 등장한 신체 긍정 운동으로 인해 몇몇 신체 긍정 옹호자와 인플루언서들이 뜨거운 인기와 시선을 받게 되었다. 이들은 어떻게 하면 그와 같은 몸에 대한 긍정성을 얻을 수 있는지 그 해결책이나 공식, 계획을 가르쳐 달라는 많은 요청을 받았다. 그들 스스로도 자신이 무엇을 했는지 아직 제대로 정리하지 못했고, 또 다른 이들에게도 효과가 있을지 알 수 없는 상황이었는데도 말이다.

다른 사람에게 다르게 느끼도록 설득하기란 거의 불가능하기에, 주류 신체 긍정 메시지의 대부분은 어떻게 하면 다르게 생각할 수 있는지에 초점을 맞추기 시작했다.

모든 꽃은 생김새가 다르다. 하지만 우리는 여전히 그들을 아름답다고 여긴다. 기업들은 우리의 불안감을 조장하지만, 모든 사람은 독특하며 우리는 자신을 비교해서는 안 된다! 당신은 자신에게 하는 말을 가장 친한 친구에게 하지 않을 것이다. 또한 아무도 당신의 뱃살을 알아보지도, 신경 쓰지도 않는다. 다이어트는 소용 없고, 당신에게 필요한 건 그저 자신감이다!

이러한 메시지들은 논리적인 측면에서 호소하고 있었다. 신체 이미지 문제는 비논리적이며 그것에 시달리는 사람들은 간단히 바로잡아 주기만 하면 된다는 가정에서 시작했다.

그러나 이 접근은 두 가지 이유에서 효과가 없다. 첫째, 슬픔이나 우울증, 트라우마, 수치심만큼이나 신체 이미지 문제는 생각만으로 극복할 수 없다는 것이다. 신체 이미지 문제는 의식적인 생각이 아니라 어둡고 감정적인 잠재의식에 깊이 뿌리내리고 있다. 어렸을 때 개에게 심하게 공격당한 경험이 있어서 성인이 되어서도 개에 대한 '비이성적인' 공포로 힘들어하는 사람을 생각해 보라. 그들에게 "무서워하지 마세요. 이 개는 착하답니다!"라고 말한다고 그들이 두려움을 느끼지 않는 것은 아니다. 논리는 잠재의식이나 감정적인 상황에 별로 영향을 끼치지 못하기 때문이다.

논리와 의지력을 통해 우리가 느끼는 방식을 바꾸려 하게 되면 우리는 스스로 멍청하고 나약하며 비합리적이고 부족하며 통제 불능이라고 느끼게 된다. 논리에 호소하는 것은 신체 이미지 문제를 극복하는 데 도움이 되지 않을 뿐만 아니라 수치심과 죄책감, 자기비판, 낮은 자존감과 같이 더 많은 문제를 일으킬 수 있다.

두 번째 이유는, 표면적으로는 불합리해 보이지만 신체 이미지 문제는 사실 지극히 논리적이라는 점이다. 당신이 삶에서 경험하고 배운 모든 것, 해결책이 필요했던 문제들에 대해 생각하면, 당신이 몸에 부정적인 감정을 느끼는 것은 당연하다. 신체 중립성은 비판이나 수치심, 비난 없이 당신의 신념과 두려움, 감정을 탐구할 기회를 주어 당신의 신체 이미지 문제에 있는 고유한 논리가 명확히 드러나게 해 준다. 이것이 중요한 이유는, 신체 이미지 문제가 합리적이고 논리적이며 유용하다는 것을 인식할 때 우리는 판단 대신 연민을 가지고 우리 자신과 고통을 대할 수 있기 때문이다. 이 연민은 마음과 몸 사이의 긴장을 완화하고 분리하여 온전한 느낌을 회복하고 치유의 길로 나아갈 수 있게 돕는다.

당신이 신체 이미지 문제로 힘들어한다고 해서 반지성적이거나 비합리적이거나 나약하거나 잘못된 정보에 사로잡힌 것은 아니다. 신체 이미지 문제를 거부하는 것은 우리 몸을 거부하는 것과 크게 다르지 않다. 평화와 수용이 목표라면, 우리는 자신에게 대항할 것이 아니라 자신과 함께 일해야 한다. 이는 신체 이미지 문제가 비합리적이라는 생각을 내려놓는 것을 의미한다. 신체 이미지 문제를 해체할 방법을 찾으려 한다면, 다정함과 호기심, 이해심을 갖고 다가가는 것이 중요하다. 그리고 다정함과 호기심, 이해심은 신체 중립성의 자연스러운 결과다.

모든 사람이 아름다울 필요는 없다

나는 사람들, 특히 여성들이 아름다움에 대한 생각을 재구성하는 데 도움이 되는 메시지의 힘을 잘 알고 있다. 미의 기준은 오랫동안 비현실적으로 좁고 획일적이었기에, "당신은 지금 그대로 아름답다!" "통통함이 날씬함의 새로운 기준이다!"와 같이 미에 대한 더 포용적인 메시지는 큰 위안이 된다.

그러나 이러한 메시지는 결국 매력에 관심을 집중시키고 아름다움이 중요하다는 생각을 강화할 수도 있다. 나는 아름다움에 대한 정의를 다시 검토하자는 제안을 환영하지만(실제로 당신이 매력적이라고 생각하는 것과 그렇지 않다고 생각하는 것에 대해 탐구할 수 있는 흥미로운 작업이 많이 있다), 이러한 메시지는 신체 이미지에 역효과를 가져올 수 있다.《몸 이상의 것More Than a Body》의 공동 저자인 린제이 카이트는 TED 강연에서 "소녀와 여성은 아름다움을 규정하는 너무 높은 기준 때문에 고통받는 것이 아니라, 아름다움에 의해 규정되기 때문에 고통받고 있다. 그들은 먼저 몸이고, 그다음으로 사람이다"[6]라고 말한다.

만약 아름다움(그것을 지녔다는 사실 혹은 그렇게 느끼는 것)이 사람의 품격과 가치, 성격, 정체성, 그리고 그들이 인생에서 마땅히 누려야 할 것을 결정한다고 여전히 믿는다면 당신 자신을 그리고 다른 사람을 명확하고 중립적인 시선으로 볼 수 있을까?

신체 중립성은 먼저 우리 자신과 타인들을 온전한 인간으로 이해하도록 초대하고, 외적 자아가 아닌 내적 자아를 중심으로 품격과 가치, 정체성에 대한 개념을 형성하게 한다. 이는 다양한 몸이 한 사람에 대해 무엇을 의미하는지 알려 주는 복잡한 사회적 조건의 여러 층을 제거하여 다음과 같은 분명하고 객관적인 진실을 볼 수 있도록 해 준다. 아름다움과 매력은 기분 좋고 멋진 것일 수 있지만, 그 사람의 성격과 가치, 라이프스타일, 또 마땅히 누려야 할 삶과 대우에 대해서는 아무것도 말해 주지 않는다는 것이다.

신체 중립성은 미용과 아름다움에 집중된 초점을 제거함으로써 우리가 선천적·본질적으로 가치 있는 존재라는 것을 알게 해 준다. 우리가 어떻게 생겼는지와 상관없이 우리는 사랑과 존중, 연결, 소속감, 행복을 누릴 자격이 있으며, 외모는 우리 존재에서 그다지 흥미롭고 중요한 부분이 아니라는 것을 깨닫게 해 준다.

사회적 상황은 중요하다

2010년대 초 신체 긍정이 주류 문화에서 주목받았을 때, 서구 문화가 대체로 그러하듯 그 접근 방식은 견고한 개인주의였다. 다시 말해 개인의 충분한 노력과 결단력, 강인한 인성으로 모든 사회적 상황을 극복할 수 있다고 가정했다. 자연스럽게도 이는 개인들이 자신의 신체 이미지 문제에 대해 어떻게 느낄 것인가에 관한 운동이 되었다. 당시에는 한 사람의 정체성과 사회적 상황이 어떻게 다른 수준의 특권과 억압을 만들어 내는지에 대한 주류의 인식이 거의 없었기 때문이다.

물론 이런 생각이 놓치고 있는 문제는, 사실 우리는 불공정하고 불의한 시스템 안에 살고 있다는 점이다. 어떤 사람들은 극복할 것이 별로 없어도 성공하면 칭찬과 축하를 받지만, 다른 사람들은 극복해야 할 것이 많은데 같은 방식으로 성공하지 못하면 비하되고 경멸을 당한다.

우리가 무엇을 믿고 싶든 간에 인종, 나이, 능력, 성 정체성과 표현, 생물학적 성과 체형은 모두 우리 사회에서 어마어마한 의미가 있어서, 어떤 이들에게는 획득하지 않은 사회적 특권과 권력을 부여하고, 어떤 이들에게는 획득하지 않은 소외와 트라우마, 삭제, 배제, 억압을 부여한다.[7] 누구나 충분히 노력하면 어떤 장애물도 극복할 수 있다는 환상은 고무적이고 솔깃하지만 그저 환상일 뿐이다.

　신체 중립성은 객관적인 진실에 가 닿는 일이다. 도덕적 판단, 해석, 거짓, 이야기, 부가적인 의미, 또는 과도한 의미 부여 없이 명료하게 보는 일이다. 다양한 몸들이 의미하는 바에 대해 사회가 우리에게 가르친 모든 것을 벗겨 내는 것이다. 또한 우리가 공정하고 평등한 능력주의 사회에서 살고 있으며 누구나 노력만 하면 스스로 자신의 억압을 극복할 수 있다는 환상을 벗겨 내는 것이기도 하다. 우리 사회에서 특정한 외모를 지녔다는 건 매우 현실적인 결과를 낳으며 우리는 그것을 인정해야 한다. 그런 후 이를 우리 자신의 개별적인 신체 이미지 문제를 이해하고 치유하는 수단으로, 미래 세대가 같은 싸움을 하지 않아도 되는 좀 더 공정하고 평등한 사회를 세워 가는 수단으로 삼아야 한다.

　물론 뚱뚱한 사람이 자신의 몸을 사랑하는 것은 아주 좋은 일이다. 하지만 그들의 몸은 여전히 통계적으로 대학 진학, 취업, 대출 등에서 제한 요인이 될 것이다. 그들은 비만 혐오(비만 체형을 가진 사람들에 대한 차별과 부정적인 편견이 있는[8]) 및 장애 차별[9] 사회에 살고 있기 때문이다. 트랜스젠더인 사람은 "자신감을 가지세요"라는 표어대로 노력할 수는 있지만, 트랜스젠더는 여전히 시스젠더보다 폭력 범죄의 피해자가 될 가능성이 네 배 더 높다. 또 흑인 여성이 끝도 없이 자신의 '불완전함을 포용할' 수는 있겠지만, 여전히 백인 여성보다 더 높은 비율로 가정 폭력과 강간, 살인을 당하고 있다는 사실은 바뀌지 않을 것이다.

　자신의 외모에 대해 사회가 조직적으로 학대를 가하는 현실에 직면하고 있는 사람들이 실재한다. 이러한 진실 앞에서 신체 이미지 문제를 '개인 문제'로 치부하는 것은 폭력과 다름없다. 전 지구적 차원에서든, 개인적 차원에서든, 우리 몸과의 관계에 대해 이야기할 때 우리는 사회적 맥락을 무시하거나 부인할 수 없다.

　한 사람의 사회적 상황은 객관적으로 진실한 이야기다. 그러므로 이는 신체 중립성에서 중요한 부분이다. "뚱뚱한 사람은 게으르다"라는 말은 틀린 해석이지만, "대부분의 사람들이 뚱뚱한 사람을 마른 사람보다 게으르다고 보는 부정적인 편견을 가지고 있다는 것이 통계적으로 입증되었다"라고 말하는 것은 잘못된 해석이 아니다.[12] 차이점을 알겠는가? 첫 번째는 중립에 도달하기 위해 제거해야 할 거짓말이지만, 두 번째는 중립에 도달하기 위해 인정해야 하는 사실이다.

물론 한 사람과 그의 몸의 관계는 개별적이고 개인적이다. 그러나 그것이 마치 진공 상태로 존재해서 가족 문화, 지역 사회 문화, 미디어, 사회적 조건, 종교, 트라우마, 사회적 지위, 또는 특권의 영향을 받지 않는 것처럼 여길 수는 없다. 우리는 그것이 그들처럼 생긴 사람에 대한, 또 그들과 달리 생긴 사람에 대한 대중적인 믿음과 대우에 영향을 받지 않는 듯 여길 수 없다. 우리는 결코 한 사람의 몸이 세상에서의 경험, 상처와 두려움, 정체성, 관계, 정서적 욕구로부터 완전히 분리될 수 있다고 치부할 수 없다.

1915년 《하퍼스 바자Harper's Bazaar》의 광고주들이 새로운 민소매 드레스 유행을 이용해 제모 크림을 팔기 시작하지 않았다면[13] 여성들이 겨드랑이 털에 대해 불안감을 느끼지 않았을까? 그럴 것이다. 식스팩 복근을 자랑하는 사람이 지위 낮은 루저뿐이라면 당신이 식스팩 복근을 원하겠는가? 그럴 리 없다.

성별에 관계없이 몸은 오랫동안 개인의 지위, 사회적 위치, 계급을 상징해 왔으며, 각각의 몸이 지니는 구체적인 의미는 시대와 장소에 따라 변화했다. 어떤 시대에는 부유한 여성이 좀 더 뚱뚱할 가능성이 높았는데 이는 식량이 풍부하고 육체노동을 할 필요가 없었기 때문이며 아버지나 남편이 부유하다는 사실을 과시하기 위해서였다. 가난한 여성은 들에서 일하기 마련이고 어릴 때부터 먹을 것이 부족했을 것이기에 마르고 탄탄한 몸매일 가능성이 높았다. 그 시대에는 누가 사회적·경제적 권력을 지니느냐 하는 맥락에 따라, 부드럽고 굴곡진 몸매를 가진 여성을 선호하고 지위가 높은 것으로 여겼으며, 마르고 단련된 몸매의 여성들은 덜 매력적이고 지위가 낮은 것으로 여겼다.[14] 물론 오늘날에는 정반대의 상황이 벌어지고 있다.

이 모든 것은, 사회적 상황에서 신체 이미지 문제가 발생하며, 마찬가지로 사회적 상황에서 신체 이미지 문제를 치유해야 한다는 것을 의미한다. 이는 개인의 사회적 배경을 인정하고 그것이 삶의 경험, 사회적 조건, 자신과 다른 사람과의 관계에 실질적이고 유효한 영향을 미친다는 것을 인식하는 것에서 시작한다. 신체 중립성은 사회적 상황을 '극복하고' '던져 버리라고' 요구하는 대신, 열린 눈과 명료한 정신으로 그것을 받아들이고, 인정하고, 숙고하고, 탐구할 것을 요구한다. 그렇게 해야만 개인의 몸이 절대로 실제 문제가 아니라는 진실을 온전히 깨달을 수 있다. 진짜 문제, 즉 신체 이미지 문제의 핵심은 우리 문화가 옹호하는 편견과 고집, 고정관념, 신체에 기반한 억압 체제다.

신체 중립성은 이러한 실재, 폭력, 그리고 그 모든 편견과 시스템의 거짓에 대한 확고한 정직성과 함께 반억압과 해방 활동에 대한 깊은 개인적 헌신을 요구한다. (나는 이 분야의 전문 지도자, 교사, 교육자가 아니기 때문에 여기서는 반억압 활동이나 해방 활동에 대해서는 다루지 않겠지만, 책 말미에 여러분을 위한 도서 목록을 추천할 것이다.) 이처럼 신체 중립성은 단순히 개인의 문제를 해결하고 내면의 상처를 치유하려는 시도를 넘어, 더욱 공평하고 공정한 세상을 만들기 위해 모두가 함께 일할 기회를 만들어 낸다.

사회적 상황을 인정함으로써 우리는 변화가 필요한 사회 제도와 정책을 분명하게 보고 맞서 싸울 수 있으며, 특권을 가진 사람들이 가장 소외된 사람들을 가스라이팅하거나 지워 버리거나 해치지 않도록 할 수 있다. 이 두 가지는 우리 모두에게 우선순위여야 하지만, 또한 이는 각 개인이 신체 이미지로 인한 고통의 더 깊은 문제와 근본 원인을 이해함으로써 실제로 치유해야 할 것이 무엇인지 목도하고 알아 가는 데도 도움이 된다. 나를 돕는 것이 모두를 돕고, 모두를 돕는 것이 나를 돕는 것이다.

3장

*

신체 중립성이란 무엇인가?

내가 정의하는 신체 중립성이란 명확하고 편견 없는 공정한 렌즈를 통해 몸을 바라보는 연습으로, 도덕적 판단이나 해석, 투사, 부가적인 의미, 과도한 중요성 없이 그 순간에 객관적으로 참된 것만 보고 다루는 것이다.

이는 자기를 사랑하는 연습보다는 마음 챙김 수행과 더 유사하다. 신체 중립성은 매 순간의 진실을 보려고 노력하는 일이며, 그 진실이 좋거나 나쁘다고 판단하거나 평가, 해석하려는 충동에 저항하는 것이다. 신체 중립성은 순간순간 내 몸의 진실을 보고 받아들이는 연습이다. 그리고 그 순간의 진실이 도덕적으로 중립적이며 이에 대한 의견을 가질 필요가 없음을 알아차리는 것이다. 다시 말해 신체 중립성은 우리 몸에 대한 정보를 저항이나 판단 없이 받아들이는 연습이다. 우리가 보는 것을 좋아해야 한다는 말이 아니다. 다만 그것이 진실이라는 데 동의하는 것이다. 우리가 동의하든 하지 않든, 그 순간의 우리 몸은 언제나 그 순간의 우리 몸일 것이기 때문이다. 우리가 무언가를 바꾸기로 마음먹더라도(전적으로 괜찮다), 그 순간의 진실과 싸우려고 애써 봤자 좌절, 모욕감, 무력함, 비참함을 느낄 뿐이다.

명상을 해 본 사람이라면 알겠지만 저항이나 판단 없이 순간의 진실을 받아들이는 것은 종종 매우 어렵다. 특히 그 순간의 진실이 불편하거나 두렵거나 고통스러울 때는 더욱 그렇다. 그렇기 때문에 불편함이나 두려움, 고통을 그 자체로 본질적으로 나쁘거나 잘못된 것으로 판단하지 말 것을 기억해야 한다. 물론 불쾌하다. 하지만 그 불쾌함에 의미나 중요성, 해석을 덧붙이지 않고 불쾌함을 알아차리면 그 경험은 거기서 멈추고 금방 지나간다. 그런데 신체 이미지 문제(그리고 솔직히 말해서 대부분의 다른 삶의 영역에서도 마찬가지다)에 대해서라면 결코 거기서 멈추지 않으며 금세 지나가는 것 같지 않다.

말하자면 이런 상황이다. 명확하고 중립적인 렌즈를 통해 보면, 보기 싫은 것은 여전히 보기 싫은 것이다. 발가락을 찌르면 여전히 아프고, 스카이다이빙은 여전히 무섭고, 사랑하는 사람을 잃을 때 여전히 슬픔의 고통을 느낄 것이다. 하지만 그 불쾌함을 나쁘거나 잘못된 것으로 해석하거나 그 위에 의미나 판단을 덧붙이는 것을 피할 수 있다면, 해결해야 할 것은 그저 한 겹의 불쾌함일 것이다. 사물을 해석하고 의미를 부여하는 것은 우리가 흔히 하는 행동이다. 불쾌한 경험을 엄청나게 끔찍한 문제라고 판단하고, 그 의미에 대한 이야기를 지어 내고, 일어나서는 안 될 일이라고 스스로에게 말한다. 이런 식으로 우리는 훨씬 더 큰 불쾌감의 악순환에 빠진다.

그렇지 않아도 안 좋은 날 발가락을 다쳤을 때, 난 고질적으로 운이 나쁘다거나, 바보 같고 서툴러서 고생해도 싸다거나, 나는 힘든 팔자를 타고났고 세상은 공평하지 않다고 말한다면 고통은 급격히 더 치솟는다. 슬픔이나 두려움을 수치스러운 나약함의 신호로 해석할 때 괴로움은 더 커진다. 우리 삶에서 더 오래 함께할 거라 '당연히' 믿었던 사람을 잃었을 때, 또는 그가 떠난 것에 대해 스스로를 탓할 때 아픔은 기하급수적으로 가중된다.

나는 불교에 대해 잘 모르지만 불교의 사성제^{四聖諦}에 익숙한 사람이라면 신체 중립성을 꽤 직관적으로 이해할 수 있을 것이다. (여기서는 네 가지 진리를 모두 다루지는 않고 앞의 두 가지에 대해 설명하겠다.)

내가 이해하기로, 첫 번째 고귀한 진리는 고통의 존재다. 기본적으로 인생에는 괴로운 일이 일어나며 우리는 그것을 막을 수 없음을 인정하는 것이다. (맞는 말씀이다.)

그런데 두 번째 고귀한 진리에 따르면 모든 고통의 근원은 두 가지다. 우리 자신이나 세상을 있는 그대로 보지 못하는 무지와 욕망에 대한 '집착'이다.[1] 두 번째 진리는 학자들이 철저하게 풀어 내고 논쟁한 매우 복잡한 주제이므로 여기서 요약할 생각은 없다. 하지만 신체 중립성에 대한 유용한 맥락이 된다고 생각하므로 내가 이해하는 방식을 나누어 보겠다.

내게 '욕망에 대한 집착'이란 사물이 지금의 상태와 달라지기를 바라고, 현실 자체가 순간순간 달라지기를 바라며, 현실이 우리의 생각과 일치하지 않을 때 화를 내는 것이다. 우리가 고통받는 이유는 우리가 원하는 대로 되는 이야기에 집착하기 때문이다.

얼마 전 나는 웹사이트에 생긴 문제를 외주로 맡기는 대신 직접 해결하려다가 실수로 오랜 시간 공들여 만든 페이지를 삭제하고 웹사이트의 나머지 서식을 완전히 망쳐 버렸다. 분명 좌절스러운 상황이었다. 하지만 나는 좌절감이 아니라 활활 타는 분노로 대응했다. 나는 분노에 휩싸여 아무것도 할 줄 모르면서 온라인 비즈니스를 시도하지 말았어야 했으며 제대로 할 줄 아는 게 없으니 다 그만두고 여생은 컴퓨터도 없이 숲속에서 살아야겠다고 파트너 앞에서 울부짖었다.

다소 호들갑이라는 건 안다. 내 감정은 타당했고 내 반응은 진짜였지만, 이미 벌어진 좌절스러운 상황에 주관적인 해석과 의미, 의의, 이야기까지 겹겹이 덧붙여 스스로를 더 괴롭혔다는 점에 동의해 주셨으면 좋겠다. 나는 멍청하고 무능하다, 난 머리가 나쁘고 글렀다, 나는 온라인 비즈니스를 운영할 준비가 안 됐다, 계속해 봤자 실패할 것이라고 스스로에게 말하면서 고통을 키웠다.

만약 내가 그 상황을 명확하고 중립적인 시각으로 바라봤다면 아마 분노에 휩싸이지 않았을 것이다. 짜증도 나고 신경질도 좀 나겠지만, 잠시 한숨 돌리며 머리를 식힌 다음, 좋은 해결책을 찾아 보았을 것이다. 하지만 말처럼 쉬운 일은 아니다. 우리는 순간의 이야기에 해석과 판단, 의미를 부여하는 데 너무 익숙해서 그런 행동을 하고 있다는 사실조차 인식하지 못하는 경우가 많다. 그 순간 사실처럼 느껴지는 수많은 생각을 걷어 내고 이렇게 말할 수 있다면 좋았을 것이다. '지금 벌어진 일이 마음에 들지 않지만 괜찮아. 이미 일어나고 있는 일이니까 상황을 수습할 수 있는 선택지를 생각해 보고 나에게 가장 좋은 결정을 하겠어.'

현실을 거부하는 것은 정말 어리석은 일이다. 현실을 부정하면 그것이 바뀌도록 영향력을 발휘할 수 있으리라 생각하는 것과 같다. 맞서 싸우면 우주의 성질이 달라질 것이라고 믿는 것이다. 그런데 우리는 늘 그렇게 하고 있다. 특히 우리 몸에 대해서 말이다. 지금 이 순간 우리 몸의 진실을 받아들일 수 없다고 마음먹고, 그 부당함에 반발하고, 감정에 휩싸이고, 그것이 의미하는 바에 대한 끔찍한 이야기를 스스로에게 퍼붓고, 그것을 놓지 못한 채 다음에 무엇을 해야 할지 명확한 결정을 내릴 수 없는 상태가 된다.

거울 앞에 서서 "보기 싫어. 역겨워!"라고 말할 때 우리는 그 순간의 진실을 근본적으로 거부하며 "이건 아니야. 지금 내 몸의 진실은 나쁘고 틀렸어"라고 말하는 것이다. 마치 우리가 현실이 어떠해야 하는지에 대한 실존적·도덕적 권위자인 것처럼 대담한 평가를 내리고, 우리의 불승인이 자기 자신을 해치는 것 외에 다른 어떤 일이라도 할 수 있는 힘을 가진 듯 행동한다. 우리는 현실과 우리가 바라는 모습이 서로 반하지 않아야 한다고 믿으며, 그렇지 않을 때 고통을 받는다.

이 지점에서 신체 중립성은 즉각적인 구제를 위한 도구가 되어 준다. 고통과 두려움, 불편함의 실제 원인으로부터의 구제가 아니라 순간의 진실이 엄청나게 끔찍한 문제라고 규정함으로써 생기는 고통으로부터의 구제, 또 그에 맞서 싸우고 그것을 거부하면서 의미를 부여하는 지친 노동으로부터의 구제다. 본질적으로 신체 중립성은 순간의 진실에 대한 의견을 만들어

낼 필요에서 해방시킨다. 당신이 어떻게 믿고 있든 상관없이 당신은 당신의 몸에 대한 의견을 가질 필요조차 없다! 당신의 몸이 좋은지 나쁜지 결정할 필요도, 그것이 어떤 의미가 있는지 해석할 필요도, 맘에 들어 하거나 싫거나 할 필요도 없다.

일단 중립적인 렌즈를 채택하면 불쾌감의 원인에 대해 괴로움 없이 차분하게 현재에 집중하며, 안정된 마음으로 호기심을 가지고 접근할 수 있다. 현실의 상태를 평가하고 통제해야 한다는 필요를 내려놓으면, 할 수 없는 것(지금 이 순간에 일어나고 있는 사실)이 아니라 영향을 미칠 수 있는 것(다음에 무엇을 할 것인가)에 집중할 수 있다. 이러한 변화만으로도 내적 경험을 완전히 바꿀 수 있다. 수동성을 자기 결정으로, 무력감을 권한으로, 증오를 무관심으로 바꿀 수 있다.

이런 중립성은 거울 앞에서 얼굴에 커다란 여드름이 있는 것을 보고서 마음에 들지 않는다고 생각하고 컨실러를 바르면서도 화를 내지 않고 넘어갈 수 있는 것을 의미한다. 옷이 너무 꽉 끼는 것을 알았을 때 잠시 마음이 불편하다가 새 옷을 사러 갈 수 있다. 또 마음에 들지 않는 자신의 사진을 보고 "흠, 이 사진은 마음에 안 드는데"라고 혼잣말을 한 다음 넘겨 버릴 수 있다.

여드름이 난 것이 본질적으로 나쁜 것은 아니며, 체중이 늘었거나 마음에 들지 않는 사진도 마찬가지다. 하지만 여드름을 가리는 것, 더 편안하게 느끼기 위해 조치를 취하는 것, 자신의 사진이 싫다는 것 역시 본질적으로 나쁘지 않다. 이 모든 것은 중립적인 정보이며, 그 어느 것도 문제가 아니다. 중립적인 렌즈를 통해 보면 이러한 정보에 대해 호기심을 가질 수는 있지만 화를 내지는 않을 것이다. 해석이나 도덕적 판단 없이 그 존재를 인정하고, 이에 대해 어떤 조치를 취하기로 결정하는 것이다. 어떤 식으로든 현실과 싸우려고 하는 것이 아니기 때문이다.

신체 중립성을 실천하기 위해 불교 신자가 될 필요는 없다. 중립적인 렌즈를 장착하고서도 자신의 외모에 대한 의견과 선호도를 갖는 것은 얼마든지 환영한다(심지어 기대한다.) 다만 그러한 선호도와 의견이 지금 이 순간 내 몸의 진실을 인정하고 받아들이는 토대 위에 존재할 때 당신은 스트레스를 훨씬 덜 받을 수 있다. 그러나 그러기 위해서는 현실이 우리의 허락을 받아야 하고, 우리는 현실과 싸우거나 거부함으로써 원하는 것을 얻을 수 있으며, 불쾌함은 본질적으로 나쁘고 틀렸다는 어리석은 생각을 버려야 한다.

이 책 대부분은 육체적인 몸과의 관계에 초점을 맞추지만, 중립성은 당신에 대한 모든 것에 적용된다. 불편한 것들을 포함하여 감정, 생각, 행위, 의견, 필요, 욕구, 충동, 행동 패턴, 성격 특성, 기술, 선호도 등 모든 것에 중립성이 적용된다. 이들은 모두 도덕적으로 중립적인 정보다. 그러므로 그것들에 대해 생각해 보고 호기심을 가질 가치가 있다. 하지만 무모한 판단이나 해석, 거부, 저항 없이 매 순간 있는 그대로 받아들이는 것이 가장 좋다.

이를 염두에 두고 이제부터는 여러분도 중립적인 렌즈를 통해 신체 이미지 문제를 바라보길 바란다. 불쾌할 수 있겠지만, 거부하거나 판단하거나 맞서 싸우는 대신 지금 이 순간 있는 그대로의 모습을 인정해 보라. 직관에 반하게 들릴 수 있지만, 신체 이미지 문제로 인해 괴로울 때 그 실재를 더 많이 허용할수록 장기적으로 고통을 덜 겪을 수 있다. 판단하지 않는 알아차림(마음 챙김이라고도 한다)은 치유와 적절한 행동을 향한 문을 열어 주기 때문이다. 베셀 반 데어 콜크는 그의 저서 《몸은 기억한다*The Body Keeps the Score*》에서 이렇게 말한다. "알아차림은 우리를 내면 세계와 접촉하게 한다.…단순히 우리의 [감정]을 알아차리는 것만으로도 관점을 바꾸고 새로운 선택지를 얻을 수 있다."[2]

신체 이미지 문제가 존재함을 스스로 수용하는 것은 이 연습에서 중요한 부분이다. 신체 중립성은 해석과 판단, 의미를 덧붙이지 않고 그 순간의 진실을 받아들이는 것이기 때문이다. 이 책을 읽는 당신이 지금 이 순간 갖고 있는 진실에는 신체 이미지 문제가 포함되어 있을 가능성이 높다. 지금 어디에 있든, 매 순간 자신을 만나고, 신체 이미지로 인한 고통은 그저 하나의 중립적인 정보로 받아들이고, 호기심을 가져 보며, 판단 없이 그 존재를 인정하는 편이 좋다. 하지만 어떤 것을 허용한다고 해서 변화를 포기해야 한다는 의미는 아니다. 오히려 그 반대다. 판단이나 해석 없이 무언가를 알아차리고 그 존재를 허용할 때 그것을 더욱 명확하고 차분하게 합리적으로 숙고해 볼 여유를 갖게 된다. 그것이 당신에게 어떤 영향력을 미치는지 알고 대처할 수 있는 방법도 생각해 보게 된다. 따라서 당신의 부정적인 신체 이미지에 대한 생각과 감정을 판단 없이 알아차리고 허용하면 이를 극복할 수 있는 방법을 찾을 가능성이 더 커진다. (신체 이미지 코치가 자신의 신체 이미지 문제를 받아들이라고 말하는 것이 이상하게 들릴 수도 있겠지만 나를 믿어주시길. 이는 내 많은 고객들이 거쳐 가는 가장 중요한 단계다.)

하지만 신체 중립성과 그것이 신체 이미지 문제를 치유하는 데 어떤 역할을 할 수 있는지에 대해 더 자세히 들어가기 전에, 잠시 한 걸음 물러나서 먼저 신체 이미지 문제가 무엇인지에 대해 이해해 보고자 한다.

사실 신체 이미지 문제는 생각만큼 정의하기 쉽지 않다. 신체 이미지는 머릿속에서 자신의 몸을 인식하는 방식, 즉 자신의 몸에 대해 마음속에 품고 있는 그림과 몸에 대한 모든 생각과 감정의 총합이다. 따라서 신체 이미지 문제는 자신의 몸에 대해 그리고 있는 상, 자신의 몸에 대한 생각, 또는 몸에 대한 감정에서 부정적이거나 비현실적이거나 걱정하는 모든 것이 될 수 있다. 이러한 문제는 신체 사이즈, 얼굴 특징, 머리카락, 피부, 또는 특정 신체 부위의 모양과 크기 등 특정한 미용적 세부 사항에 초점을 맞추는 경우가 많으며, 종종 자신이 매력적이지 않다고 인식할 때 몸에 대해 느끼는 부정적인 감정을 가리킨다.

그러나 한 사람이 자신의 몸과 맺는 관계란 몸 전체를 포함한다. 얼굴,

머리카락, 성기, 생식 및 면역 체계, 다양한 성능과 기능, 심지어 내부 장기까지 포함한다. 그렇기에 자신의 몸에 대한 왜곡되고 부정적인 생각이나 감정은 그 무엇이든 신체 이미지 문제가 될 수 있다. 이 말을 하는 이유는, 보통은 살을 빼고, 근육을 더 붙이고, 더 매력적으로 보이고 싶어 하는 이들(주로 젊은 여성들)에게 초점을 맞추며 신체 이미지 문제를 다루지만, 실제로 신체 이미지 문제는 매우 다양하고 복잡하며 잘 알려지지 않은 문제들에 걸쳐 있기 때문이다.

나는 다모증이 있는 한 여성과 작업한 적이 있는데, 이 여성은 몸매와 신체 사이즈에 대해서는 괜찮았지만 얼굴, 가슴, 등에 있는 짙은 검은 털 때문에 엄청난 불안감에 시달리고 있었다. 이는 신체 이미지 문제에 관한 흔한 이야기는 아니겠지만 충분한 예시가 될 만하다! 얼굴 특징, 생식기 모양과 크기, 키, 체취, 구취 등 몸과 관련된 어떤 것이든 불안감, 위화감, 또는 걱정으로 인한 고통을 유발할 수 있다. 또한 만성 질환, 부상, 통증 및 피로 장애, 성기능 장애, 불임, 장애 등 내부적 또는 생리적 문제와 관련된 부정적인 생각이나 감정으로 인해 발생하는 신체 이미지 문제의 경우는 잘 언급되지도 않는다.

신체 이미지 문제는 분명 개인마다 크게 다르겠지만 이러한 모든 것을 염두에 두면 모든 신체 이미지 문제에는 두 가지 공통점이 있다.

괴로움

모든 신체 이미지 문제의 첫 번째 공통점은 당사자에게 괴로움을 준다는 것이다.

이는 일반적으로 일상생활과 기능에 지장을 주는 수준의 괴로움을 의미하지만, 상황에 맞지 않는 일정 정도의 괴로움도 해당한다. 체중이 늘어서 옷장을 완전히 새로 채워야 하고 이를 위해 많은 시간과 에너지, 감당할 수 없는 돈을 써야 하는 경우라면 화가 나는 것이 당연할 수 있다. 반면에 휴가 중에 1킬로그램이 늘었다고 해서 화를 내는 것은 적절하지 않을 수 있다. 어떤 사람이 트랜스젠더라면 그는 증오 범죄의 피해자가 될 가능성이 높기 때문에 어느 정도 신체 불안을 느낄 수 있지만, 복근이 납작하지 않다는 불안은 상황에 맞지 않는 것일 수 있다. 중요한 것은, 상황에 따라 어느 정도의 고통이 적절하고 비례적으로 맞는지에 관한 것이다. 그리고 작은 것에 대해 불안감을 거의 느끼지 않는 사람이라 할지라도, 튀어나온 배꼽 같은 무해한 세부 사항으로 인한 괴로움이 조금이라도 있다는 것은 상황에 비해 과도하므로 중립 작업이 필요하다고 할 수 있다.

'일상생활에 지장이 있다'는 것이 무엇을 의미하는지 정량화하기 어려운 것처럼 누군가가 느끼는 '부적절한' 또는 '과도한' 괴로움의 정도를 정량화하기는 어려우며 그걸 내가 정해 줄 수는 없다. 하루 종일 거울이나 휴대폰으로 외모를 확인하고 싶은 지속적인 충동, 매일 아침 거울을 보며 몸무게를 재거나 자신을 평가하는 일상적인 습관, 수영복이 불편해서 여름에 수영을 하지 않는 것과 같이 매년 반복되는 상황, 심지어 최선의 삶을 가로막는 부정적인 감정일 수도 있다. 따라서 그 경계가 어디인지 말할 수는 없지만 당신이 이 책을 읽고 있다면 신체 이미지 문제로 인한 괴로움으로 일상이 방해를 받고 있을 가능성이 높으며, 이를 치유하고 중립을 찾을 필요가 있다고 할 수 있다.

내가 개인 트레이너로 일할 때 나의 동료 한 명은 거울을 보며 자신의 몸에서 바꾸고 싶은 부분에 대해 이야기하는 데 많은 시간을 보냈다. 하지만 이러한 행동에도 불구하고 그는 신체 이미지 문제로 고통받는 것처럼 보이지 않았는데 그 이유는 거기엔 아무런 괴로움이 없었기 때문이다. 그의 말이 사실이라고 가정하면 이 남성은 몸을 바꾸는 것을 어떤 흥미로운 프로젝트, 호기심거리, 취미로 여긴 것이다. 그는 헐크처럼 보일 수 있다면 정말 멋지겠다고 생각했지만 브루스 배너에 더 가깝다는 사실에 별로 신경 쓰지 않는 것 같았다. 그는 외모를 바꾸기 위해 도전하는 것을 좋아했지만 자신에 대해 좋은 느낌을 가졌고 자신의 몸에 어떤 의미도 부여하지 않았다. 그런 고민이 없었기에 나는 그에게 신체 이미지 문제가 없었다고 여긴다.

도덕적 또는 사회적 위계

모든 신체 이미지 문제의 두 번째 공통점은 도덕적 또는 사회적 위계 안에서 만들어졌다는 것이다.

모든 신체 이미지 문제에는 우월한 몸과 열등한 몸이 있다는 가정이 있으며, 어떤 종류의 신체 등급 체계가 늘 존재한다. 이것이 바로 내 트레이너 친구가 신체 이미지로 인한 어려움을 겪지 않은 이유다. 그는 근육질 몸매의 미적인 아름다움을 좋아했지만, 특정한 사이즈나 형태의 몸매가 다른 몸보다 더 낫다고 생각하지 않았고, 어떤 유형의 몸을 가진 사람에게 아무런 해석이나 도덕적 의미를 부여하지 않았다. 어떤 위계가 없는 한, 신체에 대한 선호와 의견은 고통과 괴로움을 유발할 힘이 없다. 다모증이 있던 내 고객의 경우, 여성은 얼굴에 털이 없어야 하며 털이 많은 여성은 근본적으로 인기가 없고 받아들여질 수 없다고 믿었기 때문에 자신의 얼굴과 체모로 인해 괴로워했다.

흥미롭게도 우리는 종종 어떤 위계가 진짜인지, 어떤 것이 중요한지, 각 위계에서 위와 아래에 누가 있는지, 또 우리(그리고 다른 모든 사람들)가 각 위계에서 어디에 있는지에 대해 서로 의견이 다르다. 곱슬머리인 사람과 직모인 사람의 오래된 수수께끼를 생각해 보라. 이들은 머리카락의 서열에서 상대방이 우월한 위치에 있다고 생각하여 자신의 머리는 싫어하고 상대방의 머리를 원하는 경우가 많다.

내 친구는 금발 직모에 가슴이 작은데, 우리는 자라면서 여성의 몸에 대해 갖게 된 정반대의 믿음을 비교하며 웃고 울곤 한다. 그녀는 모든 사람(남성이라 읽는다)이 굵은 곱슬머리에 큰 가슴을 가진 갈색 머리(나)를 선호하며, 자신처럼 너무 소녀같이 생긴 여성은 '충분히 섹시하지 않다'고 생각해 왔다. 반면에 나는 모든 사람(남성이라 읽는다)이 작고 귀여운 가슴에 섬세한 직모 금발을 선호하며(그녀), 나는 위협적이고 너저분하고 '부담스럽다'고 생각하며 자랐다.

이렇게 우리는 다른 사람들의 신체 이미지 문제를 보며 이해를 못 하고 잘못되었다고 생각할 수 있다. 우리 모두는 머릿속에 신체에 관한 수백 가지 의견과 서열을 가지고 있다. 이러한 생각은 한 개인의 사회적 특권이나 억압 수준을 결정하는, 구조적으로 시행되고 사회적으로 '합의된' 신체 위계라는 더 큰 '무대'에서 작동하지만, 가장 친한 친구조차도 우리가 어떻게 해서 스스로를 괴롭히는 특정한 선호도와 위계를 갖게 되었는지 종종 이해하지 못한다.

각각의 신체 위계가 지닌 세부 사항에 늘 동의하지는 않더라도, 모든 신체 이미지 문제는 어떤 종류의 몸이 다른 몸보다 본질적으로 더 우수하고 가치 있을 수 있다는 믿음에 기반하고 있다는 사실은 여전하다. 따라서 신체 이미지 문제는 특정 신체 위계에서 자신이 어디에 속해 있는지, 그리고 그 위계에서 자신이 원하는 위치가 어디인지 따져 본 후 그 차이로 인해 괴로움을 느끼는 것으로 이해할 수 있다.

이렇게 신체 이미지 문제에 대해 간단히 정의해 보고 나면, 신체 이미지 문제로 인한 고통을 멈추기 위해서 몇 가지 선택지가 있다는 것을 알 수 있다.

1. 높은 계급으로 올라가기 위해 노력한다

신체 이미지 고통에서 벗어나는 한 가지 방법은, 외모를 바꾸고 '더 나은' 몸을 가질 수 있다는 믿음에 따라 자신의 계급을 조금 더 높이 올리는 것이다. 우리 문화에서는 체중 감량, 근육 강화, 수술이나 시술, 헤어, 메이크업, 옷을 통해 그렇게 하곤 한다.

이러한 미용 위주의 계층 상승 노력은 자신의 외모에 대해 '자신감을 갖는' 방법에 대한 일반적인 지혜로 통한다. 매력적이지 않다고 느끼시나요? 다이어트를 하고, 헬스장에 가고, 란제리를 사고, 보톡스를 맞고, 새로운 메이크업을 시도해 보세요! 이런 종류의 조언은 신체 이미지에 대한 보통의 대화에서 기본값이라, 우리는 자신이 무엇을 하고 있는지도, 같은 목표를 달성할 수 있는 다른 선택지가 있다는 사실도 거의 인식하지 못한다.

하지만 안타깝게도 이러한 해결책은 효과가 없다. 계층 구조의 최상위 자리는 항상 인구의 일부만이 차지할 수 있기 때문에, 사람들이 열심히 노력할수록 그 계층에 도달하기 위한 요건은 더욱 까다로워지기 때문이다. 다시 말해, 더 많은 사람이 정상에 오르는 것이 아니라 정상에 오르는 것이 더 어려워진다는 뜻이다. 게다가 계층 구조에서 개인의 위치를 결정하는 요소 중 상당수는 우리가 통제할 수 없는 것들이다. 키나 인종과 같이 바꿀 수 없는 요소도 있고, 오래 살다 보면 누구나 나이가 들고 주름이 생긴다.

2. 이미 최상위 계급에 있다고 스스로를 납득시킨다

신체 이미지 문제는 마음속의 신체 위계에서 자신의 위치에 만족하지 못하는 데서 비롯되므로, 이를 극복하기 위해 할 수 있는 또 다른 방법은 자신이 이미 더 높은 계급에 있다고 스스로를 납득시키는 것이다. 이는 외모 불안감을 느끼는 사람이 대인 관계에서 자주 쓰는 전술이다. 듣는 사람은 상대방이 그가 느끼는 것보다 더 높은 계급에 있다고 납득시키려고 자동적으로 "아니에요, 당신 멋져요!"와 같은 말을 하게 된다.

신체 긍정의 영역에서는, 모든 사람이 정상에 오를 수 있도록 서열을 재구성하려는 시도가 있다! 하지만 당연히 모든 사람이 정상에 있을 수는 없고, 그렇지 않으면 위계질서는 더 이상 위계질서가 아니므로 이러한 접근 방식은 때때로 정상에 있지 않은 사람들에게 가스라이팅을 하거나 사람들에게 스스로 거짓말을 하도록 요구하는 것처럼 보일 수 있다. 이러한 이유로 이 접근 방식은 가난한데 부자라고 믿으려는 노력같이 대부분의 사람들에게는 효과적이지 않다. 또한 최상위 계층에 있는 것이 중요하다는 생각을 견지함으로써, 사회적 서열이 개인의 가치에 대한 중요하고 정확한 정보라는 (잘못된) 관점을 유지시킨다.

3. 더 높은 계층에 있고 싶은 욕구를 멈춘다

마음속 신체적 위계에서 자신의 위치가 마음에 들지 않는 문제를 해결하는 세 번째 선택지는, 다른 계층으로 가고 싶다는 생각을 멈추는 것이다.

나의 여성 고객들은 종종 자신의 남성 파트너에게 이런 '지혜'를 듣곤 했다. 당신은 결코 당신이 원하는 모습으로 보일 수 없으니 그냥 놓아 버려. 물론 그들의 입장에서는 남들과 다르게 보이고 싶은 욕구만 멈추면 고통을 멈출 수 있을 테니 그렇게 말하는 것도 이해는 된다. 하지만 특별히 도움이 되지는 않는다.

이 접근 방식은 우리가 어떤 신체적 위계의 최상위에 있지 않다는 것을 알아차리고, 그냥… 괜찮아지라고 요구한다. 물론 이것은 이 책이 지향하는 방향이며, 이론적으로는 이 아이디어를 지지한다. 하지만 대부분의 사람들에게 원하는 것을 원하지 않으려고 노력한다는 것은, 다섯 살짜리 아이에게 사탕을 원하지 말라고 하거나 흡연자에게 담배를 피우지 말라고 하는 것만큼이나 효과적이지 않다. 우리가 무언가를 원하는 데는 이유가 있으며, 그 이유가 해체되고 무력화되기 전까지는 아무리 '놓아 버리려고' 노력해도 효과가 없다.

고등학교 시절에 너무나 갖고 싶었던 물건을 생각해 보라(아베크롬비 앤 피치 청바지, 기억하시는지?). 그것은 인기템이었다. 다른 상점에서 비슷하거나 품질이 더 좋은 제품을 더 저렴하게 구입할 수 있기 때문에 당신의 어머니는 그걸 살 가치가 없다고 하셨을 수 있다. 그리고 결국 어머니의 말을 들었을 수 있다. 하지만 멋진 물건을 갖고 싶은 마음이 사라지지는 않았을 것이다. 왜 그럴까? 멋진 물건은 또래 집단에서 힘을 발휘했기 때문이다. 그것은 당신을 멋지게 만드는 힘이 있었다. 멋진 것은 어머니에게는 중립적이었지만 당신에게 중립적이지 않았다. 당신은 그것을 중립적으로 볼 수 없었고, 그것을 원하는 마음을 멈출 수 없었다.

체중은 '멋진 외모를 가능하게 하는' 힘이 있다고 믿으면서 체중 감량을 그만두려고 애쓰는 것은 결국 우리 어머니가 내게 월마트 청바지도 '훌륭하니' 로우라이즈 아베크롬비 플레어진에 침을 흘리지 말라고 말씀하시는 것만큼이나 효과적이지 않을 것이다. (한마디로, 아무 효과가 없다.) 멋진 물건 없이도 괜찮으려면 멋진 것에 부여한 힘과 의미를 제거해야 한다. 마찬가지로 우리 몸에 부여한 힘, 의미, 중요성을 제거해야만 괜찮아질 수 있다.

그러나 솔직히 말해서, 힘과 의미를 없애는 법을 배웠더라도 여전히 특정한 외모나 몸을 원할 수 있으며 이는 괜찮다! 그것 또한 중립적인 정보다! 결국 우리는 자본주의 사회에 살고 있고 때로는 돈이 더 많았으면 좋겠다고 생각할 수도 있다. 소속감을 느끼기 위해 필요한 '멋진 것'이 돈이라고 생각하지 않더라도, 돈을 많이 갖고 싶은 욕망은 여전히 존재할 수 있으며, 이는 당연한 일이다. 우리는 우리가 보는 것과 우리가 살고 있는 세상의 영향을 받는다. 실제적인 사회적 힘과 특권을 원하는 것은 정상이며, 특정한 몸이 그러한 것을 제공한다는 것을 우리는 알고 있다.

또한 특정한 외모를 원한다는 것은 때로는 특정 방식으로 자신을 표현하고 싶다는 것인데, 이는 가능할 수도 있고 그렇지 않을 수도 있지만 정상적이고 건강한 것이다. 예를 들어, 나는 여성스럽게 긴 머리카락이 휘날리는 느낌이 좋아서 가끔 붙임머리를 하지만, 머리에 도덕적 의미를 부여하지 않기 때문에 괴로움이나 불안 없이 자연스럽게 착용할 수 있다.

따라서 이 접근 방식은 대부분의 사람들에게 거의 불가능할 뿐만 아니라 핵심도 놓치고 있다. 당신은 초록색 눈, 식스팩, 깨끗한 피부, 긴 다리를 언제나 원할 수 있으며, 신체 이미지의 고통에서 벗어나기 위해 이러한 욕구가 완전히 없어져야 하는 것은 아니다.

4. 그냥 극복한다

비슷하게, 네 번째 선택지는 '그냥 놔두고' '신경 쓰지 않고' 신체 위계로 인한 고통을 '치료할 수 있다'는 생각이다. 이것은 '사람들이 나를 어떻게 생각하는지 신경 쓰지 말라'는 흔한 조언의 요점인데, 보통은 좋은 의도지만 여전히 화를 돋운다. 도대체, 누군가의 말을 듣고 화를 푼 적이 있는가?

앞의 선택지와 마찬가지로, 이 조언은 신체 서열에서 자신이 원하는 위치에 있지 않다는 것을 불편한 마음 없이 인식할 수 있다는 점에서 신체 중립성에 근접해 있다. 이 방법이 당신에게 적합하다면 잘된 일이다! 이 책을 내려놓고 실행에 옮기기 바란다! 하지만 대부분의 사람들에게 이것은, 우울한 사람에게 기운을 내라고 말하거나 불안한 사람에게 긴장을 풀라고 말하는 것과 같으며, 별로 도움이 되지 않고 오히려 무례하고 비생산적이다.

사실 논리와 의지력으로 감정을 바꾸려고 노력하는 것은 효과가 없다. 트라우마 연구자이자 전문가인 베셀 반 데어 콜크는 "이성적인 뇌는 감정, 감각, 생각을 없앨 수 없다"라고 설명한다. 즉 우리는 어떤 일에 대해 화를 내지 않기로 결정할 수 없다. 우리는 그런 감정을 무감각하게 하거나, 억압하거나, 무시하거나, 도망칠 수는 있지만, 그러한 감정이 일어나는 것을 막을 수는 없다. 반 데어 콜크는 이어서 말한다. "신경과학자 조셉 르두Joseph LeDoux와 그의 동료들은 우리가 의식적으로 감정적인 뇌에 접근할 수 있는 유일한 방법은 자기 인식을 통해서라는 것을 보여 주었다.…신경과학 연구에 따르면 우리가 느끼는 방식을 바꿀 수 있는 유일한 방법은 내면의 경험을 인식하고 내면에서 일어나는 일과 친해지는 법을 배우는 것이다."[3]

다시 말해, 우리 몸의 상태에 대해 화가 나거나 신경 쓰이는 것을 억지로 막을 수는 없지만, 판단하지 않고 그러한 감정을 알아차리고 받아들이고 환영하는 법을 배우면 시간이 지남에 따라 감정이 바뀔 수 있다는 것이다. 따라서 우리가 느끼는 방식을 바꿀 수 있는 최선의 방법은 판단하지 않는 자기 인식(예를 들어, 신체 중립성)을 가지고 감정에 접근하는 것이다.

5. 모든 위계를 해체한다

신체 위계에서 자신의 위치를 싫어해서 생기는 고통을 완화하는 다섯 번째이자 마지막 방법은 신체 중립성 접근법으로, 당신 안에 존재하는 위계질서를 완전히 해체하는 것이다.

어떤 몸이 다른 몸보다 우월하다고 믿지 않는다면, 자신의 몸이 충분하지 않다고 괴로워할 필요가 없다. 사회적·도덕적 위계는 결국 만들어진 것일 뿐이다. 그것은 주관적이고 불규칙적이며 계속 진화하고, 어떤 사람은 권력이 있고 어떤 사람은 그렇지 않은 세상을 반영하고 유지하기 위해 고안되었다. 예전에는 뚱뚱한 사람이 마른 사람보다 더 매력적으로 여겨졌지만, 지금은 마른 사람이 더 매력적으로 여겨진다.[4] 모계 사회에서는 여성이 사회 계층 구조에서 최상위에 있고 남성은 최하위에 있지만, 가부장제 사회에서는 그 반대다. 사회적 위계는 장소와 시대에 따라 전적으로 주관적이며 누가 힘 있는 사람인지에 따라 달라진다.

어릴 때 좋아했던 닥터 수스 박사의 책《스니치들*The Sneetches*》에서, 실베스터 맥몽키 맥빈이라는 교활한 자본가가 지위에 민감한 스니치들을 조종하여 부를 쌓는 과정을 보면 우리의 신체 위계와 미의 기준이 얼마나 변덕스럽고 자의적인지 알 수 있다. 배에 별이 달린 스니치들이 더 높은 사회적 지위를 차지하여 별이 없는 스니치들이 열등감을 느끼게 되자, 맥빈은 기계를 만들어 '별 없는' 스니치들에게 별을 팔고 사업은 번창한다. 하지만 모든 스니치에게 배꼽 별이 생기자 이전에 더 높은 사회적 지위를 누렸던 이들은 더 이상 특별하거나 우월하다고 느끼지 않게 되고, 맥빈은 배꼽 별은 유행이 지났다고 말하며 배꼽 별 제거 서비스를 제공하기 시작한다. 맥빈의 계획이 먹히는 이유는 스니치들이 배꼽에 너무 많은 (거짓되고 부풀려진) 의미를 부여하고, 높은 사회적 지위를 누렸던 이들이 사회 계급 시스템을 유지하는 데 투자했기 때문이다. 하지만 이는 결국 모든 스니치에게 막대한 비용을 초래했고, 이득을 보는 사람은 배꼽 별과 배꼽 별 제거기를 모두 판매하는 사업가뿐이다.

스니치들의 세계에서 신체 중립성은 별이 있든 없든 모두가 똑같이 아름답다고 판단하고 '올바른' 종류의 배를 원하지 않겠다고 결정하는 것만이 아니다. 또는 자신의 배가 유행에서 벗어났기에 느끼는 열등감을 '극복'하는 것만이 아니다. 이는 스니치들이 배에 붙은 별 같은 하찮은 것에 따라 몸이 더 좋고 나쁠 수 있는 잘못된 현실에 따라 움직였음을 인정하고, 그들 안에서 (즉 사회, 정치, 경제 시스템 안에서) 이 개념을 탐구하고 거기에 도전하여, 아름다운 배보다 더 공정하고 의미 있는 것에 자신의 가치 개념이 자리 잡도록 하는 것이다. 그러면 그들의 위계질서를 악용하려는 사기꾼은 마을에서 비웃음을 살 것이다.

내가 믿는 신체 중립성은, 애초에 사람들의 몸을 서로 비교하여 좋고 나쁘다고 평가하는 모든 시스템을 무너뜨리고, 우리 사회가 어떻게 되어 있든 객관적으로 더 좋거나 나쁜 몸은 실제로 존재하지 않는다는 것을 인정하는 데서 오는 중립성이다! 지금 이 순간의 진실이 실제로 옳고 그름이 아니라 그냥 있는 그대로인 것처럼, 몸에도 옳고 그름이 있을 수 없다.

나는 애초에 우리가 몸에 부여한 거짓되고 부풀려진 의미나 중요성을 모두 제거할 때 생겨나는 중립성을 믿는다. 물론 우리 내면의 이러한 위계를 해체하는 것은 쉽지 않다. 우리 모두는 몸을 포함한 모든 것에 대해 의견을 갖는 것이 권리이자 책임이라는 것을 배웠고, 모든 것은 평가되고 순위가 매겨질 수 있으며 그래야 한다고 배웠다. 따라서 우리 마음속에 오랫동안 자리 잡은 연상, 편견, 해석, 의미, 도덕적 중요성에 대한 생각을 해체하려면 철저한 정직함, 용기, 헌신, 겸손, 인내, 그리고 많은 연습이 필요하다.

개인적으로 내가 자라면서 갖게 된 신체 위계에 대한 예를 들자면, 뉴욕 북부의 보수적인 시골 고향에서 나는 시스젠더(태어날 때 부여받은 성별과 일치하는 성 정체성을 가진 사람)는 선하고 옳은 사람이고, 트랜스젠더(그 외의 모든 사람)는 나쁘고 잘못된 사람이라고 배웠다. 아무도 내게 대놓고 이렇게 말하지 않았지만, 나는 TV와 인터넷에서 접한 수천 번의 순간들, 소통, 부정적인 표현들을 통해 그 메시지를 흡수했다. 그것들은 그 사람이 도덕적으로 타락했거나 병들었거나 망가졌거나 역겨운 몸이라는 신호를 보냈다. 나는 그런 몸이 수치라는 것을 배웠고, 이 특정한 위계질서는 수십 년 동안 내 머릿속에 살아 있었다. 하지만 2015년 케이틀린 제너가 커밍아웃하고 첼시 매닝, 라빈 콕스와 함께 트랜스젠더에 관한 대화를 주류로 끌어올리기 시작하면서[5] 당시 많은 사람들이 그랬듯 나도 마음속에서 이 위계질서를 해체하기 시작했다.

내가 발견한 것은 이 위계가 편견, 선입견, 고정관념, 잘못된 정보, 도덕적 판단, 두려움, 폭력의 결과일 뿐이라는 것이었다. 그리고 밝혀진 바에 따르면, 모든 주요한 신체 위계가 완전히 동일하다.

모든 위계 구조가 이처럼 노골적으로 편견이 심하고 억압적인 것은 아니지만, 흑인, 백인, 원주민, 라틴계, 동아시아계, 남아시아계라는 것이 무엇을 의미하는지에 대해 평생 동안 배운 해석과 의미의 모든 층위를 생각해 보라. 각 인종, 성격, 외모에 대해 '더 좋다' 또는 '더 나쁘다'라는 미묘한 층위가 마음속에 어떤 식으로 자리 잡고 있는가? '장애'의 의미에 대한 모든 구체적인 변이를 포함하여, 비장애인과 장애인이라는 것은 당신에게 어떤 의미인가? 나이, 체중, 체력, 젠더, 섹슈얼리티, 성별 표현과 관련하여 어떤 종류의 신체가 옳거나 그르다고 배웠는가? 각 유형의 사람에 대한 미적 이상과 매력에 대한 당신 마음속의 위계는 어떤 모습인가? 남성은 어떻게 다른가? 여성은? 흑인은? 백인은? 뚱뚱한 사람? 마른 사람? 이성애자? 게이? 트랜스젠더? 비이성애자? 누가 누구보다 낫다고 배웠으며, 어떤 몸이 그 몸의 어떤 점 때문에 존중, 소속감, 자율성, 행복을 더 많이 혹은 더 적게 누릴 자격이 있다고 생각하는가?

한 걸음 더 나아가서, 각 범주의 하위 세부 계층을 확대하여 살펴보면 어떤 결과가 나올까? 금발과 갈색 머리, 긴 머리와 짧은 머리, 곱슬머리와 직모에 대해 어떤 생각을 갖게 되었는가? 당신은 누가 가장 위에 있고 누가 가장 아래에 있다고 생각하는가? 또 여드름, 튼살, 속눈썹 길이, 붙임, 신경 다양성neurodivergence, 주름, 셀룰라이트, 주근깨에 대해 어떤 서열을 지니고 있는가? 피부, 속눈썹, 두뇌, 얼굴의 어떤 부분이 그 사람에 대해 좋은 점을 의미한다고 배웠고, 어떤 부분이 나쁜 점을 의미한다고 배웠는가? 가슴 크기, 성기 크기, 체모, 치아 색, 엉덩이 모양과 크기는 어떤가?

당신이 다양한 종류의 사람들과 몸을 생각할 때 해석, 의미, 중요성의 각 층위가 얼마나 다르게 변화하는지 생각해 보라. 여성은 가슴 보형물을 삽입하는 것이 옳지만 남성은 그렇지 않다. 남자아이가 드레스와 하이힐을 신는 것은 옳지 않고 여자아이는 옳다. 무엇이 더 옳고 그른지에 대한 미묘한 층위는 누구에게 적용하느냐에 따라 다른 마음속의 신체 위계에 영향을 미치며, 이는 신체 위계 역시 신체에 기반한 특정 사람들에 대한 체계적인 억압에 의해 만들어지고 또한 그 억압을 계속 시행하고 유지한다는 것을 의미한다.

신체 이미지 문제는 신체 위계를 떠받친다. 그러므로 체계적인 억압 또한 거의 항상 떠받치고 있다. 물론 타고난 피부가 싫어서 녹색으로 물들이고 싶어 하는 경우처럼, 신체의 변화가 사회적 위계에서 완전히 벗어난 경우에는 그렇지 않을 수 있다. 하지만 우리가 꾀하는 대부분의 변화는 사회적 신체 위계에서 높은 위치에 올라서기 위해, 즉 더 많은 사회적 특권과 권력을 얻기 위해 신체를 '개선'하려는 시도다. 이러한 개인의 행위는 전체 사회적 위계를 유지하는 데 도움이 된다. 어떤 사람이 존중받을 만한 몸을 가지려면 어떤 사람은 무시받을 만한 몸을 가져야 하고, 어떤 사람의 몸이 좋으려면 어떤 사람은 나빠야 하기 때문이다. 신체 이미지 문제는 일종의 위계적 비교를 기반으로 하며, 이는 (종종 의도하지 않더라도) 일부 사람들(많은 특권을 지닌 사람들)을 자동으로 높여 주고 다른 사람들(소외된 사람들)을 억압한다는 것을 의미한다.

말 그대로 어떤 몸이 더 열등하다는 생각을 견지하지 않고서는 어떤 몸이 더 우월하다는 생각을 견지할 수 없다. 그렇기 때문에 흑인, 갈색인, 원주민, 장애인, 트랜스젠더, 매우 뚱뚱한 사람, 특히 여러 가지 소외된 정체성을 가진 사람 등 가장 소외된 몸을 지닌 이들의 교사, 활동가, 리더는 이러한 위계를 식별하고 해체하는 방법을 우리에게 가르칠 수 있는 독특한 위치에 있다. 신체 중립성은, 여러 세대에 걸쳐 개인들의 생각과 사회 전반에 존재하는 신체 위계를 해체하기 위해 싸워 온 흑인, 갈색인, 트랜스젠더, 비만인, 장애인 활동가들의 노력을 대신한다기보다는 보완하고자 탄생했다. 다시 말하지만 나는 백인, 마른 체형, 비장애인 등 여러 특권적 정체성을 가지고 있기 때문에 신체 위계와 억압적인 체제를 해체하는 방법을 가르치는 데 적임자가 아니다. 다행히도 훌륭한 작가, 코치, 강연가, 교사, 리더들이 많이 있으며, 출발점으로 삼을 수 있도록 책 뒷부분에 해방에 초점을 맞춘 책과 저자 목록을 정리해 두었다.

여러분의 여정을 안내해 줄 다양한 소외된 몸을 가진 신체 해방 및 반억압 지도자들을 찾아보시길 권하며, 그 역할에 가장 적합한 이들의 통찰력, 지혜, 기술, 에너지 및 시간에 대해 높은 보상을 지불하기 바란다. 이 책의 목적상, 개략적으로 설명한 대로 개인의 신체 중립성 과정을 진행하는 데 필요한 정보를 최대한 제공하겠지만, 여러분 자신의 마음속에 있는 사회 전체적인 억압적 신체 위계를 해체하려면 그 일에 가장 적합한 삶의 경험을 가진 사람들을 찾아서 배워야 할 것이다.

일단 지금은, 신체 중립성의 타협할 수 없는 측면은 마음속의 신체 위계(관적이고 잘못된 해석)를 있는 그대로 인식하고, 당신의 내면에서 그것을 해체하여 더 이상 그것이 당신의 시야를 흐리지 않고 자신과 다른 사람의 몸을 바라볼 수 있게 하는 것임을 알아 두기 바란다.

그렇다. 이것은 어려운 주문이다. 당신이 몸에 대해 배워 온 것을 해체하는 일은 평생에 걸친 여정이 될 것이며, 이는 우리가 태어난 순간부터 배워 온 것이기에 모든 것을 완전히 제거할 수는 없을 것이다. 하지만 다행히도 이 작업이 완벽할 필요는 없으며, 몸에 대한 잘못된 해석에 부딪히는 순간 그것을 처음부터 알아차리고 그 생각과 다르게 반응할 수 있는 호기심, 용기, 자각만 있으면 된다.

예를 들어, 나는 내면화된 트랜스포비아를 해체하기 시작했을 때 그 안에서 지저분하고 잔인하고 수치스러운 것들을 발견했다. 트랜스젠더에 대한 편견과 억압적이고 악의적인 믿음, 그리고 그런 믿음을 믿고 무의식적으로 트랜스젠더에게 끼친 해악을 인정하는 것은 고통스럽고 부끄러운 일이었다. 내가 시스젠더 여성이 아니라는 사실을 깨달았을 때 더욱 수치스러웠고, 그래서 나 자신의 진실을 숨기고 묻어 두기 위해 트랜스젠더에 대한 고약한 신념을 지니고 있었다는 사실을 깨달았을 때 더욱 수치스러웠다. 나는 내 정체성이 부끄러웠기 때문에 반 트랜스의 입장을 취함으로써 거기서 나를 분리하려 시도했다. 불행히도 이것은 매우 흔한 경험이다. 우리는 내적으로 가장 수치스러워하는 것에 대해 가장 폭력적인 편견과 판단을 견지하는 경향이 있다.

내 안의 이 신체 위계를 해체하는 것은 깊고 고통스럽고 느린 작업이었다. 난 여전히 이 작업을 하고 있으며 아마도 영원히 계속할 것이다. 나 또한 퀴어라는 이유로 비슷한 개인적인 경험을 했고, 정신 건강에 어려움을 겪었으며, 인종, 체중, 능력에 대한 무의식에 존재하는 위계를 파악하고 해체하는 데 많은 시간과 에너지를 쏟았다. 이런 식으로 자신의 의식적·무의식적 선입견과 편견에 직면하는 것은 매우 불편한 일이라는 것을 경험으로 잘 알고 있다. 하지만 궁극적으로 그러한 생각조차도 당신에 대해 나쁜 의미가 없는 한 중립적이다. 그것은 당신이 편견과 차별이 있는 환경에서 자랐다는 의미일 뿐이다. 우리 모두 그랬다.

이 작업에도 신체 중립성이라는 명확하고 중립적인 렌즈를 적용해 보라. 당신의 머릿속에 신체적 위계가 꽉 차 있다는 것이 어떤 의미가 있는지에 대해 이야기를 시작할 필요가 없다. 언제 어디서든 위계적인 생각과 감정을 발견할 때마다 알아차리고 인정하며, 그러한 생각과 감정이 존재한다는 사실을 받아들이고, 호기심을 유지하며, 어떤 몸이 다른 몸보다 더 우월하고 옳다는(또는 그럴 수도 있다는) 생각을 지속적으로 책임 있게 해체해 나가면 된다.

신체 중립화 과정은 많은 신체 이미지 고통을 완화할 수 있지만, 궁극적으로 신체 이미지 고통에서 완전히 자유로워질 수 있는 유일한 방법은 그 기반이 되는 신체 위계에서 벗어나는 것이다. 세상을 더 정의롭고 공정하며 공평하게 만드는 방법에 대한 책을 읽으려는 의도는 아니었을 거라는 것을 알지만, 우리가 이 작업을 하는 것이 실제로 사회에서 이를 해체하기 위한 중요한 첫 단계라는 점을 중요하게 지적하고 싶다. 왜냐하면 당신이 어디서든 이러한 계급 구조를 해체하겠다고 결심하고… 소외된 활동가와 지도자들에게 배우면서 내면에서 이러한 작업을 많이 수행했다면, 그다음 자연스러운 단계는 주변 사람들도 똑같이 할 수 있도록 돕는 것이다. 이러한 방식으로 신체 이미지 문제에 맞서 싸우는 것은 불의와 억압에 맞서 싸우는 것이며, 우리 사회를 정의, 공정성, 진정한 평등으로 나아가게 하는 방법이다.

아니면 감히 인간적 중립성이라고 말할 수 있지 않을까?

4장

*

크고 결정적인 거짓말

30대 중반의 전직 소방관 벡스는 첫 상담에서 신체 이미지 문제로 고민하는 대부분의 사람들이 비현실적인 환상을 좇는다는 것을 이해하지만 자신은 다르다고 말했다. 화재 진압 훈련을 시작한 첫해에 그녀는 체중을 상당히 감량하고 멋진 몸매를 갖게 되었다. 이 기간 동안 그녀는 에너지가 넘쳤고 자신감도, 친구도, 기쁨도 가득해 인생에서 가장 행복했다고 말했다.

하지만 우리가 만났을 때 벡스는 다시 살이 찐 상태였고, 고립되고 불안정하고 불행한 기분이었다. 벡스는 말했다. "이건 머릿속 문제가 아니에요. 난 날씬해지면 행복하고 자신감이 생긴다는 것을 실제로 알아요. 내가 원하는 삶에서 나를 막고 있는 건 내 몸뿐이라는 증거가 있죠."

명확하고 중립적인 시각으로 자신을 알아 가는 여정은 사람마다 다르다. 신체 이미지 문제는 다양한 신념, 해석, 경험, 선입견과 편견, 정체성, 도덕적 연상에 기반하기 때문이다. 그래서 신체 이미지 치유에 대해 일반적으로 이야기하거나 글을 쓰기는 어렵다. 각 개인이 자신의 신체 중립성을 가로막는 특정 장애물을 찾아내어 해체하고 제거해야 하기 때문이다.

하지만 신체 이미지 문제로 고통받는 모든 사람이 믿는 근본적이고 보편적인 거짓말이 하나 있다. 하나의 거짓말이 모두를 지배하고 있다고 할 수 있겠다.

그것은 바로 그들의 몸이 문제라는 것이다. 그들의 몸이 고통과 괴로움의 원인이거나 그들이 원하는 것을 가로막는 장애물이라는 거짓말이다. 벡스는 자신이 특별한 경우라고 생각했지만, 사실 나의 고객 모두가 어느 정도 자신의 몸이 문제라고 믿고 있다. 자신의 몸이 고통과 괴로움의 원인이라고 믿지 않는다면 신체 이미지 문제는 존재할 수 없을 것이다. 그렇지 않다면 그들은 속임수를 깨닫고 이미 더 깊은 문제를 다루었을 것이다.

당신이 주의 깊게 논점을 따라왔다면, 이 중요한 거짓말을 해체하는 것이 신체 중립성 작업의 핵심이라는 것을 짐작했을 것이다. 사실 신체 중립성은 자신과 자신의 몸을 명확하게 보는 데 방해가 되는 모든 층을 해체하는 일이지만, 유독 이 거짓말이 중요한 이유는 신체 이미지 문제가 당신에게 막강한 힘과 영향력을 미치기 때문이다. 신체 중립성의 여정에서 우리가 가장 먼저 폭로하고 해결해야 할 거짓말이며, 가장 중요한 거짓말이기도 하다. 이것이 거짓이라는 사실을 인정하지 않는다면, 이 책의 나머지 부분도 큰 도움이 되지 않을 것이다. (지금 이 글을 읽으면서 '제시, 나는 사실 예외예요'라는 생각이 든다 해도 걱정하지 마시길. 당신은 정상이고, 다른 사람들도 그렇다. 계속 읽어 보시기 바란다!)

벡스의 확언을 들은 후, 나는 벡스에게 '날씬했던 그해'에 왜 그렇게 자신감과 행복감을 느꼈는지, 다른 이유가 더 있는지 돌아보게 했다. 우리는 그해가 여러 가지 이유로 멋진 시기였음을 곧 알 수 있었다. 벡스는 자신이 좋아하는 의미 있는 일을 하게 되었고, 친구와 가족에게 커밍아웃하고서 여성들과 데이트를 시작했으며, 처음으로 진지한 여자친구를 만났다. 무엇보다 가장 중요한 것은 벡스가 가장 친한 친구 두 명과 한집에 살면서 풍성한 유대감과 지지, 보살핌을 받고 있다고 느꼈던 것이다. 그녀는 자신의 삶에 만족감을 느꼈고, 마음은 충만했으며, 몇 년 동안 짊어지고 있던 거짓과 비밀을 벗어던졌다. 그 어느 때보다 날씬해졌던 것도 사실이다. 사람들이 그녀의 외모에 대해 긍정적인 반응을 많이 해 주어서 그녀는 기분이 좋았다. 이 모든 감정이 한데 어우러져 벡스는 해방감, 자신감, 매력 있다는 기분, 행복을 느꼈다.

이 모든 정보를 종합하여, 나는 벡스에게 그 기간 동안 자신을 행복하고 자신감 있게 만들어 준 것이 정말 자신의 몸이라고 생각하는지 물었다. 내가 보기에 벡스가 기분이 좋았던 것에는 몸과 상관없는 다른 이유가 많았고, 외모에 대한 긍정적인 반응을 받게 되자 스스로에게 가장 눈부신 자신이 되고 가장 눈부신 삶을 살 수 있도록 허락할 수 있었던 것 같았다. 그 허락으로 그녀는 더 대담하고 진정성 있는 모습을 보여 줬고, 사람들은 그녀의 에너지와 기쁨, 충만하고 재미난 삶에 매력을 느꼈으며, 긍정적인 순환이 생겨났다.

벡스에게 현재 삶에 대해 묻자, 고립된 기분이고, 여자친구와 교외에 살면서 친구들을 거의 만나지 않는다고 했다. 벡스는 소방관 생활과 예전의 모험들, 친구들이 그리웠지만, 나이, 책임져야 할 것들, 그리고 스트레스가 많은 새 직장을 생각하면 더 이상 그 무엇도 '현실적'으로 느껴지지 않는다고 했다. 이야기를 듣고 나니 지금 벡스가 원하는 기분을 느끼는 데 체중 감량이 도움이 되지 않을 거라는 걸 분명히 알 수 있었다. 실제로 그녀를 괴롭게 하는 것은 그녀의 몸과는 아무 상관이 없었기 때문이다. 벡스의 마음속에서 날씬함은 대담함, 기쁨, 자신감과 밀접한 관련이 있는 것이었고, 그래서 그녀는 살찐 몸으로 충만한 삶을 살아가는 것을 자신에게 허락하지 못하고 있었다.

이 이야기를 공유하는 이유는 벡스가 얼마나 확신이 있었든 이 규칙에서 예외가 아니었고, 당신도 마찬가지이기 때문이다. 신체 이미지 고통이 있다는 것은 이 크고도 중요한 거짓말이 존재한다는 것을 의미한다. 하지만 나는 당신이 처한 특별한 상황에서도 당신의 몸이 문제가 아니라는 걸 설득하러 직접 당신에게 갈 수 없기 때문에, 당신이 이 거짓말을 파악하기 어려울 수 있고, 그래도 괜찮다는 걸 말해 주고 싶다. 당신의 뇌는 오랫동안 '증거'와 증명의 순간을 찾아 내어 저장해 왔고, 사회 전체가 평생 동안 이 거짓말을 장려하고 지지해 왔기 때문이다.

인간의 마음은 좋은 서사를 사랑한다. 이야기는 우리가 세상을 이해하는 방식이므로, 우리의 삶과 경험, 그리고 우리 자신을 이해하기 위해 자연스럽게 이야기를 만들어 내려고 하는 것은 당연하다. 하지만 문제는 우리가 스스로 모든 것을 올바르게 해석할 수 있을 만큼 똑똑하다고 믿으며, 그 이야기들이 진실처럼 느껴짐에도 불구하고, 일반적으로는… 그렇지 않다는 것이다. 우리는 막히는 도로에서 우리 앞에 끼어든 사람을 보며 이기적인 개자식이라고 이야기를 만들어 낸다. 하지만 그가 잠깐 부주의했거나 한눈을 판 것일 수도 있다. 좋아하는 사람이 언제나 몇 시간이 지나서 문자에 답장을 하는 걸 보아 나를 좋아하지 않는다고 생각하거나, 동료가 이메일에 이상하게 서명하는 걸 보니 나에게 화가 난 것 같다고 우리는 스스로에게 이야기한다. 파트너가 바람을 피운 이유는 내가 충분히 매력적이지 않았기 때문이고, 살이 찌면 모두가 나를 비난할 것이며, 내가 더 날씬했다면 친구 사귀는 일이 그렇게 어렵지 않았을 것이라는 이야기를 스스로에게 들려 준다. 그리고 이 모든 것이 현실처럼 느껴지고 증명 가능한 것처럼 느껴진다. 하지만 그렇지 않다.

당신이 겪은 경험, 몸이 문제라고 확신하게 된 그 경험들은 실제이고 타당하다. 하지만 당신이 그 경험에 부여한 이야기, 해석, 의미, 중요성은 그렇지 않을 수도 있다. 우리는 어떤 요인이 어떤 결과를 초래했는지에 대한 틀린 이야기를 만들고, 상관관계와 인과관계를 혼동하고, 증명하고 싶은 요점을 증명하기 위해 선택적인 데이터를 기반으로 추론하고, 우리가 말하고자 하는 이야기를 지지하는 정보만 무의식적으로 흡수하는 경향이 있다. 이는 우리 뇌의 확증 편향 때문이다.[1]

이렇게 진실한 경험을 사용하여 거짓 이야기를 만들어 내는 방식으로 우리는 종종 우리 몸이 고통의 원인이라고 확신하게 된다. 뚱뚱하다고 놀림을 받으면, '날씬해지면 모든 사람이 나에게 잘해줄 거야'라고 생각한다.

우리가 갈망하는 분야에서 다른 사람들이 성공하는 것을 보면, '나도 저런 외모라면 자신감 있게 내가 원하는 것을 얻을 수 있을 거야'라고 생각한다. 외모에 자신의 가치를 부여하고 나서, '이 결점 하나만 고치면 충분히 괜찮아질 거야'라고 생각한다. 소외받거나, 편견으로 인한 고충이 있었거나, 또는 폭력을 당한 후 우리는 우리 몸에 무언가 문제가 있다고 생각한다.

이러한 내면화와 자책은 지능 부족과는 관련이 없다. 우리가 지어내는 거짓 이야기는 우연한 사건이 아니다. 그것들은 우리가 세상을 이해하는 데 도움을 주기 위해 존재하며, 어떤 식으로든 우리를 돕고 보호하려는 것이다. 당신의 몸에 대한 이런 커다란 거짓말은 당신이 문제를 해결하려는 노력의 일환이다. 그다음에 무엇을 해야 할지 알기 위해서 당신은 무엇이 문제인지 알아야 하기 때문이다.

직관과는 달리, 이 큰 거짓말이 신체 이미지 고통의 근원이기 때문에, 마음속에서 즉각 지운다고 해서(그렇게 할 수 있다 해도) 실제로 행복하고 자유로워지지는 않을 것이다! 적어도 처음에는 그렇지 않을 것이다. 거짓말은 그 자체로 희망, 확신, 구조, 또는 삶의 통제감과 같이 우리가 원하고 필요로 하는 것을 제공하기 때문이다. 이것을 빼앗으면 우리는 실제로 한동안 더 불행해질 수 있다. 다른 무언가가 우리의 고통을 유발하고 있다는 사실을 직시해야 하고, 실제 문제는 이해하기도 해결하기도 쉽지 않을 것이며, 희망이나 확신을 잃을 수 있기 때문이다.

그래서 신체 중립성 작업은 매우 복잡하고 깊고 느린 과정이다. 당신은 그 이야기, 해석, 거짓말에 깊이 마음을 쏟고 있다. 여러 가지 이유로 마음은 그것을 믿고 싶어 하고, 심지어 생존을 위해 믿어야만 하는 경우도 많기 때문에 그것을 해체하지 못하도록 애를 쓸 것이다!

'신체 목표' 중 하나를 달성했지만 여전히 당신이 원하는 건 아니라고 느낀 적이 있는가? 자신이 노력한 결과나 실제 얻은 외모에 대해 기분은 좋았을지 모르지만, 그것이 정말 원하는 것을 주었는가? 기대했던 만큼 가치 있고, 연결되고, 행복하고, 온전하고, 자신감 있고, 안전하며, 자유롭다고 느꼈는가? 아마도 그렇지 않았을 것이다. 실제로는 몸이 문제가 아니었기 때문에 해결책이 될 수 없었기 때문이다. 하지만 여전히 이 순간에도 마음은 자신이 투자한 거짓말을 지키기 위해 우리를 헛된 수고로 몰아내고 있다. 결국 문제는 체중이 아니라 어떤 지방 주머니가 있지 말아야 할 곳에 있기 때문이라고 생각할 수도 있다! 지방 주머니를 제거했는데도 여전히 행복하지 않다면, 주름과 '늙어 보이는' 피부가 문제일 수도 있다! 그래서 보톡스와 필러를 맞았는데 그러고 나니 갑자기 허벅지가 몸통과 비례하지 않는 것이 문제다. 이것이 바로 우리가 추구하는 자신감과 행복을 가로막는 것이 아닐까? 게다가 문제를 해결해 줄 거라고 확신했던 몸의 변화에 실제로 '성공'하지 못한다면, 비참해질 수는 있겠지만 그 밑에 있는 진짜 문제를 알아차리고 직면할 필요에서도 보호받게 된다! 해결할 수 없는 문제(예: 체중 감량)를 해결하기 위해 일생을 보내는 것은, 무엇이 문제인가에 대해 스스로 만든 현실에 도전하는 것을 피하기에 매우 효율적인 방법이다.

그러니 이 중대한 거짓말의 실체를 알고, 당신의 몸이 실제 문제가 아니며 고통의 원인이 아니라는 것을 인정하자. 그것은 단지 자신의 신체 이미지 문제를 믿게 만드는 거짓말일 뿐이다. 우리 뇌가 항상 당신이 그것을 믿게 하려는 이유가 있다. 그 이유를 이해하기 위해 고등학교 때 정말 갖고 싶었던 '멋진 것'으로 다시 돌아가 보자.

당신이 나와 비슷하다면, 그 '멋진 것'이 모든 문제를 해결해 줄 것이라고 완전히, 전적으로, 흔들림 없이 확신했을 것이다. 나는 아이코닉한 아베크롬비 바디 스프레이 향을 풍기며 교실에 들어서는 내 모습을 상상했고, 허리가 완벽하게 드러나고 엉덩이가 완벽하게 평평한(비난하지 마시길. 그때는 2000년대 초였다) 매장 직원들에 대한 소문처럼 모두들 내가 모델이 된 건 아닌지 궁금해하는 모습을 상상했다. 내 엉덩이에 붙은 라벨을 보고 멋진 애들이 나를 그들의 무리로 알아보고, 갑자기 자신감이 넘치고 인기가 많아지는 상상을 했다. 하지만 이 환상에는 이면이 있었다. 그 청바지를 입지 못하면 자신감과 인기를 결코 얻지 못하고, 어색한 패배자의 삶을 살게 될 거라고 생각했다(호들갑 떨지 않고 말하자면).

나는 내 괴로움의 근원인 문제가 진청 로우라이즈 청바지라고 확신했다. 허약한 자기 객관화, 만성적인 우울과 불안, 깊이 묻혀 있던 퀴어 성향에 대한 수치심, 고향에서 소속감을 느끼지 못한다는 사실 때문이 아니었다. 아니, 아니. 문제는 내가 잘못된 바지를 입고 있다는 것이었다. 내 경험에 공감할 수 있는가? 대부분의 사람들은 특정 물건이나 경험에 부적절한 힘과 의미와 중요성을 투영하고서 그것만 있다면 모든 문제를 해결할 수 있다고 착각했던 기억을 떠올릴 수 있다.

다행히 나는 결국엔 이 거짓말을 꿰뚫어 볼 수 있었지만, 애초에 왜 그런 생각을 하게 되었을까?

이것이 바로 신체 이미지 문제, 즉 자신의 몸이 문제이자 고통의 근원이라는 거짓말에 관해 우리가 탐구해야 할 질문이다. 왜 당신의 마음은 이런 거짓말을 생각해 내고, 왜 당신이 그것을 굳게 믿기를 원할까? 어떤 목적을 달성하려는 것일까? 몸에 초점을 맞춤으로써, 당신이 정말로 추구하려는 것 혹은 피하고 싶은 것은 무엇일까? 이 거짓말을 통해 당신은 어떤 이득을 얻는 것일까? 그리고 몸이 아니라면 고통의 진짜 원인, 즉 진짜 문제는 무엇일까?

당신이 누구이든, 마음속에 어떤 신체 위계를 가지고 있든, 신체 이미지로 인한 고통이 어떻게 나타나든, 누구나 같은 방식으로 신체 중립성의 여정을 시작해야 한다.
1. 당신의 몸이 실제로 당신의 문제가 아니라는 사실을 인정한다.
2. 호기심을 가진다. 왜 스스로 그런 거짓말을 하고 있는지, 그리고 이 거짓 이야기의 목적은 무엇인지 알아본다.

모든 일들이 그러하듯, 이 문제를 탐구할 때도 중립적인 시각으로 바라보고, 우리가 스스로에게 거짓말을 하는 것은 좋은 이유에서라는 점을 이해하기 바란다. 다음 장에서 살펴보겠지만, 스스로에게 거짓말을 하는 것은 정상적이고 이해할 만한 일이며 때로는 생존을 위한 최선의 건강한 행동이기도 하다.[2] 따라서 거짓말을 하는 이유를 알아 가는 과정에서 비판이나 판단은 거두기 바란다. 결국 그러한 비판과 판단은 잘못된 해석과 이야기일 뿐이다.

5장

✳

스스로에게 거짓말을 하는 이유

우리가 자신에게 거짓말을 하는 이유를 이해하기 위해서, 최근에 사랑하는 사람을 잃고 어떤 이유로 제대로 애도하지 못한 사람을 상상해 보자. 어느 날 아침, 그는 열쇠를 찾다가 점점 화가 치밀어 부엌에서 주체할 수 없이 흐느끼며 소리친다. "도대체 망할 열쇠는 어디 있는 거야?"

그 순간 분명히 표면 아래에서 무언가 다른 일이 일어났기 때문에 사소한 일(열쇠 분실)이 심각한 감정적 반응을 일으킨 것이다. 우리 고통의 진짜 근원은, 직면하고 인정하기에는 너무 크고 아프게 느껴질 때가 있다. 그 고통이 불쑥 튀어나오거나 관련 없는 다양한 원인에 투사되면, 우리는 힘들다고만 인식할 뿐 그 밑에 무언가가 있다는 것은 인식하지 못할 수 있다.

이 모든 것은 우리 자신으로부터 무언가를 숨기는 것이 자비 내지는 자기 보호의 행위일 수 있다는 것을 말하는 것이다. 우리가 어리석거나 약하거나 비합리적이어서 스스로에게 거짓말을 하는 것이 아니며, 대개는 의식적인 결정이 아니다. 기능과 생존을 위해서 그래야 할 필요가 있기 때문에, 또는 최소한 우리 마음의 어떤 부분에서 그래야 한다고 믿기 때문에 그렇게 하는 것이다. 인간으로 살아간다는 것은 무섭고, 고통스럽고, 짓눌리는 일일 수 있으며, 때로는 정면으로 맞설 능력과 기술, 지원이 부족할 수도 있다. 때로는 고통의 진짜 근원을 숨기는 것이 우리 마음이 할 수 있는 가장 친절한 일이다.

또한 우리는 우리가 고칠 수 있다고 생각하는 대상에 자신의 고통을 투사하는 경향이 있기 때문에, 거짓말은 통제력, 힘, 자기 결정권을 되찾는 데 도움이 되기도 한다. 고통의 근원인 문제가 몸이라면, 고통에서 벗어나기 위해 해야 할 일은 몸을 고치는 것뿐이다! 몸은 우리가 해결할 수 있는(적어도 해결하기 위해 평생 노력은 할 수 있는) 가시적이고 손에 잡히는 문제다. 그러나 더 깊은 문제는 그렇지 않을 수 있다.

만약 인생의 어느 시점에서 당시에는 감당할 수 있는 도구나 능력이 없는 어떤 일에 직면해야 했다면, 마음속에서 어떤 환상의 세계를 만들어 자신을 보호했을 수도 있다.[1] 거기에서 당신은 사랑받을 만큼 마르고, 안전할 만큼 완벽한 외모이고, 욕구를 충족시킬 만큼 예쁘고, 고통을 피할 수 있을 만큼 순수하고, 아무도 당신을 저버리지 않을 만큼 날씬하다.

천재적이게도 우리의 마음은 삶을 살 만하다고 느끼게 하고 생존하도록 돕기 위해 무언가를 숨기고 만들어 낸다.

오해하지 말기 바란다. 신체 이미지 문제는 우리가 환상의 세계를 만들거나 감정을 투사하는 유일한 영역이 아니다. 많은 사람들이 자신의 고통을 재정 상태, 직업, 파트너와의 관계, 성생활, 또는 자녀를 가질 수 있는 능력에 투사한다. 돈을 더 많이 벌거나, 파트너를 찾거나, 아이를 낳거나; 결혼하거나, 승진만 하면 삶이 훨씬 더 나아질 것이라고 상상한다. 이러한 변화들은 일시적인 기분 전환이 될 수는 있지만, 불만족과 불행의 진짜 원인을 해결하지 못하기 때문에 장기적인 만족감과 행복으로 이어지는 경우는 드물다.

흥미로운 건 우리가 지어내는 거짓말의 세부 내용은 문화, 사회적 조건, 환경에 따라 많은 영향을 받지만, 거짓말을 이끌어 낸 깊은 고통은 시간과 장소에 관계없이 매우 보편적이고 어디에나 존재한다는 것이다. 인류가 역사를 기록해 온 시간만큼이나 사람들은 문제와 고통을 겪어 왔고, 그 문제를 해결하고 고통에 대처하는 방법을 모색해 왔다. 외로움을 느끼고 다른 운명을 바라는 것은 새로울 게 없지만, 우리 마음이 그 고통에 부여하는 이야기, 표현, 해석, 그리고 그것을 다루는 방법과 관련된 유행은 끊임없이 진화하고 있다.

예를 들어, 천 년 전에 남편감을 구하려 애쓰던 유럽 여성은 셀룰라이트나 겨드랑이 털에 대해 걱정하지 않았을 것이다. 그렇다고 해서 그녀가 걱정이나 불안이 없었을 거라는 말은 아니다. 사랑을 찾지 못할까 봐, 자신이 갈망하는 친밀감을 얻지 못할까 봐(좀 더 현실적으로 말하면, 결혼이 주는 사회적·재정적 안정을 찾지 못할까 봐) 걱정하고, 고립과 거절의 고통을 느끼는 것은 보편적인 감정이다. 오늘날 같은 문제로 고민하는 여성은 신체적 불안에 시달리는 반면, 중세 유럽 여성은 바느질을 얼마나 잘하는지, 아버지가 염소를 몇 마리나 키우는지 등 환경과 문화와 관련된 문제로 스트레스를 받고 불안해했을 것이다.

마찬가지로 체중, 신체, 또는 이상적인 아름다움에 대한 메시지를 평생 한 번도 접하지 않았더라도 당신의 신체 이미지 문제 기저에 있는 고통은 다른 이야기, 표현, 또는 해석으로 드러날 것이다. 충족되지 않은 욕구를 어떻게 이해했는지, 그 고통에 어떻게 무감각해졌는지, 어떻게 대처했는지, 어떻게 주의를 돌렸는지에 대한 세부적인 양상은 다를 수 있지만, 고통 자체는 동일할 것이다. 주변에서 아무도 체형이나 사이즈에 신경 쓰지 않는다면, 다이어트를 하거나 뱃살을 걱정하는 대신, 집이 얼마나 깨끗한지, 얼마나 경건한지, 또는 한 인간을 중요하고 가치 있고 행복하게 만든다고 배운 다른 무언가로 자신의 가치를 측정했을 것이다.

피상적인 무언가가 우리의 문제라는 거짓말은 놀랍도록 유연하고 탄력적이다. 그것은 상황, 사회, 또는 사람에 맞게 모양을 바꿀 수 있지만 그 구조는 항상 동일하다. "문제는 _____이다"라는 것이다.

문화적·사회적 상황은 우리 자신과 고통을 이해하는 방식에 영향을 미친다. 몸과 외모에 집착하는 현 문화에서 우리의 고통은 종종 신체 이미지 문제로 조직화된다. 어디를 둘러보아도 우리 몸이 문제라는 거짓말을 강화하는 메시지와 이미지가 우리를 에워싸고 있다. 그것들은 우리가 필요한 모든 것을 얻는 열쇠는 몸을 바꾸는 것이라는 환상을 떠받치고 있다.[2] 하지만 이러한 환상이 아무리 현실적으로 느껴지더라도, 신체 이미지 문제는 언제나 눈속임일 뿐이다.

"너의 체중, 허벅지, 흉터, 셀룰라이트를 좀 봐!" 당신의 마음은 다급하게 말한다. "억압, 감정, 충족되지 않은 욕구, 욕망, 고통은 보지 마!" 기분이 좋지 않겠지만, 우는 아이 앞에서 장난감을 흔들고 있는 부모처럼 당신의 신체 이미지 문제는 진정 당신을 도우려는 것이다.

하지만 이 모든 것의 잔인한 아이러니는 거짓말 자체가 여전히 고통을 유발한다는 것이다.

우리 몸이 고통의 원천이라는 큰 거짓말은 우리를 보호하기 위해 존재하지만, 우리는 그 거짓을 떠받든 채 여전히 엄청난 고통을 겪는다. 자신이 기본적으로 사랑받을 자격이 없다고 느낀다는 사실을 직면하는 것보다 고통을 몸에 투사하는 것이 더 구체적이고 다루기 쉬울 수는 있겠지만, 여전히 끔찍한 일이다. 살을 빼지 못하는 자신이 뭐가 문제인지 궁금해하며, 자신을 미워하고, 다른 사람들은 완벽해 보이는데 나만 고통받는 것은 불공평하다고 분노하면서 몇 년을 고통 속에서 보내게 된다. 궁극적으로는, 자신이 무가치하다고 느끼는 더 깊은 진실을 마주하는 것보다 이러한 거짓말 속에서 살아가는 일이 더 즐거울 건 없다. 그저 좀 더 제한되고, 구체적이고, 관리 가능한, 그리고 이해할 수 있는 형태의 고통을 더 많이 줄 뿐이다.

대부분의 신체 이미지 고통이 그렇다. 사이즈, 형태, 또는 기능 때문에 자신이 무가치하거나 불안정하다고 믿는 것은 어느 정도 통제되고 관리 가능한 형태의 고통을 줄지 모르지만, 장기적으로 볼 때 반드시 고통을 덜 주는 것은 아니다.

신체 이미지 문제로 힘들어하는 것은 믿을 수 없을 정도로 고통스러울 수 있으며, 거기에는 한 사람의 인생 전체를 장악하고 망칠 수 있는 힘이 있다. 그러나 어떤 면에서 당신의 마음은 사람들이 자신의 결점을 볼까 봐 강박적으로 걱정하거나 체중을 감량하려 끝없이 노력하는 것이 자신의 감정, 욕구, 또는 고통의 깊이를 직시하는 것보다 더 나은 대안이라고 믿는다. 바로 이 점이 신체 이미지로 인한 고통이 목적하는 바다. 때로 우리는 내면에 엄청나게 큰 고통을 지니고 있는데, 신체 이미지 고통은 생존은 가능한 고통이기 때문이다.

사무실 매니저로 일하는 이카는 휠체어 사용자인데, 나의 신체 이미지 치유 프로그램에 참여했다. 그 기간 동안 이카는 자신이 소속감, 사랑, 친밀감을 느낄 자격이 없다고 느끼게 만든 내면화된 성차별, 능력주의, 외모지상주의를 해체하는 작업을 훌륭히 수행했다. 프로그램이 끝날 무렵, 이카는 이제 외모에 대한 애착을 거의 느끼지 않는다고 말했지만, 이상한 일이 일어나기 시작했다.

이카는 술을 마시기 시작했다. 이전에는 저녁 식사에 와인 한 잔을 곁들였지만, 이제는 매일 밤 와인 한 병을 마시고 있었다. 그녀는 처음부터 우리 작업과 관련이 있다고 생각하지 않아서 이 음주 습관의 변화에 대해 언급하지 않았지만, 나는 즉시 그 연관성을 보았다.

이카는 엄청난 정서적 고통을 겪고 있었다. 어린 시절 받은 학대와 휠체어 사용자로서 평생 겪은 접근성 부족 때문에 아직 해결되지 않은 트라우마가 많았다. 몸에 대한 집착은 생각을 분산시키고 고통을 감추는 일종의 '위장 스토리'를 제공했는데 이 스토리가 폭로된 후에는 고통에 대처할 수 있는 다른 방법이 필요했다. 몸이 문제가 아님을 인정한다는 것은 더 이상 거짓말이 자신을 보호하기 위해 '작동하지' 않는다는 것을 의미했지만, 그녀는 아직 고통을 직접적으로 다룰 준비가 되어 있지 않았고 자원도 충분하지 않았기 때문에 술로 통증을 무감각하게 만들려고 했다.

전직 소방관 벡스처럼, 어떤 이들은 신체 이미지 문제가 실제로 아무것도 은폐하지 않으며 또 더 깊은 문제를 해결하려는 것이 아니라고 주장하기도 한다. 어떤 면에서 벡스의 말이 맞다. 분명 사람은 잘못된 정보, 오해, 또는 문화적 조건으로 인해 생긴 신체 이미지 문제로 고통받을 수 있고, 이것을 해결하면 문제가 완전히 사라질 수도 있다. 예를 들어, 예전에 나는 외음부 모양과 크기에 대한 극심한 위화감으로 힘들어하는 열아홉 살 소녀와 작업을 했다. 두 번째 세션이 끝난 후 그 소녀가 거의 '완치'되었다는 것을 알 수 있었고, 나는 남은 코칭 세션 비용을 환불해 주었다. 내가 보내 준 정상적인 외음부 모양과 크기의 다양성에 대한 정보와 자료를 보고 나서 그동안 전혀 몰랐던 사실을 알게 되자, 자신의 외음부가 어딘지 징그럽고 부끄럽다고 생각했던 불안감이 모두 사라졌기 때문이다.

아주 가끔, 이렇게 신체 이미지 문제를 일으키는 근본적인 문제나 고통이 없는 고객과 작업을 했었지만, 이는 정말 드문 경우이다. 이 소녀의 경우 오로지 오해로 인해 고통받고 있었다. 그녀의 신체 수치심과 부정은 다른 무엇으로부터 그녀를 보호하거나 다른 더 깊은 문제를 해결하기 위해 존재하는 것이 아니었기 때문에, 진실을 알게 된 후에는 더 이상 그 고통이 지속될 이유가 없었다. 이런 일이 가능하긴 하지만 매우 드물다. 신체 이미지 고통의 99.9퍼센트는 더 깊은 어떤 것의 결과이며, 각각의 신체 중립성 여정에서는 자신만의 '더 깊은 무언가'를 찾는 일이 요구된다.

분명한 것은, 때로는 더 깊은 문제의 존재를 인정하는 것은 상황이 나아지기 전에 사태를 악화시킬 때도 있다는 것이다. 우리 마음이 숨겨 왔던 것을 직시하는 일은 너무나 두렵고 고통스러울 수 있기 때문이다. 오랫동안 회피해 온 문제를 직면하는 것은 결코 즐겁거나 쉬운 과정이 아니다. 고객들 중에는 이 일을 직접적으로 거부하는 이들도 있었다.

40대 전업주부인 베스는 자신의 신체 이미지 문제가 불행한 결혼 생활을 은폐하고 있다는 사실을 깨달았지만, 아이들이 다 크기 전까지는 이혼하고 싶지 않았기 때문에 이 문제를 계속 파고들고 싶지 않았다. 그녀는 자신의 신체 이미지 문제가 결혼 생활에 대한 생각을 회피하게 하는 현실을 직시하여 가족을 갈라놓을 바에는 차라리 10년 동안 자신의 몸을 미워하는 것이 낫다고 솔직하게 말했다. 그래서 우리는 작업을 그만두었고, 베스는 자신이 어떤 선택을 했는지를 충분히 인식한 채, 끊임없이 다이어트를 하고 외모에 집착하는 삶으로 돌아갔다.

하지만 대부분의 사람들에게 큰 거짓말의 커튼을 걷어 내는 것은 해방이 된다. 장기적으로 고통을 줄일 수 있는 유일한 길이기 때문이다. 자신의 깊은 문제를 직면하는 것은 불편하고 두려운 일이지만, 그렇게 함으로써 평화, 수용, 자신감, 자기 신뢰, 안도감으로 가는 길이 펼쳐진다. 그만 도망치고, 진짜 필요를 충족시키고, 환상이 아닌 현재를 살아가며, 가장 무서운 악마와 맞서 살아남았다는 것을 알게 될 때 우리는 기쁨을 느낀다. 여정은 힘들고 고통스럽겠지만 그 종착지는 그만한 가치가 있다. 추위에 손이 마비되어 실내로 들어가는 경험과 비슷하다. 처음에는 아프지만, 몸이 따뜻해지면서 손이 화끈거리고 따끔거리는 것은 혈류가 다시 증가하고 있다는 좋은 신호다. 통증이 무섭다고 따뜻한 실내로 들어오지 않으면 손은 영구적인 손상을 입고 심한 동상으로 손을 잃을 수도 있다.

이상한 예일 수는 있지만, 이는 많은 사람들이 신체 이미지 문제로 고통받을 때 하는 행동이다. 작은 고통을 피하기 위해 우리는 많은 고통을 감수하고, 고통을 느끼지 않으려고 평생 스스로에게 상처를 준다. 우리는 진실을 마주하는 것이 너무 두려워서 거짓말로 끊임없이 자신을 괴롭힌다. 신체 중립성은 이런 패턴을 알아차리고 거짓의 커튼을 걷어 내고 더 깊은 진실을 직접 마주하는 과정이다. 이를 통해 우리 몸이 부여받은 힘을 되찾을 수 있고, 고유하고 구체적인 신체 중립성 여정의 다음 단계를 이해하는 데 필요한 정보를 얻을 수 있다.

벡스를 기억하는가? 벡스는 나와 작업하면서 마침내 외모를 바꾸고 싶은 강렬한 욕구가 단순히 특정 신체를 '선호'해서가 아님을 깨달았다. 그것은 자유, 목적, 공동체의 지지, 공간을 차지할 권한, 자신감 등 몸과 연관된 느낌과 경험에 대한 추구였다. 이러한 근본적인 필요와 문제를 파악하고 인정함으로써 그녀는 자신의 몸을 실제 필요와 욕구에서 분리하고 그 욕구들을 더 직접적이고 효과적으로 추구할 수 있었다.

시간이 지나 욕구가 충족되고 전반적으로 행복감을 느끼면서 벡스가 자신의 몸에 부여했던 잘못된 중요성, 의미, 힘은 사라졌고, 마침내 벡스는 몸은 자신감과 행복의 열쇠가 아니라 그저 몸일 뿐이라는 것을 깨닫게 되었다. 이 책의 다음 내용에서는 신체 이미지의 고통으로 이어지게 되는 더 깊은 문제와 근본 원인을 이해하도록 돕기 위해 내가 사용하는 네 가지 신체 이미지 아바타에 대해 알아볼 것이다. 이를 통해 당신도 신체 이미지 문제의 커튼을 걷어 내어 크고 중요한 거짓말을 드러내고, 뇌가 그 뒤에 숨기고 있는 것을 직면할 수 있을 것이다.

2부

아바타

6장

*

신체 이미지 아바타 만나기

여러 해 동안 나는, 고객들이 몸이 실제 문제가 아니라는 것을 깨닫고서 신체 이미지 문제 뒤에 숨어 있는 문제를 개별적이고 유기적으로 발견할 수 있도록 도왔다. 이들은 무의식적으로 무엇을 추구하거나 회피하고 있는가? 어떤 문제를 해결하려 하는가? 어떤 정서적 욕구를 충족시키려 하는가? 그것은 이들이 문제에 대처하고 생존하는 데 어떤 도움을 주었나? 하지만 모든 사람의 여정이 너무나 제각각이었기 때문에 모든 사람에게 적용되는 프로그램을 만든다는 건 상상할 수 없었다. 어떤 여성은 자신의 가슴이 너무 작아서 매력이 없다고 싫어하고, 다른 여성은 가슴이 너무 커서 원치 않는 관심을 끈다며 싫어한다. 어떤 사람이 자신의 뱃살을 싫어하는 이유는, 뚜렷한 복근이 노력과 훈련의 표시라고 믿기 때문이다. 그런데 어떤 사람은 가학적인 파트너가 뱃살을 꼬집으며 살을 빼지 않으면 아무에게도 사랑받지 못할 것이라고 말했던 경험 때문에 자신의 뱃살을 싫어한다.

신체 이미지 문제는 평생에 걸친 고유한 경험, 영향, 사회적 조건, 그리고 각 사람의 개인적인 성향으로 인해 생긴다. 그러므로 한 사람이 어떤 원인 때문에 자신의 몸에 대해 어떤 식으로 느끼게 되는지를 쉽게 말할 수 없다. 그 사람의 외양으로도, 심지어 그 사람이 자신의 불안에 대해 이야기하는 것을 듣는 것으로도 알 수 없다. 두 사람이 같은 경험을 하고도 완전히 다른 신체 이미지 문제를 갖게 될 수 있으며, 완전히 상반되는 인생 경험을 한 두 사람이 똑같은 신체적 불안으로 힘들어하는 일이 얼마든지 가능하다.

그러나 시간이 지남에 따라 나는, 한 사람의 신체 이미지 여정에서 세부 사항은 개인적이고 개별적이지만 그 아래 깔린 근본 원인과 신체 이미지 문제의 숨겨진 목적에 따라 몇 가지 포괄적인 패턴이 있다는 것을 발견했다. 그 결과 한 사람의 신체 이미지 문제가 어떻게 그 사람을 도우려고 시도하는지를 발견함으로써 좀 더 정확한 예측을 할 수 있었다. 이러한 패턴에 집중하자 나는 사람들에게 어떤 종류의 치유 작업이 필요한지 더 빨리 파악할 수 있었다.

코칭을 하면서 본 바에 따르면, 신체 이미지 문제로 고통받는 사람들은 네 가지 주요 범주로 나뉜다. 매력적인 외모에 집중하는 사람, '멋지다'(다른 사람보다 우월하고 특별하다)는 외부의 인정을 받으려는 사람, 관계와 사회적 안전을 추구하는 사람, 그리고 그저 대처하려는 사람이다. 이 범주들은 물론 여전히 범위가 넓지만, 고객으로 하여금 자신에게 가장 잘 맞는 범주를 찾아보도록 했을 때 작업은 더 빠르게 진척됐다. 어디서부터 시작해야 할지 파악하는 데 몇 달을 소비하는 대신, 어떤 종류의 치유 작업이 도움이 될 가능성이 가장 높은지 먼저 파악하고 나면 바로 깊은 단계로 뛰어들 수 있었다. 예를 들어, 잠재적인 파트너를 끌어당기려는 바람 때문에 신체 이미지 문제가 있는 사람은, 버림받는 것에 대한 깊은 두려움 때문에 신체 이미지 문제가 있는 사람과는 전혀 공통점이 없을 수 있다. 두 사람 모두 자신의 허벅지를 싫어한다 해도 근본적인 문제에 대한 해결책은 완전히 다를 것이다.

이 네 가지 범주를 도입한 뒤 나는 고객들이 무의식적인 신체 이미지 '목적', 즉 신체 이미지 문제가 자신을 어떻게 도우려고 했는지 잘 식별하도록 도울 수 있었다. 이 책 뒷부분에서 살펴볼 수 있듯이, 이를 통해 그들이 신체 중립성에 이르는 데 방해가 되었던 도덕적 판단, 잘못된 의미, 중요성,

비난을 제거하여 맞춤형 계획을 세우는 데 필요한 모든 정보를 얻을 수 있었다.

또 이러한 방식으로 네 가지 범주를 제시했을 때 고객들은 자신이 이해받는다고 느꼈는데, 이는 특별한 치유 효과가 있었다. 많은 사람들이 고립된 채 신체 이미지 문제로 어려움을 겪는다. 주변 사람들에게 이해받지 못한 채로 혼자서 자신이 왜 그토록 이상하고 망가진 건지 궁금해한다. 이후 이러한 패턴에 대해 알게 되면서 그들은 자신의 경험이 정상적이고 흔하며 타당한 것임을 알게 되었다. 그들은 혼자가 아니고 이상한 것이 아니다. 진실은 그 반대다. 이를 통해 어떤 이들은 수치심에서 벗어나기 시작했고, 자기 수용과 자기 연민self-compassion을 향한 첫걸음을 내디딜 수 있었다.

어떤 이들은 이러한 패턴에 대해 알게 되자 희망을 얻었다. 패턴이 있다는 것은, 자신이 치유하기 어려울 정도로 망가진 것도 아니고 자신의 경험이 특별히 '예외'인 것도 아님을 의미했기 때문이다. 상황이 나아질 수 있다는 희망(슬프게도 많은 이들이 신체 이미지 문제와 관련해서 갖지 못하는 희망)은 이후 여정에 추진력이 되어 주고 동기를 부여하여, 두렵고 어렵고 고통스러운 부분을 참고 통과해 목적지에 도달할 수 있도록 도와준다.

그렇게 나는 새로운 고객을 만날 때 이 네 가지 범주의 관점에서 생각하고, 어떤 것이 신체 이미지 문제를 일으키는지 파악하기 위해 질문을 한 다음, 상대방이 어떤 사람인지, 어떤 삶을 살고 있는지, 어떤 어려움을 겪고 있는지 논리적으로 추측하여 상대를 놀라게 했다. 한번은 잠재 고객과 줌zoom으로 대화하면서 5분 정도 만에 그녀의 성생활과 데이트에 대한 몇 가지 구체적인 세부 사항을 정확하게 추측한 적도 있다. 그 여성은 어떻게 아느냐며 당황했고, 그래서 그다음 5분은 이전 대화를 복기하며 어떻게 그런 추측을 할 수 있었는지 알려 주고 다른 내부 정보는 없었다는 걸 설명해야 했다.

네 가지 신체 이미지 아바타는 이렇게 해서 생겨났다. 수년간 사람들과 신체 이미지 문제에 대해 이야기하고 패턴을 분석한 결과, 근본적인 원인은 일반적으로 네 가지 범주로 나뉜다는 것을 알 수 있었다. 그런 다음 사람들이 이해하고 공감하기 쉽게 이 네 가지 범주를 구체화하여 상징적인 표현을 만들었는데, 이를 아바타라고 한다. 나는 패턴을 정리하여 사람들이 자신의 고통을 더 빠르고 쉽게 이해하고, 자신이 혼자가 아님을 깨닫고, 신체 이미지 문제가 생긴 고유하고 구체적인 이유를 이해하는 데 도움이 될 수 있는 시스템을 만들고자 했다.

한 사람이 신체 이미지 문제를 갖게 된 특정한 이유를 나는 숨은 신체 이미지 목적이라고 부른다. 신체 이미지 문제에 시달리는 모든 사람은 적어도 한 가지 이상의 신체 이미지 목적이 표면 아래에 숨어 있어 고통에 불을 지피고 있다. 숨은 신체 이미지 목적은 기본적으로 신체 이미지 문제가 해결하려는 문제, 충족시키려는 욕구나 욕망, 또는 그 사람을 보호하려는 목적을 요약한다. 각 사람의 숨은 신체 이미지 목적은 그 사람만큼이나 개인적이고 고유하겠지만, 네 가지 신체 이미지 아바타는 각 개인의 신체 이미지 문제가 일반적으로 어떻게 기능하고 작동하고 그를 도우려 하는지 그 구체적인 방식을 나타낸다. 각 아바타는 신체 이미지 고통의 근본 원인과 목적에 대한 큰 범주의 특징과 가능성을 표현한다. 이를 통해 사람들은 쉽고 빠르게 자신의 위치를 알 수 있어, 혼란을 제거하고 좀 더 효과적이고 신속하게 자신의 이야기로 들어가 그들 나름의 숨은 신체 이미지 목적을 발견할 수 있다. 네 가지 신체 이미지 아바타에 대해 알게 되면 사람들은 고립감을 얼마간 해소하고 희망을 가지며, (가장 중요하게는) 신체 이미지 문제가 존재하는 이유에 대해 필요한 통찰을 얻고 이를 해소하는 과정을 시작할 수 있다.

네 가지 아바타를 소개하기 전에, 각 아바타에 대한 설명을 너무 문자 그대로 받아들이거나 자신이 어느 하나에 완벽하게 맞지 않는다고 걱정하지 않았으면 한다. 당신은 뉘앙스, 복잡성, 개인적인 경험으로 가득 찬 3차원의 인간이기 때문에 어느 하나와 완벽하게 일치할 수는 없다! 각 아바타는 근본적인 패턴을 의인화한 2차원의 대리인일 뿐이다. 성격 퀴즈나 점성술처럼 아바타는 어떤 틀일 뿐이며, 누구도 완벽하게 들어맞을 수 없고 그럴 필요도 없다. 하지만 자신의 숨은 목적을 이해하기 위한 출발점으로서 아바타를 사용한다면, 신체 이미지 고통을 극복하는 데 도움이 되는 강력한 통찰과 정보를 얻을 수 있다.

이 모두를 염두에 두고, 이제 네 가지 신체 이미지 아바타를 소개한다!

자기대상화자

자기대상화자the self-objectifier는 타인을 자극하여 자신의 욕구를 충족시키는 수단으로서 매력적인 외모에 집중하는 신체 이미지 아바타이다. 이들은 외모가 자신의 정체성 및 가치와 깊은 관련이 있다고 생각하며, 마음속으로 제3자의 시선(종종 자신을 성적 대상으로 환원하는 '남성적 시선')으로 자신을 상상하는 데 많은 시간을 보내거나 모든 사람이 자신을 매력적으로 여겨야 한다고 느끼는 경향이 있다. 자기대상화자의 숨은 목적은 섹스, 친밀감, 연애의 영역에서 무언가를 얻거나 확보하는 것이기도 하지만, 때로는 매력을 권력, 지위, 돈 등을 얻기 위한 열쇠로 보기도 한다.

성취지향자

성취지향자the high achiever는 '자신의 가치를 증명'함으로써 자신이 원하고 필요로 하는 것을 얻는 데 집중하는 신체 이미지 아바타이다. 사회적으로 인정받는 성취, 업적, 찬사를 얻어 내어 자신이 얼마나 훌륭하고 인상적인 사람인지 사람들에게 보여 줌으로써 마침내 충분한 만족을 느끼기 원한다. 성취욕이 높은 사람에게 몸은 자신의 뛰어난 인격을 증명하고, 사회적 사다리를 오르고, 다른 사람보다 특별하거나 우월하고, 그들과는 다르다고 느끼게 하는 장일 뿐이다. 그들은 항상 완벽해야 하고, 실수나 잘못을 싫어하고, 죄책감을 자주 느끼며, 규율과 노력, 자제력을 숭상한다. 이러한 이유들(그리고 더 많은 이유들)로 인해 성취지향자들에게는 자신의 몸을 통제함으로써 얻는 우월감, 의로움, 조직성, 체계감, 목적의식이 매력적으로 다가온다.

아웃사이더

아웃사이더the outsider는 타인과 어울리고, 인정받고, 거절과 굴욕을 피하는 데 집중하는 신체 이미지 아바타이다. 이들은 타인의 필요, 욕구, 생각, 감정에 너무 집중하여 자신을 위한 공간을 만들지 않고, 다른 사람들이 자신에 대해 어떻게 생각하고 느끼는지를 과도하게 걱정하여 진정한 자기표현을 어려워한다. 판단받는 것을 두려워하는 일부 아웃사이더는 특정 방식의 외모를 가지면 그들이 갈망하는 소속감, 수용감, 연결감을 얻을 수 있다고 믿는다. 반면 어떤 아웃사이더들은 특정 방식의 외모를 통해 그들이 두려워하는 거절, 버려짐, 굴욕으로부터 자신을 보호할 수 있다고 믿는다.

도망자

도망자the runner는 생존에 집중하는 신체 이미지 아바타이다. 이들의 숨은 신체 이미지 목적은 고통에 대처하고, 고통을 피하고, 고통으로부터 주의를 분산시키도록 도우며, 주로 자신을 보호하고 안전하다고 느끼는 데 집중한다. 이들은 자신을 안전하게 지켜 줄 것이라는 바람으로 몸을 비롯한 기타 영역을 통제하는 데 끌리는 경향이 있으며, 취약성과 친밀감의 문제로 힘들어한다. 이들은 종종 자신의 신체 및 감정과 단절되고, 자기 파괴적인 행동으로 어려움을 겪으며, 신체 이미지와 관련된 것뿐만 아니라 다양한 형태의 무감각을 겪는다. 이는 이들이 항상 무언가로부터 도망치거나 숨거나 대처하고 있기 때문이며, 그 '무언가'는 대개 내면 깊숙한 곳에 존재하고 있다.

*

이후에 각 아바타에 대해 더 자세히 다룰 것이며, 지금은 시작 단계로서 자신의 신체 이미지 문제를 정리해 볼 것이다. 사람마다 여정은 각기 다르겠지만, 이 아바타들 가운데 자신을 배치해 보면 두 가지 중요한 통찰을 얻을 수 있다. 첫째는 자신의 신체 이미지 문제가 매우 다면적이고 복잡하다는 것을 깨닫고서 이 여정에 얼마나 오랜 시간이 걸릴지 현실적으로 파악할 수 있게 된다는 것이고, 두 번째는 어디서부터 파고들어야 할지 알 수 있다는 것이다.

　네 가지 아바타는 각각의 신체 이미지 문제가 존재하는 뚜렷한 이유, 즉 몸이나 외모에 집착하는 주된 동기를 나타낸다. 한 사람이 여러 개의 아바타에 공감할 수도 있지만(사실 네 가지 아바타 각각의 특성과 측면은 대부분의 사람들에게 조금씩 다 있다!) 결국 가장 잘 맞는 아바타는 보통 한두 가지다. 그렇다 해도 어떤 사람들은 신체 이미지 문제가 실제로 네 가지 별개의 이유를 가지고 있고, 몸과 외모에 집착하는 네 가지 별개의 동기가 있기 때문에 네 가지 모두에 강하게 공감할 수 있다.

　이런 경우 나는 사람들이 이 여정에 시간이 얼마나 걸릴지, 얼마나 많은 작업이 필요한지, 어떤 종류의 결과를 기대할 수 있는지 스스로 현실적인 기대치를 설정하도록 권장한다. 당신이 공감하는 신체 이미지 아바타가 하나든 넷이든, 작업은 동일하다. 하지만 복잡성이 커질 수 있다는 점은 고려해야 한다. 예를 들어, 심각한 문제 네 가지로 인해 신체 이미지 문제가 존재하는 경우, 한 가지 문제로 인해 신체 이미지 문제가 있는 사람보다 네 배 더 길고 어려운 여정을 겪게 될 수 있다.

각각의 아바타는 오랜 시간과 많은 연습, 인내, 용기, 극복 과정을 요구할 것이기에, 몇 달 안에 자신의 몸에 대해 중립적인 느낌을 갖기를 기대하는 것은 합리적이지 않다. 신체 이미지 문제에 이유가 많을수록, 그 문제가 오래 지속될수록, 그리고 그 문제가 깊을수록 신체 중립성 여정에 더 많은 시간과 에너지가 든다.

이런 말을 하는 이유는 터무니없이 과장된 타임라인을 제시하는 자기 계발이 유행처럼 번지고 있기 때문이다. 신체 중립성은 실제로 몇 년이 걸릴 수도 있는 과정이다. 그러니 몇 달 만에 이를 달성할 수 있다고 생각하지 말기 바란다. 신체 이미지 아바타 지도에 자신을 배치해 보면 자신의 신체 이미지 문제가 얼마나 복잡한지, 신체 중립성을 향한 여정에 얼마나 많은 시간이 소요될지 현실적인 기대치를 설정할 수 있다.

다음 장에서는 객관식 퀴즈로 구성한 자가 진단을 통해 네 가지 신체 이미지 아바타 중 자신과 가장 잘 맞는 아바타가 무엇인지 알아볼 수 있다. 그다음 장들에서는 각각의 아바타에 대해 깊이 다루며, 각 아바타의 공통적인 특징, 어려움, 패턴 등을 살펴보고 당신이 어디에 속하는지 더 깊이 이해할 수 있도록 안내한다.

이후의 내용을 읽는 동안, 신체 이미지 아바타는 자신을 이해하기 위한 도구이지, 자신을 병리화하거나 간단히 규정하거나 판단하기 위한 도구가 아니며, 내면의 지혜를 대체할 수 있는 도구도 아니라는 점을 기억하기 바란다. 당신 자신에 대한 최고의 전문가는 내가 아니라 바로 당신이며, 이 시스템은 그 지혜를 대신하는 것이 아니라 그 지혜로 돌아가는 길을 안내하도록 설계된 것이다. 따라서 이 아바타가 또 다른 상자나 방해물, 제약이 되지 않도록 주의하라. 아바타에 대한 논의가 자유보다는 억압으로 느껴진다면, 의도와 정반대로 이 시스템이 도구가 아닌 교조적인 것으로 변질된 것일 수 있다.

그래서 여기에도 표준 면책 조항을 덧붙이려고 한다. 이 책은 개인의 성장과 자기 계발을 위한 정보 제공 목적으로만 사용된다. 이 책은 훈련되고 면허를 소지한 의료·정신 건강 관리 제공자의 진단·평가·치료를 대체하는 용도로 사용되어서는 안 된다. 이 책에서 설명한 작업이 너무 자극적이거나 화가 나거나 무섭거나 고통스러워서 혼자서 하기 힘들다면 즉시 중단하고 자격을 갖춘 의료·정신 건강 전문가의 도움을 받기 바란다.

마지막으로, 아바타의 모든 세부 사항, 특징, 특성, 또는 경험이 당신과 완벽하게 맞는지 여부에 너무 집착하지 말았으면 한다. 문제에 답하고 각 항목을 설명한 장을 읽되, 책의 나머지 부분을 읽으면서 당신이 옳고 진실하다고 느끼는 것은 무엇인지 내면을 들여다보라. 당신에 관한 전문가는 당신 자신이라는 사실을 기억하고 당신에게 적용되는 점을 취하되, 나머지는 놓아주라!

7장

*

자가 진단

질문에 할 수 있는 한 솔직하게 답하라. 가장 공감되는 답을 선택하면 된다.

각 질문에 적합한 답에 동그라미를 친다. 두 개, 세 개, 또는 네 개의 답에 동그라미를 칠 수도 있다. 그래도 괜찮다. 답을 잘 모르겠다면 자신의 경험에 가장 가깝게 느껴지는 답을 선택하고, 공감이 가는 답이 하나도 없다면 그냥 비워 둔다. 다 했으면 동그라미 친 알파벳을 세어 점수를 합산한다. 이 점수는 가장 높은 숫자를 기준으로 어떤 신체 이미지 아바타가 지배적일 가능성이 높은지 나타낸다. 설문 마지막에는 어떤 알파벳이 어떤 아바타에 해당하는지 적어 두었다.

예를 들어, 점수를 합산한 결과가 다음과 같다고 해 보자.

A: 7

B: 19

C: 3

D: 16

그렇다면 지배적인 신체 이미지 아바타는 B와 D이며, B는 주 아바타이고 D는 보조 아바타라는 뜻이다. A(또는 C)에 해당하는 아바타에 대한 자료를 읽으면서 배우는 것도 많겠지만, B와 D에 해당하는 특성, 어려움, 두려움, 치유로 가는 공통 경로와 가장 많이 연결된다는 것을 알게 될 것이다.

답변할 때 용기를 내어 완전히 솔직해지도록 해 보라. 이 평가는 지금 당신이 세상에서 어떤 모습인지에 관한 것이다. 당신의 이전 모습, 당신이 바라던 모습, 당신이 만들려고 노력하는 모습, 다른 사람들이 그렇게 생각해 주기를 바라는 모습과는 다른 것이다.

아바타 자가 진단

1. 외출 준비를 할 때 당신은 주로 어떤 생각을 하는가?

A. 매력적인 사람으로 보이고 싶다.

B. 인상적인 사람, 또는 자기 관리를 잘하는 사람으로 보이고 싶다.

C. 수용받고 싶다. 또는 판단받지 않고 싶다.

D. 모든 상황에 철저히 대비하고 싶다.

2. 자신의 몸에서 '결점'으로 보이는 부분에 대해 주로 무엇을 느끼는가?

A. 역겨움

B. 수치심

C. 불안

D. 증오

3. '완벽한 몸'에 대해 생각할 때 내가 주로 초점을 맞추는 것은

A. 전형적인 아름다움과 이상적인 몸의 기준

B. 남들이 나를 특별하고 '우수한' 사람이라고 알아주는 것

C. 사람들이 나를 좋아하고 판단하지 않는 것

D. 그저 편안하게 느낄 수 있으면 된다.

4. 신체 이미지에 대한 가장 큰 두려움은

A. 누군가 내가 못생겼거나 불쾌하게 생겼다고 생각하는 것

B. 누군가 내가 게으르거나 구제 불능이라고 생각하는 것

C. 사람들이 당신의 외모를 가지고 뒷담화를 해서 굴욕감을 느끼는 것

D. 1초라도 방심하면 몸이 나를 배신하거나 문제가 될 것이라는 생각

5. 내가 오랫동안 갈망하고 소원해 온 것은

A. 관심, 친밀감, 또는 힘

B. 사람들의 존경과 찬사

C. 소속감, 공동체, 또는 돌보는 우정

D. 나 자신과 나의 몸, 그리고 타인들을 신뢰할 수 있다는 느낌

6. 내가 얻으려 가장 애쓰고 있는 이미지는

A. 매력, 섹시함, 매혹적임

B. 멋짐, 특별함, 탁월함

C. 보통, 호감형, 괜찮음

D. 논리적임, 독립적임, 통제력 있음

7. 섹스할 때 나는 자주

A. 파트너의 경험과 즐거움, 내 몸이 파트너에게 어떻게 보이는지, 상대가 무엇을 원하고 생각하고 느끼는지에 집중한다.

B. 내 체형이나 사이즈가 신경 쓰이고, 파트너가 내 '매력적이지 않은' 면을 발견하고 나를 무시할까 봐 걱정한다.

C. 상대에게 즐거움을 주는 편이나 즐거움을 받는 편은 아니다.

D. 무감각한 편이고 단절된 느낌이다.

8. 나는 종종 이렇게 생각한다.

A. 연인을 찾거나 연인의 관심과 충실성을 유지하려면 높은 미적 기준을 지켜야 한다.

B. 어떤 분야에서 탁월하거나, 상위 그룹에 속하거나, '평균' 이상이 되는 것이 중요하다.

C. 사람들은 나를 판단하거나 나에게 짜증이 나거나 실망하고 있다.

D. 나의 욕구와 감정은 창피하고 수치스러우며, 나쁘고 위험하다.

9. 마음속 깊은 곳에서 나는 이렇게 믿고 있다.

A. 매력은 인생에서 일종의 '자유 이용권'이다. 당신이 충분히 매력적으로 보이면 사람들

은 당신이 원하고 필요로 하는 것을 주려 하게 된다.

B. 우주에는 일종의 조직화된 정의가 존재한다. 옳은 일을 하고 선하면 보상을 받고, 옳지 않게 처신하거나 악한 사람은 벌을 받는다.

C. 나는 어딘가 다르고 나쁘고 망가졌다. 그런데 인정받거나 사랑받고 싶다면 그런 부분을 숨겨야 한다.

D. 세상은 무서운 곳이며, 누구도 믿을 수 없다. 각자도생 세상, 다른 누구도 나를 지켜주지 않을 것이기에 나는 스스로를 지켜야 한다.

10. 신체 이미지에 대한 환상에서 당신이 상상하는 것은

A. 당신의 외모가 충분히 멋지다면 당신은 외로움, 질투, 불안, 걱정, 부족함, 연약함을 두 번 다시 느끼지 않을 것이다. 당신을 숭배할 멋진 파트너가 있을 것이고, 당신은 항상 아름답고 인정받고 사랑받는다고 느낄 것이다.

B. 당신이 날씬하고 마르고 몸이 좋다면 아무도 당신의 절제력, 자제심, 의지력을 의심하지 않을 것이다. 모두 당신을 존경하고 당신처럼 되고 싶어 할 것이며, 당신은 특별하고 가치 있다고 느낄 것이다.

C. 원하는 몸매가 되면 사회적으로 자신감과 안정감을 갖고, 판단, 거부, 배제를 걱정할 필요가 없을 것이다. 모두가 나를 좋아할 것이고, 친구도 쉽게 사귀고 걱정 없이 나 자신을 자유롭게 표현할 수 있을 것이다.

D. 몸을 통제할 수 있게 된다면, 마침내 안전하다고 느낄 것이다. 덜 취약하고 고통은 누그러지고 삶은 더 쉬워지며, 나를 늘 괴롭히던 불안과 두려움이 사라질 것이다.

11. 다른 사람들은 당신을 다음과 같이 묘사할 것이다.

A. 외모에 신경을 많이 쓰고, 관심 받는 것을 좋아하는 사람

B. 목표 지향적이고, 자기를 통제하며, 근면하고 완벽주의자인 사람

C. 갈등을 회피하고 타인을 기쁘게 해 주려는 사람

D. 방어적이고, 자립심이 강한 사람

12. 누군가 당신에 대해 부정적인 말을 한다면, 이런 내용일 것이다.

A. 자만심이 있고, 자기애가 강하며, 헤프고, 조종하려 한다.

B. 거만하고, 지루하고, 융통성 없고, 재미없다.

C. 인위적이고, 이상하고, 불안하고, 어색하다.

D. 차갑고, 어색하고, 심술궂고, 못되게 군다.

13. 내가 많이 걱정하는 것은

A. 누군가 내게 혐오감을 느끼는 것

B. 다른 사람들이 나를 보며 '자신을 방치한다'고 생각하는 것

C. 사람들이 내 흉을 보는 것

D. 자기 파괴적이 되는 것

14. 내가 몸과 외모에 대해 가장 불안을 느낄 때는

A. 섹스, 데이트, 또는 동거나 결혼을 생각할 때

B. 지위가 높거나 몸을 멋지게 관리한 사람들 사이에 있을 때

C. 언제나 불안하다.

D. 취약함이나 슬픔을 느낄 때

15. 내가 시간이 날 때 관심을 기울이는 일은

A. 메이크업, 헤어, 피트니스, 피부 관리, 또는 기타 미용 시술을 통해 외모를 가꾸는 것

B. 성과를 얻기 위한 식습관 및 운동 방법(적어도 단기간에) 알아보기

C. 다른 사람들이 어떤 생각을 하고 느끼는지 아는 연습

D. 감정과 단절하거나 무감각해지거나 억누르는 연습

16. 때로 내가 왜 이러는지 알고 싶다.

A. 남성(또는 잠재적인 연애 대상이나 성적 파트너)이 생각하고 원하고 좋아하는 것에 너무 신경을 쓴다.

B. 긴장을 풀거나 일을 놓을 수가 없다.

C. 경계 짓기와 자기변호가 힘들다.

D. 스마트폰을 계속 넘겨 보고, 먹고, 마시고, 쇼핑하고, 미루고, 넷플릭스를 보며 멍하니 있는다.

17. 다른 사람과 자신을 비교한다면

A. 외모가 누가 더 나은지를 본다.

B. 둘 중 누가 더 말랐는지, 더 날씬한지, 더 멋있는지를 본다.

C. 당신이 그들과 '어울릴' 수 있는지 확인한다.

D. 가장 걱정되는 최악의 시나리오에 대비한다.

18. 때로 걱정이 많이 되는 점이 있다면

A. 나는 너무 과하다(감정적이다, 예민하다, 우울하다, 독단적이다, 의존적이다, 압박을 느낀다).

B. 식단 조절, 피트니스, 몸 관리 외에는 세상에 내놓을 특별하거나 가치 있는 것이 없다. 이를 포기하면 평범한 삶을 살 것이다.

C. 나의 내면 깊은 곳에는 무언가 잘못된 게 있어서 나는 근본적으로 사랑과 소속감을 누릴 자격이 없다.

D. 누군가를 받아들였다가 마음이 다친다면 이겨 낼 수 없을 것이다.

19. 내가 가장 시샘하는 사람들은

A. 전형적으로 매력적인 사람들, 모두가 함께 있고 싶어 하는 미인들, 매력 '카테고리'에서 내 경쟁자라고 생각하는 사람들.

B. 객관적으로 탁월한 성취를 이룬 사람, 남다른 절제력과 자제력을 발휘하는 사람, 사람들이 존경하고 부러워하며 높은 지위에 있는 사람.

C. 자연스럽고 진정성 있게 자신을 드러내고, 자신감이 넘치고, 개성을 표현하고, 존재감이 있고, 어디를 가든 사람들과 쉽게 연결되는 사람, 모두가 친해지고 싶어 하는 매력적으로 끌어당기는 영혼의 소유자.

D. 자신의 몸과 편안하며 연결된 관계를 맺고 있는 사람들. '자신의 몸에 귀 기울이기'에 대해 편안하게 이야기하는 사람들. 자신의 감정을 쉽게 파악하고 표현하며, 아이스크림 한 컵을 먹고도 남은 한 통을 신경 쓰지 않고 더 먹을 수 있는 사람.

20. 파티나 행사장에 들어갈 때 내가 주로 신경 쓰는 것은

A. 누가 나를 쳐다볼지 상상하고, 그들이 나를 좋아하기를 바란다.

B. 나의 사회적 위치와 지위에 위협이 되는 경쟁자가 있는지 군중을 훑어본다.

C. 다른 사람들이 나를 어떻게 판단하거나 비판할지 생각한다.

D. 사람들이나 행사의 세부 사항을 판단하거나 비평한다.

□ 채점하기

A: 자기대상화자

B: 성취지향자

C: 아웃사이더

D: 도망자

문항에 답하고 점수를 확인했다면 다음 장으로 넘어가 각 신체 이미지 아바타에 대해 자세히 알아보라! 원한다면 가장 높은 점수를 받은 아바타로 바로 가도 되지만, 모든 아바타에 대해 읽어 보는 것을 추천한다. 나의 고객들 대부분은 낮은 점수를 받은(또는 0점을 받은) 아바타를 포함한 모든 아바타를 통해 귀중한 통찰을 얻었다고 말했다. 이를 통해 새로운 연결점을 찾거나 자신에 대한 새로운 통찰을 얻어 주 아바타에 대한 이해를 조정할 수도 있다!

또 네 가지 아바타에 대해 모두 읽고 나면 자신이 어디에서 왔는지(또는 앞으로 어디로 갈지!) 이해하는 데 도움이 될 것이다. 예를 들어, 많은 고객들이 "지금은 확실히 자기대상화 유형이지만 치료 과정에 들어오기 전에는 또한 성취지향 유형이었다" 또는 "가족에게는 아웃사이더이지만 다른 곳에서는 자기대상화자인 것 같다"와 같이 말한다.

시기나 상황에 따라 아바타가 바뀔 수 있는데, 이는 신체 이미지 문제가 다른 문제를 '해결'하기 위해 개입할 수 있기 때문이다. 따라서 모든 아바타에 대해 아는 것이 도움이 될 것이다.

다양한 아바타에 대해 알아 두면 자신과 완전히 다른 신체 이미지 문제로 어려움을 겪는 사람들을 이해하는 데에도 도움이 된다. 내 고객 한 사람은 자신을 도망자 유형으로 강하게 인식하여 자기대상화자나 아웃사이더 부분을 건너뛰었다. 하지만 내 권유로 다른 아바타의 내용까지 읽은 그녀는 자신의 남편이 자기대상화자이며 10대인 딸은 아웃사이더라는 것을 알게 되었다. 그런 통찰력이 없었다면 그녀는 가족들을 제대로 이해하거나 지원할 수 없었을 것이다.

그러므로 네 가지 아바타에 대해 모두 읽고, 가능한 한 완전한 그림을 그릴 수 있게 되기를 권한다. 결국 우리 각자가 신체 이미지 고통을 겪게 되는 다양한 이유와 패턴을 더 잘 이해할수록 자신을 치유하고, 서로를 지지하며, 피해를 입히지 않고, 신체 중립성이 기본이 되는 문화를 향해 나아갈 수 있다.

8장

✳

자기대상화자

자기대상화자는 매력에 부적절하게 의미를 많이 부여하여, 매력(또는 성적 매력)은 자신을 소중한 존재로 만들어 주고, 한 인간으로서 가치가 있게 하며, 다른 사람들을 자극하여 자신이 원하고 필요로 하는 것을 주게 만드는 열쇠라고 믿는다.

자기대상화 유형에서 흔히 볼 수 있는 패턴

- 성적 대상화, 대상화, 페티시즘을 (어떤 이유로든) 당한 경험이 있거나, 성적 학대, 성폭행, 성적 트라우마, 성희롱, 강간, 또는 기타 원치 않는 성적 관심을 받은 적이 있다.
- 사람들이 자신을 대하는 어떤 방식을 통해, 자신을 완전히 독립적인 인간으로 보고 존중하는 것이 아니라 성적 대상, 노동력, 또는 착취하고 소비하고 즐기는 자원으로 여긴다고 생각하게 되었다. (종종 스스로도 그렇게 여긴다.)
- 다른 사람들이 자신을 얼마나 매력적으로 여기는지 또는 좋아하는지를 기준으로 자신의 가치, 권력, 또는 안전을 측정한다.
- 정형화된 아름다움과 이상적인 몸에 관심이 많으며, 이에 가까워지

기 위해 다양한 미용 행위(운동, 다이어트, 메이크업, 피부 관리, 헤어 관리, 옷, 주사, 수술 등)를 한다.

- 어느 정도 이들은 자신의 지상 임무가 다른 사람들에게 즐겁고 기분 좋은 경험을 주는 것이라고 여긴다.

- 이형증dysmorphia 증상이 자주 발생한다. 즉 특정 신체 부위를 지속적으로 확대하여 정신적·감정적으로 큰 의미를 부여함으로써 결국 놀이동산의 거울 방에서처럼 거울에 비친 자신의 몸을 왜곡되고 비현실적인 모습으로 보게 된다. 그리하여 작고 사소하며 심지어 다른 사람에게 보이지 않는 '결함'에 집착하게 된다.

- 신체 불안감을 많이 느끼기 때문에 하루 종일 끊임없이 외모를 확인하고 관찰하고 걱정하며, 외모를 바꾸려고 노력하는 경향이 있다.

- 신체 이미지가 좋지 않은 날에는 종종 '역겹다' 또는 '징그럽다'고 말한다.

- 자주 다른 사람의 눈을 통해 자신을 상상하고, 다른 사람들이 자신을 어떻게 생각할지 상상한다.

- 다른 사람(주로 남성)에게 성적 흥분, 쾌락, 만족을 '빚진' 것처럼 느끼는 경향이 있다. 그런데 자신의 흥분, 쾌락, 만족은 선택적이거나 부차적이거나 심지어 허용되지 않는다고 여긴다.

- 남들은 이들을 '과하다'고 느끼는 경향이 있다. 너무 감정적이고, 의존적이고, 너무 복잡하다는 식이다.

- 남성의 시선으로 자신을 바라보고 남성에게 매력적으로 보이는 데 집중하는 여성 또는 펨femme이 많지만, 성별이나 성적 취향과는 관계없으며 그들은 누구에게나 매력적으로 보이는 데 집중한다.[1]

이는 자기대상화자의 일반적인 특징이지만, 개인마다 고유한 경험이 있다는 사실을 잊지 말라. 위 목록에서 공감하는 항목이 별로 없더라도(또는 하나도 없더라도!) 당신은 여전히 자기대상화자일 수 있다. 각 신체 이미지 아바타의 통일된 요소는 숨은 신체 이미지 목적이기 때문이다.

자기대상화자의 숨은 신체 이미지 목적

자기대상화자의 숨은 신체 이미지 목적은 충분히 매력적이거나 호감 있는 사람이 되어서 다른 사람들을 자극하여 저절로 자신이 원하고 필요로 하는 것을 제공하게끔 만드는 것이다. 한 개인이 원하거나 필요로 하는 것(매력을 통해 얻으려는 것)의 구체적인 내용은 사람마다 다르겠지만, 모든 자기대상화자는 어느 정도 매력과 호감이 그것을 얻기 위한 열쇠이며, 충분히 매력적이고 호감을 주지 않으면 원하는 것을 가질 수 없다고 믿는다.

매력적인 사람이 되고자 하는 욕구는 보통은 섹스나 친밀감, 로맨스, 짝을 찾는 사람과 연관되며, 때로 이는 자기대상화자에게도 해당된다. 자기대상화자들 중 일부는 자신이 원하는 유형의 섹스, 연애, 또는 관계를 찾고 유지할 수 있을 만큼 충분히 매력적이기를 원하며, 그러한 능력에 위협이 될 수 있다고 생각하는 모든 것에 대해 불안감을 느낀다. 잠재적인 성적 또는 로맨틱 파트너의 관점에서 자신에 대해 생각하도록 유도받아 온 사람들은 결국 자기를 대상화하는 사고방식을 갖게 된다. "남자는 체모를 좋아하지 않아", "여자는 마른 남자를 좋아하지 않아", "네가 _____하지 않으면 아무도 너와 데이트하지 않을 거야"처럼 무심코 하는 말들을, 자신이 원하는 것을 얻기 위한 필수 전제 조건으로 받아들이거나 자신을 충분히 매력적으로 꾸미지 않으면 혼자가 될 거라는 은밀한 위협으로 받아들인다.

이런 식으로 많은 사람들이 자기대상화자가 되는데, 그 이유는 자신의 가치나 자격이 매력과 직접적인 연관이 있다고 배웠거나, 성관계를 갖거나 친밀감을 느끼거나 파트너를 구하거나 파트너의 관심을 계속 받기 위해서는 특정 미적 기준을 갖추고 유지해야 한다고 배웠기 때문이다. 이러한 조건화는 외모를 중시하고 몸에 많은 의미와 중요성을 부여하여 신체 중립적인 사고를 즉시 흐리게 하고, 신체 불안, 외모 집착, 신체 불쾌감, 식사 장애, 특정한 미적 기준을 갖추고 유지하려는 집착 등으로 쉽게 바뀔 수 있다. 몸이 섹스, 친밀감, 또는 짝을 찾는 유일한 통로라고 믿거나 그에 대한 접근을 차단하거나 위협할 수 있다고 믿는다면, 어떻게 몸을 중립적으로 여길 수 있겠는가?

그렇다고 해서 잠재적인 연인의 시선을 사로잡고 싶어 하는 모든 사람이 자기대상화자라는 것은 아니다. 그라인더Grindr나 틴더Tinder(데이팅앱— 역주)에서 복근을 보여 주는 남성은 자신이 원하는 성적 또는 로맨틱 파트너의 관심을 끌기 위해 약간의 자기대상화를 할 수 있지만, 신체 이미지 고통이 없다면 사실 그는 자기대상화를 하는 것은 아니다. 그러나 잘록한 복근이 성관계를 갖거나 좋은 파트너로 여겨지는 데 중요하다고 믿기 때문에 복부에 대한 만성적인 수치심과 불안감에 시달리는 남성은 자기대상화자일 수 있다.

또한 일부 자기대상화자들은 섹스와 친밀감의 측면에서 원하는 것을 얻기 위해 멋진 외모에 집중하지만, 완전히 다른 것을 추구하는 경우도 많다. 나는, 의식적이든 무의식적이든 다른 사람들이 관심, 존중, 친절, 연결, 안전, 돈, 권력, 심지어 기회에 대한 자신의 욕구를 충족시켜 주도록 동기를 부여하는 주된(또는 유일한) 경로로 매력을 꼽는 자기대상화자들을 알고 있다. 그들의 말이 맞을 때도 있다! 백인 우월주의, 능력주의, 비만 혐오적 가부장 문화에서 자란 많은 자기대상화자는 자신의 전체적인 인격은 눈에 보이지 않거나 호감을 주지 못하며, 자신의 유일한 가치는 타인에게 시각적 또는 성적 즐거움과 만족을 주는 능력에서 비롯된다고 믿게 되었다.

린제이 카이트와 렉시 카이트는 그들의 저서 《몸 이상의 것》에서 이것이 어떻게 내면화되는지 설명한다.

자기를 대상화할 때 우리의 정체성은 자신의 삶을 사는 자아와 자신을 관찰하고 판단하는 자아로 나뉜다. 자의식을 가진 일란성 쌍둥이가 되어 자신의 감정이나 행동보다는 자신의 외모를 관찰하는 구경꾼이 된다. 우리는 살아가면서 자신이 어떻게 보일지 상상하고 그에 따라 자신을 조정하고 왜곡한다. 우리는 몸이 우리의 정체성과 가치를 나타내는 주요 수단이 되는 것을 멀리서 지켜본다. 몸에 대한 우리의 감정과 인식, 즉 신체 이미지는 우리 자신과 타인에게 어떻게 보이는지에 대한 감정으로 왜곡된다. 여성에게 가장 중요한 것은 몸이고, 여성의 몸에서 가장 중요한 것은 외모라는 것을 학습한다.[2]

물론 이것은 특히 여성에게 해당되지만, 누구나 이런 식으로 자기대상화자가 될 수 있다. 자신의 눈으로 자신을 생각하는 대신, 다른 사람에게 어떻게 보일지를 평가하고 자신의 정체성과 가치를 이러한 평가와 연결 짓는 것이다. 많은 자기대상화자들은 자신이 오직 이 목적을 위해, 즉 다른 사람들이 즐기고 소비할 수 있는 즐거움의 원천이 되기 위해 존재한다고 생각하기 때문에 다른 사람들에게 매력적으로 보여야 한다는 빚진 느낌까지 갖게 된다. 이러한 목적은 정체성 및 자존감과 얽혀 있기에 자기대상화자는 자신의 역할을 수행하여 충분히 매력적이어야 한다는 압박을 느끼며, 그렇지 않으면 완전히 가치 없는 실패한 사람이라 여긴다. 이는 자기대상화자의 정신적 결함이 아니라, 어떤 몸을 가지고 있느냐에 따라 일상적으로 사람을 비인간화하고 대상화하고 착취하는 문화에서 자라 온 자연스러운 결과다. 한 사람이 지속적으로 타인이 즐기는 성적 대상이나 소비할 수 있는 자원처럼 취급받는다면, 그는 자신의 가치는 오직 다른 사람에게 즐거움, 노동력, 또는 만족감을 제공할 수 있는 능력에 있다고 자연스럽게 생각할 것이다.[3] 그렇게 한 사람의 정체성과 가치가 일관되게 외모와 결부되어 의존하는 경우, 자연스레 자기 자신은 본래 가치가 없다고 생각하게 된다.

이러한 조건화로 인해 자기대상화자의 자아 감각과 인격적인 자신감은 외모에 따라 급격한 기복을 겪는다. 외모에 만족하는 날에는 자기 자신에 대해서도 좋은 기분이 들고, 외모로 인해 기분이 나쁜 날은 무가치하다고 느끼고 수치심과 자기혐오로 힘들어한다. 또 이들은 다른 사람에게 매력적으로 보이는 데 집중하기 때문에 자신의 외모에 대한 느낌은 사람들의 반응에 크게 영향을 받는다. 외모에 대한 긍정적인 관심, 칭찬, 인정, 찬사를 받으면 엄청난 '자신감'을 느끼지만, 외모에 대한 비판이나 모욕(또는 관심이나 인정의 부족)은 금세 이들이 자신을 쓰레기처럼 느끼게 만들 수 있다.

자기대상화자는 매력을 자신이 원하고 필요한 것을 얻게 해 주는 열쇠로 여기면서도, 무언가를 얻는 것만큼이나 자신의 외모를 이용해 무언가를 피하거나 자신을 보호하는 일에도 집중할 가능성이 높다. 예를 들어 나의 개인적인 신체 이미지 여정에서 나와 가장 일치하는 아바타는 자기대상화자와 도망자다. 예전에 나는 남성의 관심, 인정, 배려, 친절, 존중, 사랑 등 인생에서 원하는 것을 얻기 위해서는 남의 시선을 끄는 것이 중요하다고 생각했다. 하지만 신체 중립성 작업을 통해 나 자신에 대해 더 알게 되면서 내가 두려워하는 것들, 즉 남성의 거부, 무관심, 버림, 냉대, 심지어 폭력을 피하기 위해 매력을 이용하고 있었음을 알게 되었다. 무의식적인 수준에서 나는 정형화된 미의 이상에 부합하고 그들이 원하는 것을 주면 여성을 비인간화하고 대상화하는 특권적인 남성들의 무관심, 분노, 잔인함을 피할 수 있다고 믿었다. 나의 신체 이미지 문제는 내가 갈망한 관심과 보살핌, 사랑을 '획득'하는 데 도움이 될 뿐만 아니라 남성들이 나를 무시하고 화를 내며 상처 주는 일을 막기 위해 존재했다.

거절, 상심, 슬픔 같은 불편한 감정부터 외도, 버림받음, 폭력 같은 고통스러운 경험까지 자기대상화자가 피하려 하는 것은 많다. 때로 이들은 취약해지기, 자기 옹호, 경력 쌓기, 경계 설정, 힘든 일, 의사소통, 정체성 찾기 등 어렵고 두려운 일을 하거나 배우는 것을 '건너뛰려고' 한다. 그리고 그들은 충분히 매력적이라면 모든 노력을 우회할 수 있고, 쉬운 삶으로 가는 프리패스를 받는다고 상상하기도 한다. 이것이 바로 그들의 신체 이미지 문제가 확보하려는 것이다.

자기대상화자에게 특정한 숨은 신체 이미지 목적이 있다 해도 그들은 매력적이고 호감 있게 보이는 것이 그 목적을 이루는 길이라고 믿기 때문에 몸과 외모에 엄청난 의미를 두고 압박을 받는다. 하지만 자기대상화자들은 보통 자신에게 이런 일이 일어나고 있다는 것을, 또 매력 있는 사람이 되고 싶은 욕망에 더 깊은 의미가 있다는 것을 의식적으로 인지하지 못한다. 그들은 자신이 무언가를 얻거나 피하려고 애쓰고 있다는 사실, 자신의 온전한 인간성이 박탈당했다는 사실, 심지어 다른 사람들에게 즐거움과 만족을 줄 수 있는 능력으로 자신의 가치를 재고 있다는 사실조차 모를 때가 많다. 그들이 아는 것은 그저 가능한 한 매력적으로 보이고 싶다는 것이며, 그러지 못하면 극도로 당혹스러워한다.

사례 연구: 마리

마리는 30대 후반의 기혼 여성으로, 자신의 몸을 더 이상 혐오하지 않고 자신감을 갖기를 바라면서 나와 코칭을 시작했다. 마리는 거울을 보며 자신의 몸을 뜯어보고, '자신을 방치한다'고 자책하고, '역겹다'고 느끼고, 섹시해지기 위해 온라인으로 옷을 사고, 다이어트를 시작하다가 중단하다가 하며 오랜 시간을 보냈다.

마리는 가족 안에서 미운 오리 새끼였고, 날씬하고 예쁜 언니들에게 사족을 못 쓰는 남자애들의 관심을 끌 만큼 가녀리거나 예뻐 본 적이 없다고 했다. 그녀는 성적으로 관계를 가진 사람이 남편뿐이었고, 이 멋지고 잘생긴 남자가 자신과 결혼하고 싶어 한다는 사실이 믿을 수 없을 정도로 행운이라고 생각했다. 마리는 늘 몸에 자신이 없어 힘들어했다. 자신이 더 날씬하거나 예뻐지면 남편이 더 행복할 것이라고 상상하고, 남편이 더 매력적인 여성과 사귀고 싶어 할 거라고 상상하며 질투를 느꼈고, 남편이 자신의 신체적 결점을 싫어한다고 상상했다. 하지만 이런 생각과 감정이 떠오를 때마다 자신(과 자신의 몸)에 대한 남편의 변함없는 애정을 상기하며 마음을 달랠 수 있었다.

관계 초기부터 마리와 남편의 성생활은 풍성하고 열정적이었다. 남편은 마리의 몸에 대한 칭찬과 감사를 아낌없이 표현했고 강한 발기와 섹스에 대한 열망도 그것을 뒷받침하는 표현이었다. 그래서 마리는 가끔씩 자신의 몸에 대해 불안을 느끼면서도 결혼 생활에서는 안정감을 느꼈다.

하지만 마리가 임신하고 아들을 낳은 후 상황이 달라졌다. 살이 찌고 피부는 처지기 시작했으며 남편이 그녀의 몸을 칭찬하거나 섹스를 이끄는 일이 거의 없어졌다. 게다가 섹스를 할 때면 남편은 발기를 오래 유지하지 못하기도 했다.

이 모든 이야기를 하며 마리는 남편이 더 이상 자신을 매력적으로 여기지 않는다고 확신했고 자신은 이제 뚱뚱하고 역겨워졌다고 말했다. 남편이 실제로 그녀에게 매력이 떨어졌다고 말한 적이 있냐고 물었더니 그녀는 이렇게 답했다. "아니요, 그런 말은 절대 하지 않아요. 남편은 제가 예쁘다고 말하지만 더 이상 남편을 흥분시키지 않는 게 분명해요."

나는 마리에게 결혼 생활에 변화가 생긴 근본 이유가 왜 외모라고 믿는지 물었다. 그녀는 그저 빤히 보이는 일이라고 대답했다. 그녀가 뚱뚱하고 못생겨져서 남편이 더 이상 그녀를 원하지 않는다는 것이다. 모든 남자는 자신과는 다른 종류의 여자, 더 날씬하고 예쁜 여자를 좋아한다고 평생 믿어 온 그녀는 마침내 그것을 증명했다. 다른 가능성은 없었기 때문에 매일 거울 앞에서 처진 가슴, 튼살, 군살을 볼 때마다 마리는 결혼 생활의 끝을 보았다. 남편이 더 젊고 날씬하고 예쁜 여자를 찾아 떠나는 것은 시간문제라고 확신했다.

　마리가 어떻게 자신을 대상화하여 자신의 가치와 자격을 남편을 흥분시키고 성적으로 만족시키는 능력으로 축소시켰는지를 알겠는가? 그녀는 자라면서 습득한 메시지 때문에 남성의 충실성과 헌신은 성적 욕구와 만족에서 오는 것이고, 남편이 그녀를 사랑하는 이유는 그녀의 성적 매력이며, 따라서 남편이 그녀 곁을 지킬 유일한 이유도 그것이라고 믿게 되었다. 그녀는 오랫동안 자신을 대상화하고 외모에 대해 걱정해 왔지만, 남편의 욕구가 분명했기에 부정적인 생각과 감정을 누그러뜨릴 수 있었다. 그런데 남편의 욕구가 줄어들자 갑자기 신체 이미지 고통이 전면으로 나오면서 몸에 대한 불안, 증오, 불안정, 분노가 폭발했다.

　마리의 신체 이미지 문제는 그녀의 상황, 믿음, 세계관을 고려하면 이해가 되는 것이었다. 그녀는 무의식적으로 자신의 몸에 남편의 행복과 충성심을 유지시킬 임무를 부여했고, 남편이 얼마나 자주, 얼마나 강렬히 성관계를 원하는지 여부로 관계의 안전과 자신의 가치를 측정했다. 그녀는 자신의 몸을 남편의 욕구에, 나아가 결혼 생활에 위협이 되는 것으로 여겼다. 그녀의 숨은 신체 이미지 목적은 남편이 자신을 버리지 못하도록 막는 것이었다. 누군가 내 몸 때문에 나를 저버린다면, 나도 내 몸이 싫어!

　함께 작업하며 마리는 마침내 남편에게 성생활에 대해 물어보기로 결심했고, 남편의 대답에 충격을 받았다. 알고 보니 마리는 진짜 상황에 대해 완전히 틀린 생각을 하고 있었다. 평생 지녀 온 자기대상화 습관은 그녀로 하여금 잘못된 가정을 하여 자신의 몸을 혐오하게 하고 남편과의 대화도 단절시켰다.

　마리의 남편은 아내가 그렇게 느끼고 있는지 전혀 몰랐고, 몸이 달라져서 그가 아내를 덜 원한다는 논리도 이해할 수 없었다. 그는 여전히 예전처럼 아내를 원하지만 아직 그녀가 섹스에 대한 준비가 안 되었고 관심이 없다는 인상을 받았다고 했다.

분명히 마리의 임신은 여러 가지 의학적 문제와 함께 몇 달 동안 침대에 누워 지내야 하는 등 신체적으로나 감정적으로나 힘든 일이었다. 출산 자체도 너무나 무서웠고 결국 제왕절개 수술을 했으며 아이의 신생아 시절에는 산후 우울증으로 고생했다. 이제 아들이 태어난 지 거의 2년이 지났고 마리는 어느 정도 안정을 찾았지만 일련의 과정은 엄청나게 스트레스가 많고 힘든 경험이었다. 남편은 아내가 오랫동안 신체적·정서적으로 얼마나 힘들었는지 잘 알고 있었기에 아내가 치유되고 회복되는 데 필요한 시간을 주려고 노력했다. 그는 아내의 강인함에 놀랐고 이 놀라운 작은 존재를 함께 키우면서 그 어느 때보다 아내를 사랑한다고 느꼈지만, 여전히 아내가 괜찮은지 매우 염려된다고 말했다. 그는 그녀가 준비되기 전에는 그로 인해 섹스에 대한 압박감을 갖지 않기를 결단코 바랐다.

　마리의 남편은 아내가 준비되고 관심이 생기면 그녀가 다시 주도하여 정기적으로 섹스를 시작하길 바랐고 또 그렇게 될 것이라고 생각했다. 그러나 그사이 섹스를 할 때면 그는 때때로 실수로 아내를 아프게 할까 봐 불안해져서 머릿속이 복잡해지고 발기력을 잃었다. 심지어 그는 마리와 비슷한 몸매를 가진 여성들이 등장하는 포르노를 보며 자위를 해 온 자신의 인터넷 기록을 보여 주기도 했다. 그는 마르고 젊은 슈퍼모델에는 관심이 없고, 30-40대 여성으로 몸이 출렁이고 처지고 사실적인 모습의 여성이 등장하는 동영상을 보았는데, 그런 여성들이 마리를 떠올리게 하기 때문이었다. 그는 자신이 원하는 것은 바로 마리라는 것을 아내가 이해해 주기를 바랐다.

　이 사실을 알게 된 마리는 놀라워하며 위안을 받았지만, 애초에 그렇게 오해를 하도록 만든 여러 잘못된 믿음을 뿌리 뽑고 거기서 해방되기 위해서는 상당한 노력이 필요했다. 평생 자기대상화 습관을 키운 여러 신념이 있었다. 이를테면 다음과 같은 것들이다.

- 남자는 피상적이고 섹스만 원할 뿐, 깊은 정서적 교감이나 동등하게 존중할 파트너를 원하지 않는다.
- 모든 남자는 가능하다면 아내보다 더 매력적인 여성과 함께 있고 싶어 할 것이다.
- 남자는 원래 바람둥이고 거짓말쟁이라서, 남자가 한눈을 팔지 않도록 '관심을 붙잡아 두는' 게 여자가 할 일이다.
- 여성의 가치는 외모에 있으며, 외모를 잃으면 남자의 '관심을 계속 받을' 방법이 없다.
- 여자는 남편의 성욕, 즐거움, 만족을 채워 줄 책임이 있다.
- 좋은 성생활은 자연스럽게 되는 것이므로 굳이 의논할 필요가 없다.

점차 마리는 이러한 신념에 도전하고, 새로운 관점을 받아들이고, 이 주제에 대한 일종의 '재교육'에 참여하면서 결혼 생활과 삶을 대하는 마음과 태도가 달라지기 시작했다. 남편과 투명한 대화를 나누기 시작했고, 서로를 더 잘 이해하게 되고 친밀감과 유대감이 높아졌으며, 성생활도 더 좋아졌다. 또한 외모 이외의 부분, 심지어 결혼 생활 이외의 부분에서도 자신의 정체성과 자존감에 대한 좀 더 입체적인 감각을 기르기 시작하여 안정감을 찾았다. 덜 걱정하고, 더 자신감이 생겼다.

자기대상화자의 일반적인 특징과 경험들

자기대상화자의 신체 이미지 문제가 어떤 양상으로 그리고 왜 나타나는지를 이해했다면, 이제 많은 자기대상화자들이 공유하는 몇 가지 경험과 특징을 살펴보고자 한다. (이는 패턴이 그렇다는 것이지, 필요 조건은 아니다. 이러한 특징과 경험이 없는 자기대상화자도 있을 수 있다.)

관음증, 신체 확인, 과잉 경계

신체 이미지와 관련된 괴로움을 나누기 전에, 자기대상화자들은 종종 이렇게 말한다. "내가 왜 이런 일에 그렇게 신경을 쓰는지 모르겠지만" "아무도 신경 쓰지 않는다는 것을 알고 있지만…" "바보 같다는 걸 알지만, 하지만…" 이들은 자주 자신이 멍청하고 어리석고 창피하다고 느낀다고 말한다. 외모를 관리하고 분석하고 바꾸기 위해 얼마나 많은 시간, 돈, 에너지를 쓰는지를 생각하면 그렇다는 것이다. 그들은 다른 사람들은 그렇게 사는 것 같지 않은데 자신은 왜 그렇게 신경을 쓰는지 모르겠다고 한다. 하지만 자기대상화자들이 어느 날 갑자기 자신의 가치를 측정해야겠다고 결정하는 것이 아니다. 일반적으로 이러한 사람들은 타인에 의해 대상화되거나, 성적 취급을 받거나, 페티시즘의 대상이 된 경험이 있다(또는 그런 일을 겪은 사람들을 보았거나).[4]

자기대상화자들은 외모가 허락 없이 평가되고 주목받고 논평을 받은 경험을 계속 했을 수 있다. 어쩌면 완전한 인간으로서 대우받기보다 타인들이 자신을 노동력이나 쾌락 거리, 소비, 또는 착취의 대상으로만 보고 가치를 매긴다는 것을 발견했을 수도 있다. 그리고 그들이 사는 세상에서는 대상화에 맞서 싸우고 거부하는 것보다 거기 기대고 함께 부추기거나 동참하는 편이 더 쉽고 이득이 크다는 것을 알아차렸을 수도 있다.

하지만 이 일들은 대개 의식 수준 아래에서 일어나기 때문에 많은 자기대상화자들은 자신이 무엇을 하고 있는지 전혀 인식하지 못하며, 의식적으로 생각하는 것과 실제로 느끼고 행동하는 것의 괴리감을 크게 느끼며 살아간다.

자기대상화자가 보이는 가장 흔한 행동 중 하나는 '신체 확인'으로, 스스로 안심하고 신체 불안을 줄이기 위해 자신의 몸과 외모에 대한 정보를 강박적으로 찾는 것이다.[5] 신체 확인 행동에는 거울을 통해 자신의 모습을 자세히 살펴보기, 특정 신체 부위를 반복해서 잡거나 꼬집거나 조이기, 정기적으로 체중을 측정하거나 특정 옷을 자주 입어 보고 맞는지 확인하는 행동 등이 있다. 개인 트레이너 시절 나는 매일 아침 거울을 보며 복근이 전날에 비해 어떤지 비교해 보았고, 불편해져서 입지 않는 가장 작은 사이즈의 청바지를 가끔씩 꺼내 입어 보고 혹시 맞는지 확인하곤 했다.

물론 자신의 외모에 대해 알고 싶어 하는 것이 본능적으로 잘못된 것은 아니다. 시금치 샐러드를 먹은 후 거울로 이를 확인하거나 갑작스러운 폭우에 우산 없이 비를 맞은 후 머리 모양을 확인하는 행동이 당신에게 괴로움을 유발하지는 않을 것이다. 하지만 자기대상화자들의 특성으로서의 신체 확인 행동은 그 빈도가 훨씬 높고 강도는 세며 긴급한 경향이 있다. 또 외모에 대한 끊임없는 불안감에서 비롯되는 것이 특징이다. 한 고객은 재택근무를 하게 된 후 하루에 20-30회씩 체중계에 올라 몸무게를 확인한다고 부끄러워하며 말했다. 마지막으로 체중을 잰 후 45분 만에 체중이 크게 바뀌었으리라고 생각한 것은 아니지만, 계속 불안해서 다시 확인하고 싶은 충동을 참을 수 없었다고 한다. 또 다른 고객은 휴대폰 카메라나 욕실 거울로 자신의 모습을 30분마다 확인한다고 했다. 외모에 대한 불안감이 쌓여서 이에 대응하느라 생긴 습관이라고 했다. 불안감에 결국 다시 외모를 확인하고, 괜찮아 보인다고 스스로를 안심시키고 나서, 같은 주기를 다시 반복한다. (이와 같은 신체 확인 행동은 강박 장애나 섭식 장애 등과 관련이 있는 경우가 있으므로 이러한 행동이 일상생활에 지장이 있을 정도라면 반드시 의료·정신 건강 전문가와 상담하기 바란다.)

이러한 신체 확인 습관은 경험해 보지 않은 사람에게는 이상하게 보일 수 있지만, 자기대상화자의 경우 자신의 가치, 자격, 필요한 것을 얻을 능력이 다른 사람에게 긍정적인 경험을 주는 자신의 매력과 능력에 달려 있다고 믿기 때문에 충분히 그럴 수 있다. 이는 안전 점검이자 자신을 안심시키고 진정시키는 의식이며, 위협이 될 수 있는 모든 문제를 인식하기 위한 예방 조치다. 나 어때 보이지? 괜찮은가? 나는 아직 쓸 만한가? 걱정할 일은 없을까?

하지만 이러한 정보를 통해 얻는 일시적인 안도감은 오래 지속되지 않기 때문에 곧 다시 확인을 해야 한다.

자기대상화자들에게서 볼 수 있는 또 다른 습관은 1970년 윌리엄 마스터스와 버지니아 존슨이 명명한 '관전하기spectatoring'로, 섹스할 때 자신의 감정과 경험에 집중하는 대신 3인칭 시점(마치 관중의 눈을 통해 보는 것처럼)에서 자신에게 집중하는 방식을 설명하는 용어다.[6] 성교육자이자 《있는 그대로의 모습으로Come As You Are》의 저자 에밀리 나고스키는 이렇게 표현한다.

'관전하기'는 섹스를 하는 동안 섹스에 대해 걱정하는 기술이다. 몸이 느끼는 쾌감과 짜릿함에 주의를 기울이기보다는, 침대 위에 붕 떠서 내려다보면서 가슴이 처졌는지, 허벅지 뒤쪽에서 코티지 치즈가 뭉개지는지, 뱃살이 흘러내리는지 관찰하는 것이다. 또는 지금 하고 있는 섹스를 즐기지 못하고 걱정하는 것이다.[7]

'관전하기'는 원래 성행위 중에만 일어나는 경험을 설명하는 용어지만, 나는 많은 자기대상화자들이 항상 이런 행동을 한다는 것을 발견했다. 그들은 자신을 바라보는 누군가의 관점을 통해 자신을 상상하고, 자신의 생각과 느낌보다는 그 사람이 자신에 대해 어떻게 생각하거나 느낄지를 신경 쓴다.

관전하기는 성적 경험에서 부정적인 영향을 미치는 것으로 밝혀졌지만, 다른 모든 삶의 영역에서도 마찬가지인 것 같다. 늘 당신에 대한 다른 사람의 경험이 어떨지에 집중하고 있다는 것은 자신의 경험에 온전히 집중할 수 없다는 의미다. 내 친구 한 명은 뇌의 최소 25퍼센트를 다른 사람의 시선에 자신이 어떻게 보일지 신경 쓰는 데 쓴다고 말한 적이 있다. 일을 할 때, 친구들과 어울릴 때, 심지어 집에 혼자 있을 때도 마찬가지였다. 그녀는 다른 사람이 없을 때에도 항상 자신의 몸이 흉하지는 않은지, 몸의 각도가 이상하지는 않은지, 잠재적인 문제는 없는지 마음의 눈으로 늘 스캔하고 있었다. 그녀는 이런 걱정을 떨쳐 낼 수 없었다.

안타깝게도 이는 자기대상화자에게 매우 흔한 현상이다. 시간과 에너지는 한정되어 있는데 다른 사람에게 신경 쓰느라 소비하는 매 순간마다 자신의 경험으로부터 단절된다. 그렇기 때문에 자기대상화자는 자신이 무엇을 생각하고 느끼고 원하는지 이해하고 자신의 진정한 자아를 만나는 일이 어렵고, 자신에 대한 모든 인식은 다른 사람이 자신을 어떻게 보는지 상상하는 렌즈를 통해 이루어진다. 이로 인해 자기대상화자는 경계를 설정하고 거절하고 자신의 필요와 욕구를 옹호하는 일을 힘들어하는 등 다양한 문제를 겪게 된다. 다른 사람들이 무엇을 원하는지 생각하는 데 너무 익숙해져서 자신이 원하는 것이 무엇인지 알지 못하며, 다른 사람의 인정에 얽매여 자기주장을 하기 힘들어한다.

관전하기의 흥미로운 점은 남에게 잘 보이려고 애쓰는 노력이 그 범위를 넓혀서 타인의 생각, 감정, 전반적인 경험을 관리하고 조종하려는 노력으로 전환될 수 있다는 것이다.

지속적인 관전하기는 공감, 감성 지능, 또는 감수성과 혼동되는 경향이 있다. 타인의 시선에 대해 생각하는 데 많은 시간을 보내는 사람은 자신이 타인의 생각, 느낌, 좋아하는 것, 원하는 것을 실제로 알고 있다고 믿기 쉽기 때문이다. 자기대상화자는 다른 사람들을 기분 좋게 해 줘야 한다는 의무감을 자주 느끼기 때문에 이 정보를 정확히 그런 목적으로 사용하려고 한다. 친절이나 관대함으로 위장한 이러한 '선의의' 조종술은 자기대상화자가 상대방의 마음속에서 자신의 '가치'를 확보하여 자신의 욕구를 충족시키려는 방식일 뿐이다.

자기대상화자들은 매력을 자신이 원하고 필요로 하는 것을 주도록 타인에게 동기를 부여하는 열쇠로 여기기 때문에, 자신의 외모에 대해 쉴 새

없이 경계하고, 어떻게 보이는지 불안하게 확인하고, 다른 사람들에게는 어떻게 보이는지 상상하며 살아간다. 이들은 자신의 외모에 대해 생각하고 걱정하며, 외모를 관리하고 보호하고, '더 잘' 보이기 위해, 즉 미에 대한 기존의 이상에 더 가깝게 맞추기 위해 많은 시간과 에너지를 소비한다. 이로 인해 만성적으로 불안하고 집착하며 긴장을 풀지 못하고, 현재에 머물지 못하며, 그저 자기 자신으로 있을 수 없는 것처럼 보이곤 한다. 타인들은 이들로부터 허영심, 자기 몰입, 나르시시즘, 산만함, 불만, 기만, 심지어 무관심의 특징을 보기도 하는데, 이는 보는 사람을 불편하게 하고, 그들과 사귀는 것을 어렵게 만든다.

이는 외모에 집착하고 호감을 사려는 시도의 아이러니하고 불행한 부작용으로, 종종 사람들을 밀어내고, 떠나게 하며, 장기적으로는 그들과 함께 있는 것이 유쾌하지 않게 된다.

자존감이 낮은 사람들

32세의 의사 아멜리아는 유쾌하고 친절하고 추진력 있고 활동적이며, 모든 면에서 괜찮은 사람이다. 하지만 전형적으로 매력 있는 타입은 아니고 파트너도 없어서 스스로를 무가치하고 실패한 사람처럼 느꼈다. 그녀는 여성은 날씬하고 매력이 있어야 좋은 짝을 만나 결혼하고 아이를 낳을 수 있다고 여기는 집안에서 자랐고, 그래서 자신이 이 역할을 해내기 전에는 어떤 성취를 이루었어도 '중요하지' 않다고 느낀다.

한편 베카는 24세의 시간제 댄스 강사로, 성인이 된 후 대부분의 시간을 '인기 있는' 여성이 되겠다는 목표에 투자했다. 수천 시간의 학습과 연습을 통해 헤어와 메이크업 기술을 익혔고, 온갖 미용 제품과 트리트먼트를 섭렵했고, 여가 시간을 주로 헬스장에서 보냈으며, 스물한 살에 가슴 성형을 받았다.

베카에게 섹시함은 자신의 정체성에서 없어서는 안 될 요소이며, 남자들이 자신을 원하고 여자들이 부러워한다는 사실에 그녀는 기분이 좋다. 하지만 외모에 너무 많은 시간과 돈, 에너지를 쏟았기 때문에 베카는 자신이 섹시하다는 것 외에는 세상에 내세울 게 없다고 생각하며 마음 깊은 곳에서는 무가치함을 느낀다.

두 고객의 사례를 통해 나는 자기대상화자가 직면한 역설을 설명하고자 한다. 기존의 미적 이상에 부합하든 아니든, 대부분의 자기대상화자는 자존감이 매우 낮은 것처럼 보인다. 이는 게임이 조작되어 있기 때문이다. 일상적으로 성적인 취급을 받거나 대상화를 당할 때(또는 당신이 아는 다른 사람들이 일상적으로 성적인 취급을 받거나 대상화되는 것을 볼 때), 내면에 있는 온전하고 입체적인 진짜 자신은 어떤 가치도 없다는 것을 알게 된다. 자신의 가치가 오직 매력적으로 보이고 다른 사람에게 즐거움을 주는 능력에서 나온다는 것을 깨닫게 되면, 자신의 가치를 본질적이거나 타고난 것이 아니라 조건적이고 거래 가능하며 덧없는 것, 타인에게 어떤 경험을 제공하는지에 따라 그때그때 획득하거나 잃을 수 있는 것으로 이해하게 된다. 이러한 이상에 부합하지 못하고 이런 방식으로 가치를 인정받지 못하면 쓸모가 없다는 불편한 경험을 마주해야 한다. 그리고 이러한 방식으로 가치를 인정받는 데 '성공'하더라도 그것은 피상적이고 비인격적이며 인위적인 것이기에, 있는 그대로의 모습을 남들이 보아 주고, 함께 누리고, 그 가치를 인정해 주기 원하는 인간의 깊은 욕구는 여전히 충족되지 않는다.

전형적으로 매력 있는 자기대상화자들 중에는 외모에 대해 긍정적인 반응을 많이 받으면 기분이 좋아져서 '자신감'을 느낀다고 말하는 이들이 있다. 하지만 이들은 자신이 인간으로서 본질적인 가치가 있다고 믿지 않기 때문에 살이 찌거나 나이가 들면서 외모가 변하는 것에 대한 끊임없는 두려움 속에 사는 경우가 많다. 따라서 외모에 대한 칭찬이나 관심을 받으면 (일시적으로) 기분이 좋아지지만, 이러한 자존감은 조건적이고 거래적인 것이며 쉽게 사라진다. 자신의 가치는 호감에 기반하고, 호감은 미에 대한 보편적인 이상에 얼마나 부합하는지에 따라 결정된다. 그러므로 잘해 봤자 나이가 들면서 자신의 가치는 서서히 사라질 것이라는 생각에 매우 불안해하고 걱정하는 경향이 있다. '자신감' 있는 것처럼 보이는 많은 사람들이 외모에 스트레스를 받고 집착하며, 자기 외모를 꼼꼼하게 분석하고 관리하고, '외모 상실'에 대한 끊임없는 두려움을 안고 살아간다.

또한 자신의 가치가 매력적인 외모와 다른 사람이 원하는 것을 주는 데서 나온다고 믿는 사람은 자신만의 필요, 욕구, 감정, 경계, 또는 의견을 가진 입체적인 사람이 될 수 없다는 것을 자동적으로 학습하게 된다. 특히 많은 여성들이 남성의 눈에 '이상적인 여성'은 성적·정서적으로 그들의 필요를 충족시켜 주면서 아무런 대가를 요구하지 않는 여성이라는 것을 배운다. 이런 상황에서는 자신이 감정과 욕구를 가진 전인적인 사람이라는 사실 자체가 수치심, 자기혐오감, 심지어 낮은 자존감의 원인이 될 수 있다.

'타인에게 즐거움을 주는 것이 나의 일인데 내가 무슨 감정이나 욕구를 가질 수 있을까? 얼마나 이기적이고 욕심이 많기에 나는 남몰래 예쁘고 즐겁고 착한 사람이 되는 것 그 이상을 원하는가? 내 속은 왜 이렇게 혼란스럽고 복잡한 것이며, 왜 나는 호감을 사기 위해 그렇게 열심히 노력해야 하는 걸까? 다른 사람들은 쉽게 하는 일인데.'

정형화된 매력을 지닌 자기대상화자의 낮은 자존감은 종종 외모에 대한 강한 집착과 관리, 특정한 모습으로 보여야 한다는 끊임없는 압박감과 의무감, 사람들이 자신의 실제 모습(열심히 치장하지 않은 모습)을 보는 것에 대한 공포, 사기꾼 증후군, 노화에 대한 두려움과 공포, 사람들의 반응에 따라 넘치는 자신감과 극단적인 무가치감 사이를 격하게 오가는 현상으로 이어진다.

하지만 다른 사람들이 나를 바라보며 즐거운 경험을 할 수 있어야만 가치가 있다고 생각하면서도 정작 내가 그렇지 않다는 것을 안다면 어떻겠는가? 자신이 아름다움에 대한 기존의 이상과는 너무 동떨어져 있어 타인들에게 전혀 무가치한 것 같을 때 말이다. 이러한 상황에 처한 자기대상화자들은 종종 외모로 인한 무시, 거부, 비판, 원치 않는 조언, 괴롭힘을 경험하며 다시 수치심, 실패감, 무의미함, 무가치감에 빠진다.

많은 사람들이 깨닫지 못하는 것은 사람의 외모에 대한 부정적인 관심과 괴롭힘이 여전히 대상화라는 것이다. 거리에서 낯선 사람이 여성에게 웃으라고 말하는 것은 여성을 대상화하는 일이다. 그는 여성의 얼굴이 자신의 즐거움을 위해 존재한다고 생각하며, 본인이 여성에게 자신을 더욱 기분 좋게 만들 방법에 대한 지침을 줄 자격이 있다고 생각하는 것이다. 뚱뚱한 여성의 인스타그램 사진에 "살 좀 빼, 뚱보야"라고 댓글을 다는 사람, 딸에게 더 예뻐 보이려면 화장을 하라고 말하는 엄마, 10대 소녀에게 털이 많은 팔이 역겹다고 말하는 10대 소년도 마찬가지다. 대상화 및 성적 취급은 단순히 칭찬이나 욕망뿐인 것이 아니다. 그것은 모욕과 혐오 또한 될 수 있다. 이는 근본적으로 사람의 온전한 인간성을 박탈하고, 그가 품은 가치, 자격, 그 자신의 목적이 없다고 믿고, 그를 타인이 착취하고 즐길 수 있는 자원으로 축소하는 일이기 때문이다.

안타깝게도 많은 남성들이 여성을 온전한 인간이 아닌 착취하고 즐길 수 있는 성적 대상이자 감정 노동자로 보도록 학습된다.[8] 이러한 시각으로 볼 때, 대상화된 사람이 매력적이지 않거나 불쾌하게 구는 것은 매우 무례한 일이 된다. 여성을 이런 식으로 보는 남성은 더 많이 웃고, 살을 빼고, 옷을 다르게 입으라는 식으로 자신을 더 기쁘게 할 수 있는 방법에 대해 여성에게 거드름을 피우며 부적절한 조언을 할 가능성이 높다. 여성이 그녀가 아닌 자신의 즐거움을 위해 존재한다고 생각하기 때문이다. 또한 여성의 외모가 자신의 기준에 맞지 않으면 분노, 폭언, 또는 폭력으로 대응할 가능성이 더 높은데, 이는 여성은 바라보면 즐거운 존재여야 할 의무가 있으며, 그러한 경험을 제공하지 않는다면 벌을 받아 마땅하다고 생각하기 때문이다. 이처럼 미와 신체에 대한 정형화된 이상과는 다른 외모를 가진 사람들이 직면하는 괴롭힘과 모욕은 종종 야유나 칭찬만큼이나 대상화의 결과다. 그리고 이 모든 것은 어떤 사람들, 어떤 몸을 가진 사람들은 타고난 가치나 자격이 없다고 믿게 만드는 억압적인 제도에서 비롯된다.

소외되거나 정형화된 매력을 지니지 못한 자기대상화자들의 낮은 자존감은 극단적인 신체 혐오와 수치심으로 이어져, 영원히 외톨이가 될 것처럼 느끼고, 자신을 사랑하거나 원하는 사람을 찾지 못할 것이라 여기며, 자기 자신과 몸을 존중하고 친절하게 대할 수 없게 한다. 그래서 자신과 자신의 몸을 자해하고 벌주고, 자신을 '고쳐 보려는' 계획을 세웠다가 실패하면 다시 현실로 추락하며 극단적인 희망과 절망의 롤러코스터를 타곤 한다.

자기대상화는 자신의 내재적이고 본질적인 가치에 대한 탄력적이고 진정성 있으며 입체적인 감각을 기를 수 없게 막는다. 그래서 자기대상화자들에게서는 그런 능력을 거의 찾아볼 수 없다. 또한 이러한 자존감은 다른 사람이 나를 어떻게 생각하는지가 아니라 내가 나 자신을 어떻게 생각하는지에 기반하는 것이기에, 평생을 다른 사람의 눈을 통해 자신을 상상하며 살아온 사람은 그것을 갖추기가 매우 어렵다. 진정한 자존감은 내면에서 나오는 평가이며, 자신의 내적 자아와 성숙하게 연결되어 자신을 명확하고 객관적으로 볼 수 있는 능력의 결과다.

결국 자기대상화와 낮은 자존감 모두 우리 사회의 억압, 권력, 특권의 제도에서 생겨나고 강화된 잘못된 해석과 의미일 뿐이다. 진실은, 타인을 즐겁게 해 주기 위해 존재하는 사람도, 어떤 가치나 자격도 없는 사람도 존재하지 않는 것처럼, 비인간화되거나 대상화되거나 착취당해 마땅한 사람은 존재하지 않는다는 것이다. 그러한 거짓말은 특정한 몸을 가진 사람들을 비인간화하고 대상화하고 착취할 권리가 있다고 생각하는 권력자들을 위해 존재하지만, 그렇다고 해서 진실이 되는 것은 아니다. 이러한 거짓말을 해체하는 법을 배움으로써 한 인간은 명확하고 중립적인 시각으로 자신을 바라볼 수 있으며, 자신이 내재적이고 본질적인 가치를 지닌 영광스럽고 입체적인 인간이며, 소비되거나 타인을 즐겁게 해 주기 위해 태어난 것이 아니라는, 외모는 그 자신에게 중요도와 의미가 가장 적은 요소라는 진실에 닿을 수 있다.

'기분 나쁘고' '혐오스럽다'는 느낌

내가 함께 작업한 자기대상화자들은 대부분 자신의 몸에 대해 이야기할 때면 '기분 나쁘다'와 '혐오스럽다'라는 단어를 많이 쓴다. "으, 오늘 나 혐오스러워 보여"와 같은 지적인 평가나 비판일 수도 있고, "이번 주 내내 기분이 나빠"와 같이 감정을 묘사할 수도 있다.

이러한 단어는 자기대상화자가 생각할 수 있는 최악의 모욕이자 가장 강한 경멸의 표현이다. 예를 들어, "다리는 괜찮지만, 배는 정말 혐오스러워"라고 말하는 사람은 혐오와 증오가 가득한 목소리로 말할 것이다. 이렇게 역겨움이라는 소름 끼치는 느낌을 불러일으키는 것은 그들이 배를 볼 때마다 느끼는 강렬한 본능적 경험을 표현하고 공유하게 한다. 그들은 자신의 배를 두고 '못생겼다'거나 '보기 안 좋다'고 말하거나 '배가 너무 나와서 싫다' 또는 '배가 좀 더 탄탄했으면 좋겠다'고 할 수도 있었을 것이다. 그러나 그 대신에 혐오스럽다는 표현을 선택했는데, 이는 실제 생각을 표현한 것이 아니라 이 신체 부위에 대한 강력하고 본능적인 반감, 거부감, 혐오를 온몸으로 경험했음을 의미한다.

몸 말고, 우리가 절대적으로 역겹다고 묘사할 만한 것을 한번 생각해 보자. 카펫에 덩어리진 개의 토사물. 똥이 막혀 넘치는 변기. 로드킬 당한 동물의 사체를 가지고 노는 아이. 쥐가 들끓는 부엌에서 깨어나는 일. 이러한 이미지들은 당신의 몸에서 본능적인 혐오감을 불러일으킬 것이며(이 글을 쓰는 나도 그런 것처럼), 코를 찡그리고 눈썹을 내리깔고 윗입술을 들어 올리는 보편적인 '혐오 표정'을 지었을 수도 있다. 혐오감은 진화적으로 영리한 보호 수단으로 우리 안에 내재되어 있기 때문에 이런 반응을 보인 것이다.[9] 혐오감, 적어도 내가 여기서 말하는 '병원체 혐오감'은 구토물, 똥, 쥐, 사체 등 병원체를 옮겨 병을 유발하는 것에 접근하지 못하게 하기 위해 존재한다. 혐오감은 독성 물질로부터 즉시 벗어나고 싶게 만든다!

하지만 환경과 문화 속에서 발달하는 또 다른 종류의 혐오감, 즉 도덕적 혐오감도 있다. 도덕적 혐오감은 도덕적 위반을 볼 때 느끼는 감정으로, 지극히 주관적이고 편향적이며 개인이 학습한 것에 따라 달라질 수 있다. 예를 들어, 친구가 자신의 배우자와 바람을 피운다는 사실을 알게 되면 도덕적 혐오감을 느끼지만, 친구가 두 사람과 각각 합의된 윤리적 다자간 연애 관계를 맺고 있다는 사실에는 혐오감을 느끼지 않을 수 있다. 혐오감은 파트너가 여러 명이라는 것에 대한 반응이 아니라 바람을 피운다는 도덕적 위반을 인식한 반응이기 때문이다.

혐오감은 중요한 목적을 수행한다. 바로 우리로 하여금 독성이 있거나 해로운 것에서 벗어나게 하는 것이다. 그러나 우리가 '도덕적으로 해롭다'고 생각하는 것은 편견과 사회적 조건의 영향을 크게 받기 때문에 문화마다 사람마다 다르며 시간이 지남에 따라 변화하기도 한다. 예를 들어, 1970년대 초에는 미국의 여론 조사에서 대다수의 사람들(70퍼센트)이 동성애를 도덕적으로 '잘못된' 것이라고 생각했으며, 많은 사람들이 두 명의 게이 남성이 사귄다고 생각하면 본능적으로 혐오감을 느꼈을 것이다.[10] 그러나 2022년 현재, 수십 년에 걸친 성소수자 행동 덕분에 그 수치는 바뀌었다. 이제 미국인의 약 70퍼센트가 동성애를 도덕적으로 중립적인 것, 즉 '용인할 수 있는 것'으로 여기며, 많은 이들이 두 남성이 키스하는 모습에 혐오감을 느끼지 않는다.[11]

혐오감에 대해 이해하는 것이 중요한 이유는 두 가지다. 첫째, 혐오감은 본능적 특성이기에 대부분의 사람들은 무언가 도덕적으로 틀렸다는 그들의 인식에서 혐오감이 생긴다는 것을 알지 못하고, 혐오감이라는 자신의 감정을 도덕적 위반의 증거로 오해한다. 둘째, 대부분의 사람들은 무언가를 도덕적 위반으로 인식하게 되는 편견과 인식을 해체하면 도덕적 혐오감이 해체되고 제거될 수 있다는 사실을 알지 못한다.[12]

이 점을 염두에 두고, 자신의 몸에 대해 혐오감을 느끼는 자기대상화자에 대해 다시 생각해 보자. 실제 그의 몸에는 독성이 없을 것이기 때문에 병원균에 대한 혐오감일 가능성은 낮을 테니 이는 도덕적 혐오감일 것이다. 그렇다면 그들이 도덕적 위반으로 인식하는 것은 무엇일까? 이를 이해하기 위해서는 자기대상화자가 자신의 역할, 직업, 또는 존재 목적이 타인을 기분 좋게 하거나, 그들이 자신을 소모하도록 용인하거나, 타인의 필요와 욕구를 충족시키는 것이라고 느끼는 경우가 많다는 점을 알아야 한다. 특히 여성 자기대상화자가 남성과 동거하거나 동침하고 있는 경우, 상대방을 기분 좋게 해 주고, 즐거움과 만족감을 주고, 그의 필요와 욕구를 충족시켜야 한다는, 즉 매력적이고 호감 있는 사람이 되어 남성이 즐길 수 있는 대상이 되어야 한다는 도덕적 의무감을 갖는다. 이런 식으로 자기대상화자의 몸은 남성(또는 그 누구든)에게 빚진 즐거운 경험을 제공하지 못하면 도덕적 위반을 저지른 것이다.

이 글을 쓰면서 메스꺼움을 느낀다. 수많은 자기대상화자들이 얼마나 끔찍하도록 깊은 세뇌에 노출되어 왔는지를 보면서 나 역시 자기대상화자의 감정을 다시 느낀다. 지금보다 더 어렸을 때, 당시에는 이유를 몰랐지만 모든 남성이 나를 바라볼 때 기분 좋은 경험을 해야 한다고 느꼈다. 그저 내가 알았던 건 '기분 나쁘다'거나 '혐오스럽다'는 말을 듣는 건 최악이라는 거였다. 그것은 내게 어떤 종류의 치명적인 실패를 의미하기 때문이었다. 자기대상화자가 혐오감으로 그토록 힘들어하는 또 다른 이유는, 욕망과 혐오는 서로 대립하며 상호 배타적이기 때문이다.[13]

성적 끌림, 욕망, 흥분은 모두 어떤 대상 또는 누군가에게 이끌리고 더 가까이 다가가고 싶은 욕구를 느끼는 것이다. 반면 혐오감은 정반대다. 혐오감은 어떤 대상 또는 누군가를 밀어내고 싶고 멀리 떨어지고 싶다고 느끼는 것이다.

이 두 경험은 상호 배타적이다. 혐오감을 느낄 때 성적으로 흥분하기 어려우며, 성적으로 흥분할 때 혐오감을 느끼는 것은 훨씬 더 어렵다. 이것은 다시 한번 놀라운 진화적 목적에 부합한다! 우리의 생식기와 배설 기관은 서로 매우 가깝게 위치하며 병원균에 대한 혐오감으로 인해 우리는 보통 타인의 배설 기관에서 멀리 떨어지려 하게 된다. 하지만 일단 성적으로 흥분하면 혐오감은 뒤로 사라진다. 갑자기 입, 손, 또는 성기를 타인의 항문에 가까이 대는 일이 혐오스럽지 않을 뿐만 아니라 실제로 좋은 생각처럼 들리기 시작한다! 혐오감과 흥분은 서로 배타적이라는 사실 덕분에 인류는 계속 생존할 수 있다. 하지만 타인에게 성적 끌림, 욕망, 흥분을 얼마나 잘, 얼마나 자주 만들어 줄 수 있는지에 따라 자신의 가치(또는 욕구 충족 능력)를 측정한다면, 다른 사람에게 혐오감을 느끼게 하는 것을 최악으로 여기는 것은 당연하다. 결국 혐오감은 정반대의 경험이며, 사람이 얻을 수 있는 매력과 호감과는 가장 먼 것이다.

이 모든 것은 자기대상화자가 자신이 기분 나쁜 존재가 될까 봐 왜 그토록 걱정하는지, 왜 '혐오스럽다'는 느낌을 수치심이나 실패와 연관시키는지 그 이유를 알려 준다. 또 왜 자신의 외모를 끊임없이 세세하게 관찰하고 혹시라도 남에게 혐오감을 줄 수 있는 것을 무엇이든 찾아내어 바꾸거나 숨기려고 하는지, 왜 크든 작든 자신이 받았던 혐오의 모든 순간을 마음속에서 되풀이하여 그 기억을 영구적인 불안으로 굳히는지도 설명할 수 있다. 또 '기분 나쁘고 혐오스럽다'가 자기대상화자들의 가장 흔한 신체 이미지 불만인 이유 역시 설명해 준다.

당신은 이 혐오의 관계에 공감할 수 있는가? 초등학교 3학년 때 당신의 모반을 보고 "으웩!"이라고 했던 아이, 고등학교 때 당신의 팔을 보고 뚱뚱하고 징그럽다고 말한 남학생, 누군가가 셀룰라이트가 혐오스럽다고 농담하는 것을 들었던 기억을 잊을 수 없을지도 모른다. 허벅지 근육에 대해 혐오감을 느낀 경험 때문에 허벅지가 가장 불안할 수도 있고, 뚱뚱한 것은 도덕적 위반이라는 생각을 내면화했기 때문에 체중이 가장 불안할 수도 있다. 또는 많은 자기대상화자들과 마찬가지로 당신도 혈흔, 체취, 생식기의 맛이나 냄새, 체모, 여드름, 구순포진이나 헤르페스 발병, 똥이나 방귀와 관련된 것 등 낙인이 찍히거나 혐오스러운 것으로 분류되거나 일반적으로 더럽게 여겨지는 신체 부위에 혐오감을 느낄 수 있다!

물론 일부 경우에는 병원균 혐오가 개입될 수 있지만, 남성(적어도 이성애자 남성)에겐 일반적으로 냄새, 방귀, 체모, 배설물 농담이 허용된다는 점을 고려하면 그런 접근이 꼭 맞는 건 아니다. 인체의 이러한 측면은 매력적이고 좋은 '직업'을 가진 사람에게서 발생하는 경우에만 혐오감을 주게 된다. 그래서 많은 여성들이 어떤 상황에서도 남에게 이런 '혐오스러운' 부분을 보일 수 없다고 느끼는 것이다. 여성은 파트너가 하루 종일 편안하게 방귀를 뀌더라도 자신은 파트너 앞에서 방귀를 뀌지 않기도 하고, 여성은 다리를 면도하지 않았거나 바로 샤워를 하고 나와 냄새가 나지 않는지 확인하지 않으면 불안해서 섹스를 할 수 없지만, 남성은 그런 것을 무시하고 위생적인 사전 준비 없이도 완벽하게 편안히 섹스를 할 수도 있다. 그런데 자기대상화자는 이러한 면을 타인에게 숨기면서도 여전히 자신의 신체에 대해 혐오감을 느끼곤 한다. 사람들을 흥분시키고 즐거움을 주는 완벽한 성적 대상이 되는 것이 목표라면, 기능하는 인간의 몸을 갖는 것 자체가 부끄러운 실패가 된다.

20대 초반, 나는 대변을 본다는 사실은 물론이고 소화 기관이 있다는 사실조차 조심스럽게 숨겨 가며 남자친구와 함께 살던 중 식중독에 걸렸다. 화장실에서 고통에 몸부림치며 땀을 뻘뻘 흘리고 경련을 일으키며 쓰러져 있는 동안 나는 최대한 큰 소리로 세면대에 물을 틀어 놓고 마스크팩과 바디스크럽 같은 것으로 여성스러운 목욕을 하는 척했다. 내가 폭풍 설사를 하고 있다는 사실을 알게 되면 남자친구가 역겨워서 다시는 나를 이

전과 똑같이 보지 않을 거라고, 나를 원하지 않고, 아껴 주지 않고, 사랑하지 않을 것이라고 믿었다. 지금 돌이켜보면 그는 나를 걱정해 주었겠지만, 평생 스스로를 대상화해 왔던 나는 완전히 비뚤어진 자기혐오를 키워 가고 있었고, 누구라도 내가 완전하게 기능하는 몸을 가진 인간이라는 사실을 알게 된다면 내 욕망의 가식은 무너져, 버림받고 외톨이가 될 것이라고 생각했다.

이 모든 것을 고려할 때 많은 자기대상화자들이 과민한 혐오 반응을 보이는 것은 일반적이며, 보통 사람들보다 훨씬 더 자주 강한 혐오감을 느끼고, 심지어 그들의 몸에 관한 일이 아닌 것에도 그렇다는 것은 놀라운 일이 아니다. 선천적으로 예민한 경우도 있지만, 앞의 모든 이유로 인해 그들 마음속에서 혐오감의 중요성을 부풀렸기 때문인 경우가 더 많으며, 대상화의 렌즈를 통해 세상 전체를 보는 경향 때문이기도 하다. 결국 가능한 한 매력적인 외모를 가꾸는 것이 모든 사람의 책임이라고 믿는다면, 누군가가 자신의 기준에 미치지 못할 때 도덕적 위반으로 느끼고 혐오감을 느끼게 될 것이다. 이는 우리를 둘러싼 문화에서 너무나 평범한 반응이지만, 또한 사람들에 대한 일상적인 대상화가 유지되고 전승되는 방식이기도 하다.

나는 한 고객에게 다른 사람을 볼 때 혐오감을 느끼는 모든 것을 적어 보라고 한 적이 있다. 그녀는 빽빽한 네 페이지짜리 문서를 보내 왔는데 거기에는 다음과 같은 내용들이 있었다. "양말에 샌들을 신는 것" "체형에 맞지 않는 실루엣의 옷을 입는 것" "눈 밑에 다크서클이 있는데 컨실러를 바르지 않는 것" "헬스장도 아닌데 아무 데서나 운동화를 신는 것" "여성이 보정속옷 없이 원피스를 입는 것" "흰머리를 염색하지 않는 사람" "빈약한 눈썹" "30-40대인데도 보톡스를 맞지 않는 것" 등이었다.

휴.

이 여성은 자신이 어떤 가치를 지니려면 극도로 높은 외모 기준을 유지해야 한다고 믿었고, 다른 사람들, 특히 여성이 외모를 가꾸지 않으면 "말 그대로 메스꺼운 일"이라고 생각했다. 언제나 최대한 매력적으로 보이기 위해 최선을 다하는 것이 도덕적 의무라고 생각했기 때문에 그녀의 표현대로 "대충 사는" 사람들은 심각한 도덕적 위반을 저지르는 것과 같았고 그들에게 절대적으로 혐오감을 느꼈다. (놀라울 것 없이 그녀는 종종 자신의 몸에 대해서도 혐오감을 느꼈다.) 그녀는 그렇게 판단하거나 비판적이고 싶지 않았지만 자기대상화를 너무 깊이 내면화했기에 타인을 감시하고 대상화를 실행하고 있었다.

다양한 층위가 작용하는 것을 고려할 때, 혐오감은 많은 자기대상화자들의 신체 이미지 경험에서 주연 역할을 한다. 이들은 자신의 몸이 도덕적 위반을 저질렀다고 여겨 혐오감을 느끼고 마치 몸이 독성의 원천인 것처럼 멀리하고 싶은 욕구를 느낀다. 당연히 그들은 자신의 몸에서 벗어날 수 없기에 이는 불쾌한 상황이 된다. 마치 구더기가 들끓는 썩은 동물의 사체를 맞닥뜨렸는데 어떤 이유로 그 사체와 평생 계속 붙어 있어야 하는 형국이다. 이러한 이유로 '기분 나쁘다'거나 '혐오스럽다'는 표현은 실제로는 두려움, 경멸, 수치심, 분노, 불안, 공황, 무력감, 무가치함, 폐소공포증 같은 자기대상화자의 더 깊은 불쾌한 감정을 은폐하는 경우가 많다.

이 내용이 당신에게도 해당한다고 느껴진다면, 당신의 혐오감 기저에 어떤 특정한 감정이 있는지, 어떤 도덕적 위반이 당신에게 혐오감을 불러일으키는지 살펴보는 것이 도움이 될 수 있다. 당신의 경우 어떤 요인이 혐오감에 대한 민감성을 일깨우고 발달시켰는지 생각해 보라. 그리고 그것이 대상화와 어떤 관련이 있는지 생각해 보라. 그런 다음, 좀 물러서서 명확하고 중립적인 눈으로(이야기, 해석, 거짓, 의미를 덧씌우지 않은 상태로) 상황을 바라보고 이 시나리오에서 실제 독성이 있는 것이 무엇인지 파악해 보라. 여기에는 분명 해롭고 나쁜 무언가, 즉 나를 아프게 하고 응당 멀리해야 할 지저분한 무언가가 있을 수 있지만, 그것은 당신의 몸이 아니다.

예를 들어 체중에 대해 혐오감을 느낀다면, 독성의 진짜 원인은 지방 공포증일 수 있다. 가끔 가스가 차고 배가 부풀어 오르거나 체모를 가지고 태어났다는 사실에 혐오감을 느낀다면, 당신을 아프게 하는 진짜 독은 자기대상화일 수 있다. 처진 가슴, 여드름, 셀룰라이트가 역겹게 느껴진다면, 진짜 혐오 요인은 비현실적이고 억압적인 미의 기준일 수 있다. 그리고 자신과 자신의 몸에 대해 비판적인 사람에게 가장 혐오감을 느낀다면, 혐오감의 진짜 원인은 그들의 폭력적인 행동일 수 있다. 이러한 방식으로 자신이 혐오감과 맺고 있는 관계를 살펴보면 자신의 몸에 부여해 온 많은 이야기와 해석, 잘못된 의미를 제거하고, 객관적이고 중립적인 진실로 더 가까이 다가갈 수 있다.

모든 사람이 자신에게 매력을 느껴야 한다고 생각하는 사람들

매력적이고 호감 있는 사람이 되고 싶어 하는 것은 자기대상화자만의 특성은 아니다. 사실 대부분의 사람이 그렇다. 그러나 자기대상화자와 다른 사람들의 차이점은, 후자는 자신의 매력이나 호감에 거짓되거나 과도한 의미와 중요성을 부여하지 않는 반면, 전자는 그렇게 한다는 점이다.

자기대상화를 하지 않는 이들 역시 때때로 자신이 끌리는 사람에게 매력적으로 보이고 싶거나, 멀어진 연인이 자신을 그리워하기를 바랄 수 있다. 때로는 옷을 차려입고, 외출도 하고, 낯선 사람에게 작업을 걸며 재미있어 하고 뽐내고 싶을 수 있고, 누군가가 자신에게 매력을 느끼지 못하면 상처받기도 한다. 그러나 이러한 시나리오에서 그들의 반응은 균형 있고 적절할 것이다. 그들은 자신의 가치를 매력에 부여하지 않기 때문에 당면한 시나리오에만 반응할 뿐, 이 시나리오가 자기 자신, 몸 또는 외모, 자존감 또는 삶에 대해 무엇을 의미하는지를 지나치게 부정적으로 해석하지 않는다. 반면에 자기대상화자는 자신의 외모에 잘못된 중요성과 지나친 의미를 부여하여 이러한 시나리오에서 비뚤어지고 부적절한 반응을 보인다. 이러한 감정은 악순환에 빠져 자신은 쓸모없고 역겹고 사랑받을 수 없으며 영원히 외톨이가 될 운명이라는 이야기로 확대된다.

이러한 이유로 자기대상화자는 타인들이 자신을 매력적으로 여기고 욕망한다는 사실을 확인받고 싶어 한다. 그 또한 이들의 생각 속에서 과도한 의미와 중요성을 부여받아 자신이 가치 있고 소중하며 안전하며 욕구가 채워질 수 있다는 확신을 주기 때문이다. 그런데 실제로 이들은 욕구보다는 인정을 추구하기 때문에 아무리 많은 사람들이 자신을 매력적으로 여긴다고 해도 만족할 수 없다. 누군가 자신을 매력적으로 여긴다는 사실을 알게 되는 순간 그 사람은 체크박스에 불과한 존재가 되고, 다시 자신이 갈망하는 관심과 인정을 줄 다음 대상을 찾게 된다. 물론 이것은 의식적인 행동은 아니지만, 자기대상화자는 새로운 만족감을 느끼고 갈증을 해소하기를 바라며 또 다른 검증 대상을 찾는 것이다.

이 입장에 있는 많은 자기대상화자들은 외모에 대한 관심, 승인, 검증, 특히 남성으로부터의 인정에 대해 밑빠진 독처럼 느끼고 끊임없이 더 많은 인정을 원한다는 것을 스스로 받아들인다. 그들은 자신이 왜 이러는지 이해하지 못하며 또 문화적인 메시지와 미디어를 통해 이토록 관심과 인정을 원하는 것은 문제라고 배워 왔기에, 자신이 허영심 많고, 얄팍하며, 애정 결핍이고, 관심병이 있는 것 같아 창피하고 수치스럽게 느낀다. 하지만 가장 사적이고 취약한 순간에도 수많은 자기대상화자들은 전 세계 모든 사람이 자신을 매력적으로 여겨야 한다고 느낀다는 사실을 고백한다.

이런 경험을 해 보지 않은 사람들은 우습게 들리겠지만, 사실 완벽하게 이해가 되는 일이다. 자기대상화자는 사람들이 자신에게 매력을 느끼는 것에 자신의 가치가 있다고 믿는데, 사실 이는 측정하기 어려운 지표다. 그들은 어떤 사람들이며 얼마나 많은 사람들인가? 자신이 과연 가치가 있는지 알아내려는 사람에게 명확한 답이 없을 때 뇌는 구체적인 해결책과 측정치를 제시한다. 즉 모든 사람, 지구상의 모든 사람이 자신을 매력적으로 여긴다면, 당신은 자신의 가치를 확인할 수 있다.

또한 자기대상화자들에게 관계는 거래이고 매력은 화폐이기 때문에, 이들은 다른 사람들을 통해 자신의 욕구를 충족시킬 수 있는 능력이 턱없이 부족하다고 느낀다. 이들은 관계, 관심, 친절, 존중, 기회, 충성심, 돈, 안전, 친밀감, 심지어 사랑까지 세상에서 자신이 필요로 하는 것을 얻으려면 그 대가로 기분 좋은 외모를 제공해야 한다고 믿는다. 그리고 많은 자기대상화자들은 오랫동안 욕구를 충족하지 못해 온 역사가 있기에, 자신의 몸이나 외모를 탓한다. 따라서 세상 모든 사람이 자신을 매력적으로 봐 주기 바라는 것은 자신의 욕구가 쉽고 풍성하게 충족되기를 원한다는 표현일 수 있다. 무언가를 극심하게 박탈당했을 때 그것을 불균형적으로 많이 갈망하게 되는 것은 지극히 정상적인 현상이다.

몇 달 동안 아주 엄격한 다이어트를 한 사람을 생각해 보자. 이 사람이 음식을 갈망하고 세상의 모든 도넛을 먹는 상상을 하는 것은 지극히 합리적이고 정상이다! 이렇게 풍요를 갈망하는 것은 잘못이 아니라 음식 부족에 대한 뇌와 신체의 자연스러운 반응일 뿐이다. 정서적 욕구도 마찬가지다. 진짜로 인정받고 있다는 느낌, 진정 가치 있고 축하받는다는 느낌, 깊은 친밀감, 자유, 존엄성, 주체성, 힘이 결핍되어 고통받고 있다면, 그리고 솔직히 평생 자기대상화로 인해 이 모든 욕구가 만성적으로 충족되지 않았다면, 터무니없는 풍요에 대한 환상을 품고 밑빠진 독처럼 느끼는 것은 당연하다. 그리고 이러한 욕구를 충족시킬 수 있는 유일한 방법은 매력적인 외모뿐이라는 것을 알게 된다면, 세상 모든 사람이 나에게 매력을 느낀다는 환상을 갖는 것은 당연한 일이다!

반 다이어트anti-diet나 직관적 식사법을 경험해 본 사람이라면 잘 알 것이다. 음식에 관해서는, 우리 몸이 기근이 끝났다고 믿고 음식에 대한 갈망을 합리적인 수준으로 돌아가게 하려면 모든 음식과 도넛을 얼마간 먹어야한다. 뇌는 어느 정도의 시간을 들여 반복이 되어야 이제 안전하며 다시 음식이 충분해졌다고 판단하므로, 한 끼 거하게 먹거나 도넛을 한 상자 먹는 것으로는 안 된다. 하지만 시간이 지나면(그리고 실컷 음식과 도넛을 먹고 나면) 과장된 환상은 사라지고 음식과의 관계는 더 명확하고 중립적으로 될 것이다.[14]

정서적 욕구를 과한 양으로 충족시키려는 환상에 대한 해결책은 대개 같다. 이러한 정서적 욕구를 상당 기간 풍부하게 충족시킬 수 있는 방법을 찾는다면, 당신은 더 이상 밑빠진 독처럼 느끼지 않을 것이다. 뇌가 기근이 끝났고 다시 안전하다고 판단하기 때문이다. 뇌가 안전감과 포만감을 느끼면 더 이상 의식 강화, 강박적인 경계, 식량 부족에 대한 경고 신호를 보낼 이유가 없다.

물론 그렇다고 해서 외모에 대한 충분히 많은 검증을 받아야 한다는 의미는 아니다. 지금 부족한 것은 사실 그런 검증에 관한 것이 아니기 때문이다. 부족한 것은 그 검증과 연관된 정서적 욕구이며, 이러한 환상이 사라지려면 정서적 욕구를 충분히 충족시켜야 한다.

외모에 의존하는 대신, 실제로 스스로 만족을 느끼는 방식으로 관심을 충분히 받을 수 있다면 어떨까? 즉흥 연기를 배우거나, 블로그나 유튜브 채널을 개설하거나, 사랑하는 사람에게 자신의 이야기를 더 자주 들어 주고 곁에 더 많이 있어 달라고 요청하거나, 지역 도서관에서 아이들에게 책을 읽어 주는 자원봉사를 하거나, 파트너에게 함께 있을 때 휴대폰을 사용하지 말아 달라고 하거나, 당신이 가장 갈망하는 관심의 종류를 표현하거나, 리더십 직책에 지원하거나, 좋아하는 취미에 대한 수업을 개설하는 것 등이 그 예다. 그 외에도 더 많은 것들이 있을 것이다! 자신의 다른 측면에 대한 관심을 일상적으로 받게 된 후에도 여전히 외모에 대해 같은 정도의 검증이 필요할까? 관심 받고 싶은 욕구를 채우기 위해 몸을 사용해 왔다면, 아마 그렇지 않을 것이다.

자기대상화자는 주로 여성이지만, 누구나 될 수 있다

당신은 이 장에서 제시한 대부분의 예시에 여성이 등장한다는 것을 눈치챘을 것이다. 내 경험상 자기대상화자의 대다수가 소녀, 여성, 펨이기 때문이다. 모든 성별의 자기대상화자가 존재하지만[15](그리고 자신을 전혀 대상화하지 않는 여성도 많이 있다), 가부장제에서 여성으로 살아가는 경험과 자기대상화 경험 사이에는 겹치는 지점이 많은 것 같다. 자기대상화는 남성의 시선과 매우 밀접하게 연관되어 있기 때문에 시스젠더 남성에게 매력을 느끼거나, 그와 동침하거나, 그와 짝이 되는 모든 성별의 사람들에게도 겹치는 부분이 많다. (이성애자 남성보다 동성애자 남성이, 동성애자 여성보다 이성애자 여성이 이 아바타에 더 많이 연결되는 이유도 바로 이 때문이다!)

이 패턴에 대한 가장 간단한 설명은 이렇다. 시스-헤테로 가부장제 덕분에 여성과 펨은 타인에 의해 성적 취급을 받거나 대상화될 가능성이 가장 높으며, 자신과 같은 사람들이 그런 취급을 받는 것을 보고 그것을 내면화한다는 것이다. 우리는 여성을 일상적으로 성적으로 취급하고 대상화하는 문화 속에 살고 있다. 그것은 여성을 온전한 자율적 인간, 즉 동등한 존재로 보지 않았던 남성에 의해, 남성을 위해 만들어진 문화이기 때문이다. 성평등이 문화로 정착하기까지 많은 진전이 있었음에도 불구하고, 여성은 여전히 남성의 시선으로 자신을 바라보고 남성의 관심과 인정을 통해 자신의 가치를 측정하는 법을 학습한다. 여성과 펨은 권력, 영향력, 리더의 위치에서는 과소 대표되는 반면, 지지자, 돌보는 사람, 성적 대상, 눈요깃거리의 위치에서는 과대 대표된다. 이는 이들이 어디에 속하고 어떻게 가치를 부여받는지에 대한 매우 구체적인 메시지를 전달한다.[16]

우리 문화에서 여성은 주로 한 가지 능력으로만 가치를 인정받는다고 학습된다. 바로 타인에게 긍정적이고 즐거운 경험을 주는 능력이다. 때로 이것은 여성이 보호자 역할을 맡고, 양육적이고 이타적인 태도를 갖고, 모든 사람에게 공짜로 감정 노동을 제공하고, 집을 아늑하게 꾸미고, 자녀를 키우고, 가사 노동을 하며, 인생에서 만나는 모든 사람을 보살피는 것을 의미한다. 때로는 보기에 좋고, 섹시하고 매력적이며, 사람들을 자극하고 흥분시키거나, 남성이 필요로 하며 '마땅히 받아야 할' 성적 쾌락과 만족을 제공하는 것을 의미하기도 한다. 어느 쪽이든 여성과 펨은 다른 사람들보다 평생 자기대상화 습관을 가질 가능성이 훨씬 더 높은 것 같다.

이러한 메시지 외에도 많은 여성과 펨이 다음 중 한 가지 이상을 직접 경험한 것으로 나타났다.

- 대상화, 성적 취급, 비인간화, 또는 원치 않는 성적 관심
- 신체 또는 외모 뜯어보기, 품평, 순위 매기기, 비판, 수치심 주기, 매력 또는 호감도 평가
- 성적 학대, 성폭행, 또는 강간
- 성희롱 또는 성적 강요
- 압박을 받아서, 거절하면 문제가 될 것 같아서, 상대방에게 '빚진' 느낌이 들어서 원치 않는 성적인 일을 함
- 남성과의 성적 경험에서, 남성의 쾌락이 중심이고 의무적인 반면 여성의 쾌락은 부차적이거나 선택적이거나 존재하지 않음
- 학대하는, 조종하는, 통제적인, 또는 폭력적인 (남성) 파트너
- 성차별, 여성 혐오, 젠더 불평등, 차별, 심지어 여성이라는 이유만으로 가해지는 폭력[17]

이 모든 것을 볼 때, 그토록 많은 여성과 펨들이 다음과 같이 믿고 있는 것은 놀라운 일이 아니다.

- 내 몸은 나 자신을 위해 존재하는 것이 아니라, 타인이 즐기기 위해, 특히 남성이 즐기기 위해 존재한다.

- 나는 사람들에게 가능한 한 매력적으로 보일 '의무가' 있다.
- 나는 남성에게 성적 쾌락과 만족을 줄 '의무가' 있다.
- 가치 있는 존재가 되려면, 사람들이 원하는 것은 무엇이든 해야 한다.
- 개인적인 필요, 감정, 욕구는 중요하지 않다. 가치 있는 존재가 되려면 그러한 것들을 밀어내고 항상 다른 사람들에게 집중해야 한다.
- 나의 시간, 에너지, 노동력, 신체는 타인에게 그 권리가 있다. 그러므로 나의 필요를 주장하거나, 경계를 설정하거나, 거절하는 것은 용납되지 않는다.
- 나의 가치를 측정하는 척도는 남성의 승인, 인정, 욕구다.
- 남성이 나를 선택하고, 파트너로 삼고, 잘 대해 주고, 충실함을 유지하게 하려면, 높은 미적 기준을 성취하고 유지해야 한다.

물론 이 믿음들 중 어느 것도 객관적인 사실이 아니지만, 자기대상화자는 이를 사실로 느끼는 경향이 있으며, 이는 자신의 몸에 잘못된 의미와 중요성을 덧입히게 한다. 이런 믿음 중 하나만으로도 자신의 몸을 객관적으로 또는 중립적으로 보는 능력이 차단될 수 있는데, 많은 여성들이 이 중의 대부분 또는 전부를 믿는다. 그러므로 자기대상화자가 여성 또는 펨인 경우, 이들의 신체 이미지 문제는 삶의 거의 모든 측면과 연결된 것처럼 보이며, 신체 중립성을 향한 여정은 성별 및 성 역할, 가치, 의무, 목적, 섹슈얼리티와 쾌락, 관계 역학 같은 큰 주제들의 해체를 포함하게 된다.

그런데 내가 자기대상화 아바타에 해당하는 남성들과 함께 작업해 본 결과, 이들의 신체 이미지 문제는 일반적으로 그 범위가 더 좁은 것 같았다. 예를 들어, 남성은 자신의 몸을 일반적인 사랑의 가치와 연결하는 대신, 성적이거나 로맨틱한 것을 얻을 수 있는 능력 또는 자신이 끌리는 사람에게 매력적으로 보이는지에 집중해서 생각할 수 있다. 이는 남성이 입체적인 인간으로서 가치를 인정받았을 가능성이 크고, 그렇기에 자신의 가치를 몸으로 '획득'할 필요가 없다고 느끼기 때문일 수 있다. 또한 남성은 권력, 존경, 영향력, 안전, 자원, 기회, 돈, 자율성 등의 욕구를 더 잘 채워 왔을 것이며, 역시 이러한 것들을 얻기 위해 외모에 의존할 필요가 없었기 때문일 수도 있다. (이는 더 특권적인 정체성을 가진 남성에게 더 해당하고, 주변적인 정체성을 가진 남성일수록 덜 해당하지만, 다른 정체성을 일치시킨 경우 남성이 여성보다 평균적으로 더 많은 특권을 누리고 있다.)[18] 남성의 신체 이미지 고통을 폄하하려는 의도는 아니다. 그들 역시 여전히 너무나 힘들어할 수 있다. 다만 평생 대상화, 착취, 페티시화, 비인간화, 평가절하를 당한 사람과 그렇지 않은 사람 사이의 차이(신체 이미지 문제가 나타나는 경향에 있어서)에 대한 주의를 환기시키려는 것이다.

여성은 (논바이너리, 젠더 비순응자, 일반적인 소수자와 함께) 대부분의 욕구를 이미 충족하고 있을 가능성이 훨씬 낮기 때문에 이들의 숨은 신체 이미지 목적은 성적으로나 로맨스에서 원하는 것 이외의 다른 것을 얻기 위한 경우가 더 많은 것 같다. 욕구를 충족시킬 수 있는 경로가 별로 없다면 외모를 사회적 권력과 영향력, 안전, 자원, 기회, 돈, 존경, 자율성을 얻는 수단으로 여기는 것은 당연하다. (동아시아 트랜스젠더 여성, 뚱뚱한 흑인 여성, 장애를 가진 라틴계 여성 등 다중의 소외된 정체성을 가지고 있거나 그로 인해 비인간화, 성적 대상화, 페티시화되어 온 사람이라면 이러한 사실은 기하급수적으로 확대된다). 따라서 이러한 상황에 처한 사람들이 더 많은 특권과 권력을 가진 사람들보다 외모나 성적 매력에 더 집착하는 것은 당연하다.

또한 여성, 펨, 논바이너리, 젠더 비순응자들이 성적으로도 로맨틱하게도 전혀 관심이 없는 사람에게도 매력적으로 보이기를 원하는 이유도 이해할 수 있다. 나는 무성애자이면서 자기대상화자인 사람들과 작업한 적이 있는데, 이들은 누구에게도 매력을 느끼지 못함에도 불구하고 매력적으로 보여야 한다는 엄청난 압박감을 느끼고 있었다! 그리고 신체 이미지 문제가 전적으로 남성이 자신을 어떻게 생각하는지에 집중되어 있던 한 레즈비언 고객은 이렇게 말했다. "남성은 세상의 문지기예요. 우리는 여전히 그들을 행복하게 해 줘야 하죠." 그녀의 개인적·직업적 삶의 질은 남성의 영향을 많이 받았기 때문에 그녀는 남성과 친밀해지고 싶지 않음에도 불구하고 '남성이 좋아하는' 전형적인 미의 이상에 따라야 한다는 의무감을 느꼈다.

남성 얘기가 나왔으니 잠시 방향을 틀어 남성의 대상화에 대해 이야기하고 싶다. 모든 성별이 대상화, 페티시화에 취약한데 다만 그 양상이 약간 다르게 나타나는 경향이 있을 뿐이기 때문이다.[19] 그리고 남성은 어디에서 그 가치를 얻는지에 대해 우리가 학습하는 특정한 문화적 메시지로 인해, 일부 남성들은 여성과는 완전히 다른 이유로 자신을 타인이 소비할 수 있는 대상이나 자원으로 이해하게 된다.

우리 문화에서 남성이 대상화되는 첫 번째 방식은 경제적인 측면에서다. 이러한 역학은 어디에서나 볼 수 있다. 남성이 술을 사 주기를 기대하며 술집에 가는 여성이나 젊은 게이 남성부터, 데이트 비용은 남성이 지불해야 한다는 구시대적인 기대, 노골적인 '꽃뱀', 남성은 경제적으로 성공해야만 파트너로서 가치가 있다는 기대까지. 뉴욕에 살 때 나는 남자가 부자가 아니면 데이트조차 하지 않거나, 빈털터리라는 사실을 알면 차 버리는 사람들을 꽤 많이 알았다. 사람은 누구나 자신이 원하는 대로 결정할 권리가 있고, 이러한 역학 관계에는 역사적으로 타당한 이유가 있지만(권력과 부의 분배는 항상 남성에게 유리하게 기울어 있었고 지금도 마찬가지다), 나는 이 문제를 대상화라고 명명하고 싶다. 한 온전한 사람이 그들이 제공할 수 있는 자원으로만 축소되고 가치가 매겨지는 것이다.

남성(특히 여성과 파트너를 맺거나 동침하는 남성)이 대상화되는 두 번째 방식은 키다. 데이트 앱을 스크롤하다 보면 몇 분 만에 "키 작은 남자 사절" 또는 "180센티미터 미만이라면 왼쪽으로 넘기세요" 같은 문구를 쓰는 여성들이 얼마나 많은지 알 수 있다. 키 큰 남성이 프로필에 키를 써 넣는 이유는 상대방과 매칭될 때 가장 먼저 받는 질문이기 때문이며, 키 작은 남성은 관심 있는 상대방에게 키를 공개하면 매칭이 해제되거나 연락이 끊기곤 한다. 키 큰 남성은 문화적으로 페티시화되어 있다. 체격이 크고 군살이 없으며 근육질인 남성과 마찬가지로.[20]

이는 어떤 면에서는 사람들이 섹시하다고 생각하는 것이 무엇인가를 설명해 주지만, 많은 부분에서 무의식적인 편견 그리고 사회적 특권을 더욱 누리려는 욕망을 보여 준다. 키는 단순한 데이트 상대의 조건 이상의 의미를 지닌다. 키 큰 남성은 더 많은 기회를 얻고, 돈을 더 많이 벌고, CEO가 되고, 인생에서 다른 많은 특권과 유익을 제공받을 가능성이 훨씬 더 크다. 키로 인한 특권과 차별은 실제로 존재하며 누구보다 남성에게 더 많이 적용된다.[21] 남성과의 관계를 자신의 사회적 자본과 자원을 증식할 기회로 여기는 사람은 자연스럽게 키 크고 근육질이며 전형적으로 매력적인 남성을 선호할 것이다. 그러면서 상대의 몸과 사회적 자본을 자신이 대상화하고 있다고는 전혀 인식하지 못할 수도 있다.

우리 문화에서 남성이 대상화되는 마지막 방식은 음경의 크기다. 시스젠더 남성에게 매력을 느끼는 많은 사람은 큰 음경을 페티시화하고 미화하는 반면, 작은 음경은 조롱하고 폄하한다.[22] 특히 음경이 크다는 고정관념이 있는 흑인 남성은 이러한 이유로 인기 있으며 페티시화되고,[23] 음경이 작다는 고정관념이 있는 아시아 남성은 종종 폄하되고 조롱받는다.[24] 어느 쪽이든, 잠재적인 성적 또는 로맨틱 파트너로서 남성의 가치가 음경의 크기로 측정될 때, 그의 온전한 인간성은 박탈당하고 타인에게 제공할 수 있는 경험으로만 가치를 평가받게 된다. 이를 대상화 외에 다르게 표현할 수 있을까?

의도적으로 잠재적 파트너의 구체적인 특성이나 자질을 찾고, 그 특성이나 자질에 가장 우선적인 중요성을 두면서 그 사람 자체는 부차적으로 여긴다면 그것이 대상화이며 페티시화다. 그 사람이 대표하는 것 또는 어떤 경험을 제공할 수 있는지에 따라 그 사람을 매력적으로 여기는 것이 대상화요 페티시화다. 여기에는 아시아 여성, 트랜스젠더 여성, 뚱뚱한 여성(역사적으로 페티시화되어 온 세 인구 집단)만 찾는 사람들, 흑인 여성이나 라틴계 여성(두 인구 집단 모두 전형적인 '과잉 성욕자hypersexual'로 여겨진다)만 찾는 사람들, 전형적으로 깡마른 25세 금발 모델과만 데이트하는 사람들(레오 디카프리오, 당신을 보고 하는 얘기예요)이 포함된다.[25]

물론 무엇이든 자신을 흥분시키는 것에 흥분하고 원하는 것을 선택할 수 있지만, 이러한 종류의 매력, 욕망, 자극에서 대상화가 어떤 역할을 하는지는 살펴볼 가치가 있다.

파트너가 있을 때와 싱글일 때 신체 이미지를 다르게 경험하는 경향

싱글 자기대상화자

자기대상화자가 싱글이면서 파트너를 원하는 경우, 이들의 신체 이미지 문제는 파트너가 없다는 데 초점을 맞추는 경향이 있다. 이들은 이렇게 생각하고 말할 수 있다. '이렇게 생겼는데 누가 나와 함께 있고 싶겠어?' '나는 흉물이야. 그렇지 않았다면 파트너가 있었겠지.' '이런 모습으로는 아무도 나를 사랑하지 않을 거야, 난 혼자 죽을 거야.' 이들은 파트너만 있다면(혹은 성적 또는 친밀함의 욕구가 충족된다면), 결국 자신이 호감 있고 가치 있는 사람이라는 것이 증명되고 모든 신체 이미지 문제가 사라질 것이라고 상상하는 것 같다.

이러한 상황에 있는 자기대상화형 싱글은 일반적으로 데이트에 대해 불안과 무력감을 느끼는 경우가 많다. 예를 들어, '내가 상대방을 좋아했으면'이 아니라 '상대방이 나를 좋아했으면'이라는 마음으로 데이트를 하며 상대방에게 부적절한 힘과 책임을 부여한다. 일생 동안 사회적 조건에 영향을 받은 자기대상화자는 데이트라는 게임에서 자신의 역할을 상당히 수동적인 것으로 상상하는 경향이 있다. 모습을 드러낸 다음 타인이 자신을 평가하도록 하는 것이다. 그런 다음 '상대방의 테스트를 통과'하면 상대방은 다음 단계로 진행할 책임이 있다. 이런 사람들이 데이트에 스트레스를 받는 것은 당연한 일 아닐까? 이들은 상대방에게 모든 권한과 책임이 있으며, 자신이 할 일은 상대방이 자신을 선택하고 싶을 만큼 매력적인 사람이 되는 것이라고 생각한다. 심지어 잠재적인 파트너와 '일을 성사시키기' 위한 힘들고, 취약하고, 두려운 일들을 자신은 할 필요가 없거나 해서는 안 된다고 생각하기도 한다. 상대방이 자신에게 충분히 끌린다면 그 모든 것을 해 줄 것이기 때문이다. 하지만 거절당했다고 느끼거나 원하는 것을 얻지 못하면 자신이 충분히 매력적이지 않거나 호감을 주지 못한 탓이라 여기고, 신체 이미지 문제를 극복하는 열쇠는 파트너를 찾는 것이라고 더욱 확신하게 된다.

하지만 이별 후 '복수하는 몸revenge body'을 만들거나 다시 데이트를 시작하기로 결심하고 머리를 자르고 염색하고 손톱을 다듬고 새 옷을 사는 등의 행동을 하는 일부 자기대상화자들은 혼자가 된 것을 강력한 변화의 동기로 삼기도 한다. 이렇게 희망찬 경험들은 실제로 잠시 행복감과 자신감을 줄 수 있지만, 안타깝게도 그 효과는 오래 지속되지 않는다. 결국 다시 일상으로 돌아가 바쁘게 일하고, 우선순위가 바뀌고, 그 밖의 다른 이유로 노력을 멈추고 '개선된 상황'도 사라진다. 동기 부여 단계에 영원히 머물 수 있는 사람은 없다. 동기 부여가 끝나면 자신감과 신체 이미지는 치명적인 타격을 입기 쉽다.

마지막으로, 싱글 자기대상화자들은 자신이 친밀한 관계를 맺지 못하는 이유가 선택받을 만큼 매력적이지 않기 때문이라고 생각하는 경향이 있기 때문에, 전형적으로 그렇게 매력적이지 않은 친구나 또래가 데이트, 섹스, 연애, 약혼, 결혼을 할 때 심한 혼란과 질투, 분노, 또는 부당함을 표현하기도 한다. 이러한 사건은 그의 세계관 전체를 전복시키며 매우 불안정하고 불공평한 기분이 들게 한다. '선택받는 것이 매력의 문제라면, 그리고 내가 그들보다 더 매력 있다면, 내가 먼저 선택받을 자격이 있어!' 따라서 자기대상화자는 지속적인 좌절감, 불공정함, 혼란 속에서 살아간다.

파트너가 있는 자기대상화자

많은 싱글 고객들이 파트너를 찾으면 신체 이미지 문제가 '치료'될 것이라고 생각하지만, 실제로는 대개 그렇지 않다. 당신의 몸을 좋아해 주는 파트너를 찾으면 자신감이 높아지고 신체 불안감이 줄어들 수 있으며, 전 존재를 사랑하고 아껴 주는 파트너를 찾으면 자존감이 좋아지고 신체 이미지도 개선될 수 있는 것은 사실이다. 하지만 파트너가 생긴다고 해서 자동으로 자기대상화를 멈추거나 갑자기 자신감과 안정감을 느끼는 것은 아니다. 실제로 내 경험에 따르면, 어떤 경우 가장 극심한 자기대상화와 불안감은 장기적인 파트너십 관계에서 생긴다!

내 생각에 그 이유는 누군가를 사랑한다는 것, 즉 그 사람을 내 마음에 받아들이고 내 삶을 그 사람의 삶과 엮는다는 것이 특별히 취약한 일이기 때문인 것 같다. 많은 사람들이 파트너가 바람을 피우거나 떠날까 봐 두려워한다. 상대를 전적으로 신뢰한다 해도, 어떤 일이든 일어날 수 있고 가슴 아픈 이별을 맞이할 가능성은 항상 존재한다. 타인에게 마음을 열고 서로의 삶을 엮을 때, 누구를 선택하든 얼마나 깊이 사랑하든 상심에 매우 취약한 상태가 되는 것이다. 그리고 나는 많은 자기대상화자들이 이 사실을 잘 견디지 못한다는 것을 알게 되었다.

자기대상화자가 처음 멋진 관계를 새로 맺고 사랑에 빠져 섹스를 많이 하고 새로운 파트너와 친밀한 연결을 느끼며 옥시토신으로 가득 찬 화학적 쾌감을 즐기고 있을 때는 신체 이미지 문제가 가장 적은 경향이 있다.[26] 심지어 이 시기에 자신의 몸이 매력적이고 만족스럽다고 느껴서 신체 이미지 문제가 치료되었다고 말한 사람들도 있었다! (스포일러 주의: 그렇지 않았다.) 풍부한 관심, 인정, 만족감, 욕망, 섹스, 친밀감, 접촉, 로맨스, 사랑 이 모든 것은 마음속의 불안한 목소리를 잠재우는 경향이 있으며, 그에 수반되는 화학적 쾌감은 영원히 그렇게 될 것 같은 기분이 들게 만든다. 하지만 보통 몇 달에서 몇 년 후 화학적 균형이 다시 잡히면 자기대상화의 오래된 불안과 패턴이 다시 나타나 그들을 기다린다.

그래서 나는 새로운 사랑의 초기 단계가 지난 후, 한동안 파트너 관계를 유지한 자기대상화자들에게서 볼 수 있는 패턴에 대해 이야기하고자 한다. 이들은 파트너 관계에서 충분히 안정감을 느끼지 못해 힘들어하고, 자신이 안전하고 사랑받고 있으며, 상대가 자신을 원하고 버리지 않으리라는 것을 계속 확인하려는 경향이 있다. 이들은 파트너가 아무리 안심을 시켜 주어도 늘 부족하다고 느끼기 때문에 스스로를 '결핍' 또는 '집착'이라는 말로 표현하곤 한다. 이 점이 중요한데, 자기대상화자는 파트너로부터 안정감을 얻어 안전한 느낌을 추구하는 데 집중하지만 이것은 오래 지속되지 못한다. 파트너는 실제로 그들이 갈망하는 안전과 안정을 줄 수 없고, 그것은 존재하지도 않기 때문이다. 그들은 파트너가 어떻게 해 주든 여전히 불안하고, 사랑받지 못하는 것 같고, 관계에 대해 걱정하며, 파트너가 자신에게 화가 나지는 않았는지 일상적으로 걱정할 가능성이 높다.

왜 그럴까? 때로 이것은 자기대상화자의 불안하거나 불안정한 애착 스타일을 반영하지만[27] 때로는 누군가를 사랑할 때 자기대상화자가 극심한 취약성을 견디지 못하기 때문이기도 하다. 이들은 이러한 취약성을 견딜 수 없이 괴롭게 느끼기에, 이로부터 자신을 보호하기 위해 자신이 충분히 매력적이라면 거절당하거나 상처받거나 버림받거나 외롭지 않을 것이라는 환상을 만들어 낸다. 당연히 이러한 환상은 외모에 너무 많은 의미와 중요성을 덧붙여, 그들은 외모에 대해 끊임없이 불안감을 느끼게 될 것이다. 그러나 적어도 자신을 보호할 일종의 계획을 세우고 취약함을 덜 느낄 수 있다.

흥미롭게도 이러한 자기 보호 양상은 사람마다 완전히 다르게 나타날 수 있다. 예를 들어, 어떤 자기대상화자는 만일 거절당하거나 버림받더라도 여전히 자신을 원하는 사람이 있을 것이며 혼자가 되지 않을 것이라고 끊임없이 스스로를 안심시키기 위해 관계 밖에서 외모에 대한 관심과 인정을 추구하기도 한다. 심지어 자신이 여전히 매력적이고 '선택권이 있다'는 것을 스스로 증명하기 위해 관계를 깨뜨렸다가, 상대를 사랑하면서 왜 그런 짓을 했는지 의아해하기도 한다!

한편 파트너로부터 자신을 원한다는 관심과 인정을 얻으려 할 수도 있다. 이는 일반적으로 파트너가 외모를 많이 칭찬해 주고, 섹스에 대한 욕구를 자주, 열정적으로, 열심히 표현해 주기를 원한다는 의미다. 파트너가 있는 많은 자기대상화자들이 섹스 도중(그리고 직후)에 가장 안정감과 자신감을 느끼는데, 이는 섹스가 자신이 사랑받고 있음을 입증하고 안심시켜 주기 때문이다.[28] 이들은 한동안 섹스를 하지 않았거나 파트너가 관심이 적어 보일 때 걱정과 불안, 몸에 대한 부정적인 감정이 극심해진다.

사람들은 여러 가지 이유로 섹스를 원한다(또는 원하지 않는다). 그러므로 이런 관점은 자기대상화자의 파트너에게 항상 섹스를 원해야 한다는 좀 이상하고 불공평한 압박을 가한다. 당신이 배에 가스가 찼거나, 생선 내장을 발라내는 방법에 대한 역겨운 영상을 막 본 참이라면 유감이다! 당신의 파트너는 관계에 대한 안정감과 자존감이 당신이 항상 자기와 섹스하고 싶어 한다는 욕구에 달려 있으니 당장 시작하는 것이 좋을 것이다.

이것은 명백하게 건강하지 못한 상태임에도, 파트너가 있는 많은 자기대상화자들은 파트너의 욕구에 따라 안전감과 사랑을 느끼기에 섹스와 친밀감이 부족한 기간에는 관계가 위태롭다고 느낀다. 그렇기 때문에 관계가 소원해지거나 불안하다고 느끼면 자기대상화자는 자신의 몸을 탓하고 외모를 더 매력적으로 꾸미려고 집착할 가능성이 높다. 또한 파트너를 위해 '매력적인 외모를 유지하는 것'이 자신의 책임이라고 여기고, 외모를 유지하거나 개선하기 위해 많은 시간, 에너지, 돈을 쓴다. 파트너가 자신의 자연스러운 모습에 만족하고 흥분하더라도 상관없다.[29]

파트너가 있는 자기대상화자들이 흔히 느끼는 불안과 두려움은 나이 듦, 임신, 체중 증가로 인해 '외모를 잃고' 상대가 더 이상 자신에게 매력을 느끼지 못하는 것이다. 이들이 이 두려움의 근저에 무엇이 있는지 알지 못한다 해도, 이는 당연한 일이다. 이들은 자신의 가치가 파트너를 기쁘게 하고 흥분시키는 능력에 있다고 믿기 때문에, 매력이 떨어지는 것에 대한 두려움은 버림받는 것에 대한 두려움과 같다. 파트너가 나를 욕망하기를 바라는 것은 지극히 정상이지만, 성적 욕망 자체는 우리의 외모 훨씬 그 이상에 관한 것이다. 욕망과 흥분은 관계, 신체 언어, 친숙함, 페로몬, 안전감, 친화성, 호르몬, 에너지와 성격, 상호 관심, 후각, 미각, 촉각에 영향을 받는다.[30] 나이, 몸매, 성별, 인종, 능력, 신체 사이즈와 관계없이 모든 사람은 다른 사람에게 욕망을 느끼거나 욕망을 불러일으킬 수 있다. 그러나 자기대상화자는 이 모든 것을 무시하고, 안전한 관계의 핵심은 성적 욕망이며 욕망의 핵심은 아름다움의 이상에 더 가깝게 부합하는 것이라는 고착된 믿음을 가진다.

이 모든 것은 한 사람의 외모에 어마어마한 압박과 부풀려진 의미를 부여한다. 또한 근본적인 문제를 무시한다. 자기대상화자는 파트너와의 관계에서 아무리 욕망의 대상이 되고 인정을 받는다 해도 완벽하게 안전하다고 느낄 수 없다. 완벽한 안전은 환상이기 때문이다. 누군가를 파트너로 선택하는 것은 본질적으로 취약한 일이며, 누군가를 사랑한다는 것은 마음의 상처를 입을 내재적 위험이 따르는 일이다. 따라서 명확하고 중립적인 시각으로 자신의 몸을 보기 위해 파트너가 있는 자기대상화자는 종종 그러한 취약성을 인정하고 받아들여야 하며, 존재하지 않는 환상 속에 사는 대신 실재하는 비탄의 가능성을 견디는 법을 배워야 한다.

자기대상화자를 위한 다음 단계

마지막으로, 신체 중립성을 향해 나아가는 법에 대한 구체적인 실천 단계를 제안하겠다. 당신이 자기대상화자에 대한 내용에 공감한다면, 당신이 그동안 자신의 외모에 정확하게 어떤 의미와 중요성을 부여해 왔는지, 매력적이고 호감 있는 사람이 되려는 무의식적 목표가 실제로 무엇인지 명확하고 구체적으로 파악해야 한다. 멋진 외모를 통해 당신은 무의식적으로 무엇을 얻으려 하는가? 무의식적으로 해결하려 하는 문제는 무엇인가? 나머지 아바타에 대해 읽기 전에 자문해 볼 몇 가지 질문이 있다.

- '완벽한 몸'을 갖고 유지할 수 있다면 어떤 일이 일어날 것이라고 상상하거나 희망하는가?
- 충분히 매력적이지 않음으로 인해 가장 두려운 것은 무엇인가?
- 외모에 대한 관심, 칭찬, 또는 인정을 바랄 때 당신이 정말로 원하는 것은 무엇인가?
- 당신에게 멋진 외모가 그토록 중요한 이유는 무엇인가?
- 당신을 매력적이라고 생각하는 사람들은 어떤 목적이 있는가?

9장

✳

성취지향자

성취지향자는 자신의 도덕적 우수함을 증명하고, 사회적 지위를 높이고, 외부의 인정을 받기 위해 자신의 몸을 집중적으로 이용한다. 보통 이들이 얻기 원하는 내적 감정은 우수함, 가치, 안전함, 안도감 등이다.

성취지향자 유형에서 흔히 볼 수 있는 패턴

- 이들은 가치를 절대적인 것이 아니라 상대적인 것으로 생각한다. 이들은 의식적·무의식적으로 한 사람의 가치는 타인과 비교할 때 탁월함, 인상적임, 우월함, 지위, 우수함이 있느냐에서 나온다고 믿는다.
- 경쟁심이 강하고 완벽주의적이며 스스로에게 엄격한 경향이 있다.
- 매력적으로 보이는 데는 관심 없지만, 몸매와 사이즈 관리에 신경을 많이 쓴다. 따라서 음식과 운동과 관련한 문제가 있는 경우가 많다.
- 이들이 가장 두려워하는 것은 다른 사람들이 자신을 '게으르다'고 생각하는 것이다.
- 이들이 꿈꾸는 몸은 대체로 매우 날씬하고 건강한 몸, 즉 절제, 노력, 의지력, 자기 관리를 통해 조각된 몸이다.
- 사회적 자본, 권력, 특권, 영향력을 더 많이 갖는 것을 행복, 성취감,

가치감과 연결 짓고, 가능한 모든 수단을 통해 사회적 지위를 높이기 위해 노력한다.

- 도덕적으로 판단하는 이분법적 렌즈를 통해 의사 결정을 하는 경우가 많고, 언제나 '선한' 또는 '옳은' 선택과 '나쁜' 또는 '틀린' 선택이 있다고 믿는다.

- 인생의 어느 시점부터 엄격한 피트니스 및 영양 계획을 따르며 살아왔을 수 있다. 그렇다면 이러한 생활 방식을 유지하지 못하더라도 그것을 '이상적'으로 여기기 쉽다.

- 일반적으로 사람들은 그들의 성격과 인생에서 내리는 결정에 따라 (도덕적으로 말하자면) 마땅히 받아야 할 것을 받는다고 믿는다.

- 강한 비만 편견을 지닌 경우가 많아서, 뚱뚱한 몸은 게으름이나 그 외 성격적 결함의 결과이며, 건강이 나쁘거나 도덕성에 문제가 있거나 지능이 낮다는 신호라는 잘못된 믿음을 가지고 있다.

- 선하고 도덕적인 사람이 되기를 간절히 원하지만, 다른 사람의 몸과 선택에 대해 비판적이고 판단하며 비난하는 경향이 있다.

- 모든 것을 힘의 투쟁으로 보고, 자신이 1등이 되거나 적어도 꼴찌가 되지 않기 위해 몰두한다.

이는 성취지향자들의 공통적인 특징이지만, 물론 개인마다 경험은 다를 것이다. 다른 아바타들이 그렇듯 이 아바타를 결정하는 공통 요소는 신체 이미지 문제가 이들을 어떻게 도우려고 하는가 하는 것이다.

성취지향자의 숨은 신체 이미지 목적

성취지향자는 항상 자신의 '우수함'을 증명하거나 보여 주려고 노력하며, 사회적 위계질서에서 더 높이 올라가고 사회적 이상에 부합하기 위해 애쓰면서 타인들이 자신을 높게 평가하도록 한다. 이는 성취지향자들의 삶에서 여러 영역에 걸쳐 나타나는 패턴이겠지만, 특히 몸과 관련해서는 더욱 그렇다. 성취지향자는 정형화된 미와 신체 이상에 자신을 맞추려 노력하며, 외부의 인정을 받고, 사회적 지위를 높이고, 사회적 특권을 얻기 원하며, 그뿐 아니라 소외된 사람들이 겪는 차별을 피하려 한다.

비만 편견, 장애 차별, 인종 차별, 연령 차별, 성차별 같은 억압 제도가 기저에 있는 문화에서 성취지향자들은 당연히 자신의 몸을 이용해 사회적 상향 이동을 추구하고(최소한 하향 이동을 피하기 위해!) 사회적 지위, 특권, 중요성, 가치감을 확보하는 데 집중한다. 성취지향자들은 사회적 위계에서 개인이 처하는 위치는 그가 누구인지, 무엇을 받을 자격이 있는지를 나타내는 진정한 지표라고 여기며, 우리는 모두가 마땅히 받아야 할 것을 받는 능력주의 사회에서 살고 있다는 것을 학습하고, 높은 곳에 이르기 위해 음식 제한이나 과도한 운동 같은 극단적인 몸 관리에 의지한다. 결국 극단적인 수준의 규율, 의지력, 노력, 자제력을 찬양하는 문화에서(올림픽 선수, 억만장자, 개인기를 뽐내는 유명인, 엄청나게 체중을 감량한 사람들을 생각해 보라) 성취지향자들은 이러한 자질을 논란의 여지 없는 공개적인 방식으로 입증하는 것이 원하는 것을 얻는 열쇠가 될 것이라고 확신한다. 모두가 원하지만 소수만이 얻을 수 있는 몸을 갖는 것보다 더 확실한 공개적인 방법이 있겠는가? 이런 식으로 많은 성취지향자들은 자신의 몸을 자신의 우수함, 인격, 지위, 또는 가치를 보여 주는 걸어 다니는 광고판처럼 조각하여 사람들의 높은 평가를 받고, 안락한 삶으로 보상을 받으려 필사적으로 노력한다.

휴! 몸에 과도한 의미와 중요성을 부여하는 것에 대해 이야기해 보자. 많은 성취지향자들이 자신의 몸을 중립적으로 보지 못하고 신체 불안, 강박, 수치심, 부정적 감정, 불안감으로 힘들어하는 것은 당연하다. 그들은 자신의 몸을 자신이 누구인지, 그리고 어떤 사람인지에 대한 일종의 공개적인 진술로 여긴다.

물론 이 모든 것은 비만 혐오에 기반한 거짓말이다. 똑같이 먹고 운동하더라도 자연적인 신체 다양성으로 인해 모든 사람의 몸은 생김새가 다르다.[1] 그러므로 사람의 몸은 실제로 그가 무엇을 하는지, 어떤 사람인지, 어떤 자격이 있는지에 대해 알려 줄 수 없다. 하지만 성취지향자들은 기존의 문화적 신체 위계에 충실한 경향이 있으며, '모두'가 동의하는 것에 도전한다는 것에 대해 생각해 본 적이 없기에, 이들의 숨은 신체 이미지 목적은 어떻게든 가능하도록 시도하자는 것이다.

그러나 성취지향자들에 대해 이해해야 할 중요한 점은 이러한 계획에는 항상 그보다 더 깊은 동기가 있다는 것이다. 다른 사람들이 자신을 멋지게 본다면 기분은 좋겠지만, 깊은 인상을 남기는 것에는 본질적인 이점이 없다. 따라서 성취지향자는 의식적으로는 사회적 지위와 외부의 인정을 추구하지만, 실제로 추구하는 것은 더 깊은 것, 즉 사회적 지위와 외부의 인정을 통해 얻을 수 있다고 생각하는 어떤 것이다.

그러므로 성취지향자들의 신체 이미지 문제가 단지 자신의 우수함을 증명하고 사회적 지위를 높이거나 외부의 인정을 받기 위해 존재한다고 말하는 것은 사실이지만 완전한 답은 아니다. 그들이 추구하는 더 깊은 것은 숨은 신체 이미지 목적의 핵심 부분이기에, 성취지향자가 해결하려 하는 더 깊은 문제, 더 깊은 필요와 욕구, 또는 우수함, 지위, 검증을 통해 추구하는 더 깊은 경험이 항상 존재한다는 것을 인정하는 것이 중요하다. 흥미로운 것은, 이러한 목표가 외적인 데 초점을 맞추고 있음에도 불구하고 많은 성취지향자들이 실제로 추구하는 것은 행복, 만족감, 성취감, 안도감, 의미,

목적, 자존감 같은 내적인 경험이라는 점이다.

성취지향자가 추구하는 깊은 내적 경험은 사람마다 많이 다르겠지만, 그들은 항상 다른 사람들에게 자신의 우수함과 가치를 증명하고 사회적 서열을 높이는 것이 목표에 이르는 열쇠라고 믿는다. 그리고 이를 위해 항상 자신의 몸을 이용하려 한다.

이 점을 이해하는 것이 중요한데, 많은 성취지향자들이 자신의 숨은 신체 이미지 목적을 파악할 때 두 단계의 과정을 거쳐야 하는 이유가 여기 있다.

모든 아바타는 신체 중립성으로 가는 여정을 같은 질문으로 시작한다. 내 신체 이미지 문제는 나를 어떻게 도와주고자 하는가? 신체 불안은 내 욕구를 충족하는 데 어떻게 도움이 될 수 있는가(또는 도움이 되려 시도하는가)? 신체 혐오가 문제를 어떻게 해결할 수 있는가(또는 해결하려 시도하는가)? 특정한 몸을 가짐으로써 내가 얻고, 피하고, 느끼기를 바라는 것은 무엇인가?

이 책의 3부에서는 이 답을 찾는 것(숨은 신체 이미지 목적을 파악하는 것)이 신체 이미지 문제에서 벗어나는 데 중요한 단계인 이유와 실제로 이를 수행하는 방법에 대해 알아볼 것이다. 이 답을 찾는 것은 누구에게나 어렵지만, 여타의 아바타들은 이를 하나의 일관된 연습으로 보는 경향이 있는 반면, 성취지향자는 거의 관련이 없는 두 가지 연습으로 보는 경향이 크다.

성취지향자의 숨은 신체 이미지 목적을 파악하고자 할 때, 처음에 이들은 질문에 대해 사실에 가깝지만 완전하지는 않은 답변을 할 가능성이 높다. 심지어 성취지향자에게 이런 질문은 답이 너무나 뻔한 우스운 질문으로 느껴질 수도 있다.

나의 신체 이미지 문제는 내가 무엇을 얻게 하려는 걸까? 간단하다. 관심, 인정, 칭찬, 감탄, 존경, 접근 가능성, 기회, 자신감이다. 나의 신체 이미지 문제는 내가 무엇을 피하게 하려는 걸까? 차별, 판단, 배제, 놓친 기회, 사람들에게 무시당하는 것, 자신에 대해 나쁜 기분이 드는 것 등이다.

맞지만 완전하지는 않은 이 숨은 신체 이미지 목적을 파악했다면, 성취지향자는 다시 돌아가서 각각의 답변에 대한 근원적인 목적, 목표, 욕구, 또는 결핍에 대해 자문해야 한다. 어떤 잘못된 가정이나 편견에 근거하고 있는지도 보아야 한다. 예를 들어 당신이 갈망하는 외부의 인정, 칭찬, 찬사를 모두 받음으로써 당신의 삶이 어떻게 달라지기를 바라는가(또는 기대하는가)? 그리고 특정 유형의 신체를 가지면 자동으로 인간적인 자신감을 갖게 된다는 것이 정말 사실인가? 그렇지 않다면 이 이야기는 어디에서 온 것이며, 당신이 진정으로 추구하는 것은 무엇인가?

성취지향자들은 이런 종류의 깊고 근본적으로 정직한 자기 탐구를 어려워하는 경향이 있는데, 이는 그들이 자신의 직관을(그러므로 무의식 또한) 무시하도록 배웠고 대중의 권위에 의문을 제기하지 말라고 배워 온 규칙 추종자이기 때문이기도 하다. 그들은 말한다. 날씬한 것이 그저 더 좋으므로 모두가 날씬해지고 싶어 한다! 그들이 특정 유형의 몸을 갖고 싶어 하는 이유는 명확하다. 그런 몸이 칭송을 받고 중요하기 때문이다. 모두가 놀리고 나쁘고 징그럽다고 생각하는 몸을 누가 원하겠는가?

이런 식으로 성취지향자들은 날씬하고 탄탄한 몸에 대한 욕구 이면에 존경에 대한 욕구가 있다는 것을 쉽게 식별할 수 있지만, 존경에 대한 욕구 이면에 목적의식, 자기 수용, 또는 휴식을 허락받고 싶은 욕구가 있다는 것은 알지 못할 수도 있다. 일부 사람들을 다른 사람들보다 더 잘 대우하는 세상에서 성취지향자들이 사회적 상향 이동을 추구하는 것은 당연하다. 그러면서도 자신이 추구하는 것이 정확히 무엇인지, 왜 그렇게 중요한지 알지 못할 수도 있다. 그들은 그저 사람들이 외모로 평가받는다는 것을 알고 있고, 긍정적으로 평가받는 것이 중요하다고 생각한다.

이제 당신은 성취지향자들의 숨은 신체 이미지 목적이 종종 깊숙이 숨겨져 있고 식별하기 어려운 이유를 알 수 있을 것이다. 특정 유형의 외모를 통해 이들이 얻거나 피하고자 하는 것이 무엇인지는 어렵지 않게 알 수 있다. 표면적이고, 사실이지만 완전한 설명은 아닌 것들로, 외부의 검증과 칭찬, 사회적 지위와 특권, 사회적 상향 이동, '좋은' 사람으로 보이기 같은 것이다. 그러나 거기에는 언제나 더 깊고 완전한 설명이 존재한다. 이들이 정확히 왜 그러한 것들을 추구하는지, 그리고 그러한 것들을 통해 무엇을 얻기를 바라는지에 대한 것이다.

여기서 잠시 멈춰서, 많은 사람들이 특정 외모를 가진 사람들이 받는 혜택을 얻기 위해 자신의 외모를 바꾸고 있으며, 외모에 따라 체계적으로 특정 사람들에게는 혜택을 주고 다른 사람들에게는 불이익을 주는 세상에서[2] 이는 전적으로 합리적이라는 것을 인정하는 것이 중요하다. 외모를 꾸미는 것은 어떤 면에서 사회적 이동성을 높이는 유효한 방법이며, 외모를 바꾸는 것만으로도 기회에 대한 접근성이 커지고 차별받을 위험을 줄일 수 있다면 그렇게 하지 않을 이유가 없지 않겠는가? 예를 들어, 흑인 여성은 면접을 보기 전에 머리를 느슨하게 풀어헤치는데, 꼭 그렇게 하고 싶어서가 아니라 업무에 적합한 머리 모양에 대한 인종차별적 편견이 있는 관리자에게 잘 보이고 취업 확률을 높이기 위해서일 수 있다. 남성은 데이트를 하기 위해 근육을 키울 수도 있고, 여성은 남성에게 매력적으로 보이기 위해 가슴 수술을 받을 수도 있다.

이런 일이 일어나지 않아야 한다는 데 모두 동의하겠지만, 우리가 살고 있는 사회를 생각하면 이런 현상은 당연하다. 사람들은 소외라는 불이익을 피하고 특권을 누리기 위해 사회적 사다리를 오르려고 항상 노력해 왔고 앞으로도 그럴 것이며, 외모는 그 과정에서 중요한 역할을 한다.

성취지향자는 이렇게 물을 수도 있다. 게임에서 이기기 위해 노력하는 것이 해로울 게 있나? 세상의 불공정한 진실을 인정하고 그에 따라 결정할 뿐인 것 아닌가?

그렇지 않다. 그것은 세상을 살아가는 유효한 방법이 될 수 있겠지만, 성취지향자의 행동은 두 가지 이유에서 이와는 다르다.

첫째 이유는, 성취지향자들은 신체와 외모는 전적으로 통제할 수 있으며, 노력과 절제, 의지, 자제력만 있다면 누구나 '이상적이고' 멋진 몸을 가질 수 있다는 잘못된 믿음을 갖고 있기 때문이다. 많은 성취지향자들은 자신의 몸과 외모를 안전하고 현명하고 지속 가능하게 바꾸는 일에서 할 수 있는 것과 할 수 없는 것의 경계를 인정하지 않는다. 대신 그들은 자신이 이러한 경계에서 예외라고 믿거나 예외가 되기를 절실하게 원한다. 그 결과 불가능한 것을 추구하며 신체 건강, 정신 건강, 사회생활, 관계의 행복, 즐거움, 기쁨, 몸의 구현, 휴식, 존재할 수 있는 능력 등 모든 것을 대가로 치르곤 한다. 이것이 우리가 살고 있는 세상의 진실을 보고서 그에 따라 행동하는 것인가? 나는 그렇게 생각하지 않는다.

성취지향자가 그저 '이기기 위해 게임을 하는 것'이 아닌 또 다른 이유는, 그들이 불공정한 세상을 명확히 보고 계산하여 전략적인 결정을 내리는 것이 아니기 때문이다. 내가 이렇게 확신하는 이유는 성취지향자가 자신의 신체 이미지에 대해 경험하는 감정적 고통의 정도가 그 목표에 비해 매우 부적절하고 비율적으로 맞지 않기 때문이다.

성취지향자의 시각은 다른 몸들이 의미하는 바에 대한 깊이 뿌리박힌 편견, 잘못된 해석, 사실이 아닌 편견으로 인해 늘 흐려져 있다. 그들은 사람의 몸은 그가 어떤 사람인지, 어떤 삶을 살 자격이 있는지를 드러낸다고 진정으로 믿기 때문이다. 어떤 수준에서 그들은, 시스템은 공정하며, 모두가 더 열심히 일하고 규칙을 따른다면 모두가 동등한 보상을 받을 수 있다고 믿는다. 그들은 시스템을 이용하지 않고 시스템을 유지한다.

성취지향자 사례 연구: 케이트

부모님이 중국계 이민자인 대학원생 케이트는* 자랄 때 부모님이 매우 엄격했고, 기준과 기대치가 매우 높았다고 한다. '완벽하지 않은 것은 실패'였기 때문에 그녀는 모든 일에 자신을 밀어붙이는 법을 배웠다. 손가락이 닳도록 첼로 연습을 했고, 트랙 경기에서도 구토를 하고 기절할 정도로 열심히 연습했으며, 밤늦게까지 공부하고 사교 생활은 거의 못 했다.

9학년 때 케이트는 자신이 장기간 먹지 않고 지낼 수 있다는 것을 알게 되었고, 그렇게 하면서 스스로 자랑스럽고 멋지다는 성취감을 느꼈다. 다른 여자아이들은 점심을 거를 의지가 없거나 탄수화물을 너무 좋아해서 살을 빼고 싶어도 포기할 수 없다고들 했지만, 케이트는 이 두 가지가 자신에게는 의외로 쉽다는 것을 알게 되었다. 친구들은 믿지 못할 정도로 놀라워했고, 계속해서 식사를 거르며 말라 가는 케이트가 얼마나 멋지고 '영감을 주는지'를 이야기했다.

케이트의 행동은 1년 만에 본격적인 섭식 장애로 발전했고, 적게 먹을수록 그녀는 성취감과 뿌듯함을 더 느꼈다. 결국 그녀는 배부른 느낌을 실패, 수치심, 나약함과 연결 짓고, 공복감은 강인하고 특별하며 '우수한' 것이라고 여기게 되었다.

나는 케이트가 섭식 장애를 얻은 지 10년이 지난 후인 스물네 살 때부터 함께 작업을 시작했다. 당시 케이트는 심각한 저체중으로 두 차례 입원했고, 몇 달 동안 입원 회복 치료를 받았으며, 섭식 장애를 고치기 위해 어마어마한 치료와 영양 지원을 받았다.

우리가 처음 만났을 때 케이트는 자신이 여전히 '마음으로는 거식증'이라고 표현했지만, 몸무게는 건강한 수준이었고 최근 수년 동안 음식을 제

---

* 일부 고객을 소개할 때 인종 같은 특정 신상 정보를 언급하는 이유가 궁금할 것이다. 나는 직업을 제외하고는 각 사람이 자신의 신체 이미지 및 자아상과 특히 관련이 있다고 생각하는 세부 사항에 충실하려 한다.

한하지 않았다. 케이트는 건강해져서 기쁘고, 이 목표를 위해 자랑스러울 만큼 열심히 싸웠다고 했다. 그녀는 진정 살고 싶고 언젠가는 결혼하고 아기를 낳고 싶다고 했다. 그런 일이 가능하기 위해서는 먹고 건강해야 한다는 것을 이해했다. 그럼에도 불구하고 케이트는 거울 앞에서 자신의 건강한 몸을 보면 증오심만 느꼈다.

케이트는 경멸 어린 목소리로 자신이 너무…보통으로 생겼다고 말했다. 매우 평범하고, 전혀 특별하지 않고, 멋지지가 않았다. '포기한 사람'의 몸. 그리고 이 모든 것이 그녀를 불행하게 만들어 그녀는 자주 거울 앞에 앉아 울었다.

케이트에게 건강하지 않을 정도로 날씬했던 시절에서 가장 그리운 점이 무엇인지 물었더니, 다른 소녀와 여성들로부터 받은 관심과 칭찬에 대해 이야기했다. 그들은 케이트의 의지력과 강인함에 대해 끊임없이 칭찬하고, 디저트를 어찌 그렇게 잘 참느냐며 감탄하고, 부러움과 동경을 표현했다. 그녀는 기분이 좋았다. 어릴 때 친한 친구가 없었던 케이트는 동경과 질투를 우정보다 더 좋은 것으로 여기게 되었고, 이를 통해 힘과 가치, 사회적 지위를 얻었다. 깡마른 몸은 그녀를 다른 여성들보다 우월한 위치로 올려놓았고 모두가 그녀를 알아보는 것 같았다. 그녀는 여성들이 가득한 방에 들어가면 즉시 윗사람, 알파, 리더의 지위를 부여받았다. 그녀의 몸은 의지력, 자제력, 절제력을 상징했기에 자신감, 힘, 가치를 느낄 수 있었다. 그녀는 자신이 칭찬과 인정을 얻어 냈고, 그로 인한 힘을 가질 자격이 있다고 느끼게 했다.

케이트는 회복 과정에서 체중이 증가했고 칭찬, 관심, 인정, 권력이 모두 사라졌다. 이제 그녀의 몸은 그저 '평범하고 평균적인' 몸이 되었다. 그녀는 칭찬, 관심, 인정, 힘을 모두 잃었을 뿐 아니라 그런 것들을 받을 자격까지 잃었다고 느꼈다. 다른 방법으로는 그러한 관심, 권력, 자신감을 얻을 능력이 자신에게 없다고 여겼기에 평생 무가치하고 자격 없는 채로 자신이 가장 원하는 것을 얻지 못한 상태로 살아가야 한다고 믿었다.

자신의 몸에 대한 케이트의 혐오는 이러한 맥락에서 이해되기 시작했다. 그녀는 무의식적으로 자신의 몸에 칭찬, 동경, 지위, 부러움, 권력, 특별하고 가치 있다는 느낌, 그리고 다른 여성들과의 유대감을 '획득하는' 일을 부과했던 것이다. 자신이 원하고 필요로 하는 많은 것을 얻는 데 몸이 방해가 된다고 믿는다면, 자신의 몸에 대해 중립적으로 느낄 수 있겠는가?

욕구를 충족시킬 수 있는 다른 방법을 생각해 보자고 제안했을 때, 케이트는 망설였다. 케이트는 자신이 갈망하는 지위, 권력, 관심은 어떤 분야에서 최고가 되어야만, 즉 자신이 특별해야만 가능한데, 우월해지고 특별해질 수 있는 다른 어떤 것을 생각할 수 없다고 했다. 이를 통해 우리는 그 지위, 권력, 관심이 근본적으로 무엇인지 생각해 보았다. 물론 높은 지위에 올라간다는 것은 기분 좋은 일이다. 하지만 그 지위가 실제로 어떤 욕구를 충족시켜 주었으며, 어떤 문제를 해결하는 데 도움이 되었을까?

이렇게 성찰하면서 케이트는 결국 자신의 몸으로 인해 특별한 대우를 받음으로써 자신이 인정받고 가치 있는 존재이며 충분히 괜찮은 사람이라고 느낄 수 있었다는 것을 알 수 있었다. 또한 어디를 가든 사람들(특히 여성)이 그녀를 좋아하고 말을 걸고 싶어 하는 모습을 통해 그녀는 연결되어 있다는 느낌을 받았는데, 이는 그녀에게 부족했던 또 다른 경험이었다. 또한 음식을 먹지 않는 행위는 그 자체로 힘과 자부심, 강인함을 느끼게 해주어 자신감을 가질 수 있었고, 식이 제한은 다른 무엇과도 비교할 수 없는 삶의 의미와 목적의식을 부여해 주었다. 이 모든 것을 파악하자 케이트의 숨은 신체 이미지 목적은 모든 사람이 자신을 중요하고 인상적이며 우월하고 특별한 사람으로 대하게끔 날씬한 몸을 만들어서 이러한 모든 욕구(인정받고, 가치 있고, 충분하고, 연결되고, 자신 있고, 삶에 의미와 목적이 있다고 느끼는 것)를 충족시키려는 것이었음을 알 수 있었다.

케이트는 부모님으로부터 최고가 되는 것이 중요하고, '완벽'해야만 충분하며, 평범하거나 평균적이거나 '남들처럼' 된다는 것은 실패를 의미한다고 배웠다. 이로 인해 그녀는 다른 사람들과 동등하게 관계를 맺을 수 없었고, 따라서 타인보다 우월한 위치에서 관계 맺는 방식을 찾았으며, 멋지고 특별하고 완벽한 사람만이 스스로에게 만족할 수 있다고 확신하게 되었다. 이 모든 것을 알게 되자 케이트는 자신의 몸에 대한 혐오를 멈추려면 이러한 실제 욕구를 충족시킬 다른 방법을 찾고, 완벽함, 지배력, 우월감의 중요성에 대한 신념 체계를 해체해야 한다는 것을 분명히 깨달았다.

그 후 1년 반 동안 케이트는 바로 그 작업을 했다. 재교육, 새로운 관점, 끊임없는 자기 탐구를 통해 그녀는 무엇이 사람을 가치 있고 자신감 있게 만드는지에 대한 생각을 바꾸고 경쟁심과 완벽주의에서 벗어날 수 있었다. 그녀는 학습된 가치를 무의식적으로 따르는 대신 자기 자신의 가치를 탐구했고, 그 과정에서 부모와의 결속을 끊고 스스로 생각하는 법을 배웠다. 자기 자신의 가치 체계를 바탕으로 새로운 자기 가치감을 키웠고, 타인에 대한 우월감 없이도 스스로에 대해 좋게 느끼는 따뜻하고 온화한 기쁨을 발견했다. 동등한 위치에서 사람들과 소통하는 법을 배웠고, 여성들과 깊은 우정을 쌓았다. 이러한 우정 속에서 그녀는 이전보다 더 깊고 진정성 있게 관심을 받고, 가치를 인정받고, '충분하다'는 느낌을 경험했다.

함께 작업을 시작할 때 케이트는 자신의 몸에 대한 혐오감으로 영향을 받지 않은 날이 하루도 없었다. 그러나 앞에서 설명한 과정을 시작하면서 이따금 혐오감에 휩싸이지 않고 화를 내지 않는 날이 생기기 시작했다. 마음가짐이 바뀌고 욕구가 충족되자 그런 날이 점점 더 자주 찾아왔고, 결국에는 거의 매일이 되었다.

성취지향자들의 일반적인 특징과 경험

지금까지 성취지향자의 신체 이미지 여정이 어떤 양상인지를 보았다. 이제 성취지향자들에게서 볼 수 있는 가장 일반적인 패턴과 특성, 경험 몇 가지를 살펴보자.

사회적 상향 이동을 추구함

우리 사회는 우리가 공정하고 평등한 능력주의 사회에서 살고 있으며, 사람들은 마땅히 받아야 할 것을 받는다고 가르친다. 이는 종종 사회 최상위 계층에 있는 이들이 거기 있을 자격이 있고, 최하위에 있는 사람들도 거기 있을 자격이 있다는 믿음으로 이어진다. 이러한 관점에서 볼 때, 사회적인 상향 이동을 추구하는 것은 그저 가능성이 아니라 의무다. 이는 우리가 어떤 사람이며 어떤 삶을 살 자격이 있는지를 만천하에 알리는 것이기 때문이다.

충실한 규칙주의자답게, 성취지향자들은 자라면서 배운 교훈, 가치, 신념을 그대로 받아들이고 질문은 별로 하지 않는다. 그러므로 이들의 세계관은 우리 세계의 자본주의, 식민주의, 백인 우월주의, 능력주의 가부장제의 영향을 많이 받으며, 이들의 암묵적인 편견은 그 체제들을 반영하는 경향이 있어 특정 유형의 사람들에 대한 무의식적인 고정관념과 선호도를 보인다.[3] 이들은 한 사람의 가치를 생산성, 근면, 지배력, 권력, 그리고 당연히 부로 측정할 수 있다고 상상한다. 남성적인 것으로 인식되는 업무가 여성적인 것으로 인식되는 업무보다 더 가치 있다고 생각한다. 개인적인 것이 집단적인 것보다 우월하다. 친절보다 힘이 더 중요하며, 논리가 감정을 이긴다. 약함의 징후는 착취나 공격의 초대장으로 간주된다. 사람은 근면, 규율, 자제력, 강인한 개인주의로써, 또 인격적인 약점의 모든 징후를 신중하게 제거함으로써 자신의 가치를 증명하고 존경을 얻어야 한다.

이 신념 체계에서는 개인의 행동과 성격이 운명을 결정하므로, 사다리를 오르고 보상을 받으려면 규칙을 따르고 항상 옳은 일을 하며 흠잡을 데 없는 도덕적 판단과 성품을 보여 주어야 한다. 그리고 그것이 바로 성취지향자가 자신의 몸을 이용하여 하려고 하는 일이다.

성취지향자는 한 사람의 사회적 지위를 그의 인격과 가치에 대한 '증거'라고 생각하기 때문에, 사람들이 숭배하고 존경하는 '그런 유의 몸'을 가져서 자신의 사회적 지위를 높이려고 노력한다. 이는 대개 눈에 띄게 운동 능력이 뛰어나고, 날씬하고, 탄탄하고, 마른 근육질의 몸을 의미하지만, 때로는 프로 스포츠, 마라톤 또는 철인 3종 경기, 크로스핏, 파워리프팅과 같이 멋진 성취를 이룰 수 있는 몸을 의미하기도 한다. 타인의 높은 평가를 받거나, 지위를 높이거나, 외부적으로 인정받을 수 있는 모든 것이 해당한다.

성취지향자는 비단 신체뿐만이 아니라 이용할 수 있는 모든 수단을 사용하여 사회적 지위를 높이려고 한다. 예를 들어, 주목할 만한 직업적 성공을 추구하거나, 큰 업적과 성과를 쌓거나, 화려한 영예, 멋진 자동차, '트로피 배우자' 같은 지위 상징을 획득한다. 하지만 개인의 신체와 외모가 사회적 지위와 특권에 큰 영향을 미치는 우리 사회에서, 신체는 성취지향자들의 주요 전략이자 사회적 계층 이동을 위한 도구가 된다. 성취지향자들은 열심히 노력하면 날씬하고 마른 근육질의 몸을 가질 수 있다고 생각한다. 그렇게 되면 자신이 얼마나 우수하고, 근면하고, 노력하며, 절제된 사람인지 모두가 알게 될 것이고, 정상에 올라 보상을 받을 것이다.

엄격한 도덕적 이분법

성취지향자는 누구나 마땅히 받아야 할 것을 받는다고 믿기 때문에 원하는 것을 얻기 위해서는 먼저 자신이 그것을 얻을 자격이 있음을 증명하는 것이 중요하며, 자격을 증명하는 열쇠는 우수한 도덕성을 보여서 사회적 계층에서 높이 올라가는 것이다. 이러한 이유로 성취지향자는 미묘한 차이나 회색 지대에 대한 관용이 거의 없고 엄격한 도덕적 이분법을 고수하는 흑백논리적인 사고방식을 가지는 경향이 있다. 즉 인생의 모든 선택에는 정답과 오답, 좋은 결정과 나쁜 결정이 있으며, 개인의 도덕적 지위는 얼마나 좋은 선택을 했는지에 대한 결과라고 생각한다.

모든 행동이 본질적으로 옳거나 그르다는 이러한 관점을 도덕적 절대주의라고도 하며, 기독교 같은 조직화된 종교의 교리가 종종 그렇다.[4] 그 결과, 성취지향자들은 종종 자신의 모든 선택과 타인들의 모든 선택이 지닌 도덕성에 집착하여 누가 선하고 누가 나쁜지를 끊임없이 따진다.

성취지향자는 의사 결정을 할 때 도덕적 절대주의로 인해 큰 스트레스를 받고 심지어 무력감을 느낄 수도 있다. 이들은 사람의 성격을 놓고 합격인지 불합격인지 판단해야 한다고 느낀다. 좋은 사람이 아니라면 나쁜 사람이고 중간 지대는 없다고 여기는 것이다. 항상 옳은 것을 선택해야 하며 그렇게 하지 못한다면 나쁜 것으로 여긴다면, 중요하지 않은 사소한 결정조차도 큰 부담이 될 수 있다.

항상 올바른 선택을 하고, 실수를 피하며, 도덕적으로 탁월하고 정의로운 위치에 있기 위해서 성취지향자는 규칙, 루틴, 구조에 의존하는 경우가 많다. 하루에 선택할 일이 적을수록 실수할 일도 줄어든다. 또 일을 하는 '올바른 방법'에 대한 메시지가 충분하기 때문에 스스로 생각해 낼 필요조차 없다. 가족 문화, 조직화된 종교, 학교 또는 고등 교육, 기업 문화, 사회적 에티켓 또는 다른 곳에서 배운 것이 무엇이든, 정해진 계획을 따르면 성취지향자는 인생의 많은 결정이 자신을 위해 적절하게 내려질 것을 알고 편하게 쉴 수 있다. 또한 자신이 무엇이 옳고 그른지 제대로 식별하지 못한다는 사실을 회피할 수 있다. 도덕적 절대주의를 믿으면서도 정확한 규칙을 항상 100퍼센트 명확히 알고 있는 것은 아니며, 그렇다고 해서 잘못되는 것 또한 원하지 않는다.

성취지향자는 엄격한 규칙과 구조를 고수하여 선택의 폭을 최소화함으로써(그리하여 실수할 위험을 최소화함으로써) 동시에 자신감과 자존감으로 착각하기 쉬운 우월감, 자부심, 정당성을 유지할 수 있다. 예를 들어, '혼전 순결'을 성공적으로 지켰다면 우쭐해하고 자기 만족감을 느끼며, 그렇지 않은 사람들을 흐뭇하게 내려다볼 수 있다. 또는 케이트처럼 다른 사람보다 더 낫다는 느낌이 자존감의 절대적인 기준이라고 생각할 수도 있다.

당연하게도 도덕적 절대주의에는 부정적인 측면 또한 있다. 내 고객 중 성취지향적인 상당수는 모든 규칙을 지키고 '잘 사는' 상태일 때 가장 자신감 있고 평온하지만, 자신이 세운 규칙을 어기거나 '잘 못 사는' 상태일 때는 엄청난 불안, 괴로움, 죄책감, 수치심을 느낀다고 말한다. '매일 운동하기' 규칙을 어겨 휴가를 완전히 망친 한 고객처럼, 규칙을 어긴 데 대한 감정적 반응이 전혀 불필요하고 다른 사람들에 비해 지나치다 해도, 각각의 선택이 도덕적으로 매우 중요한 의미가 있는 성취지향자라면 그럴 수 있다.

다이어트 및 피트니스/웰니스 업계가 이러한 '모 아니면 도' 사고방식을 가진 사람들을 의도적으로 노린다는 사실은 놀랍지 않다. 그들은 모든 것을 제대로 하고 잘하려고 노력하지만 자신을 믿지 않는 사람들을 찾는다. 그런 사람들에게는 영업이 쉽기 때문이다. 또한 안전감을 확보하기 위해 구조와 규칙을 찾고 도덕적 우월감을 진정한 자기 가치로 착각하는 사람들을 찾는다. 이들은 가장 충성되고, 제품과 프로그램을 가장 많이 구매하며, 커뮤니티에서 도덕적 이분법을 가장 강력하게 시행할 사람들이기 때문이다. 다이어트 및 피트니스/웰니스 산업은 의도적으로 음식, 운동, 신체를 도덕적으로 해석하고, 사람들이 자신의 선택에 따라 스스로를 '선하다' 혹은 '나쁘다'고 생각하도록 부추긴다. 도덕적 구원에 관심이 있는 사람들이 더 많은 돈을 쓰기 때문이다. 그리고 이미 이런 종류의 마케팅을 받아들일 준비가 되어 있는 성취지향자들은 그들이 실수하지 않도록 디자인된 프로그램에 특히 전적으로 헌신하는 경향이 있고, 자신의 도덕적 우수성을 보여 줄 수 있는 몸을 만들기 위해 무엇이든 할 가능성이 높다.

그러나 이 계획의 문제점은 그러한 몸을 만들기 위해 따라야 할 규칙에 대한 '정보'가 기껏해야 혼란스럽고 복잡하고 모순적이며, 최악의 경우 불가능하고 위험하며 터무니없다는 것이다. 그 결과, 성취지향자들은 끊임없이 실패하고 죄책감을 느끼게 된다. 운동을 해야 하지만 일주일에 5일, 한 시간씩 열심히 해야만 의미가 있고, 그렇지 않으면 아무것도 하지 않는 것이 낫다. 탄산음료나 주스는 못 마시지만 콤부차는 프로바이오틱스가 들어 있어서 괜찮다. 견과류와 씨앗, 생선 같은 건강한 지방을 많이 먹어야 하지만 지방은 칼로리가 높아 살이 찔 수 있으니 너무 많이 먹으면 안 된다.

이러한 이유로 많은 성취지향자들이 음식, 운동, 여타 몸에 대한 문제에서는 엄격하고 예민하게 보인다. 이들의 파트너와 친구들은 그들이 규칙을 하나 어겼다고 그렇게 짜증을 내는 이유를 이해하지 못한다. 그 규칙이 타인에게는 말이 안 되거나 특별히 중요해 보이지 않기 때문이다. 이러한 도덕성에 대한 집착과 옳고 그름에 대한 엄격한 이분법적 감각이 결합되어 성취지향자는 고립감과 외로움을 느끼는 경향이 있으며, 이들은 이 사실을 자신이 다른 사람보다 특별하고 우월하다는 증거로 여기거나 아니면 자신이 결함이 있고 무가치하다는 증거로 인식한다. 여기에도 역시 중간은 없다.

잠시 되돌아가서 왜 성취지향자들은 세상이 도덕적 정의와 공평의 체제를 중심으로 구성되어 있으며, 개인의 인격과 도덕적 행동이 항상 공정하고 합당한 결과로 이어진다고 믿는지, 혹은 왜 그렇게 믿고 싶어 하는지 살펴보자. 세상은 근본적으로 공평하며 사람들은 항상 도덕적으로 마땅히 받아야 할 것을 받는다는 믿음은 사실 정의로운 세계 오류just world fallacy라고 불리는 인지 편향이며,[5] 미묘한 차이를 모두 지우고 의사 결정은 아웃소싱하며 실수를 피하려는 사람들에게는 이것이 설득력 있게 느껴질 수 있다.

정의로운 세계 오류의 가장 큰 문제점은 그것이 명백하게, 단정적으로, 그리고 치명적으로 틀렸다는 것이다. 우리는 공정하고 평등한 세상에 살고 있지 않으며, 능력주의 사회에 살고 있지 않으며, 사람들은 도덕적으로 마땅히 받아야 할 것을 받지 못한다. 사회적 지배층에 있는 힘 있는 사람들이 소외와 고통의 자리에 있는 사람들보다 더 도덕적이거나 자격이 있는 것은 아니며, 그렇다고 말하는 것은 폭력과 억압의 체제를 적극적으로 옹호하는 일이다.

이러한 인지적 편향을 쉽게 반박할 수 있음에도(암에 걸린 아이를 두고 "마땅히 받아야 할 것을 받았다"라고 말해 보라), 성취지향자들은 여전히 행동으로써 도덕성을 증명한다면 누구나 마땅히 받아야 할 것을 받기 때문에 자신 역시 원하고 필요로 하는 모든 것을 보상받을 것이라는 생각에 집착하는 경향이 있다. 따라서 이들은 자신이 실제로 원하고 필요로 하는 것을 직접 추구하는 대신 도덕적 의미를 부여한 수많은 작은 규율을 지킴으로써 자신의 가치를 증명하려고 노력하며, 그 대부분은 신체에 초점이 맞춰져 있다.

분명 세상이 공정하고 정의롭다는 생각은 현실에 대한 멋진 대안이며, 그렇게 믿는 사람에게 안심과 평화를 준다. 심지어 이는 세상에 존재하는 수많은 억압, 폭력, 잔혹함을 무시하거나 용인하게 만들 수도 있다. 그들이 그럴 만한 일을 저질렀을 것이라고 믿기 때문이다. 나쁜 일은 나쁜 사람들에게만 일어나며, 평생 착하게 살면 나쁜 일은 일어나지 않을 것이라고 생각하면서 그들은 안심한다. 이는 거짓말이다. 하지만 위안을 준다. 그리고 성취지향자들로 하여금 고통의 혼란스러운 무작위성과 우리 사회의 기반이 되는 수많은 부정의와 불평등의 체제를 직면하지 않도록 보호해 준다.

성취지향자의 흑백논리적 사고는 또 다른 중요한 목적에도 도움이 된다. 진화론적으로 볼 때 상황을 단 두 가지 선택지로 즉시 요약할 수 있다는 것은 매우 유용하다. 긴급 상황에서는 뉘앙스를 고려할 시간이 없기 때문에 가장 안전한 선택지를 최대한 빨리 결정해야 한다.

예를 들어 곰이 나를 공격하려 한다면 나는 상황의 미묘한 차이를 따지며 가만히 앉아 있지는 않을 것이다. 나는 상황을 0.5마이크로 초 만에 두 가지로 요약할 것이다. 곰의 공격: 나쁨. 거기서 내가 빠져나온 것: 좋음. 미묘한 부분도, 회색 영역도 없이 두 가지 선택지만 있다. 이분법적 사고는 위험하거나 긴급한 순간, 뉘앙스를 고려할 시간이 없고 빠르게 명확하게 판단해야 할 때 유용하다. 이분법적 사고는 생존을 돕는 우리 뇌의 파충류적인 부분으로[6] 일반적으로 불안 성향이 큰 성취지향자들에게 자주 나타나는 이유를 설명해 준다.

비판적이거나 조종하는 보호자, 조직화된 종교, 또는 여타 도덕성에 기반한 공포를 조장하는 환경에서 자란 탓에, 성취지향자들은 자신의 행동이 초래할 도덕적 결과에 대해 끊임없이 두려워하는 생활 방식을 학습했고, 약한 모습을 보이면 강한 사람이 공격하도록 초대하는 셈이라고 배웠다. 도덕적으로 '착해야 한다'는 과도한 압박감과 지배당하는 것에 대한 끊임없는 두려움으로 인해 성취지향자는 실패하거나 실수하거나 어떤 식으로든 불완전한 것을 두려워하고 죄책감과 불안에 시달리게 된다. 그러니 끊임없이 뇌가 위험에 처해 있다고 생각하고 안전해지기 위해 모든 것을 '선'과 '악'이라는 이분법으로 축약하는 것이 놀랍지 않다. 모든 순간이 잠재적인 위협이기 때문에 성취지향자의 삶에는 뉘앙스가 개입할 여지가 없을 수 있다.[7]

즉 경직된 사고방식, 능력주의에 대한 믿음, 도덕적 절대주의에 대한 고집은 모두 성취지향자가 자기 자신과 몸, 세상을 명확하게 보지 못하게 한다. 이러한 상태에 있는 성취지향자는 이러한 차단을 해체하고 놓아 주어 신체 중립성이 가능하도록 하고, 뉘앙스를 용인하는 법을 배우고, 우월감이 없이도 자기 자신에 대해 좋은 느낌을 가질 수 있는 다른 방법을 찾으며, 자신이 살고 있는 현실의 불의에 직면해야 할 것이다. 하지만 안타깝게도 이 작업은 두렵고 불편하며 심지어 고통스러울 수 있기에, 많은 사람들이 엄두를 내지 못한다.

다른 아바타에 비해 처음부터 상당한 사회적 특권을 가지고 있을 가능성이 높은 성취지향자는, 자신의 정체성과 자기 가치를 다른 사람보다 더 도덕적이고, 근면하고, 덕이 있고, 멋지고, 좋은 것들을 받을 만한 자격이 있다는 것에 두곤 한다. 이는 성취지향자가 자존감이 형편없거나 항상 실패자처럼 느끼는 경우에도 마찬가지다. 왜냐하면 그들은 여전히 완벽해질 가능성이 존재하는 엄격한 도덕적 이분법에 따라 자신을 측정하고 있으며, 충분히 좋은 사람이 될 수 있는 유일한 방법은 모든 사람보다 더 우월해지는 것이기 때문이다. 결국 완벽하지 않다는 이유로 자신이 실패자라고 여기는 믿음(애초에 자신만이 완벽해질 잠재력이 있었다는 의미) 혹은 결점과 실수는 자신을 지구상에서 최악의 사람 또는 가장 큰 실패자로 만든다는 믿음에는 어느 정도의 자아와 자기 중요성이 개입된다.

신체 중립성으로 가는 길을 가로막는 장애물을 제거하려면 성취지향자는 진정으로 삶을 바꾸고 세상이 놀랄 만한 도전을 해야 할 것이다. 억압과 불평등이 실재함을 직시하고, 자신의 특권을 인정하고(그리고 자신이 초래한 피해를 헤아려 보고), 스스로 생각하는 법을 배우고, 정체성과 자존감을 새롭게 정립하고, 몸과 자기 자신, 그리고 다른 사람들과 관계를 맺는 완전히 새로운 방식을 찾아야 한다.

판단하는 성향

도덕적 절대주의, 정의로운 세계 오류, '좋은 사람'으로 보이려는 집착이 결합되어 성취지향자들은 수수께끼 같은 상황에 처하게 된다. 한편으로는 친절, 연민, 관대함, 이타심, 관용 같은 '좋은 사람'의 자질을 구현하는 것이 매우 중요하다. 다른 한편으로는 판단, 비판, 경쟁심, 이기심, 편협함 같은 생각과 감정에 휩싸인다.

사회적 계층 상승에 전념하는 성취지향자는 타인을 경쟁자로 여기며,

누가 '더 높은 순위'에 있는지 확인하기 위해 타인과 자신을 비교한다. 또한 자신의 몸에 너무 집중하다 보니, 다른 사람의 몸에도 집중하게 된다. 그래서 누가 더 날씬하고 말랐는지, 더 멋지고 '이상'에 가까운지 확인하는 경향이 있다. 불안감, 그리고 사회에서 자신이 어느 위치에 있는지 알고 싶은 걱정스러운 욕구에서 비롯된 행동이지만, 이는 곧 도덕적 딜레마를 만들어낸다.

자신을 타인과 비교하여 상대방이 우월하다고 판단한다면, 질투, 악의, 심지어 미움을 느낄 수 있다. 또는 상대방을 무너뜨리기 위해 비판적이고 부정적인 생각을 하게 된다. 상대방과 자신을 비교하여 자신이 우월하다고 판단한다면, 비판적이고 판단적인 태도에서 더 나아가 동정심, 경멸, 또는 혐오감을 가지고 상대방을 무시할 수 있다는 것에 쾌감과 자부심(심지어 기쁨!)을 느끼게 된다. 분명 이러한 생각과 감정은 일반적으로 수용, 겸손, 연민, 선의 같은 자질이 핵심인 도덕성의 코드와는 일치하지 않는다. 따라서 좋은 사람이 되고자 하는 성취지향자는 결국 죄책감과 수치를 느끼고, 그러한 생각과 감정이 실제로 자신을 나쁜 사람으로 만들지 않을까 걱정하게 된다!

이 패턴은 성취지향자에게 이상하고 혼란스러운 내적 갈등을 야기한다. 범상치 않고 선하고 고결한 사람이라는 표면적인 정체성 바로 밑에는 자신이 나쁘고 사악한 사람일지 모른다는 의심이 숨어 있기 때문이다. 나의 한 고객은 아내의 전 연인을 가끔씩 찾아본다는 것을 창피해하며 인정했다. "그녀가 여전히 뚱뚱하고 못생겼다"라는 것을 확인하고 비교함으로써 기분이 더 나아진다는 것이다. 또 다른 여성은 여동생이 항암 치료를 받는 동안 살이 많이 빠졌을 때 은근히 부러웠다고 했다. "가족 중 가장 마른 사람"이라는 자신의 자랑스러운 타이틀을 이제 여동생이 갖게 되었기 때문이다. 이런 이야기는 인정하기 불편하다. 누구나 마음 깊은 곳에서 자신이 '더 나은 사람'이라고 생각하고 싶어 하기 때문이며, 이는 매우 흔한 일이다. 성취지향자들은 자신의 이런 비판적이고 비열하고 편협한 부분을 밀어내고 애써 무시하려 하지만, 이것은 여전히 존재하며 우울한 때에는 수치심과 걱정을 유발한다. 내가 정말 나쁜 사람이면 어떡하지?

하지만 이러한 생각과 감정은 성취지향자들이 무엇을 믿든 간에 도덕성의 문제가 아니라는 사실을 분명히 해 두자. 이것은 성취지향자가 몸담고 있는 세계관과 신념 체계에서 지극히 정상적인 반응이며, 거기서 가치란 절대적인 것이 아니라 상대적인 것이다. 사회 계층 구조의 최상위에 있는 사람만이 좋은 것을 누릴 가치가 있다고 생각하기 때문에, 성취지향자에게는 자신이 좋은 사람이라는 것보다는 우월한 사람이라는 것이 더 중요하다. 이렇게 되면 모든 것이 경쟁이 되고, 다른 사람들이 경쟁자가 되며, 공동체 의식은 사라진다. 원하는 것을 얻을 수 있는 유일한 기회가 다른 사람을 이기고 거기에 도달하는 것이라고 생각하면 친절, 연결, 동정심, 관대함을 유지하기는 너무나 어렵다.[8]

또한 성취지향자는 다른 사람을 이기지 못하면 자신이 약하고 수동적이거나 이용당하기 쉬운 사람으로 여겨져 결국 착취당하거나 파괴될 것이라고 믿는 경향이 있다. 이는 부분적으로는 위계질서에서 낮은 위치에 있는 사람들은 도덕성이 떨어질 수밖에 없고, 따라서 본질적으로 존경, 기회, 권력, 친절, 그 외의 좋은 것들을 받을 자격이 없다고 믿기 때문이다. 또한 지구상 80억 명의 사람들이 모두 정상에 오르기 위해 경쟁하는 세상이 너무 냉혹하다고 생각하기에, 다른 사람들을 수단과 방법을 가리지 않는 냉혈한 경쟁자처럼 위협적으로 느낀다. 이런 식으로 성취지향자의 마음속에서는 모든 타인이 위협적인 존재가 되고, 인간의 선천적 선함에 대한 신뢰나 낙관주의는 사라진다. 사실 그들은 사람들은 대개 악랄하고 자기중심적이며 타인에 대한 공감, 연민, 배려가 부족할 것이라고 기대한다. (이러한 관점은 성취지향자들이 착하고 친절한 사람이 되고자 하는, 즉 그들이 세상에서 보고 싶은 사람이 되고자 하는 욕구를 더욱 강화할 수 있다!)

이러한 이유로 사회적 지배력은 성취지향자의 자기 보호 전략에서 핵심 요소가 된다. 그들은 이것이 희소한 자원을 확보하는 열쇠이자 공격과 착취를 당하지 않는 유일한 방법이라고 믿기 때문이다. 성취지향자들의 세상은 약육강식의 세상이다. 모든 것은 지배하거나 지배당하거나 둘 중 하나다. 심지어 이들은 약한 모습을 보이는 사람들이 공격이나 착취를 '요청'하고 있다고 믿을 정도다. 그들이 스스로를 표적이 되도록 만들었다는 것이다.

　성취지향자들이 자신을 비교하고, 사람들을 구분 짓고, 모든 사람을 판단하며 '순위'를 매기는 데 많은 시간을 쓰는 것은 전혀 놀랍지 않다. 그들이 끊임없이 자신을 우월한 존재로 자리매김하려고 노력하는 것도 놀랍지 않다. 이런 습관이 도덕성에 대한 일반적인 생각과는 맞지 않을 수 있지만, 이해는 할 수 있다. 성취지향자는 욕구를 충족하고 자신을 보호하기 위해 노력하는 것일 뿐이다.

　성취지향자의 세계관은 그것이 그들이 애써 정당화하고 모른체하는 불평등과 억압의 체제에 대한 무의식적 인식에서 비롯된다는 점에서 그 아이러니가 있다. 이들은 한순간이라도 실수하거나 긴장을 늦추면 그들이 다른 사람에게 하는 일을 자신도 당할까 봐 두려워한다. 이러한 세계관이 성취지향자들만의 것은 아니다. 주류 미디어, 특히 정치적 우파는 강경한 개인주의를 통해 이를 조장한다. 즉 사람들은 선천적으로 신뢰할 수 없는 존재이며, 기회만 있으면 나를 지배하고 착취할 수 있으므로 항상 경계해야 하고 치열하게 자신을 방어해야 한다는 것이다. 그러나 이러한 불안한 관점은 사람들로 하여금 공격적이 되게 하고 타인을 먼저 지배하고 착취함으로써 '자신을 보호'하도록 유도한다. 이로 인해 도덕적 갈등이 생기면, 이들은 지배한 쪽이 분명 더 강하고, 우월하며, 정상에 오를 자격이 있다는 믿음으로 언제나 스스로를 정당화할 수 있다.

　이것을 이해하는 것이 중요한데, 성취지향자의 세계관은 자기 영속적이기 때문이다. 타인을 더 많이 지배할수록 지배당하는 것을 더 두려워하게 된다. 또 지배를 많이 당한 사람일수록 지배를 자유와 안전으로 가는 유일한 길로 여기게 된다. 미국의 정치 우파는 국가로서 지배력을 확립하는 것이 우리 자신을 안전하게 지킬 수 있는 유일한 길이며, 다른 국가와 '잘 지내려고' 노력하면 그들이 우리를 얕보고 공격할 것이라고 믿는다. 그러한 관점을 이해할 만도 한데, 미국의 정치인들은 세계의 나머지 국가들을 자주 이런 식으로 바라보고 항상 지배하고 압제해 왔기 때문이다. 자신의 약육강식 세계관을 다른 세계에 투영함으로써 미국의 정치인들은 공격과 지배를 당하는 것에 대한 두려움을 느끼고, 그 두려움은 모든 타자에 대한 우월적 지위를 확립하기 위해 더욱 치열하게 노력하도록 만든다. 이런 식으로 공포의 순환은 강화되고 영속화된다.[9]

이것은 많은 성취지향자들의 행동과 매우 유사하다. 다른 사람들은 모두 자신만을 위해 살고, 모두 나와 은밀히 경쟁하고 있으며, 나를 이기려고 한다. 그러므로 내가 먼저 이겨야 한다! 하지만 다른 사람들이 꼭 이런 식으로 세상을 보는 것은 아니다. 성취지향자는 평생 방어적으로 모든 사람을 이기기 위해 노력하겠지만 다른 사람들은 알지 못하는 게임이다.

신체 및 체중 조절 행동에 집착함

자신의 도덕적 우수성을 공개적으로 입증하고 사회적 우위를 확립하기 위해 성취지향자들은 종종 자신의 몸이 규율, 노력, 의지, 자제력의 산물로 보이기를 원한다. 이는 비현실적인 목표다. 체형과 체격은 개인의 의식적인 습관과는 무관한 여러 요인(건강 상태, 나이, 약물 복용, 소득, 거주 지역, 음식 결핍이나 다이어트로 인한 신진대사 변화, 타고난 유전적 신체 다양성 등[10])에 의해 결정되기 때문이다. 그러나 성취지향자들은 어쨌든 그 목표를 이루려고 계속 노력한다. 자신의 몸이 '비밀을 누설할' 수 있다고 생각하기에 신체 불안은 큰 문제로 느껴지기 시작하고 자신을 바라보는 모든 사람에게 자신의 약점이나 나쁜 점이 탄로 날 거라고 걱정하게 된다.

여기서 중요한 점은 사람의 체형과 체격이 습관이나 성격을 정확하게 반영한다는 믿음은 잘못된 것일 뿐만 아니라 지독한 비만 혐오에 해당한다는 것이다. (마른 몸이 강한 직업 윤리와 자기 통제력을 가진 사람임을 자동적으로 나타낸다고 믿는다면, 뚱뚱한 몸은 무엇을 자동적으로 나타낸다고 생각하시는지?) 별것 아닌 것 같지만, 실제로 살이 찌는 것을 두려워하거나 살을 빼는 것에 집착하는 성취지향자들의 신체 이미지 문제에는 이러한 비만 편견이 크게 작용하는 경향이 있다.

우리 사회에 비만 편견이 얼마나 만연해 있는지를 고려한다면, 성취지향자들이 날씬한 사람들은 우수하고 근면하다고, 뚱뚱한 사람들은 나쁘고 게으르고 욕심이 많다고 생각하도록 학습한 것은 놀라운 일이 아니다. 연구에 따르면 이는 근거 없는 편견에 불과하지만, 이런 종류의 메시지는 지속되고 있다.[11] 비만 편견이 뚱뚱한 사람들에 대한 차별, 소외, 폭력으로 이어지는 과정을 안다면, 이러한 편견을 피하고 싶어 하는 사람들을 이해할 수 있다. 하지만 또다시 여기서 지독한 개인주의적 사고방식이 작동한다. 성취지향자가 주변의 뚱뚱한 사람들이 비만 편견으로 인해 당하는 피해를 보면, 편견에 맞서 싸우고 우리 모두를 위해 더 안전하고 공정한 사회를 만들겠다는 동기를 얻는 대신, 자신은 피해를 입지 말아야겠다는 동기만 갖게 된다. 각자도생의 세상에서 하위 계층은 손해를 본다는 것을 알기에 그들은 계층의 정상에 오르려고 할 것이다. 게다가 뚱뚱한 사람들은 거기에 있을 만해서 있는 것 아니겠는가? 누구나 받을 만한 것을 받는 세상이고, 체형과 체격은 오직 습관과 성격에 따라 결정되는 것이므로 차별받고 싶지 않다면 더 열심히 노력해야 한다!

이는 많은 성취지향자들이 취하는 태도로, 뚱뚱한 사람들에게는 너무나 해롭고 폭력적임에도 그들은 이를 정당화한다. 그러나 결국 이러한 태도로 인해 그들은 체중 조절에 집착하고, 극단적으로 엄격하게 몸을 관리하며, 음식, 운동, 몸에 대한 병적인 관계를 형성하게 된다. 결국 이는 성취지향자 자신에게도 해롭고 폭력적인 일이다.

규칙, 루틴, 체계에 자연스럽게 끌리는 성취지향자는 체중 감량이나 체중 '관리'를 위해 '지켜야 하는' 매우 긴 규칙과 행동 목록을 작성하곤 한다. 이런 표현은 이들이 자신의 (못되고 게으른) 몸은 불어나고 싶어 한다고 상상하며 적극적인 예방 조치를 취하고 있음을 나타낸다. 이러한 규칙과 습관은 체계와 질서를 부여하고 매일 해야 할 '올바른 일'을 알고 있다는 느낌을 주어 일시적으로 불안을 누그러뜨릴 수 있다. 하지만 자기대상화자들이 신체 불안을 줄이기 위해 몸을 확인하는 행동을 하다가 나중에 더 큰 신체 불안을 겪게 되는 것을 기억하는가? 성취지향자도 결국 같은 처지에 놓인다. 규칙을 더 엄격하게 지킬수록 규칙을 어기는 것에 대한 스트레스, 불안, 두려움이 더 커진다. 이런 식으로 성취지향자의 체중 및 신체 관리 행동은 이들의 삶에 막강한 영향을 미치고 집착, 강박, 중독, 망상으로 발전할 수 있다.

나의 고객 저스틴은 바텐더 일을 그만두고 전업주부가 되기로 하면서 여유 시간에 체력을 단련하려고 웨이트 트레이닝을 시작했다. 그런데 건강을 위한 루틴으로 시작한 운동이 1년도 못 되어 저스틴의 삶을 완전히 장악했다. 처음에는 일주일에 3-4회, 45분 정도 운동하고 운동 후에는 몸을 회복시키는 단백질 셰이크를 마셨으며 정크 푸드를 줄였다. 기분이 좋아졌고 거울에 비친 몸은 달라졌다. 이두박근과 어깨가 발달하고 뱃살이 줄어들기 시작했다. 그는 더 열심히 운동해야겠다는 의욕이 생겼다. 주간 운동 횟수를 늘리고, 매번 더 오래 하고, 보충제를 구입하고, 간헐적 단식을 시작했다.

우리가 함께 작업하기 시작했을 때 저스틴은 탄탄하고 건강한 몸이었지만, 피트니스와 다이어트 루틴을 중심으로 하루를 보내고 있었다. 아침에는 아이들이 일어나기 전에 30분간 공복 유산소 운동을 하고, 큰아이

둘을 학교에 데려다주고 집에 돌아오면 막내가 낮잠을 자거나 TV를 보는 동안 단백질 셰이크를 마시고 운동을 했다. 그렇게 2시간 정도 운동을 하고 나면 딸에게는 구운 치즈나 치킨 스트립을, 아들에게는 슈퍼 푸드와 저지방 단백질 위주의 샐러드를 준비해 점심을 먹였다. 아침 루틴 중 하나라도 거르면 하루 종일 짜증과 죄책감, 불안감에 시달렸고, 저녁에 아내가 귀가하면 가족 시간, 사교, 수면을 거르는 한이 있더라도 이를 보충해야 했다. 동시에 그는 언제, 무엇을, 얼마나 먹을 수 있는지에 대한 엄격한 규칙을 따르고 있었고, 매일 아침 거울 앞에서 자신의 몸을 세세하게 관찰하며 여전히 '변화시킬 부분'을 확인하고, 관련 기사를 읽고, 영상을 보고, 피트니스와 영양에 대해 많은 시간을 연구했다.

저스틴의 몸은 겉보기에는 놀랍도록 변화했지만, 정신 건강, 결혼 생활, 사회생활은 급격히 나빠졌다. 피트니스와 영양은 그의 삶을 확장시키는 대신 삶의 중심이 되었다. 또한 그는 오랫동안 음식과 몸에 대한 엄격한 규칙을 고수했기에 규칙을 어긴다는 생각만 해도 겁이 났다. 그는 체계와 목표가 있는 것이 좋았고, 다른 사람들이 감명받는 모습이 좋았으며, 난생처음 '알파'가 된 기분을 느꼈다. 저스틴은 조금만 느슨해지면 이 모든 것이 사라지고 목적 없이 방황하던 예전으로 돌아갈 수도 있다고 믿었다.

안타깝게도 많은 성취지향자들이 저스틴과 매우 유사한 경험을 한다. 체중 및 신체 통제 행동이 충족되지 않은 다양한 정서적 욕구를 대신하기 시작하면서 이러한 행동에 완전히 의존하게 된다. 건강하고 균형 잡힌 운동과 식습관으로 시작한 것이, 개인의 욕구를 충족하는 유일한 방법이 되면서 강박으로 쉽게 넘어간다.[12] 성취지향자는 이러한 상황에 특히 취약한 것 같다.

여기서 말하는 욕구는 모든 종류가 될 수 있다. 몸을 통제하는 규율과 행동은 목적, 의미, 체계, 질서, 방향성을 제공함으로써 성취지향자로 하여금 스스로 조직화할 수 있는 무언가를 부여한다. 또한 안정감, 예측 가능성, 안전, 권한, 자기 효능감, 또는 자기 결단력에 대한 욕구를 충족시키는 데 도움이 될 수 있다. 중요한 프로젝트의 한가운데 있는 듯한 생산적인 기분을 갖도록 도와주기도 한다. 이는 성취, 만족, 희망, 자부심, 자신감, 또는 성장과 자기 발전의 느낌을 줄 수 있다. 몸을 통제하는 것이 성취지향자 스스로 잘하는 유일한 일이라고 믿는 경우, 이러한 습관은 (어딘가 취약한) 자기 가치와 자격을 부여하고 진정한 자아 정체성을 대신할 수 있다. 때때로 신체 통제 행동은 성취지향자가 자신의 삶에서 좋은 것을 '획득'했다는(따라서 자격이 있다는) 느낌을 갖게 하여 죄책감을 덜어 주기도 한다.

성취지향자의 신체 통제 규율과 행동이 어떤 욕구를 충족시키든 간에, 그들은 규율과 행동에 자주 의존하게 되고 그것이 필요하다고 믿게 된다. 때로 성취지향자는 규율과 행동이 자신을 안전하게 지켜 주고, 그것을 어기면 끔찍한 일이 일어날 것이라고 믿는 일종의 미신적인 접근 방식을 발전시키기도 한다. 이러한 사고방식으로 인해 성취지향자는 자신의 신체 통제 규칙을 더욱 엄격하게 따르고, 규율을 어기는 것에 대한 심한 불안과 공포증을 갖게 되는 경우가 많다.

우리의 생각은 세상을 이해하기 위해 패턴을 찾도록 연결되어 있지만, 때로는 데이터를 잘못 해석하여 존재하지 않는 패턴을 보기 때문에 이러한 현상은 순환한다. 이를 아포페니아 apophenia라고 하는데, 웹스터 사전에서는 "서로 관련이 없거나 무작위적인 것들 사이에서 연관성이나 의미 있는 패턴을 인식하는 경향"[13]으로 정의한다. 이에 따르면 지적으로 완벽한 사람도 음모론, 미신, 저주를 믿을 수 있다. 예를 들면, 통계적인 증거가 없음에도 불구하고 어떤 선수가 이전 슛을 넣으면 그다음 슛도 성공할 가능성이 높다고 믿는 '핫 핸드 현상 hot hand phenomenon'을 들 수 있다.[14]

아포페니아는 자신의 행동이 더 큰 (관련 없는) 결과의 원인이라고 믿게 만들 수 있다. 마치 팀 축구 경기에서는 특정 운동복을 입어야 하고, 그렇지 않으면 팀에 '불운'을 가져오기 때문에 경기에서 지면 자신의 잘못이라고 믿는 사람과도 같다. 또한 아침 달리기가 재앙을 막아 주는 유일한 길이라고 믿거나, 케이크를 한 입만 먹으면 풍선처럼 터질 것이라고 믿거나, 운동을 거르면 끔찍한 일이 벌어질 것이라고 믿을 수도 있다.

성취지향자는 이미 불안, 강박, 섭식 장애, 또는 기타 정신 질환에 대한 특정 성향이 있을 수 있으며, 이러한 신체 및 체중 통제 행동이 삶을 지배하는 상황에 처하기가 특히 쉽다. 임상적으로나 의학적으로 의미 있는 상황이든 아니든, 성취지향자들은 엄격하고 경직되며 강도 높은, 징벌적이고 심지어 위험한 신체 통제 규율과 행동에 이끌리는 경향이 있으며, 음식과 운동에서 유연함, 균형, 절제를 발휘하는 데 어려움을 겪는 경우가 많다.

이에 대한 여러 가지 이유를 이미 논의하였지만, 특히 오늘날과 같이 빠르게 변하고 너무나 자극적인 사회에서는 인간으로 살아가는 경험 자체가 매우 압도적이고 지치는 일이 될 수 있음을 지적하고 싶다. 성취지향자들이 체중 및 신체 통제 행동에 자주 강박적으로 집착하는 것은 그저 생활을 단순화하고, 위험한 것들을 차단하고, 세상을 관리하기 쉽게 축소하기 위한 것일 수 있다. 하지만 어떻든 간에 음식과 운동, 자기 자신과 몸을 명확하고 중립적인 시각으로 바라볼 수 있는 능력을 되찾으려면 결국 이러한 규율과 행동과 자신이 서로 어떤 관계에 있는지를 탐구하고 자신에게 주어진 힘, 의미, 중요성을 천천히 제거해야 한다.

외적 과정을 통해 내적 경험을 추구함

성취지향자는 자신의 몸을 이용하여 타인에게 도덕적 우수성과 가치를 알리고자 하지만, 다른 사람에게서 무언가를 얻으려는 노력은 딱히 하지 않는다. 존경과 감탄은 물론, 인정도 받을 수 있지만, 타인들이 자신의 욕구를 충족시켜 줄 수 있도록 자신의 매력으로 자극하려 하는 자기대상화자와는 달리, 성취지향자는 일반적으로 타인으로 하여금 특정 행동을 하도록 자극하려고는 하지 않는다.

성취지향자들에게 '완벽한 몸'을 가진다면 인생이 어떻게 될지 상상해 보라고 하면, 그들은 종종 다른 사람들이 자신을 높이 평가하는 경험을 묘사한다. "사람들이 나를 존경할 것이다", "모두가 감탄할 것이다", "다른 엄마들이 질투할 것이다", "사람들이 나를 판단할까 봐 걱정할 필요가 없을 것이다"와 같이 말한다. 마치 성취지향자가 추구하는 모든 외적 검증, 칭찬, 존경, 권력, 도덕적 우월함, 심지어 사회적 지위는 그것들이 다른 사람들이 자신을 높이 평가한다는 증거라는 유일한 이유로 중요하게 느껴지는 것 같다. 그리고 성취지향자가 몸을 통해 추구하는 더 깊은 결과는 종종 이런 환상의 세부적인 내용이 아니라 느낌에 있기 때문에 이 점을 이해하는 것이 중요하다.

우리 문화는 열심히 일하고 규칙을 따르며 도덕적으로 옳은 길을 선택하면 보상을 받을 것이라고 약속해 왔다. 그런데 무엇으로 보상을 받는다는 말일까? 물론 지위, 권력, 명예, 외부의 인정, 기회 등으로 보상받을 수 있다. 하지만 지위, 권력, 명예, 외부의 인정, 기회가 그토록 매혹적인 이유는 우리가 그것들과 연관시켜 학습해 온 내적 경험 때문이다. 우리는 이러한 경험을 흡족함, 만족, 중요성, 목적의식과 연관시키는 법을 배웠다. 우리는 이러한 경험을 행복, 내면의 평화, 불안감 해소의 열쇠로 생각하게 되었다. 이러한 경험이 우리를 더 가볍고, 더 자유롭고, 더 즐겁고, 더 현재에 충실하고, 더 성취감을 느끼게 해 준다고 배워 왔다. 그리고 물론 자신감, 가치, 좋은 것을 누릴 자격이 있다는 느낌과도 연관시킨다.

이 연관 관계에 모든 것을 건 성취지향자는 자신이 가치 있고 우수하다는 것을 증명할 수 있다면(그리고 가치 있고 우수하다는 외부의 인정을 충분히 받을 수 있다면) 결국 자신이 가치 있고 우수하다고 느낄 것이라고 믿는다. 그렇게 되기 마련 아니겠는가? 외적인 것은 내적인 것이 되고, 사람들은 마땅히 받아야 할 것을 받아야 한다. 따라서 성취지향자는 다른 사람들의 높은 평가를 받으려 적극적으로 노력하지만, 이는 모두 행복, 목표, 가치감, 내면의 평화와 같이 더 깊고 개인적인 것을 얻기 위한 일이다.

그래서 나는 성취지향자가 종종 외적 과정을 통해 내적 경험을 추구한다고 말한다. 외부의 인정, 사회적 지위, 도덕적 우월감은 성취지향자의 숨은 계획에서 최종 목표가 아니라 최종 목표에 이르기 위해 사용되는 전략일 뿐이다. 성취지향자의 마음속에는, 인생에서 원하는 것을 얻기 위한 전제 조건은 자신이 반박의 여지 없이 그만한 자격이 있는 사람임을 증명하는 것이며 이를 위해서는 사회적으로 높이 올라가야 한다는 생각이 있다. 하지만 사회적 계층 구조에 그런 힘이 있다 해도(실제로는 그렇지 않다), 성취지향자의 진짜 최종 목표는 이런 식으로는 '획득'할 수 없는 느낌이나 내적 경험이다. 그래서 아무리 열심히 일해도, 아무리 '훌륭한' 사람이 되어도, 아무리 멋진 사람이 되어도 그 최종 목표에 도달하지 못한다. 엄청난 노력, 때로는 파괴적인 노력을 기울여도 보상받지 못한다.

이 모든 일은 성취지향자의 의식 표면 아래에서 일어나는 경향이 있기에, 그들은 이러한 상태를 전혀 인식하지 못하고 충분히 열심히 하지 않았거나 어떤 식으로든 '잘못했기' 때문에 아직 보상받지 못했다고 생각하기 마련이다.

'나는 자격이 없는 것 같아'라고 그들은 생각한다. '요즘 너무 엉망이고 게을렀어!' 스스로를 부끄러워하며 더 열심히 하고 더 절제하려고 노력한다. 이러한 악순환이 반복되면 수치심과 자기혐오는 더 커지고 음식, 운동, 몸에 관한 모든 선택에 더 많은 힘과 의미를 부여하게 된다. 신체 중립성을 가로막는 이러한 장애물이 존재하는 상황에서 성취지향자들이 자기 자신과 자신의 몸을 명확한 눈으로 볼 수 없는 것도 당연하다.

이러한 악순환에 갇힌 성취지향자가 이제 신체 중립성을 향해 나아가고자 한다면, 자신이 실제로 추구하고 있는 더 깊은 것이 무엇인지를 파악하고, 이를 위한 더 직접적인 방법을 찾아서 몸이 더 이상 그 경험을 '획득'하는 데 어떤 역할을 하지도 않고 책임도 지지 않도록 해야 한다. 명확하고 중립적인 눈으로 보면, 성취지향자가 진정으로 바라는 내적 경험은 특정한 몸을 필요로 하지 않으며, 그러한 경험을 자동으로 가져다주는 몸도 없다.

또한 성취지향자가 기술적으로 외적인 지위와 칭찬을 통해서 어떤 내적 경험이든 추구할 수는 있겠지만, 사실 그들이 대부분 추구하는 것은 전적으로 자기 생성적인 경험인 것 같다. 왜냐하면 성취지향자 자신만이 채울 수 있는 여러 감정 탱크들이 있는데 이것들은 자기 수용, 행복, 목적의식, 의미, 내적 평화, 정체성, 가치에 대한 감각 등처럼 내면에서 비롯되기 때문이다. 성취지향자들은 자신이 절실히 필요로 하는 인정, 수용, 확인, 신뢰, 존중, 사랑을 다른 사람에게서 구하고 있다. 그러나 사실 그 누구도 성취지향자를 가치 있는 사람이나 '충분히 좋은 사람'으로 만들어 줄 수는 없으며, 또 그럴 필요도 없다. 자기 가치는 내면의 문제다. 이것을 찾아낸다면 타인에게서 얻거나 증명하거나 쟁취하려는 노력을 그만둘 수 있다.

성취지향자의 다음 단계

다른 모든 아바타들과 마찬가지로, 성취지향자가 신체 중립성을 향해 가는 다음 단계에서는 신체 이미지 문제가 자신을 어떻게 도우려고 하는지 정확히 이해하는 일에 중점을 둔다. 이들은 좀 더 피상적인, 진실이긴 하지만 완전하지는 않은 숨은 신체 이미지 목적을 말하는 경향이 있다. 그래서 "사람들이 나를 유능한 사람으로 보았으면 좋겠다", "특별하거나 멋진 사람이라는 느낌을 갖고 싶다", "내가 이러이러한 모습으로 보이면, 덜 불안할 것 같다" 같은 말을 자주 한다.

자신이 성취지향자라고 생각한다면 답을 두 가지로 나누어 생각해 보기 바란다. 당신은 무엇을 추구하고 있으며, 그것을 추구하는 근본적인 목적은 무엇인가? 몸을 통해 얻고 싶은 것은 무엇이며, 그것을 얻었을 때 어떤 기분이 될 거라고 상상하는가?

이 책의 마지막 부분에서는 숨은 신체 이미지 목적을 파악하는 정확한 방법을 다루겠지만, 지금은 당신이 몸으로 무엇을 '획득하려' 하는지, 그 이유는 무엇인지 생각해 보기 바란다. 다음의 질문들이 도움이 될 것이다.

- '절제, 자제력, 노력으로 조각된' 몸을 통해 당신이 해결하고 싶은 문제는 무엇인가?
- '우수하다' 또는 '옳다'는 인상이 당신에게 왜 그토록 중요한가?
- 사회적 지위가 높아지고 특권과 힘이 많아진다면 어떤 결과가 있으리라고 기대하는가?
- 모두가 당신을 멋지고 우월한 사람으로 보게 하는 것의 목적은 무엇인가?
- 엄격한 규율과 구조는 어떤 방식으로 당신에게 도움이 되는가? 그것은 어떤 필요를 충족하는 데 도움이 되는가?

10장

*

아웃사이더

아웃사이더는 안전한 사회적 관계에 대한 필요를 채우고, 사회적으로 단절될 위협(거부, 판단, 비판, 굴욕감, 버림받음)에서 자신을 보호하기 위해 몸을 이용하는 유형이다.

아웃사이더 유형에서 흔히 볼 수 있는 패턴

- 일반적으로 이들은 누구보다 특별히 더 우월해 보이는 데는 관심이 없다. 이들은 사람들과 어울리고, 섞이고, 부정적인 관심을 피하는 데 초점을 맞춘다. 그래서 몸에 대해서는 적당히 괜찮으면 된다고 생각한다.
- 사람들을 기쁘게 하고, 돌보고, 공감하고, 양육하는 사람이다. 타인을 위해 많은 일을 하고, 모두를 행복하게 해 주려 하며, 자신의 필요는 미루고, 다른 사람들을 실망시키거나 화나게 하거나 부담을 줄까 봐 두려워한다.
- 다른 사람의 잘못된 행동에 대해서도 자신(과 자신의 몸)을 탓한다. 누군가가 자신에게 체중에 대해 지적하면, 그 말을 한 사람보다 자신과 자신의 몸에 화가 날 가능성이 높다.

- 직접적이고 투명한 대화를 하는 대신 숨은 뜻을 추측해야 하는 문화에서 자란 경우가 많고, 자신의 생각, 감정, 필요, 욕구에 대해 직접적이고 단호하며 정직하게 말하는 것을 어려워하는 편이다.
- 평가받는 것을 끊임없이 걱정하고, 그런 일이 일어나지 않도록 하는 데 많은 시간과 에너지를 쓴다. (또 사람들이 자신에 대해 속으로 짜증을 내거나 실망하거나 좋아하지 않는다고 걱정한다.)
- 사람들과 잘 지내며 호감형으로 보여도, 스스로는 자신이 이상하거나, 다르거나, 틀렸거나, 소외되었거나, 외롭다고 느낀다. 자신이 원하는 방식으로 사람들과 관계를 맺는 데 어려움을 겪으며, 어디에도 속해 있지 않다고 느낀다.
- 불안정 애착, 위협적인 갈등 관계, 자신의 진정한 모습을 안전하게 표현할 수 없는 관계 같은 경험으로 인해, 갈등 회피 성향이나 불안한 애착 성향이 있을 수 있다.
- 스스로를 매우 예민하고 직관적이며 정서 지능이 발달한 사람으로 인식한다. 상대방의 미묘한 몸짓, 표정, 행동, 어조, 단어 선택에 따라 그 사람의 생각이나 감정을 정확하게 파악할 수 있다고 믿는다.
- 자신의 입장을 옹호하거나, 거절하거나, 경계를 설정하거나, 도움을 요청하는 데 어려움을 느낀다.
- 진정한 자아를 표현하기 어려워하며, 다른 사람들을 행복하게 해 주거나 다른 사람들이 원하는 모습이 되는 데만 집중해서 자신이 누구인지조차 모를 때도 있다! (이로 인해 아무도 자신을 온전히 바라보고 알아주지 못한다고 느끼고, 깊고 풍성한 관계를 잘 맺지 못하고 고립감이 커진다.)

아웃사이더의 숨은 신체 이미지 목적

아웃사이더의 신체 이미지 문제는, 사회적으로 용인되는 몸을 가짐으로써 그들이 갈망하는 연결과 소속감을 얻고, 그들이 두려워하는 거부와 굴욕감으로부터 자신을 보호하기 위해 존재한다. 자기대상화자나 성취지향자와 달리 아웃사이더는 다른 사람의 시선을 끌거나 경쟁하거나 눈에 띄려고 하지 않는다. 오히려 반대로, 아웃사이더는 다른 사람들과 어울리고 부정적인 관심을 피할 수 있을 만큼만 적당히 잘 보이기를 원한다. 아웃사이더는 어떤 이유로든 주목받는 것이 불편할 수 있기 때문에 유난히 잘 보이는 것을 유난히 못 보이는 것만큼이나 두려워 할 수 있으며, 대신 눈에 띄지 않고 이상하지 않게 보이려고 노력한다.

아웃사이더의 숨은 신체 이미지 목적은 원하는 것을 얻거나 원하지 않는 것을 피하는 두 가지 갈래로 뚜렷이 나뉜다.

1. 첫째 갈래는 사회적 관계를 위해 자신의 몸을 이용하는 경우다. 이들의 숨은 신체 이미지 목적은 본질적으로 수용, 포용, 공동체, 풍요로운 관계, 소속감 등 자신이 가장 원하는 특정 형태의 연결을 얻는 데 도움이 되는 신체 조건을 갖추는 것이다.
2. 둘째 갈래는 사회적 단절을 피하기 위해 자신의 몸을 이용하는 경우다. 이들의 숨은 신체 이미지 목적은 판단, 비판, 배제, 갈등, 거부, 굴욕감, 버림받음 등 가장 두려워하는 특정 형태의 단절을 방지하거나 그로부터 보호해 줄 몸을 갖는 것이다.

이 두 방향은 결코 상호 배타적이지 않다. 많은 아웃사이더가 두 방향 모두로 자신을 인식할 것이다. 그러나 보통 한 방향이 다른 방향보다 약간 더 강력하다. 그러므로 아웃사이더 유형의 고객과 가장 먼저 작업하는 것

하나는 둘 중 어느 쪽에 더 공감이 가는지 물어보는 것이다. 이 질문에 대한 대답은 신체 중립성을 향한 이후의 경로를 알려 주고 안내하는 데 도움이 된다.

주로 연결과 소속감을 얻는 데 집중하는 아웃사이더는 특정 사람, 유형, 또래 집단, 계급, 문화, 업계, 또는 공동체에서 인정받기 위해 특정한 분위기로 보이고 싶다고 말하는 경우가 많다. 금융업에 종사하는 한 고객은 자신의 헤지펀드사에 근무하는 남성들이 모두 키가 크고 몸이 탄탄하기 때문에 자신의 신체적 목표는 '금융인처럼 보이는 것'이라고 말했다. 또 한 소셜 미디어 인플루언서는 같은 업계 사람들이 모두 아주 날씬해서 소속감을 느끼기 힘들고 자신의 몸이 싫다고 말했다.

이 유형의 아웃사이더는 특정 영역에서 소속감을 확보하려고 하기에, 소속감을 줄 것이라고 믿는 특정한 유형의 몸에 관심을 집중한다. 학부모회 학부모들과 어울리고 싶은 사람은 자신의 몸매나 외모가 기존의 '학부모회 스타일'과 어떻게 다른지 집착한다. 사무실, 헬스장, 새로운 도시, 하이킹 동호회, 동네 바 등 어디에서 친구를 찾든지 간에, 연결 추구형 아웃사이더의 신체 불안은 그 공간에서 '다른 모든 사람'과 자신이 미적으로 어떻게 다른지에 초점을 맞추는 경향이 있다.

어떤 경우 아웃사이더의 불안감은 아동기와 청소년기에 형성될 수 있다. 이 시기에 자신이 남들과 다른 외톨이라는 느낌이 가장 심해지다가 불안감이 고착되는 것이다. 중학교 때 다른 친구들과 달리 자신만 곱슬머리였다면 이것이 불안 요소가 될 수 있다. 성인이 된 후 곱슬머리가 멋진 사람들을 많이 알게 되더라도 말이다. 또는 3학년 때 다른 친구들은 모두 키가 작고 자신만 컸다면, 10학년이 되어서는 성장이 멈추고 다른 친구들이 자기보다 훌쩍 컸는데 여전히 거인이라는 자의식을 느낄 수 있다. 논리적이지 않지만, 성인이 되어서는 평균 이하의 키가 되었는데도 아직도 몸을 움츠리고 키를 줄이려고 하는 자신을 발견할 수 있다. 이러한 유형의 형성적 불안감은 그 연관성이 사라진 후에도 오래도록 남는 경향이 있으며, 그때 거기 속하지 않았기 때문에 지금 여기 속하지 못한다고 속삭인다.

신체 이미지 문제가 현재와 연관이 있든, 과거에서부터 이어져 왔든, 연결 추구형 아웃사이더는 자신이 택한 비교 그룹에 비해 눈에 띄는 신체 부위나 외모 때문에 가장 힘들어하는 경향이 있다. 이러한 차이는 위험하게 느껴진다. 아웃사이더는 이러한 차이를 자신이 속하기 원하는 곳에서 어울리고, 받아들여지고, 소속되는 능력에 대한 위협으로 인식한다. 결국 그들은 이러한 차이에 대해 가장 부정적으로 반응하고 불안해하게 되며, 연결과 소속감의 결여에 대해 자신을 탓하는 경향이 있다.

그러나 두 번째 유형의 아웃사이더는 부정적인 사회적 결과를 피하는 데 집중하며, 특정한 목표나 비교 그룹이 없는 것이 보통이다. 이들은 더 일반적으로 모든 상황에 어울리기를 원하며 "그저 평범해 보이고 싶다"라거나 "그냥 누가 나를 판단하지 않았으면 좋겠다"와 같은 말을 한다. 때로 이 유형은 어떤 종류든 관심은 위험하다고 생각하여 무조건 피하고 싶어 하고 자신의 외모가 거의 눈에 띄지 않기를 바란다. 아무도 나를 전혀 알아채지 못한다면, 거절, 비판, 굴욕을 당할 일이 적지 않을까?

이 부류의 아웃사이더는 눈에 띄거나, 주의를 끌거나, 판단이나 비판을 불러일으키거나, 곤란한 상황에 처하게 할 수 있는 신체 부위에 대해 가장 불안감을 느끼는 경향이 있다. 이들은 판단, 배제, 거절, 비웃음, 추방을 초래할 것 같은 신체 부위를 싫어하며, 이는 사회적으로 '정상' 또는 특권으로 생각되는 범주에서 벗어난 모든 신체 부위가 될 수 있다.

일부 단절 회피형 아웃사이더는 소외된 몸을 가지고 살아온 탓에 신체 이미지 문제가 있으며, 소외된 사람들이 당하는 차별, 무시, 배제, 심지어 폭력에 대해 당연히 두려워한다. 상당히 특권적인 몸을 가진 아웃사이더도 있는데, 이들은 그 지위를 잃고 소외와 단절을 겪게 될까 봐 걱정한다. 소외된 사람들은 여러 재정적·정신적·정서적·신체적 불이익과 괴로움을 받는 것 이상으로, 실제로 판단, 배제, 비판, 거절, 굴욕을 당한다.

　이러한 상황에서 아웃사이더의 숨은 신체 이미지 목적은 소외와 억압의 불이익으로부터 자신을 보호하려는 것일 수 있다. 이는 어떤 신체적 계급 구조에서도 나타날 수 있지만(모든 억압 체제에서 나타나는 일이므로), 내가 본 바로는 체중과 비만 편견과 관련하여 가장 많은 것 같다. 수많은 아웃사이더의 숨은 신체 이미지 목적은 체중 감량을 통해 사람들의 잔인하고 폭력적인 비만 혐오로부터 자신을 보호하는 것이다.

　어떤 경우 아웃사이더의 신체 이미지 문제는 인생의 특정 경험이나 트라우마의 결과다. 파트너가 자신의 뱃살을 비난했던 경험 때문에 뱃살을 혐오하는 사람, 자신의 큰 가슴을 보며 불편한 관심과 괴롭힘을 떠올리는 사람 같은 경우다. 또 다른 경우, 아웃사이더의 신체 이미지 문제는 대리적 당혹감이나 수치심일 수 있다. 다른 사람이 몸에 대해 판단, 비판, 굴욕을 당하는 것을 보고서 그 사람의 기분을 상상하며 어떻게든 그 경험을 피하고 싶어 하여 생기는 결과다. 마지막으로 아웃사이더의 신체 이미지 문제는 몸에 대한 수치심과 부정을 일반적으로 (심지어 자의적으로) 나타낼 수 있다. 자기 자신이 싫어서 자신의 몸을 싫어하는 경우나, 자신의 모반에 집착하는 사람이 모반은 타인과 자신이 너무나 확실하게 다름을 보여 준다는 이유로 그렇게 하는 경우를 예로 들 수 있다.

　또한 아웃사이더의 숨은 신체 이미지 목적이 언제나 외모에 초점을 맞추는 것은 아니라는 점을 기억하는 것도 중요하다. 모든 신체 이미지 아바타가 그렇듯이, 일부 아웃사이더는 외모와는 상관없는 신체 문제로 힘들어한다. 그런데 아웃사이더가 그런 경향을 더 많이 보이는 이유는, 자신의 몸을 연결과 소속감에 위협이 되는 것으로 인식하는 경우가 너무 많고, 어떤 몸은 '좋고 정상'이고 어떤 몸은 '나쁘고 이상하다'고 여기는 억압과 편견이 너무 많기 때문이다. 내 고객 데본은 불임 남성이었다. 그는 자신의 불임이 아내의 눈에는 물론, 자신이 소속감을 느끼기 원하는 남성 집단의 눈에도 실패한 남성으로 보이게 한다고 느꼈기에 심한 신체적 수치심과 분노로 힘들어했다. 또 다른 고객의 경우 신체적 불안이 크론병에 집중되어 있었다. 많은 신경다양인neurodivergent 아웃사이더들은 단지 뇌가 조금 다르게 작동한다는 이유로 평생을 낙오자, 패배자, '잘못된 사람'처럼 느끼며 살아간다.

연결과 소속감을 찾는 유형이든, 단절과 비판을 피하는 유형이든, 아웃사이더의 숨은 신체 이미지 목적은 항상 '올바른 몸'을 갖는 것이 목표에 이르는 열쇠라는 생각에 집중되어 있다. '올바른 몸'은 사람들이 나를 끼워 주고, 좋아하고, 받아들이게 만드는 몸일 수도 있고, 사람들이 나를 판단하거나, 비웃거나, 배제하거나, 떠나는 것을 막아 주는 몸일 수도 있다. 어느 쪽이든 아웃사이더는 그들의 몸에 말도 안 되게 큰 힘과 의미를 부여한다. 다른 사람의 행동을 통제하는 힘, 위험에서 보호해 주는 힘, 관계 욕구를 채워 주는 힘 등이다. 몸은 실제로 이러한 일을 할 수 있는 힘이 없지만, 해석과 의미가 덧입혀지면서 아웃사이더는 자신의 몸을 명확하고 중립적인 시각으로 볼 수 없게 된다.

아웃사이더 사례 연구: 레니

논바이너리이며 레이키 수련자인 레니는 부탁을 받으면 항상 응하고, 한밤중에도 전화를 받고, 형편이 어려운 사람들에게는 할인을 해 준다. 그는 다정하고 사람 좋게 웃는 조력자이자 해결사다. 레니는 너무 친절하고 너그러워서 탈이다. 항상 다른 사람을 북돋워 주는 데 자부심을 느끼지만 자신이 필요할 때 도움과 지원을 요청하는 것은 어려워한다.

레니가 나와 코칭을 시작한 이유는 '초비만'인 몸이 싫었고, '멋대로 비대해진 몸'에 대해 엄청난 수치심을 느꼈기 때문이다. 그의 체중은 습관이나 선택과는 거의 관련이 없었다. 레니는 항상 '살집이 좀 있는 몸'으로 살아왔고, 오래 앓아 온 심각한 지병으로 인해 상당한 체중 증가를 유발하는 약물을 복용하게 되었다. 레니는 체중 증가가 약물 복용으로 인한 것임을 알았지만, 그래도 수치스럽게 여겼고 스스로를 '게으른 구제 불능'이라고 탓했다. 살이 찌자 사람들은 레니를 눈에 띄게 다르게 대하기 시작했고 레니는 사람들이 보이는 비만 혐오와 편견을 어느새 자기 탓으로 여기게 되었다.

자신의 몸이 사람들을 잔인하게 만들 수 있는 힘을 가지고 있다고 믿거나 자신의 몸이 소외와 억압의 원인이라고 믿는다면 신체 중립성은 불가능하다. 안타깝게도 레니는 정확히 그렇게 믿었다. 뚱뚱한 상태에서도 어느 정도 평온을 찾을 수 있기를 간절히 바랐지만, 자신의 몸을 싫어하지 않을 수 있다는 것은 상상할 수 없었다. 허벅지 살도 싫고, 뱃살도 싫고, 뚱뚱한 팔도 싫고, 등살도 싫고, 이중 턱도 싫고, 모든 게 다 싫었다. 레니는 "사람들이 다시 친절하게 대해 줄" 몸매가 되고 싶었고, 심지어 자신의 뚱뚱한 몸이 "사람들에게서 최악의 반응을 끌어낸다"라고 생각해 죄책감을 느꼈다. 그는 사람들은 대부분 "마음속 깊은 곳에서는 착하고 친절"한데, 자신의 몸에 어떤 힘이 있어서 친절하고 따뜻하며 훌륭한 사람들을 일순간에 차갑고 비판적이고 깔보고 증오하는 사람으로 만들 수 있다고 생각했다. 레니는 자신의 뚱뚱한 몸 때문에 사람들이 쳐다보고, 판단하고, 비판하고, 훈계하고, 차별하고, 괴롭히는 것이 싫었지만 이런 행동을 하는 이들을 비난하는 것은 불공평하고 무정하다고 생각했다.

"제 잘못이에요." 레니가 말했다. "제가 너무 뚱뚱해서 그들을 그렇게 만든 거죠. 미안한 마음이 들어요." 이는 레니와 같이 소외된 몸을 가진 아웃사이더에게 매우 흔한 반응이다. 이들은 평생 사회로부터 거부당하고, 깎아내려지고, 배제되고, 피해를 입어 왔기에 세상은 옳고 자신은 틀렸다고 믿게 되는 경우가 많다. 결국 모든 사람이 믿고 있다면 그것이 진실 아닐까? 레니는 자신이 일상적으로 당하는 배타적이고 불공정하고 불쾌한 대우에 대한 책임이 자신에게 있다고 여겼고, 이것은 무의식적인 일이었음에도 정말로 자신의 몸을 미워하게 되었다.

당신도 짐작했겠지만, 레니의 숨은 신체 이미지 목적은 타인의 경멸, 무례함, 차별, 괴롭힘, 판단으로부터 자신을 보호하는 것이었으므로 이는 연결 추구보다는 단절의 고통을 피하는 데 좀 더 집중되어 있었다. 물론 이러한 무의식적인 계획은 불가능한 것이었다. 실제로 체중을 감량할 수 없었을뿐더러, 애초에 그의 몸은 타인들의 행동에 대한 책임이 없었기 때문이다.

만약 레니가 신체 사이즈를 바꾸지 않고도 세상에서 존중, 소속감, 안전, 친절, 수용에 대한 욕구를 충족시킬 방법이 있었다면, 그것은 신체 중립성으로 가는 과정에서 큰 역할을 했을 것이다. 몸이 부적절한 힘과 비난을 벗어 버릴 수 있기 때문이다. 하지만 안타깝게도 우리 사회는 너무나 폭력적으로 반비만적이기에, 레니는 다른 방법으로 자신의 몸에서 힘과 의미를 제거해야 했다. 그것은 다른 사람들의 잔인함, 무지, 편견, 폭력에 대해 자신에게 책임을 돌리지 않는 법을 배우는 것이었다.

진실은 그 어떤 몸도 타인으로 하여금 남에게 상처를 입히고, 무례하게 대하고, 억압하도록 '만드는' 힘이 없다는 것이다. 그 책임은 그런 태도를 보인 당사자들과 그들이 옹호하는 억압적인 체제가 져야 한다. 레니는 그후 1년여 동안 비만 편견과 체중 낙인에 대해 더욱 배웠고, 비만 해방 및 반차별 활동가들의 공동체에 참여했다. 레니는 더 많은 것을 배울수록 우리 문화에서 뚱뚱한 사람들을 대하는 방식에 더 분노했고, 그러한 대우에 대한 책임을 누구에게 물어야 하는지에 대해 생각을 전환하게 되었다. 자신의 몸을 탓하는 대신 해를 끼치는 사람들을 비난하기 시작했고, 다른 사람들의 감정과 행동에 대해 묵묵히 스스로 책임 지는 대신 그들의 무례함, 편협함, 무지, 편견, 폭력에 대해 목소리를 내고 책임을 묻기 시작했다.

이 과정을 통해 레니의 신체 이미지 고통은 서서히 사라졌다. 더 나은 대우를 받았기 때문이 아니라 더 이상 비만을 혐오하는 이들이 폭력을 행사하지 않게 만드는 역할을 자신의 몸에 부여하지 않았기 때문이다. 이제 레니는 자신의 뚱뚱한 몸을 일종의 검사 시스템으로 삼아, 자신의 몸을 통해 어떤 사람이 억압적이고 해로운지 즉각 판단함으로 그 사람에게서 벗어났다. 뚱뚱한 몸으로 세상을 살아가는 것은 여전히 어렵고 고통스러운 일이며, 레니는 여전히 많은 분노를 다스리고 있다. 하지만 더 이상 자신이 겪는 고통에 대해 자신을 탓하지 않고 자신의 몸에 대해 분노하지 않는다.

아웃사이더의 일반적인 특징과 경험

아웃사이더의 신체 중립성 여정이 어떻게 진행되는지 보았으니, 이들에게 가장 자주 나타나는 패턴, 특징, 경험 몇 가지를 살펴보자.

남의 비위를 맞춰 주는 사람

많은 아웃사이더들은 비위를 맞춰 주는 사람이다. 다른 사람을 행복하게 해 주고 대가를 치르더라도 상대를 화나게 하지 않으려는 동기가 매우 강하다. 이들은 관계에 지장이 생기는 것에 매우 민감한 경향이 있으며, 누가 자신에게 화를 내거나 실망할 거라고 생각하면 너무나 괴로워서 위험을 무릅쓰느니 상대방이 원하는 대로 행동하는 척을 하기도 한다.[1]

참고로 나는 '비위 맞춰 주는 사람people pleaser'이라는 용어에 약간 의구심을 가지고 있다. 이 용어가 대중 심리학에서는 매우 부정적인 의미로 사용되며 사람들을 병리화하거나 비난하거나 폄하하는 데 자주 사용된다고 생각하기 때문이다. 많은 사람들이 공감할 것이라고 생각해서 이 용어를 사용하긴 하지만, 이 용어를 비판이나 모욕으로 사용하지 않는다는 점을 분명히 하고 싶으며, 여러분도 완전히 중립적인 시각으로 보아 주기를 바란다.

비위를 맞춰 주는 사람은 사실 정당한 이유가 있어서 그렇게 학습된다. 이는 자기 보존을 위한 뇌의 여러 가지 영리한 전략 중 하나다. 다른 사람을 행복하게 해 주려고 하는 것은 성격의 결함이나 약점이 아니며, 용기, 힘, 지능이 부족해서 그런 것이 아니다. 어떤 사람들은 자신을 대변하고, 자신의 필요를 옹호하고, 공간을 차지하고, 경계를 설정하는 것을 힘들어하는데, 그 이유는 그렇게 하면 인간으로서 살아가는 데 필요한 관계가 끊길 위험이 있다는 것을 어느 지점에서 깨달았기 때문이다.[2] 비위를 맞추는 사람은 단순히 자신을 지키는 것보다, 건강하고 안전한 관계를 지키는 데 더 우선순위를 두는 것이다. 비위 맞추기는 우리가 생존에 필요한 관계를 확보하기 위해 개발한 대응 전략일 뿐이다.

'비위 맞추기'라는 용어는 갈등 회피, 상호 의존, 불안형 애착 등 다른 꼬리표와 함께 사용되는 경향이 있다.[3] 하지만 내가 보기에 이런 용어들 역시 해방보다는 낙인인 경우가 많다. 이 용어들이 대중적이고 서로 겹치는 부분이 많기 때문에 참고로 언급하는 것이지만, 이러한 대처 전략은 모두 도덕적으로 중립적이라는 점을 기억해 주기 바란다.

이러한 전략이나 패턴을 보며 당신도 어느 하나에 해당한다면, 인생의 어느 시점에 안전한 애착과 관계에 대한 욕구가 적절히 충족되지 않았을 가능성이 높다. 그리고 안전한 애착과 관계에 대한 욕구는 자아실현과 자기표현에 대한 욕구보다 먼저이기 때문에, 당신은 그것을 위해 필요한 행동을 했을 것이다. 안전한 관계를 확보하기 위해 스스로 변화하고, 필요한 일이 무엇이든 했을 것이다.

예를 들어, 양육자가 항상 바쁘거나 어떤 이유로든 전적으로 함께 있어주지 못하는 경우, 아이는 자신의 욕구와 감정이 양육자에게 부담이 된다고 느낄 수 있으며, 양육자를 행복하게 하기 위해 이러한 감정을 숨겨야 한다고 생각했을 수 있다. 양육자가 아이에게 관심, 애정, 감정 노동을 요구했다면 아이는 상대방이 원하는 것을 해 줄 때만 관계가 안전하며, 사랑받고 소중히 여겨진다는 것은 타고나는 것이 아니라 조건부라고 학습할 수 있다. 또한 보호자가 가정 폭력을 휘두르거나, 알코올 중독이나 다른 중독, 또는 정신 질환이 있거나, 빈곤해서 아이가 불안정하고 학대적인 환경에서 자랐다면, 그 아이는 사람들의 기분을 읽고 살얼음판 위에서 모두를 행복하게 하고 안전을 지키는 일에 선수가 될 수도 있다.[4] 자신의 온전한 모습, 즉 여과되지 않은 입체적인 자아를 드러내면 거부당하거나 버림받을 수 있다고 느껴서, 안전한 만큼만 너무 솔직하지 않게 자신을 표현하는 법을 배우는 것은 영리한 대처 전략이 될 수 있다.

인간은 고립된 채 살아갈 수 없는 사회적 동물이기 때문에 애착과 관계가 불안하다고 느끼면 자연스럽게 자신의 필요보다 관계의 필요를 우선시하게 된다.[5] 이러한 충동은 적절하게 사용하면 건강하고 적응력 있는 행동이 될 수도 있다. 평소 나는 불만이 생기면 실시간으로 파트너에게 말하지만, 파트너가 특별히 스트레스를 받거나 힘든 일을 겪고 있다면 나중으로 미루고 파트너의 감정과 필요에 집중한다. 왜 그럴까? 그 순간에는 부엌이 깨끗해야 한다는 나의 욕구보다 관계의 건강이 훨씬 더 중요하기 때문이다.

그런 순간에 내 필요보다 상대방의 필요를 우선시하는 것은 비위를 맞추는 것이 아니라 관계라는 것에 내재된 요소일 뿐이다. 사실 우리는 모두 자신의 필요와 우리와 관계 맺고 있는 사람들의 필요 사이에서 끊임없이 갈등하고 그 시급성을 저울질한다. 이는 타협하는 법, 상대의 마음을 읽는 법, 상대가 나에게 화가 났다는 미묘한 단서를 포착하는 법, 돌봄을 제공하는 법, 상대방의 필요를 헤아리는 법과 함께 매우 유용한 기술이다. 그러므로 타인의 감정이나 필요를 우선시하는 것이 본질적으로 잘못된 것은 아니다. 그런데 많은 아웃사이더의 문제는 안전한 관계에 대한 욕구가 다른 모든 것보다 우선시된다는 것이다.

아웃사이더는 종종 경험을 통해 자신의 감정과 욕구가 위험하고 용납

될 수 없으므로 숨겨야 하며, 그렇지 않으면 사람들이 자신을 거부하거나 공격하거나 떠날 것이라고 학습한다. 그들은 타인에게 어떤 노동도 대신해 달라고 요구할 수 없다고 배운다. 이는 관계에서 이상한(그리고 안전하지 않은) 역할 역전을 의미하기 때문이다. 남들의 비위를 맞추는 아웃사이더의 역할은 타인의 감정과 필요를 알아차리고, 해독하고, 예측하고, 관리하고, 보살피고, 돌보는 등 그들을 대신하여 노동을 하는 것이다. 안타깝게도 이 유형의 아웃사이더는 누군가의 사랑과 충성심을 얻는 열쇠는 그 사람이 원하는 대로 행동하고, 그 사람이 원하는 존재가 되며, 절대로 대가를 바라지 않는 것임을 배웠다.

가슴 아픈 이야기지만, 이런 경험은 아웃사이더에게 자신의 가치는 다른 사람에게 무엇을 제공할 수 있느냐에 기반하며, 사랑을 '획득'할 때만 사랑받을 자격이 있고, 자기 자신의 감정이나 욕구를 가질 자격은 없다고 가르친다. 기분이 어떻든 항상 밝게 행동하고, 어떤 일이든 거절하지 말고, 자신의 잘못이 아니더라도 사과하고, 경계가 전혀 없게 하며, 대가 없는 감정 노동을 수행하거나, 사무실로 늘 간식을 가져오는 등 사람을 기쁘게 하는 행동을 하도록 더욱 압박한다.

근본적으로, 비위를 맞추는 아웃사이더는 다른 사람을 행복하게 하고, 부담을 주지 않으며, 사람들이 자신을 거절하거나 떠나지 않도록 하기 위해 할 수 있는 모든 일을 한다. (여기에는 그들이 하지 않는 일도 포함된다. 자신을 대변하지 않고, 자신의 필요를 옹호하지 않고, 공간을 차지하지 않고, 도움을 요청하지 않고, 자신의 진심을 나누지 않고, 자신을 온전히 표현하지 않는다.) 이러한 패턴은 삶의 어느 부분에서나 나타나겠지만, 아웃사이더는 그들의 몸을 자주 이용한다. 의식적·무의식적으로 다른 사람의 생각과 감정을 살피고, 관계를 유지하고, 거절과 버림받음을 피하기 위해 자신의 몸을 이용하는 것이다.

이러는 동안 아웃사이더는 사람들의 비위를 맞춰 주는 것 외에는 자신에 대한 감각을 발전시키지 못한다. 끊임없이 다른 사람을 신경 쓰는 사람이 어떻게 자신이 누구인지, 자신에게 무엇이 필요한지, 무엇이 자신에게 소중한지 찾을 수 있겠는가? 관계를 우선시하고 잘 유지하려는 욕구가 개인적인 욕구보다 앞서기 때문에 이들에게 자아실현과 자기표현을 위한 공간은 없다. 이런 식으로 비위를 맞춰 주는 습관은 아웃사이더의 정체성이 되고, 다른 사람을 행복하게 하는 능력이 자기 가치의 원천이 되어, 자기 자신을 우선순위에 놓는 일은 더욱 어려워진다.

다른 사람의 감정과 경험에 대한 책임을 얼마나 크게 느끼는지를 생각하면, 아웃사이더의 신체 이미지 문제가 자신의 몸이나 외모로 인해 타인이 실망감을 느끼거나 부정적인 경험을 하지 않을지에 집중하는 경향이 있다는 것은 놀라운 일이 아니다. 한 고객은 사람들이 자신을 쳐다봐야 한다는 사실에 매우 죄책감을 느낀다고 했다. 사람들은 더 날씬하고 매력적인 사람을 바라볼 자격이 있기 때문이다. 그녀는 자신을 보는 모든 사람이 부정적인 감정(실망이나 혐오)을 느끼고 하루를 망쳤다며 화를 낼 것이라고 상상했다.

비위 맞추기는 신체 불안보다 훨씬 더 깊은 영향을 미친다. 이것은 아웃사이더의 신체 이미지 고통에서 주요한 역할을 한다. 그들의 몸(과 행동)에 말도 안 되게 큰 의미와 중요성을 부여하도록 만들기 때문이다. 아웃사이더가 명확하고 중립적인 시각으로 그들의 몸(과 자기 자신)을 바라보고자 한다면, 사람들의 비위를 맞추는 자신의 행동 패턴을 살펴보고 해체하여, 자신의 정체성과 가치에 대한 진정한 감각을 키우는 노력을 많이 해야 한다.

스스로 공감 능력이 뛰어나고, 정서 지능이 높으며,
직관적이고, 매우 예민하다고 여김

30대 초반의 소아과 간호사인 니아는 첫 코칭 수업에서 자신의 신체 이미지 문제는 다른 사람의 생각과 감정에 대해 '극도로 직관적인' 데서 온 것이라고 말했다. 다른 사람들이 자신을 판단하는 것을 항상 느낄 수 있기 때문이라는 것이다. 사람들이 아무 말도 하지 않는데 실제로 자신을 판단하고 있는지 어떻게 알 수 있냐고 물었더니 그녀는 이렇게 대답했다. "저는 사람을 아주 잘 읽을 수 있어요. 표정이나 눈동자의 움직임 같은 미묘한 부분만 봐도 알 수 있지요."

니아 같은 많은 아웃사이더들은 스스로를 직관적이고, 공감 능력이 뛰어나며, 정서 지능이 높거나 매우 예민하다고 생각하며, 다른 사람의 생각과 감정을 파악하는 능력에 자부심을 갖고 있다. 어떤 면에서는 그들의 말이 맞을 수도 있다! 평생 사람들의 비위를 맞추다 보면 타인의 마음을 읽는 데 꽤 능숙해질 것이다. 하지만 안타깝게도 이런 미묘한 탐정 작업을 통해 '파악할' 수 있는 것이란 그 정확성이 언제나 과대평가되기 마련이고, 결국 더 많은 문제를 야기한다.

아웃사이더는 단절이나 버려짐의 위협에 매우 민감하기 때문에 타인이 무엇을 생각하고 느끼는지를 알아내려고 애쓴다. 이를 위해 이들은 상대방의 몸짓 언어, 목소리 톤, 표정, 단어 선택, 심지어 문자 메시지의 문장 부호를 통해 전달되는 미묘한 메시지에 자신의 예민한 인식을 활용한다. 이를 어느 정도 정확하게 알아차리는 능력도 하나의 기술이며, 어느 정도 타고난 민감성과 관련이 있을 수 있지만, 그것이 전부는 아니다. 다른 사람의 기분이나 감정을 더 잘 예측하고 (그리고 관리하고) 상처받지 않기 위해 발달되는 경우가 더 많기 때문이다.

다른 사람의 기분에 대해 극도의 민감성을 발달시키는 것은 매우 유용한 대처 전략이다. 예측하기 어렵고 불규칙하며 학대적인 타인을 대하는 사람에게는 더욱 그렇다. 특히 수동 공격성이나 감정 폭발을 통해 소통하는 사람들 사이에서 자란 경우, 아웃사이더는 종종 자신이 누군가의 선의 속에 있는지(따라서 안전한지) 아니면 그들을 화나게 하고 있는지(따라서 위험한지) 매 순간 알 수 있는 방법이 필요했을 것이다. 사람들의 기분에 대한 힌트나 단서를 끊임없이 찾다 보면 다음에 일어날 일을 더 잘 예측할 수 있기 때문에, 많은 아웃사이더들이 실제로 다른 사람들의 기분과 감정에 특별히 더 촉을 잘 세우고 파악할 수 있다. 하지만 촉을 세운다고 해서 자신이 보는 것에 대한 해석이 항상 옳은 것은 아니다. 때로 진실은 정반대일 수도 있다.

이러한 과민성은 아웃사이더가 자신의 안전을 위해 발달시킨 것이기에, 다른 사람에 대한 그들의 해석은 부정적인 쪽으로 치우치는 경향이 있다. 그래서 아웃사이더는 실제 신호를 종종 잘못 해석하고, 때로는 있지도 않은 신호를 보고 있다고 상상한다. 불안하거나 힘든 때는 정확성이 더 떨어질 수 있다. 불안은 우리 뇌를 부정적인 표정과 몸짓 신호에 특히 민감하게 만들기 때문이다. 불안한 상태에서 탐정 역할을 하면 긍정적인 상황에서 중립성을, 중립적인 상황에서 부정성을 포착하게 된다.[6] 따라서 아웃사이더는 스스로 사람을 정확히 읽는다는 자신감에도 불구하고 누군가가 자신을 좋아하지 않는다거나 누군가 자신에게 화가 나 있다고 생각할 가능성이 높다. 외로운 사람들은 주변 사람들에 대해 더 비판적인 것으로 나타나며, 이로 인해 더 단절되고, 소외되고, 외롭다고 느끼게 된다.[7]

당신도 상상할 수 있을 것이다. 이는 아주 고통스러운 자체 순환으로 이어진다. 단절의 경험이 있기에 관계를 잘 유지하기 위해 사람들의 기분을 살피는 아웃사이더는 자신이 보는 것을 부정적으로 해석하고, 사실이 아니더라도 모두가 자신을 판단하고, 싫어하고, 짜증을 낸다고 믿게 된다. 이로 인해 그들은 더욱 단절감을 느끼고, 이는 걱정, 불안, 외로움을 키우며, 호감을 얻으려고 더 절박해진다. 상대방이 원하는 대로 맞춰 주려고 더 열심히 노력한다. 이는 상대방의 기분, 생각, 감정을 해석하기 위해 더욱 애쓴다는 의미이기도 하다. 하지만 이쯤 되면 아웃사이더의 불안감은 더욱 부정적인 해석으로 이어지고(때로는 상대방이 자신을 싫어한다고 느끼게 된다), 외로움은 상대방과의 관계를 어떻게든 멀어지게 만들어 끝내 관계가 꽃피울 가능성은 없어진다.

아웃사이더가 자신의 관찰과 해석을 공유하려 할 때 그는 더욱 고립될 것이다. 예를 들어, 자신의 분석을 당사자에게 이야기한다면 상대방은 혼란, 부정, 방어, 짜증 등의 반응을 보일 가능성이 높으며, 그러면 아웃사이더는 당황하여 자신이 오해받았고 세상에서 혼자라고 느낄 것이다. 당사자가 아닌 사람에게 그런 이야기를 한다 해도 무시, 반대, 무관심, 비판을 받고는 스스로 어리석고, 미쳤고, 망가졌다고 느낄 수 있다. 자신이 보고 있는 것에 대해 스스로 확신하고 있는데 상대방이 부정하는 것은 혼란스럽고 속상한 일이다. 결국 이것은 가스라이팅을 당하는 느낌이다.[8]

내 고객인 제일라는 남자친구에게 툭하면 뭔가 잘못된 게 있냐고 물어보곤 했다. 남자친구가 은근히 화가 났다는 눈치를 주고 있다는 확신이 들어서 상황을 풀고 싶었기 때문이다. 그는 저녁 식사 중에 이상하게 조용하거나, TV를 보면서 심통이 난 표정을 짓거나, 설거지를 하면서 기분 나쁜 듯한 태도를 보였다. 그러면 제일라는 무엇이 잘못되었는지 알아내려 애쓰고 그의 비언어적 신호에 집중하면서 확실하다고 여겨지는 증거를 수집했다. 결론은 남자친구가 자신의 행동 때문에 화가 났다는 것이다.

하지만 제일라의 남자친구는 화가 났느냐는 그녀의 말에 늘 당황했다. 자신은 아무런 눈치도 주지 않았으며 그저 자신의 삶을 살고 있을 뿐이라고 항변했다. 그는 그녀에게 화가 나면 솔직하게 말하겠다고 몇 번이고 약속했다. 그러나 결국 이런 실랑이가 몇 년 동안 반복되자, 제일라의 남자친구는 그녀가 화났냐고 물으면 진짜 화를 내기 시작했다. 그 질문은 그녀가 그를 믿지 못한다는 신호로 보였기 때문이다. 제일라가 관계를 보호하고 지키기 위해 시작한 탐정 활동은 결국 두 사람 사이에 긴장만 유발하고 말았다.

이것은 아웃사이더에게 매우 흔한 경험이다. 그들은 비밀 탐정 활동을 하고는 그렇게 알아낸 것을 누군가에게 이야기한다. 그런데 상대방의 반응은 그들을 혼란스럽게 하고, 스스로가 우스꽝스럽고 한심하고 어리석게 느껴지게 하고, 더 외롭게 만든다. 많은 아웃사이더들이 자기 자신과 자신의 현실이 의문투성이이며 신뢰하기 힘들다고 말한다. 심지어 상황을 계속 복기하며 시간과 에너지를 들여 파헤친다. '내가 상상한 걸까, 아니면 그들이 거짓말을 하고 있는 걸까?'

단절과 외로움이 더 큰 단절과 외로움을 낳는 이 악순환은 많은 아웃사이더들이 자신이 근본적으로 망가졌고, 나쁘고, 틀렸고, 사랑받을 수 없다고 느끼는 핵심적인 이유다. 또한 몸에 대해 그토록 큰 중요성과 의미를 부여하게 되는 핵심 이유다. 자신의 모습이 부끄러우면, 사람들이 자신을 좋아하고 받아 주도록 만들 몸을 갖는다는 것이 마치 뇌물처럼 느껴질 수 있으며, 스스로 안 좋다고 생각하는 부분을 '보상'하는 방법이 되기도 한다.

또 하나 짚어야 할 점은, 사람을 읽는 능력은 앞서 설명한 암묵적 탐정 활동이 장려되고 요구되는 가족 또는 공동체 문화에서 자라며 생기곤 한다는 점이다. 이는 직접적이고 투명한 언어가 표준인 문화와는 다르다. 2010년 알렉스 아이클러가 《애틀랜틱*The Atlantic*》에 기고한 글에 따르면[2007년 작가 안드레아 돈데리가 애스크메타필터Ask MetaFilter(미국의 지식검색사이트—역주)의 한 게시물에 쓴 답변을 부분적으로 인용], 이 두 문화는 각각 추측 문화와 요청 문화[9]라고 부를 수 있으며, 개인의 의사소통 방식은 그가 성장한 문화에 따라 크게 영향을 받는다고 한다.

각 의사소통 방식에는 장단점이 있지만, 추측 문화에서 성장한 아웃사이더에게는 부인할 수 없는 패턴이 있다. 그 이유를 알아보기 전에 먼저 요청 문화를 이해해 보자.

요청 문화에서는 원하는 것을 요청하는 것이 사회적으로 용인된다(심지어 권장된다). 그에 대한 답은 거절일 수도 있다. 이러한 가족이나 문화에서는 누군가 자신이 할 수 없거나 하고 싶지 않은 일을 부탁할 때 거절해도 괜찮다. 요청 문화에서는 요청을 할 때나 요청을 수락 혹은 거절할 때 모두 투명하게 직접적으로 말하는 것을 권장하기 때문에 어떤 추가적인 규칙이나 수고가 필요 없다.

요청 문화에서는 친구의 도시를 방문할 때 친구의 집에 묵을 수 있는지 물어볼 수 있고, 친구는 주말에는 어려우니 호텔이 더 나을 것 같다고 대답할 수 있다. 두 사람 모두 '요청 문화'의 규칙을 따르고 있기 때문에 기분이 상하지 않을 것이고, 친구도 죄책감을 느끼지 않을 것이다. 친구가 '좋아'라고 대답했다면 진심이 아닌데 그렇게 말하지는 않을 것이라고 믿기 때문에 고민할 필요 없이 초대에 응할 수 있다.

요청 문화의 이런 분위기가 익숙하게 느껴지는가? 아웃사이더라면 익숙하지 않을 수 있다. 심지어 내가 이 문화를 설명할 때 헉 하고 놀라는 아웃사이더들도 있었는데, 이는 모든 사람이 일상적으로 자신의 필요와 욕구를 표현하고 거절당한다는 것이 아주 어색하고 고통스럽고 위험하게 느껴졌기 때문이다. 요청 문화에서 자라지 않은 사람들은 이런 식의 의사소통 방식이 공격적이고, 무례하고, 비열하며, 심지어 부끄러운 일이라고 비판하기도 하는데, 이것이 '예의 바른 사회적 에티켓'에 어긋난다고 생각하기 때문이다.

이제 '추측 문화'를 보자. 추측 문화에서는 친절과 예의가 가장 중요하며, 사회적 에티켓은 공동체의 따뜻함과 유대감을 유지하기 위한 것이므로 다른 사람을 불편하게 만들지 않는 것이 아주 중요하다. 따라서 상대방이 '예'라고 대답할 것이라는 확신이 들기 전에는 무언가를 요청해서는 안 된다.

상대방이 승낙할지 모르는 상태에서 무언가를 요청하는 것은 여러 가지 이유로 추측 문화에서 사회적 실례다. 첫째는 거절당할 위험이 있다는 것인데, 이는 수치스럽고 창피한 일일 뿐만 아니라 추측 문화에 속한 사람들은 거절당한 경험이 거의 없기 때문에 거절에 대한 인내력과 탄력성이 없어 큰 타격을 입는다. 또한 상대방이 정중하고 미안해하는 태도로 거절을 했더라도 상대방이 속으로 화가 난 건 아닌지, 아니면 다른 이유가 있는 것은 아닌지 궁금해져서 거절을 해독해야 하는 은밀한 메시지로 받아들이기도 한다. 둘째 이유는 상대방을 불편한 입장에 처하게 하기 때문이다. 승낙하고 싶지 않은데도 승낙해야 한다면 이들을 불편하게 만드는 일이고, 거절한다면 이 또한 그들에게는 괴로운 일이 될 것이다. 거절한다는 것은 이기적이고 무례하며 심지어 비열한 것으로 간주되기 때문이다.

추측 문화에서 상대방이 어떻게 하기를 원하는지 알지 못한 채 무언가를 요구하는 것은 상대방을 사회적 함정에 빠뜨리는 것과 같다. 거절하고 싶어도 '예'라고 대답해야 한다는 사회적 압박 때문에 간단한 질문도 강압처럼 느껴질 수 있다. 미리 탐정 같은 작업을 함으로써(미묘하게 질문을 던지거나, 힌트를 흘리거나, 주변에 정보를 물어보는 등) 누구나 이타성과 의례적인 친절함의 외피를 유지할 수 있지만, 이러한 관계는 신뢰를 훼손시킬 수도 있다.

예를 들어 당신이 친구네 집에 묵어도 될지 묻는다면, 친구는 곤란한 상황임에도 불구하고 예의상 좋다고 대답할 수 있다. 만약 당신과 친구 모두 추측 문화권에서 왔다면, 당신은 친구의 허락을 받았으면서도 그가 예의상 그렇게 말했을 뿐이고 실제로는 부담스러워하는 건 아닐까 걱정할 것이다. 그래서 방문하기 전에 몇 번이고 정말 괜찮은지 확인하고, 친구가 죄책감 없이 초대를 취소할 수 있도록 여러 선택지를 알려 주고, 호텔에 묵어도 된다고 하고, 친구가 당신을 정말 초대하고 싶어 하는지 확신을 얻으려고 한다. 그러면 이제 친구는 당신이 죄책감이나 환영받지 못하는 느낌을 갖지 않기를 원하기에, 진심은 그렇지 않더라도 당신이 왔으면 좋겠다고 몇 번이고 반복해서 당신을 안심시켜야 한다.

추측 문화는 기분 좋은 관계와 너그러운 공동체의 지지에 대한 열망을 바탕으로 하지만, 죄책감, 걱정, 불안, 불확실성, 부담감을 키울 수 있다. 그 사람은 승낙하고 싶었던 걸까, 아니면 그저 예의상 그런 것일까? 거절하고 싶었는데 요청을 한 나에게 짜증이 난다면 어떻게 하지? 저 사람은 필요한 걸 절대 말하지 않을 테니, 내가 문제를 파악하고 대신 해결해 줘야 해. 추측 문화는 타인의 감정, 필요, 경험을 은밀히 헤아릴 책임이 나에게 있고, 다른 사람도 나의 감정을 은밀히 헤아릴 책임이 있다는 믿음을 강화한다.

추측 문화는 타인의 감정과 필요를 추측하고 사회적으로 무례하게 처신하지 않도록, 간접적으로 정보를 얻을 수 있는 상당한 언외의 탐정 작업을 장려하고 심지어 요구한다. 당신은 타인이 내 마음을 읽고, 내 필요를 예상하고, 내가 말하지 않아도 내 감정을 알 수 있어야 한다고 상상하게 되고, 그들이 그렇게 하지 않거나 하지 못할 때 끊임없이 실망하거나 사랑받지 못한다고 느끼게 된다. 다른 사람의 생각, 의견, 감정, 경험에 대해 생각하는 데 많은 시간을 들이고 자신의 필요와 욕구 대신 다른 사람의 필요와 욕구를 돌보게 한다. 또 이 문화는 사람들 간의 불신을 조장한다. 사회적 에티켓은 개인의 진실과 상충되는 경우가 많아서 많은 추측과 불안을 유발하기 때문이다. 주변에 자신의 필요를 직접적으로 옹호하거나 공공연히 의견을 표현하는 사람이 거의 없다면, 내가 부담스러운 존재가 되거나 남들이 뒤에서 나를 판단하지 않을까 하는 두려움이 생기는 것은 당연하다.

이 모든 것은, 직관적이고 정서 지능이 높으며 민감하고 공감하는 것이 훌륭한 재능이 될 수 있지만 이러한 자질에 너무 의존하면 문제를 해결하는 것보다 문제를 일으키는 경우가 더 많을 수 있음을 의미한다. 아웃사이더는 사람들이 여전히 자신을 좋아하고 짜증스러워하지 않는다는 확신을 간절히 원하지만 무례하거나 궁색해지기 싫어서 물어볼 수 없고, 상대방이 그렇다고 대답한다 해도 믿지 않을 것이다. 예의상 할 수 없이 거짓말을 했을 거라고 생각하기 때문이다. 다른 사람이 아웃사이더에게 마음이 상했는지 물어보는 경우에도 역시 예의상 거짓으로 둘러대고는 속상한 일을 털어놓지 않고 필요한 것을 요청하지 않는다. 그래서 관계의 깊이, 유대감, 친밀감, 성장은 그들이 바라는 만큼 이루어지지 않는다.

아이러니한 비극이 바로 여기에 있다. 아웃사이더는 관계를 위해 너무 애쓰다가 아예 관계가 불가능해지는 경우가 많다. 숨은 뜻을 읽어 내는 능력에 의존하는 사람은 다른 의사소통과 관계를 위한 기술을 별로 키우지 않을 것이며 이로 인해 인간관계가 힘들어질 것이다. 이들은 탐정 작업과 걱정에 너무 몰두한 나머지 상대방에게 온전한 존재감, 진정성, 취약성을 드러내지 못하며, 상대방이 거짓말을 하거나 무언가를 숨기고 있다고 확신한다. 그래서 상대방이 제공하는 것을 전적으로 신뢰하고 받지 못한다. 직관, 공감, 정서 지능을 높이 평가하고 강조하다 보면 실제로는 관계의 장애물을 만들 수 있다. 모두가 갈망하는 깊고 정직하며 진정성 있고 성장하는 관계를 맺어 갈 능력을 빼앗는다. 그리고 안타깝게도 이는 아웃사이더의 이질감을 다시 더욱 강화할 뿐이다.

이러한 결과에도 불구하고 아웃사이더는 그런 기술과 행동이 친절, 배려, 관대함, 넓은 마음에서 온 것이라고 주장한다. 이러한 믿음은 타인을 돌보고 기쁘게 해 주는 사람으로서의 정체성과 자기 가치를 강화한다. 심지어 그러한 정체성을 포기하는 것을 두렵게 만들기까지 한다. 아웃사이더로서는 자신이 느끼는 것을 말하고, 필요한 것을 요청하고, 자책 없이 경계를 설정하고, 다른 사람들이 자신의 필요와 감정을 옹호하고 관리하는 것을 신뢰하는 세상을 상상하기 어렵겠지만, 바로 그런 세상이 신체 중립성을 장려하고, 지지하고, 육성하는 세상이다.

굴욕을 두려워함

내성적이고 매력적인 예술가인 30대 자이마는 성인이 되어서 '말썽을 일으키거나', 누군가를 화나게 하거나, 실망시키지 않으려 애썼다. 사랑하는 남자와 결혼했고, 9시부터 5시까지 근무하는 직업을 갖지 않은 걸 큰 행운이라고 생각했으며, 엣시Etsy 스토어의 판매자로 즐겁게 작품을 만들었다. 하지만 자이마는 지속적인 신체 불안, 불안감, 이형증으로 인해 공황 상태에 빠져 일과를 망치는 일이 잦았기에 코칭을 받으러 찾아왔다.

자이마에게 왜 그렇게 외모가 달라지기를 원하느냐고 물었더니, 아무도 자신을 판단하지 않았으면 해서라고 대답했다. 나는 자이마가 어떤 외모이든 상관없이 사람들은 온갖 이유로 자이마를 판단할 수 있고, 다른 사람의 판단이 실제로 위험하지 않다는 것을 일깨워 주었다. 누군가가 나를 판단하고 있다는 사실을 알거나 상상하면 기분이 좋지 않을 수 있지만, 그 판단은 실제로 우리에게 아무 의미도 없고 어떤 행동을 요구하지도 않는다. 그렇다면 자이마는 왜 다른 사람의 숨은 생각을 두려워했을까? 그들이 어떤 힘을 가졌다고 상상했기에 그런 일이 일어나지 않도록 막아야 한다고 느꼈을까?

자이마는 사람들이 자신을 판단하는 것을 자신에 대해 험담하는 것과 연관 짓고 있다는 것을 깨달았다. 그런 상황은 모두가 자신을 집단 따돌림하는 사태로 이어질 수도 있다고 생각했으며, 공개적으로 자신이 공격받거나 자기도 모르는 사이 그룹이나 공동체에서 거부당하고 배제당할까 봐 두려웠다. 이것은 중요한 통찰이었다. 자이마는 판단 자체가 두려운 것이 아니라 자신도 모르게 걸려들어 공개적으로 망신당하는 것이 더 두려웠다. 모두가 한자리에 모여 험담을 하고, 자기를 배제하기로 하고, 자기와 맞서는 모습을 상상하면 침대 밑으로 들어가 절대 나오지 않고 싶다는 생각이 들었다. 이 시나리오에서 최악이 무엇이냐고 물었을 때 자이마는 예상치 못한 굴욕이라고 말했다.

자이마가 신체 불안증을 키우게 된 것이 얼마나 은밀하게 기발한 일인지 알 수 있겠는가? 자이마는 예상하지 못한 일을 당했을 때 견딜 수 없는 굴욕감을 피하기 위해 그 일을 매일 상상했다. 끊임없이 자신의 몸을 비판하고 깎아내림으로써 다른 사람들이 그렇게 했을 때 미리 알 수 있게 하려한 것이다. 마음속으로 자신의 몸을 욕하면 다른 사람이 그런 짓을 하는 것을 '예견'할 수 있는 셈이었다. 자이마는 자신의 몸을 조목조목 뜯어보면서, 외모에 관한 한 바보처럼 처신하지 않을 수 있을 거란 생각에 스스로 품위와 분별이 있는 사람처럼 느꼈다. 심지어 자신의 외모를 좋아하는 일은 위험한 것 같다고 했는데, 특히 여성으로서 자신의 외모가 괜찮다고 생각하는 것은 공격과 굴욕을 당할 수 있는 일이기 때문이다.

정반대의 의미를 가진 '겸손humility'과 '굴욕humiliation'이라는 단어가 어원적으로 같은 어근(humilis)을 공유한다는 점이 흥미롭다. 굴욕(보편적으로 부정적인 경험)은 다른 사람들이 돌연 고통스럽게 자신을 깎아내리는 경험과 관련이 있는데, 물론 자신의 중요성이나 지위에 대해 오만거나 부풀려진 인식을 가지고 있었던 사람이 훨씬 더 잘 느낀다. 더 높이 올라갈수록 더 멀리 떨어진다는 격언처럼 말이다. 그러나 겸손은 널리 존경받고 심지어 추앙받는 자질로, 자신에 대해 삼가는, 심지어 낮은 견해를 유지하는 것이다. 겸손은 오만함이나 부풀려진 중요성과는 정반대의 태도이므로, 이미 겸손한 사람을 모욕한다는 것은 훨씬 더 어려운 일이다.

다른 사람이 모욕할 수 없을 정도로 자신을 낮게 평가하려는 무의식적인 욕망은 많은 아웃사이더가 지닌 신체 이미지 문제의 근원이다. 스스로를 끊임없이 비하하면 아무도 '콧대를 꺾어 놔야겠다는' 필요성을 느끼지 않을 것이고, 스스로를 높게 평가하지 않으면 아무도 '건방지다'거나 '자신을 과대평가한다'고 하지 않을 것이다. 이는 아웃사이더에게 중요하다. 그들은 타인을 기쁘게 해 주고 필요를 채워 주는 능력으로 자신의 가치를 규정하기 때문이다. 아웃사이더의 가치는 이타심에 기반하기 때문에 이기심, 자존심, 오만함 등이 드러난다면 이들은 정체성과 자아 가치 모두 위태롭다고 느낀다. 자이마가 말한 것처럼 "이미 자신을 혐오한다는 것은 다른 누구도 자신을 무너뜨릴 힘이 없다는 뜻"이라고 할 수 있다.

굴욕에 대한 두려움, 특히 오만하게 여겨지는 것에 대한 두려움은 많은 아웃사이더의 신체 이미지 문제에서 중요한 역할을 한다. 때로는 숨은 신체 이미지 목적이, 자신의 몸을 바꾸려는 것이 아니라 모든 잠재적 위협을 인식하려는 것일 수도 있다. 나와 작업했던 17세 소녀는 자신의 몸에 대한 비판적인 목소리 덕분에, 누군가 자신에게 다가와 "넌 역겹고 뚱뚱하고 못생겼어!"라고 말한다면 "그래, 나도 알아"라고 당당하게 대답할 수 있다고 말한 적이 있다.

왜 "와, 너 진짜 쓰레기구나"라고 대꾸하지 않느냐고 물었더니 그런 건 생각조차 해 본 적이 없다고 했다. 그녀는 자신에게 상처를 주려는 사람이 자신을 모욕하며 만족감을 느끼지 못하게 하는 것이 더 중요했다. 이런 식으로 자신의 몸을 미워하는 것은 고통을 이기는 힘을 되찾는 것과 같았다. '누군가 나를 해칠 거라면, 그건 바로 나여야 해!'

이것은 아웃사이더에게 흔한 사례다. 이들은 타인에게 학대당할 일을 미리 방지하고 대비하기 위해 자신을 학대한다. 자신을 변호하고, 자신의 필요를 옹호하고, 경계를 설정하는 것이 위험하다는(또는 관계를 위협할 수 있다는) 것을 알게 되었다면, 역시 이것은 현명한 대처 전략이 될 수 있다. 자신의 모든 '결점'을 찾아내고 발견하려 애쓰다 보면, 그것을 바꾸거나 숨길 수 있는 기회를 얻을 수 있고 학대자나 얼간이들에게 비판, 거절, 또는 굴욕을 당하는 것을 방지할 수 있다. 하지만 이 방법도 효과가 없다면, 그 학대자와 얼간이들을 참아 내고 예측할 수 있도록 차라리 그들의 일을 먼저 대신 해 버리고 놀라지 않는 방법이 있다. 이렇게 하여 주체성과 힘을 되찾고, 취약함을 덜 느낄 것이며, 학대자에게 덜 매력적인 표적이 될 것이다. 모욕을 당하는 것을 지켜보는 '만족감'을 그들이 얻지 못할 것이기 때문이다.

많은 아웃사이더들은 보통 수치심과 굴욕감에 매우 민감하여, 이 최악의 감정을 피하기 위해 할 수 있는 모든 일을 한다. 심지어 다른 사람들이 노래방에서 노래하거나, 공개적으로 새로운 것을 시도하거나, 혼자서 춤을 추는 등 타인의 평가를 받거나 수치를 당할 수 있는 상황에 있을 때 그들 대신 창피해하며 불편함을 호소한다. 그 행동을 하는 당사자는 조금도 신경 쓰거나 창피해하지 않는데도 아웃사이더는 그 사람을 대신하여 심한 수치심을 느낄 수 있다. 이러한 경험에 민감한 아웃사이더들은 어쩌다 수치를 당하느니 차라리 수치에 대한 끊임없는 두려움 속에 사는 편을 택할 것이다.

창피함에 대한 과민 반응은 트라우마로 남을 정도로 굴욕적인 경험의 결과이기도 하지만, 내 경험상 그렇지 않은 경우도 많다. 전자의 경우 직관적으로 이해할 만한데, 공개적으로 망신을 당하거나 굴욕감을 느낀 적이 있다면 다시는 그런 경험에 맞닥뜨리지 않기 위해 과민한 경보 시스템을 발달시키는 것은 지극히 당연하기 때문이다. 하지만 아웃사이더는 보통 그런 경험과 감정이 자신의 가장 큰 두려움을 나타내기 때문에 공포를 느낀다. 그 두려움은 바로 사회적 단절, 배제, 소외다.[10] 아웃사이더들은 평생 이를 피해 왔지만(사람들의 비위를 맞추고, 다른 사람의 감정에 신경 쓰고, 위험을 피하며, 자기 존중감은 낮게 유지함으로써) 실제로 이러한 경험에 대한 내성이나 회복력을 발달시키지 못했기 때문에 더욱 겁에 질린다.

많은 아웃사이더가 신체 이미지와 관련하여 이러한 입장에 처해 있다. 창피를 당하거나 눈총 받는 것이 두렵기 때문에 이들의 신체 이미지 목적은 그런 사태를 방지하고 대비하는 것(또는 어느 정도의 힘과 존엄성을 되찾는 것)이다. 이를 위해 그들은 자신의 신체를 하나하나 거부하고, 비판하고, 인정하지 않고, 미워한다.

자신에게 일어나는 모든 나쁜 일에 대해 자신(과 몸)을 탓한다

누구나 자기 자신이 혐오, 판단, 비판, 거부, 지워짐, 배제, 버림을 받았다고 느끼는 때가 있다. 소외된 정체성을 가진 사람일수록 이러한 경험이 더 많을 가능성이 높지만[11] 누구도 완전히 자유롭지는 않다. 그렇기 때문에 자기대상화자나 성취지향자보다 덜 부각되는 듯하지만, 아웃사이더가 이러한 순간에 대응하는 방식은 특징적이다.

아웃사이더는 타인의 감정과 행동에 대해 책임을 잘 느끼기 때문에, 자신에게 해를 끼친 사람을 비난하지 않는 경향이 있다. 그 대신 자기 자신과 자신의 몸을 탓하며 그 경험에서 느낀 모든 부정적인 감정을 삼킨다. 외모 때문에 괴롭힘을 당한 경우, 괴롭힌 사람이 아닌 '괴롭힘을 유발한' 자신의 몸에 분노와 혐오감을 표출한다. 자신을 소외시키는 억압 체제에 분노하는 대신, 뭐가 됐든 '괴롭힘을 당해 마땅한' 자신에게 분노한다. 그들은 이런 일을 방지하기 위해 더 노력해야 했을 모든 방법을 생각하고, 심지어 다른 사람으로 '하여금' 나쁜 일을 하게 만들었다는 것에 대해 마음이 상한다.

이런 식으로 아웃사이더는 자신에게 일어난 모든 나쁜 일이 자신의 잘못이라고 상상한다. 다른 사람의 행동에 대해 책임을 묻는 것은 자기 옹호, 공간 점유, 수고에 대한 요구, 갈등이나 버림받을 가능성과 관련이 있을 것이기에, 아웃사이더는 차라리 자신을 탓하는 것이 훨씬 편하다고 느끼는 경향이 있다. 여전히 상황에 대한 분노, 혐오감, 수치심, 화, 슬픔을 느끼지만, 그 어떤 것도 자신에게 해를 끼친 사람을 향해 분출시키지 못하고 대신 자신과 자신의 몸을 향하게 된다.

이 장을 시작하면서 소개한 레니처럼, 많은 아웃사이더는 비난, 괴롭힘, 차별, 모욕, 폭력을 당하는 고통스러운 순간마다 자신의 몸을 탓한다. 특히 소외된 몸을 지닌 사람들의 경우, 몸으로 인해 자신이 위험에 처하거나 상처를 입는다고 느끼다 보면, 무의식적으로 몸을 중립적인 동반자나 친구가 아닌 사악한 적의 역할로 재구성한다. 그러나 아웃사이더 자신은 몸에 대해 느끼는 분노, 혐오감, 수치심, 화, 슬픔만 인식할 뿐, 스스로 위협적인 순간을 겪을 때 자신의 몸 때문이라고 해석하고 다른 사람의 행동에 대한 책임도 자신의 몸에 돌리고 있다는 사실은 깨닫지 못할 수 있다. 하지만 스스로 자신의 몸을 탓하는 원인을 정확히 파악할 수 있다면 이러한 모든 이야기는 힘을 잃기 시작한다.

똑똑하고 성공한 50대 후반의 변호사인 카메론은 아홉 살 때 유방암으로 어머니를 잃었다. 그녀는 어머니의 암이 자신과 관련 없다는 것을 알았지만, 나와 작업을 하면서 그녀가 신체 사이즈와 버림받은 경험을 무의식적으로 연관 짓고 있다는 것을 알게 되었다. 그녀의 어머니는 그녀가 살이 찌던 무렵(이는 사춘기를 건강하게 준비하기 위한 현상이다) 돌아가셨다. 그렇게 이 두 경험은 서로 연결되었다.

카메론은 어머니의 죽음에 대해 의식적으로 자책한 적은 없지만, 버림받고 외톨이가 되지 않으려면 체중을 철저하게 관리해야 한다고 생각했다. 체중과 버림받음 사이의 이 깊은 무의식적 연결로 인해, 카메론이 다이어트를 포기할 생각을 할 때마다 슬픔과 공황이 엄청나게 밀려와 그녀를 가로막았다. (참고: 이 사례는 신체 중립성 여정에서 전문적인 정신 건강 관리의 필요가 드러난 좋은 예다!)

카메론은 트라우마에 정통한 치료사와 함께 작업하면서 마침내 두 경험의 연관성을 인식하고, 복잡하게 얽힌 믿음을 풀고, 오랫동안 지녀 온 수치심을 해소할 수 있었다. 그녀는 자신의 몸은 아무런 잘못이 없다는 것을 알 수 있었다. 체중에 대한 집착과 몸에 대한 증오는 엄마를 그리워하며 다시는 버려지고 싶지 않은 아홉 살 소녀의 자기 보호 전략이었다. 자신의 몸을 용서한 후 카메론은 크나큰 사과를 해야 함을 깨달았다. 어머니가 돌아가셨을 때 카메론을 '버린' 것은 어머니뿐만이 아니라, 자신과 자신의 몸을 버린 카메론 자신이었기 때문이다.

신체 이미지에 미치는 해악만큼이나, 우리에게 일어나는 나쁜 일에 대해 자기 자신과 몸을 탓하는 것은 인식의 측면에서 많은 이점이 있다. 우리는 다른 사람에게서 비난, 분노, 비판을 완전히 거둘 수 있다. 이것은 누군가가 우리에게 준 상처에 대해 사랑으로 화해하거나, 싸우지 않고 관계를 유지하려 할 때 매우 유용하다. 우리 몸은 필요할 때 고통의 희생양이 될 수 있으며, 나쁜 일이 일어났을 때 몸을 비난하는 것은 상황에 대한 잘못된 힘과 통제력을 부여하기도 한다. 결국 우리가 문제라면 해결책 역시 될 수 있다. 카메론의 어머니가 돌아가신 이유가 카메론이 살이 찐 것 때문이라면, 카메론은 그런 일이 다시는 일어나지 않도록 예방하는 방법을 아는 셈이다. 오도된 것이든 아니든, 자신에게 일어난 나쁜 일에 대해 자신의 몸을 탓하는 것은 아웃사이더에게 권한, 희망, 심지어 안전감을 줄 수 있다.

너무나 천재적이고 또한 너무나 비극적인 전략 아닌가? 우리는 생존을 위해 필요한 것은 무엇이든 할 수 있다. 관계의 파탄, 상처, 우리가 입은 피해에 대해 자신(또는 자신의 몸)을 탓하는 것은 영리한 생존 전략이다.[12] 안타깝게도 많은 아웃사이더들은 자신(또는 자신의 몸)이 나쁜 일이 일어나는 것을 실제로 막을 수 있는 힘을 가지고 있다는 환상의 세계에 산다.

이러한 신념 체계가 자리 잡을 때 아웃사이더가 자신의 몸에 대해 많은 부정적 감정, 불안, 강박, 또는 불쾌감을 느끼는 것은 당연하다. 그들은 몸을 위험하고 해로운 일과 연관시키고, 다른 사람의 감정과 행동에 대해 자신의 몸에 책임이 있다고 여기고, 나쁜 일이 일어나지 않도록 예방하는 임무를 무의식적으로 몸에 부여한 다음, 어쨌든 나쁜 일이 벌어지면 몸을 탓한다. 지금쯤이면 짐작할 수 있겠지만, 몸에 부여한 이 모든 부적절하고 잘못된 중요성, 의미와 힘은 아웃사이더가 신체 중립성에 가까운 어떤 것으로도 자신을 보는 것을 완전히 불가능하게 만든다.

진정한 자기 자신으로 존재하고 자아를 표현하는 일에 '허락'을 구한다

아웃사이더가 자신이 '올바른 몸'을 가진다면 어떤 삶을 살게 될지 상상할 때, 그들은 더 편하고 멋진 삶을 떠올릴 것이다. 아픈 사회적 경험을 피할 수 있고, 친밀하고 진실하고 안전한 관계를 마음껏 맺을 수 있을 것이라고 생각한다. 이러한 환상의 일부는 자신의 몸이 '올바른' 상태가 되면 인간관계에서 자신의 진짜 자아를 내보일 만큼 안전할 것이라고 느낀다는 것이다. 그들은 거절당하거나 버림받는 것에 대한 두려움에서 벗어나 온전히 자신에게 집중할 수 있을 것이라고 상상한다. 내가 무엇을 좋아하지? 나에겐 무엇이 필요하지? 나는 무엇을 생각하고 느끼지?

평생 다른 사람을 돌보며 살아온 아웃사이더는 자신이 누구인지 마음 속 깊이 알지 못하는 경우가 많지만, 이를 발견할 기회를 간절히 원하고 있다. 수십 년간 관계적 안정감을 찾으려 애쓰는 동안 자아실현은 뒷전으로 밀려났을지 몰라도, 자신을 영영 저버릴 생각은 아니었다. 우리 모두는 자기 자신과의 안전하고 친밀한 관계를 갈망하며, 자신을 전혀 모르겠다는 느낌은 아주 불편하고 불안한 것이다.[13] 따라서 타인과 안정적인 관계를 맺으려는 모든 노력의 이면에서, 많은 아웃사이더가 결국은 자신과 연결되기 위한 허락을 찾고 있다. 타인과 섞이려는 노력의 이면에서, 그들은 자신이 마침내 고유한 존재가 될 능력을 '획득'했다는 누군가의 말을 기다리고 있다.

아웃사이더의 사고방식에서, 인생에는 마치 비디오 게임 같은 요소가 있어서 첫 번째 레벨을 깨뜨려야 두 번째 레벨로 넘어갈 수 있다. '적응하기' 레벨을 깨야 '돋보이기' 레벨로 넘어갈 수 있다. '비위 맞추기' 레벨을 제대로 깨기 전에는 '자아 실현' 레벨에 접근할 수 없다. 따라서 역설적이게도 아웃사이더는 순응을 먼저 추구하면서 개성에 대한 욕구를 충족시키려 하고, 다른 사람들에게 먼저 집중함으로써 자신에게 집중할 수 있는 권한을 얻으려고 한다.

애착 이론의 작동 원리를 생각해 보면 이는 사실 완벽하게 이해가 된다. 아기 시절, 우리는 다른 어떤 행동보다 먼저 타인에 대한 애착을 형성한다. 우리의 정체성과 자아 감각은 이 초기 애착 관계의 틀 안에서 발달한다. 우리는 자신의 눈을 통해 자신이 누구인지 생각하기도 전에 애착 대상의 눈을 통해 자신이 누구인지 배운다. 어린이가 스스로 안전하게 세상으로 떠나고 탐험하기 위해서는 안정적인 애착이 필요하다. 상처를 입었을 때 자신을 위로하고 돌봐 줄 사람이 있다는 것을 알아야 하기 때문이다. 그래서 유아는 독립과 결핍 사이에서 왔다 갔다 하는 춤을 추게 된다. 이처럼 안정적인 애착은 말 그대로 개성이 발달하기 위한 전제 조건이다.

성인이 된 후에도, 우리는 때때로 자신의 개성보다 애착과 관계의 안정성을 우선시한다. 특히 어렸을 때 필요한 안정적인 애착을 얻지 못했다면 더욱 그렇다.[14] 어떤 아웃사이더가 자신의 인간관계가 늘 불안정하고 위태롭다고 느끼면, 그들은 자연스럽게 관계를 먼저 안정시키는 데 모든 시간과 에너지를 쓰게 되며, 일단 여기서 안정감을 느낄 수 있다면 그다음에 자신의 정체성, 개성, 독립성을 발달시키고 탐색하고 표현할 수 있을 거라 희망한다. 이런 무의식적인 희망은 다른 사람들을 행복하게 해 주기 위해 무엇이든 함으로써 그들이 갈망하는 사회적 인정과 소속감을 확보할 것이고, 마침내 자신이 누구인지, 무엇이 자신을 행복하게 할 수 있는지를 자유롭게 알아낼 수 있으리라는 것이다.

하지만 여기에도 충족되지 않은 또 다른 욕구가 숨어 있다. 바로 진정한 자기표현에 대한 욕구다. 인간은 보이고, 들리고, 알려지고 싶다는 깊은 욕구를 가지고 있다. 다른 사람에게 자신의 진정한 모습을 표현하지 않으면 이러한 욕구는 충족될 수 없다. (물론 자신의 진정한 자아를 알지 못하는데 진정한 자아를 표현하기란 어려운 일이다. 그러므로 자아 탐색이 선행되어야 한다.)

성인으로서 진정한 자기표현은 의미 있는 유대를 형성하기 위한 전제조건이다. 우리가 다른 사람들과 연결되어 있다고 느끼기 위해서는 먼저 어느 정도 자기표현이 필요하다.[15] 꾸며 내고, 피상적이고, 방어적이며, 자신의 감정과 필요는 억누른 채 항상 상대방이 듣고 싶어 하는 말, 보고 싶어 하는 행동만 하는 사람과 친해지려고 노력하는 상황을 상상해 보라. 이런 사람과 깊고 의미 있는 유대를 형성하는 것이 쉽겠는가? 당신이 아무리 친절하고 인내심 있으며 관심이 있다 해도, 그 사람이 당신에게 인정과 수용을 받고, 연결되었다고 느낄 가능성이 얼마나 되겠는가?

다른 사람의 생각을 알아내고, 감정을 신경 쓰고, 갈등을 피하고, 그들이 원하는 대로 하는 데 급급하다 보면, 관계에서 어떤 진실한 것도 표현할 수 없게 되고, 상대방이 우리를 정말로 보고, 듣고, 알아주고 있다는 것을 느낄 수 없게 된다. 이러한 상황에서 상대방이 우리를 좋아한다고 해도, 그것은 진짜 우리 자신이 아니기에 상대방의 태도를 온전히 받아들이거나 내면화하지 못할 것이다. 이렇게 취약성과 정직성이 결여된 관계는 진정한 친밀함을 가로막는 장애물이 된다. 그리고 아웃사이더는 더욱 소외되고, 불안하고, 혼자라고 느낀다.

따라서 자신에게 집중하고 자신을 알아 가는 것에 대한 허락을 찾는 일에 더해, 아웃사이더는 자기 자신을 다른 사람들에게 표현하고, 보듬어지고, 받아들여지고, 사랑받는 것에 대한 허락을 찾고 있다. 이는 그들이 올바른 몸을 가지고 사람들이 원하는 사람이 됨으로써 마침내 자신의 진정한 모습을 보여 줄 수 있기를 바라는 것과 같다. 어울리고 싶은 욕구 이면에, 그들은 타인에게 보이고, 알려지고, 이해받기를 원하며, 진정성과 의미를 느낄 수 있는 관계를 원하고 있다.

이는 결국 아웃사이더에게 약간의 함정이 될 수 있다. 그들은 '모두가 원하는 사람이 되기'를 먼저 마스터해야 '진정한 자기표현'의 레벨로 갈 수 있다고 생각한다. 일반적으로는 누군가에게 진실을 표현하면 상대방이 진짜 나를 목격하고, 받아들이고, 사랑하게 됨으로써 관계가 깊어지고 친밀해지며 안정감이 생긴다.[16] 그러나 아웃사이더는 자신의 진실을 표현하기 전에 관계가 충분히 깊고 친밀하며 안정감 있게 되기를 기다린다. 그 결과 그들은 결국 현재 레벨에 갇혀 불행해하지만 레벨을 올릴 수는 없다.

이것이 아웃사이더가 '자신에게 뭔가 문제가 있다'고 느끼는 또 다른 이유다. 주위를 둘러보면 다른 사람들은 깊고 친밀하며 안전한 관계를 쉽게 만들어 가는 것 같은데 자신은 힘들게 느껴진다. 다른 사람들이 미안함 없이 자신의 독특한 이상함을 스스로 수용하고, 진정한 자아를 온전히 구현하고 표현하며, 개성을 마음껏 발휘하는 것을 본다. 아웃사이더는 그런 사람들에게 집착하고 무의식적으로 끌리기도 하며, 그들의 존재에 질투, 혼란, 동경, 경외감 같은 격한 감정을 느끼기도 한다.

물론 아웃사이더에게 잘못이 있는 것은 아니며, 왜 그런 상황에 처했는지 이해할 수 있다. 그저 순서가 뒤바뀐 것일 뿐이다. 아웃사이더는 안전한 관계와 소속감을 먼저 확보함으로써 자신의 진정한 모습을 드러내고 표현해도 된다는 허락을 찾아 왔다. 하지만 실제로는 자신의 진정한 모습을 드러내고 표현하는 것이 안전한 관계와 소속감을 만들어 가는 열쇠다.

아웃사이더는 자기 자신을 탐구하고 표현하도록 인가해 줄 안전한 관계를 확보하는 일을 그들의 몸에 부여했지만, 그런 날은 결코 오지 않는다. 자신의 진정한 자아를 먼저 알아가고 공유하지 않는다면, 그들이 맺는 관계는 결코 충분한 안정감을 주지 못할 것이다. 그리고 자신이 꿈꾸는 모든 것 그리고 가장 원하는 모든 것을 방해하는 자신의 몸을 탓하게 된다. 그렇게 몸에 잘못된 중요성, 의미, 힘을 부여하고 결국 신체 불안, 집착, 부정, 이형증, 증오가 자라날 수 있는 비옥한 토양을 일군다.

객관적으로 말하자면, 아웃사이더의 몸은 의미 있는 관계에 대한 욕구를 채워 주거나 고통스러운 단절을 피하는 데 아무런 역할을 하지 못한다. 관계에서 참된 자기 인식과 자기표현의 부족을 보완할 수 있는 몸은 지구상에 단 하나도 없다. 판단, 거부, 굴욕, 버림받음 앞에서 무적이 될 수 있는 몸은 지구상에 단 하나도 없다. 그리고 자기 발견과 자기표현이라는 취약하고 두려운 작업을 더 안전하고 쉽게 느끼게 만들어 줄 몸 또한 지구상에 존재하지 않는다. 솔직히 말해서, 몸은 그다지 강력하지 않다.

다행히도 몸은 이 모든 것을 차단할 힘이 없다. 아웃사이더가 온전한 자기 자신이 될 수 있다는 허락을 찾고 있다면, 어떤 형태나 사이즈의 몸이라도 스스로 그 허락을 줄 수 있다. 자기 허락은 내면의 일이다. 자기 승인, 자기 가치, 자기 사랑과 마찬가지다. 오직 자신만이 허락할 수 있다.

아웃사이더가 다른 사람들과 가장 깊고 친밀하게 연결되기를 원한다면, 다른 사람들이 원하는 사람이 되려는 노력을 멈추고 먼저 자신이 누구인지 알고 사람들에게 그것을 보여 줄 수 있는 권한을 스스로에게 부여해야 한다. 진정으로 받아들여지고, 인정받고, 소속되고 싶다면 자신을 극단적으로 표현하고 거부당할 권한을 스스로에게 허락해야 하고 이를 통해 자신의 사람들을 찾아야 한다. 결국 누구나 다 좋아하고 받아들여 주는 사람은 아무도 없기에, 아웃사이더가 더 진정성 있고 취약한 모습으로 세상에 자신을 드러내고 다른 사람의 감정을 자신의 책임으로 여기지 않기 시작하면, 어떤 사람들은 아마도 그들을 거부할 것이다. 하지만 정말로 좋아해 주는 다른 이들이 나타날 것이고, 이러한 관계는 마침내 아웃사이더가 진정으로 깊이 인정받고, 받아들여지고, 사랑받고 있다고 느끼게 해 줄 것이다. 뿐만 아니라 그들이 오랫동안 추구해 온 상호 신뢰, 깊이, 소속감, 친밀감, 안정감을 줄 것이다. 그렇게 된다면 몸은 지나치게 부여된 의미와 힘을 잃고 마침내 그저 몸으로 돌아갈 수 있다.

아웃사이더의 다음 단계

다른 아바타와 마찬가지로, 아웃사이더가 신체 중립성으로 가기 위해서는 자신의 신체 이미지 문제가 어떻게 자신을 도와주려고 노력해 왔는지 파악해야 한다. 만일 당신이 아웃사이더의 이야기에 공감이 된다면, 먼저 자신의 신체 이미지 문제가 무언가를 획득하는 데 더 중점을 두는지, 아니면 무언가를 피하려고 하는 데 더 중점을 두는지, 그리고 그 구체적인 '무언가'가 무엇인지 생각해 보라. 관계, 수용, 소속감과 관련하여 당신은 몸에 어떤 역할을 '부여'해 왔는가? 거절, 비판, 굴욕, 버려짐과 관련해서는 어떠한가?

이 책의 마지막 부분에서는 자신의 숨겨진 신체 이미지의 목적을 파악하는 방법을 알려 줄 것이다. 아직 잘 모르겠더라도 걱정하지 마시길. 지금은 다음 질문에 답해 보라.

- '올바른' 몸을 가짐으로써 당신이 해결하기 원하는 문제는 무엇인가?
- '잘못된' 몸을 갖는 것에 대해 당신이 가장 두려워하는 것은 무엇인가?
- 사람들을 행복하게 해 주거나 그들이 당신을 좋아하게 만들려는 목적은 무엇인가?
- 당신은 무의식적으로 자신의 몸을 어떻게 탓하고 있는가?
- 사람들과 어울리거나, 사람들이 원하는 사람이 되거나, 사람들의 감정에 신경을 쓸 때 당신이 정말로 찾고 바라는 것은 무엇인가?

11장

✳

도망자

도망자는 그저 생존을 위해 자신의 몸을 이용하는 유형이다. 신체 이미지 행동과 신체 이미지 고통 그 자체도 생존을 위한 것이다. 이들은 고통에 대처하고, 무감각해지거나 주의를 돌리고, 통제감을 느끼고, 취약성에 맞서 스스로를 방어하며, 내면의 자아를 회피하기 위해 몸을 통제하거나 여타의 행동을 하는 경향이 있다.

도망자 유형에서 흔히 볼 수 있는 패턴

- 깊은 내면에 있는 무언가를 늘 피하거나 무시하거나 억누른다. 그것은 감정, 욕구, 욕망, 고통, 성, 취약성, 직관 등이 될 수 있다. 이들이 가장 두려워하며 도망치는 대상은 거의 항상 자기 자신이다.
- 불안도가 높으며 모든 것(특히 신체)을 통제하려고 한다. 통제는 이들에게 안전감을 주기 때문이다.[1]
- 자신의 감정과 욕구는 나쁘고 수치스럽고 위험하므로, 안전을 위해서는 그것을 숨기고 억누르고 피하고, 무감각해지거나 엄격하게 통제해야 한다고 학습해 왔다.
- 취약성으로 인해 어려움을 겪는다. 다른 사람들을 신뢰하거나 너무

가까워지는 것을 굉장히 힘들어한다.

- 깊은 친밀감을 부담스럽고 불편하게 느끼는 경향이 있으며, 이를 피하기 위해 사람들을 밀어내거나 관계를 파괴하기도 한다.

- '자기 파괴'로 어려움을 겪는 경우가 많다. 이는 자신의 목표에 정면으로 반하지만 멈추거나 통제할 수 없는 행동을 가리킨다.

- 주의를 딴 데로 돌리고, 감정을 회피하고, 진실을 억누르고, 고통을 무디게 하기 위한 여러 가지 마비적인 대처 행동을 한다. 신체적인 것도 있고(다이어트, 운동, 폭식), 신체와 관련 없는 행동도 있다(술, 포르노, sns 중독).

- 자신의 몸과 단절된 느낌, 때로는 완전히 무감각해진 느낌 때문에 '몸에 귀 기울이라'는 조언이 매우 혼란스럽고 어렵게 느껴질 수 있다.

- 감정과도 단절되어 어떤 특정 순간에 자신이 느끼는 감정을 인식하거나 이야기하지 못할 수 있다.

- 트라우마 병력이 있는 경우, 삶의 어느 시점에서 경험한 스트레스나 고통으로 인해 마음과 몸이 압도당해 적절히 대처하는 능력을 상실했을 수 있다. (때로는 이로 인해 신체로부터의 해리가 발생하여 이후에 신체와의 단절에 영향을 미칠 수 있다.)

- 취약해지는 것을 두려워하고 신뢰하는 것이 어렵기 때문에 다른 사람에게 의존하지 않고 모든 것을 혼자서 하려는 과잉 독립성을 발달시킨다.

- 직관이나 내면의 지혜에 단단하게 연결되어 있지 않기에, 의사 결정에서 많은 스트레스와 혼란을 겪는다.

- 어느 정도는, 무엇으로부터 도망치든 그 대상을 맞닥뜨리거나 느끼면 죽게 될 것이라고 늘 믿고 있는 듯하다. 그들은 무의식적으로 생존을 위해 도망치고 있다.

도망자의 숨은 신체 이미지 목적

도망자는 항상 두려움 속에 살고 있는 것처럼 보이며(무엇을 두려워하는지 의식적으로 인식하지 못하더라도), 항상 고통을 피하려고 노력한다(어떤 아픔인지 의식적으로 인식하지 못하더라도). 신체 이미지 문제는 이 문제 중 하나 또는 둘 모두를 해결하기 위해, 즉 더 안전하고 덜 취약하다고 느끼도록 돕거나 상처를 피하고 대처할 수 있도록 돕기 위해 존재한다. 도망자의 숨은 신체 이미지 목적에서 세부 사항은 매우 다양하지만, 그 중심에는 항상 두려움이나 고통(그리고 종종 고통에 대한 두려움!)이 있다.

도망자는 무언가를 피하거나 거기서 벗어나려 한다. 파트너의 학대를 피하기 위해 다른 사람으로 보이고 싶어 하는 사람처럼 위험과 고통의 외부 원인에서 도망치는 경우도 어쩌다 있지만, 일반적으로 이러한 목적과 동기는 아웃사이더에 더 가깝다. 도망자는 거의 항상 자신의 내면에 존재하는 고통이나 인지된 위험의 원천으로부터 도망친다. 자신의 가장 깊은 욕망이 상처받기 쉽다고 생각할 수도 있고, 자신의 슬픔, 분노, 욕구를 깊이 느끼고 직면하면 살아남을 수 없다고 생각할 수도 있다. 어쩌면 무언가 변화가 필요하다고 말하는 내면의 작은 소리를 마주할 능력이 없다고 느끼는 것일 수도 있다.

어느 쪽이든 도망자는 너무 크거나, 너무 무섭거나, 통제 불능이거나, 너무 고통스럽거나, 허용하기에는 너무 위험하다고 느껴지는 자신의 깊은 곳에서부터 도망치고 있다. 그들은 그 부분을 직접 다룰 수 있는 기술, 자원, 능력이 없어서(또는 없다고 생각해서) 그것을 피하고, 억압하고, 무감각하게 만들고, 도망치고, 통제하고, 방어하려고만 애쓴다. 신체 이미지 문제는 도망자에게 정확히 그 일을 할 수 있는 백만 번의 기회를 준다. 신체 문제로 주의를 분산시킬 수 있는 방법은 무수히 많으며, 마비, 통제, 방어도 수많은 선택지가 된다. 신체 이미지 문제는 도망자에게 더 안전하게 느낄 수 있는 무한한 기회를 제공한다.

기억해야 할 점은 일반적으로 도망자가 추구하는 것은 좀 더 안전하다는 느낌이지, 실제 안전 그 자체는 아니라는 것이다. 실제의 안전이란 대부분 불가능하기에(위험하다고 생각하는 대상이 그들의 내면에 있음을 감안하면) 도망자가 추구하는 것은 보호받고 있다는 느낌, 덜 취약하다는 느낌에 가깝다. 사실 우리 모두 어느 정도 이런 마음을 갖고 있다!

20대에 매우 고통스러운 시술을 받아야 했을 때, 난 너무 불안해서 검은색 립스틱과 아이라이너를 진하게 바르고 진료실에 갔다. 화장은 실제 시술에 아무런 영향을 미치지 않았지만, 마치 전투복을 입은 것 같은 느낌을 주었다. 그날 거울을 보았을 때 나는 강인하고 굳세며 무엇이든 해낼 수 있는 사람이었다. 나는 여전히 겁이 났고 시술은 아팠지만, 메이크업이 이 일을 극복하는 데 도움이 된 것 같았다. 많은 도망자들이 이와 비슷한 일을 하는데, 식단, 운동, 피부 관리, 헤어, 메이크업, 의상, 몸짓 언어 등을 사용하여 더 안전하고, 더 강인하며, 덜 취약하게 느끼려 한다. 또 특정한 (더 안전하다고 여겨지는) 미적 분위기를 갖추고 내면의 두려운 것을 누르고 마비시키기 위해 자신의 몸을 통제한다.

성에 대한 두려움이 있는 도망자는 매우 제한적인 식단과 과도한 운동으로 성적 에너지를 억제한다. 자신의 감정이 두려운 도망자는 하루 종일 강박적으로 칼로리를 확인하면서 감정을 피한다. 중요한 이벤트를 앞두고 너무 불안하면 옷을 입었을 때 뚱뚱해 보이는 자신의 모습에 무너져 내림으로 그 감정을 피한다. '이건 옳지 않아'라고 속삭이는 작은 목소리를 무시하고 싶으면 매일 밤 야식을 먹으며 그 목소리를 잠재운다.

도망자의 신체 이미지에 대한 생각, 감정, 행동, 심지어 신체 이미지로 인한 고통 자체도 모두 회피와 생존 전략이다. 그들은 이러한 숨은 신체 이미지 목적을 거의 의식하지 못하며, 자신이 무언가를 피해 도망치고 있다는 것을 모르기 쉽다. 자신의 신체 이미지 문제가 이런 행동을 어떻게 돕고 있는지도 알지 못한다. 이들이 아는 것은 그저 자신의 몸이 싫다는 것, 자신의 몸이 '통제 불능'으로 느껴진다는 것, 특정한 방식으로 보이고 싶다는 것이다. 이 내용들은 사실이긴 하지만 전체 이야기를 나타내지는 않는다. 바로 이것이 중요한 점이다. 도망자는 자신의 전체 이야기를 절대로 보지 않는다. 전체 이야기를 본다는 것은 그들 자신의 모든 것을 본다는 것을 의미하며, 그들은 그 일을 하기엔 스스로가 너무나 두렵기 때문이다.

신체 이미지 고통은 때때로 도망자가 스스로 무감각해지고, 숨기고, 주의를 돌리고, 무시하고, 보호하고, 피하는 온갖 방법을 정당화하는 변명거리로 기능한다. 이러한 이유로 도망자는 신체 이미지 문제가 자신을 비참하게 만들더라도, 생존하고 안전하다고 느끼기 위해 실제로 거기에 의존한다. (이것이 도망자가 '자기 파괴' 경향을 보이는 이유이기도 하다! 도망자가 의식적으로 아무리 간절히 원하는 것이 있어도 잠재의식에서는 항상 '그럴 순 없어. 그러면 난 죽어!'라는 목소리가 있다.) 이 경우 신체 혐오는 그 자체로 도망자가 집착하는 대상이 되는데, 이는 도망자가 생존에 필요하다고 믿는 생각, 감정, 행동, 대처 전략을 계속 허락해 주는 역할을 하기 때문이다. 이러한 이유로 도망자는 자신의 몸에 부여한 의미, 중요성, 힘에 매우 집착하며, 이를 내려놓는 것이 신체 중립성을 실현할 유일한 방법이라는 것을 알면서도 저항하곤 한다.

도망자 사례 연구: 알리야

알리야는 감정에 대해 이야기하지 않는 가정에서 자랐다. 부모님은 좋은 분들이었지만 바쁘고 실용적인 성향이어서 그녀가 왜 그렇게 부족한 게 많은지, 왜 그렇게 많은 걸 느끼는지 이해하지 못했다고 한다. 그녀의 표현을 빌리자면 '별일 없는' 어린 시절을 보냈고,[2] 열여섯 살 때부터 사귄 약혼자가 교통사고로 사망한 스물네 살에야 처음으로 비통함을 맛보았다고 한다. 상대방 운전자는 술에 취해 있었고, 그녀의 약혼자는 말짱한 정신으로 귀가하던 길이었다. 모든 것을 순식간에 빼앗길 수 있다는 공포는 알리야의 삶을 완전히 파괴했다. 그녀는 몇 년 동안 슬픔과 심한 우울증에 시달렸고, 슬픔에서 벗어나 삶을 추스르기 시작했지만 수많은 벽이 생겨난 듯했고 자기 자신이나 다른 사람들과의 관계가 힘겨웠다. 겨우 다시 데이트를 시작했을 때, 누군가를 신뢰하고, 취약해지며, 자신에게 가까이 다가오게 하는 일이 어려웠다. 겉보기에는 완벽한 상대임에도 어느 순간부터 알리야는 사소한 트집을 잡거나 흥미를 잃었다. 다른 도시로 이사하면서 약혼자와 함께 알던 고등학교 친구들과도 연락이 끊겼다. 직장에서 만난 새로운 친구들은 리얼리티 TV 쇼 이야기, 아는 사람들 험담, 새로운 다이어트 방법이나 운동에 대한 시시콜콜한 이야기, 몸매 자랑을 편하게 나누는 사람들이었다.

내가 알리야를 만났을 때 그녀는 서른여섯 살이었고 자신의 몸과 외모를 위해 "충격적일 만큼 많은 시간과 에너지를 썼다"라고 설명했다. 그녀는 건강이나 피트니스 루틴을 고수하지는 않았지만, 몇 주 동안 매일 건강식을 먹고 요가를 하다가는 몇 달 동안은 포장 음식을 먹으며 소파에 누워 지내기도 했다. 그녀는 자신의 외모가 싫었지만 변화를 위한 추진력과 동기를 계속 유지하지 못했다. 결국 알리야는 거울에 비친 몸을 보고 흠을 잡으며 많은 시간을 보냈고, 좌절감과 통제 불능에 빠졌으며, 외모 불안감으로 데이트나 친구들과의 외출에 나가지 못했다.

신체 이미지 문제가 자신을 어떻게 도우려고 하는지 탐구하면서, 알리야는 처음에는 외모에 관심이 많은 친구나 동료들과 어울리기 위해 자신이 외모를 꾸미려 한다고 생각했다. 하지만 그녀는 그 사람들과 별로 친하지 않아 보였고, 그들이 어떻게 생각하는지 크게 신경 쓰지 않는 듯했다. 그렇다면 왜 그들의 인정을 받으려고 하는 걸까? "바쁘게 지내려고요." 알리야가 마침내 대답했다. 하지만 무슨 일로 바쁘다는 걸까?

더 깊이 파고들면서 몇 가지 깊고 고통스러운 통찰이 드러났다.

첫 번째는 알리야가 약혼자를 잃은 후 적절한 돌봄과 지원을 받은 적이 없다는 사실이었다. 그녀의 가족은 감정에 대해 이야기하지 않았기 때문에 부모님은 그녀가 슬퍼할 때 잘 지지해 주지 못했고, 또 알리야는 그 경험을 적절하게 처리하는 데 필요한 기술을 배우지 못했다. 몇 달이 지나자 모두 그녀가 정상으로 돌아올 것이라고 기대하는 것 같았으므로 그녀는 모든 것을 밀어내고 무시하려 애썼다. 알리야는 빨리 극복하지 못하고 오래전에 일어난 일로 인해 여전히 혼란스러워하는 자신이 잘못되었다고 느꼈지만, 이를 다룰 언어, 도구, 자원, 기술이 없었기 때문에 그 모든 슬픔은 이름도 없이 치유되지 않은 채 내면에 갇혀 있었다. 아무도 그녀의 경험이 정상적이라고 인정해 주거나 치료사, 애도 그룹, 또는 약물 치료를 통해 필요한 지원을 받도록 권유하지 않았다. 그녀는 상실의 고통에 완전히 압도당했고, 오롯이 혼자서 대처해야 했다.

알리야는 음식, 체중, 운동, 신체의 '결점'에 집착하며 마음을 바쁘게 유지했고, 이는 마음 한구석의 견딜 수 없이 어두운 생각들을 피하는 데 도움이 되었다. 음식과 몸에 신경을 쓰면 슬픔, 분노, 수치심, 무력감과 절망감을 잊는 데 도움이 되었다. 몸에 대한 부정적인 생각은 퇴근 후 집에 돌아오는 오후 6시에서 9시 사이에 가장 커졌는데, 그 시간이 다른 방해 요소가 없는 시간대였기 때문이다. 알리야의 신체 집착이 혼자 조용히 있는 시간에 가장 많이 나타났던 이유는 바로 그때가 마음의 표면 아래에 숨어 있는 슬픔과 고통으로부터 자신을 가장 보호해야 할 때였기 때문이다.

함께 작업하면서 알리야에게서 드러난 두 번째 문제는 그녀가 사고 이후 마음을 닫고 다시는 누구에게도 상처받지 않으려 한다는 점이었다. 약혼자는 알리야의 가장 친한 친구이자 모든 것을 털어놓을 수 있는 대상이며 자신을 이해해 준다고 느낀 유일한 사람이었다. 약혼자의 죽음으로 알리야는 다시는 그런 아픔을 느끼지 않도록 스스로를 보호하기 위해 벽을 쌓았고, 무의식적으로 다시는 누군가를 마음속에 받아들이는 위험을 감수하지 않겠다고 마음먹었다.

알리야는 사람들을 밀어냈고 가까워지기 시작하면 도망쳤다. 아무렇지 않게 데이트를 하다가도 너무 진지해지면 재빨리 헤어졌고, 피상적인 대화를 나누는 피상적인 친구들만 사귀었다. "깊이 들어가서 상처받고 집착하는 위험을 감수하느니 리얼리티 TV쇼나 유행하는 최신 다이어트 방법 이야기를 하는 게 낫다"라고 농담을 하기도 했다. 하지만 이 두 가지 문제점을 발견하고 나자 알리야는 비로소 자신이 많이 외롭다는 사실을 인정할 수 있었고, 누군가를 받아들인다고 생각하면 겁이 나긴 하지만 사실 자신이 친밀감과 관계에 굶주려 있었다는 것을 깨달았다.

사실 알리야의 신체 이미지 문제는 여러모로 그녀에게 유용했다. 데이트를 하거나 외출할 때면 외모 불안감이 작동하여 친밀한 관계를 맺거나 다시 사랑에 빠지는 위험을 피할 수 있었다. 사람들과 어울리는 때도 자신의 몸에 대한 생각에 빠져 있을 수 있었다. 자신의 몸을 판단하고, 몸을 바꿀 계획을 세우고, 그 계획을 지키지 못했을 때 죄책감을 느끼는 이 끝없는 기획은 알리야의 생각을 사로잡아 자신이 회피하고 있는 깊은 고통을 직면할 필요가 없게 만들었다.

알리야의 숨은 신체 이미지 목적은 두 가지였다. 취약성(잠재적 상실감이라는 위험)으로부터 자신을 보호하고, 여전히 다루어지지 않은 채 내면 깊숙이 자리 잡고 있는 상실감을 느끼지 못하도록 자신을 무감각하게 하고 주의를 분산시키는 것이었다. 신체 이미지 문제는 그녀를 비참하고 불안정하며 외롭게 만들었지만, 그녀는 (새로운 것이든 오래된 것이든) 상심한 채로는 살아남을 수 없다고 믿었기 때문에 생존을 위해 신체 이미지에 집착했다.

신체 중립성을 방해하는 이 거대한 장애물을 제거하기 위해 알리야는 보호막이나 방해 없이 자신의 취약성, 고통, 슬픔을 직면하고 느끼고 처리할 수 있는 기술과 자원과 역량을 갖춰야 했다. 장애물이 너무 많았기 때문에 이런 능력을 갖추는 데는 3년이 걸렸다. 그렇게 알리야는 몸과 다시 관계를 맺고, 오래된 슬픔을 다루고, 감정을 식별하고 느끼며 나누는 법을 배우고, 취약성을 연습하고, 직관과 연결하고, 마음 챙김을 연습하고, 자기 신뢰를 높이고, 상심했을 때 회복할 수 있는 능력을 갖추어 나갔다.

우리가 함께 작업한 첫해에는 알리야의 신체 이미지 문제가 조금도 바뀌지 않아서 그녀는 의심이 생길 때가 종종 있었다. 하지만 여정이 깊어지고 기술을 익혀 가면서 서서히 몸에 대해 생각하는 빈도가 줄어들고, 생각을 하더라도 화를 덜 내는 자신을 발견했다. 3년 만에 그녀는 대부분의 시간 동안 자신이 신체 중립성 상태이며, 몸에 대한 부정적인 생각과 감정은 무언가에 대해 특히 취약하다고 느낄 때만 떠오른다고 보고했다. 부정적인 생각이 드는 경우에도 그것이 어떤 상황인지를 정확히 이해했고 자신의 취약성을 직면하기 위해 필요한 도구와 기술을 갖추었기 때문에 더 이상 고통스럽지 않았다.

도망자의 공통된 특징 및 경험

지금까지 도망자의 신체 이미지 여정이 어떤 양상으로 전개되는지 살펴보았다. 이제 많은 도망자들의 공통적인 패턴, 특징, 경험에 대해 알아보자.

통제는 안전하다고 느끼게 한다

인간은 자연스럽게 통제에 끌린다. 통제는 우리를 안전하게 느끼게 해주기 때문이다. '통제할 수 있다고 느낄 때' 우리는 자신의 힘으로 결과에 영향을 미칠 수 있다는 자신감을 갖게 되고, 이는 더 낙관적이고 희망적인 기분을 주며, 자아 이미지를 높이고, 목적의식을 부여하며, 미래는 더 예측 가능하고 확실한 것으로 보인다. 자신의 행동이 결과에 영향을 미친다고 생각하는 사람은 그렇지 않은 사람보다 훨씬 더 행복하고 정신적으로 더 건강한 경향이 있다는 연구 결과도 있다.[3] 또 통제력이 있다는 느낌은 우리를 안심시켜 준다. 우리가 다른 사람의 통제 아래 있지 않으며 사람이 잘 살아가는 데 필수 요건인 자유를 갖고 있음을 의미하기 때문이다.

이런 유의 통제에 대한 욕구는 지극히 건강하고 자연스러운 것이지만, '통제'라는 말 자체가 충분히 정확하고 분명한 단어인지는 잘 모르겠다. 우리가 '통제'라는 범주로 묶는 것들은 자기 결정, 자기 효능감, 주도성, 자율성, 목적, 자유, 독립에 대한 개인적인 욕구 등으로 세분화된다. 자신의 행동이 영향을 미친다는 믿음, 스스로 결정을 내릴 수 있다는 자유, 존재의 이유가 있다는 믿음, 자신의 삶과 몸이 자신의 것이라는 믿음은 모두 우리가 성장하는 데 필요한 타고난 정서적 욕구다.[4] 하지만 통제에 대한 욕구는 거기서 끝이 아니다.

도망자가 무엇이든 통제하고 싶다고 자주 느끼는 이유는 단지 자기 효능감, 의미, 자유를 찾고 있기 때문이 아니라, 안전하지 않다고 느끼는 세상에서 안전한 기분을 확보할 수 있는 주요한 도구 중 하나가 통제이기 때문이다. 이들은 종종 "나는 통제광이야" "내버려두기가 힘들어" "차라리 모든 것을 직접 하고 싶어" 같은 말을 하며 다른 사람의 행동, 모든 일이 어떻게 진행되는지에 대한 정확한 세부 사항, 건강이나 시간의 흐름처럼 통제할 수 있는 책임 또는 가능성의 범위를 한참 벗어나는 것들을 통제하려고 한다.

왜 이들은 자기 결정, 자기 효능감, 주도성, 자율성, 목적, 자유, 독립에 대한 인간의 욕구에서 더 나아가 모든 것을 통제해야 한다고 느끼는 상태로 넘어가는 것일까? 그리고 왜 통제 불능이라는 느낌을 두려워하는 것일까?

이 질문을 이해하기 위해서는, 우리 중 누구도 모든 것을 통제하고 싶다는 선천적 욕구가 있는 건 아니지만, 우리 모두는 안전함을 느끼려는 선천적 욕구가 있으며, 안전함을 느끼기 위해서는 기본적인 욕구가 충족될 것이라고 믿어야 한다는 점을 기억해야 한다. 안타깝게도 많은 사람들이 그와 정반대로 가르치는 환경에서 자란다. 그들의 기본적인 신체적·정서적 욕구는 채워질 수 없으며 그렇기에 안전하지 않다고 말이다.[5] 이런 환경에서 우리가 필요로 하는 것을 얻을 수 없을 때 우리는 자연스럽게 대체물을 찾기 시작한다. 통제감은 때때로 이렇게 안전감을 대신할 수 있는 유용한 대체물로 기능한다. 진짜를 손에 넣을 수 없을 때 의지할 수 있는 일종의 대체물 또는 대안이 된다.

이러한 관점에서 보면 모든 것을 통제해야 한다고 생각하는 도망자를 이해할 수 있다. 하지만 이게 전부가 아니다. 통제는 다른 정서적 욕구를 대체하는 기능을 하기도 한다. 권력은 무력감, 나약함, 예속된 느낌이 있는 사람에게 특히 만족스러운 대안이 되고, 생산성은 의미 있는 성취나 충만한 삶을 대신할 수 있다. 또 오랫동안 자기 결정, 자기 효능감, 주도성, 자율성, 목적, 자유, 독립에 대한 욕구를 충분히 채우지 못한 사람은 (이러한 결핍을 겪은 이들이 종종 그렇듯) 과다한 권력과 통제력을 추구하면서 과잉 교정 overcorrect을 할 수 있다.

통제는 다양한 감정적 욕구의 유용한 대체물이며 많은 일을 대신해 준다. 도망자가 통제에 끌리는 이유는 근본적인 욕구를 충족할 대안이 될 수 있다고 여기고 또 항상 눈앞에 위험이 닥친 것처럼 느껴지기 때문이다. 모든 것을 통제한다는 것은 도망자에게 (거짓) 안전감을 준다. 또 오랫동안 시달려 온 안전하지 않다는 기분에 대처하는 데도 도움이 된다.

이러한 것들을 이해한다면, 도망자가 통제 불능의 기분을 싫어하는 것은 놀라운 일이 아니다. 이들은 취약하다는 느낌을 싫어하며, 통제권을 다른 사람에게 (또는 심지어 우주에게도!) 넘기는 것은 두렵고 위험하며 감당할 수 없는 수준의 신뢰가 필요한 일이기에 견딜 수 없어 한다. 이들은 다른 사람에게 권한을 모두 넘기기보다는 모든 것을 스스로 하기를 선호하며, 손을 놓고 넘겨준다는 것은 거의 불가능하다. 그룹 프로젝트든, 섹스든, 집안일이든, 심지어 누군가와 함께 차를 타는 것조차도.

'통제 불능'의 느낌은 도망자들에게 가장 흔하고 가장 괴로운 불만이며, 몸과 관련해서는 더욱 그렇다. 특히 신체 이미지가 좋지 않은 날 그들은 자신의 몸이 통제 불능 상태인 것에 대해 자책하거나 통제력을 되찾고 싶다는 강렬한 욕구를 느낀다. 그들은 몸에 대해 말을 안 듣는 아이처럼 생각하는 경향이 있다. 몸의 '나쁜 행동'은 자율성, 자유, 힘을 너무 많이 허용한 결과이므로 더 엄격한 규칙과 관리가 필요하다고 여긴다. 몸에는 사악한 의도와 함께 그 나름대로의 의지가 있다고 생각하는 셈이다. 물론 이것은 사실이 아님에도 도망자의 시각에서는 몸이란 길들이거나 정복해야 할 버거운 적 같은 존재다.

몸에 대한 이러한 관점과 모든 것을 통제하려는 욕구가 결합하면, 도망자는 자신의 몸과 (노골적으로 폭군적인 관계까지는 아니더라도) 권위적인 관계를 형성하게 된다. 식단 조절, 운동, 보충제 복용, 매일의 9단계 피부 관리 루틴 등 자신의 몸을 '통제하고 있다'고 느끼기 위해 할 수 있는 신체 통제 행동은 무궁무진하다. 이러한 행동들은 도망자에게 즉각적으로 안전감, 편안함, 주도성, 힘, 목적의식, 생산성, 안도감을 제공하기에, 어려움에 대처하고 스스로를 진정시키는 유용한 도구가 될 수 있다.

이런 유형의 행동은 저절로 계속되며 보상이 따르는 특성이 있고, 강박성이나 중독성을 띠기도 한다. 도망자에게 즉각적으로 좋은 기분을 느끼게 해 주기 때문이다. 그래서 도망자는 자신의 몸을 '통제'해야 한다는 생각에 집착하게 되고, 다양한 신체 통제 행동에 의존하는 경우가 많다.

몸을 통제하는 데 집착한다고 해서 늘 성공하는 것은 아니다. 많은 도망자들은 몸을 단속하고 통제하려 애쓸수록 통제 불능에 빠지는 느낌을 더 받는다. 폭식으로 이어지는 무리한 다이어트, 부상을 초래하는 격렬한 운동같이 건강에 해롭고 지속 불가능한 행동을 억지로 하다가 종종 생기는 일이다. 또 '통제할 수 있는 행동'에 의존하는 것만큼이나 '통제할 수 없는 행동'에도 의존하면서 편안함, 대처하고 있다는 기분, 안도감을 느끼기도 한다. 폭식, 휴대폰 또는 TV 과몰입, 약물 사용, 손톱 물어뜯기, 피부 뜯기, 머리카락 뽑기, 항상 바쁘게 지내기 같은 행동이 생존을 위해 실제로 필요하다고 믿기도 한다.

숨은 목적을 알지 못하는 도망자는 이러한 '통제 밖' 행동을 자기 파괴 행위, 약함의 확인, 수치스러운 통제 불능의 증거라고 인식한다. 그러나 '완전히 통제된 몸'을 만드는 것은 도망자들의 뇌가 감당하기엔 너무 위험한 일이다. 이는 그들이 안전감을 느끼기 위해 의존하는 다양한 행동을 더 이상 정당화할 수 없고 접근할 수도 없다는 뜻이기 때문이다. 그래서 도망자는 몸을 엄격하게 통제하는 기간과 완전히 방임하는 기간을 급격하게 오간다.

사실 우리의 뇌와 몸은 억압을 잘 처리하지 못한다. 심지어 우리가 스스로 억압자가 되려고 해도 마찬가지다. 음식 제한은 폭식으로, 과도한 운동은 질병이나 부상으로, 무리한 행동은 번아웃으로 이어진다. 이렇게 몸을 통제하려 애쓸수록 몸은 더 강하게 반발한다. 과도한 운동이나 샐러드만 먹는 것처럼 원하지 않는 일을 일상적으로 억지로 하게 되면 그것을 싫어하게 될 수 있으며, 이를 계속하기 위해서는 더 많은 자제력과 절제가 필요해진다.[6]

이러한 악순환은, 훈련과 의지력만이 몸이 통제 불능 상태로 치닫는 것을 막는 유일한 방법이며, 원하는 목표를 이루려면 더 많은 의지력, 훈련, 자제력이 필요하다는 믿음을 강화한다. 하지만 결국에는 모두 소진된다. 그는 실수하거나 중도 포기하거나 그만두게 되고, 당연히 실패자처럼 느끼고 자신의 나약함을 자책하고 수치심과 자기혐오에 빠진다. 수치심과 자책감은 도망자로 하여금 자신의 몸을 더 열심히 단속하고 싶게 만들 뿐이다.

요컨대 도망자는 기분이 나빠지고, 통제 불능 상태가 될수록 자신을 통제하려고 더 노력하고, 그렇게 더 노력할수록 기분이 나빠지고 통제 불능이라고 느낀다. 하지만 그들은 여전히 어쨌든 모든 것(특히 몸)을 통제하려 할 것이다. 수많은 욕구를 충족하고, 불안한 상황에 대처하고, 생존하기 위해 무의식적으로 그러한 통제 행동에 의존하고 있는 것이다.

무감각과 도피의 달인

도망자가 달아나고 있는 대상이 무엇이든, 그들은 그것을 잠재우고, 밀어내고, 그것으로부터 벗어나려는 강한 동기를 가지고 있다. 감정, 성욕, 배고픔, 취약성, 고통 등 직면할 수 없다고 느끼는 것이 무엇이든, 도망자는 스스로 무감각해지거나 도피하거나 회피하기 위한 다양한 도구, 행동, 전략, 습관을 개발한다.

물론 현실을 피하는 방법을 찾는 것은 도망자에게만 해당되는 이야기는 아니다. 우리는 대부분 휴대폰 스크롤, 술, 비디오 게임, 포르노, 쉴 틈 없이 바쁜 활동 등을 통해 현재 순간에서 도피하는 일상적인 습관을 가지고 있다.[7] 실연당한 뒤 아이스크림 한 통을 통째로 비운다는 영화 속 설정은 지방과 설탕이 가득한 아이스크림이 일시적으로 실연의 고통을 마비시키는 데 도움이 되기 때문이며, 많은 사람이 2-3분이라도 혼자 생각에 잠기는 일을 피하기 위해 화장실에 휴대폰을 가지고 들어간다. 이렇게 내면을 무감각하게 하고 도피하는 습관은 도망자에게만 있는 것은 아니지만 그들에게 특히 더 많이 나타나는 경향은 있다.

가장 큰 이유 중 하나는, 이들이 취약성을 두려워하고 사람을 신뢰하기 어려워해서 타인을 의지하지 않고 혼자서 인생을 살아가려고 하기 때문인 것 같다(많은 도망자들이 무시당한 경험이 있으며 자신이 힘들 때 아무도 도와주지 않는다는 것을 배웠기에 당연히 그럴 수 있다). 하지만 인간은 공동체적인 동물이며, 우리의 신경계는 관계에서 편안함, 안정감, 지지를 찾도록 연결되어 있다. 스트레스, 슬픔, 압박감, 외로움, 두려움을 느낄 때 타인과 신체적·정서적으로 연결되면 금세 평온하고 안전하게 느끼고 기분이 좋아진다.[8]

그러나 도망자는 그런 종류의 위로나 지원을 구하는 것을 편하게 느끼지 못하는 경우가 많다. 자신이 울고 있을 때 안아 달라고 청하는 것이 취약해지는 상태라고 느끼기 때문이다. 그 결과, 신경계를 조절하고 기분을 나아지게 할 가장 강력한 도구를 놓치고, 대신 스스로 해결할 수 있는 도구에 의존하게 된다. 안타깝게도 그들은 실제로 편안하고 안전한 느낌을 얻지 못하고, 불편한 감정을 무디게 하거나, 도피하거나, 억누르거나, 주의를 분산시키거나, 회피하게 만드는 선택지에 갇히곤 한다.

이러한 선택지 중 대부분은 신체 또는 신체 이미지와 관련이 있다. 도박, 마약, 온라인 쇼핑, 무의식적인 SNS 스크롤 등으로 도피할 수도 있고, 음식 제한, 과식, 강박적인 식생활 관리, 하프 마라톤 훈련, 거울에 비친 모습을 보며 샅샅이 비판하는 행동으로 도피할 수도 있다. 어떤 도구를 쓰든 도망자는 혼자서 삶에 대처하려고 애쓴다.

도망자가 마비 및 도피 행동에 깊이 의존하는 또 다른 큰 이유는, 어떤 수준에서든 자신이 도망치는 대상 또는 기분과 맞닥뜨리면 살아남을 수 없을 것이라고 믿기 때문이다. 누구에게나 고통은 불쾌하기 때문에 고통을 무디게 만들고 싶을 때가 있지만, 도망자는 자신의 고통이 너무나 강력하고 위험하며 고통을 억누르는 것이 생사의 문제라고 믿는 경향이 있다. 때로 이러한 믿음은 말 그대로 무언가를 안전하게 직면하거나 느낄 수 있는 기술, 지원, 능력의 결핍을 겪었던 트라우마의 결과일 수 있다. 또는 살아오면서 어떤 것을 직면하고 느끼는 데 일반적으로 필요한 격려, 교육, 연습, 회복력이 부족했기 때문일 수도 있다.[9]

아이가 자신의 감정이 다른 사람을 화나게 하거나 짜증 나게 한다는 사실을 알게 되면, 감정을 숨기려 할 수 있다. 심지어 자신에게도 그렇게 한다. 그렇게 감정을 계속 숨기고 무디게 하고 밀어내다 보면 감정을 직접 마주하는 것이 점점 더 두렵고 불가능한 일로 느껴진다. 안타깝게도 이런 경험은 도망자에게 매우 흔한 경험이며, 평생 그렇게 회피하다가 감정을 직면할 기술도 능력도 없는 상태가 된다. 평생 운동을 회피한 사람에게 어느 날 갑자기 마라톤을 뛰라고 하면 죽을 수도 있다는 결론을 내리지 않겠는가? 도망자들이 바로 그러하다. 평생 자신의 고통(또는 욕구, 욕망, 감정, 진실)을 회피하다가 이제 와서 그 모든 것을 직면한다면 죽을지도 모른다고 믿는 것이다.

그렇다면 도망자는 무엇을 하는가? 그들은 생존한다. 자기 자신으로 살아가는 일을 견디기 위해 무감각해지거나 회피하는 행동을 취한다. 다른 사람에게 의존하지도 않고, 자신의 두려운 모습을 직면하거나 느끼지도 않는다. 도망자의 행동을 '건강하지 않다' 또는 '나쁘다'고 판단하기 전에, 무감각과 도피 행동은 모두 생존을 위한 뇌의 탁월한 계획일 뿐이라는 점을 상기시키고 싶다. 이는 필요시 우리를 도와주며, 조롱할 일이 아니라 감사할 일이다. 이러한 행동에 대해 우리는 중립적으로 고려해야 하며, 어떤 해석이나 의미, 중요성을 덧씌우지 말아야 한다. 하지만 어느 시점에서 이러한 행동에 의존하게 된다면 더 많은 문제를 야기할 수 있다.[10]

만성적으로 고통을 무감각하게 하거나 회피하는 것의 명백하고도 큰 문제 중 하나는 고통을 다루는 방법을 배울 기회를 스스로에게 주지 않는다는 것이다. 어떤 일에 대한 연습이 적을수록 그 일은 더 힘들고 두렵다. 고통을 견디고 회복하는 법을 배우는 것은 중요한 삶의 기술이며, 이를 연습하지 않으면 다음 경험을 위한 기술, 역량, 자신감, 회복력을 쌓을 수 없다.

이것이 바로 도망자들이 흔히 겪는 악순환이다. 고통이 두렵다. 그래서 고통을 회피한다. 그리고 고통에 대해 생각하면 더 두려워진다. 그들이 회피하고 있는 자신의 다른 측면도 마찬가지다. 성에 대한 두려움이 너무 커서 아예 피한다면 시간이 지날수록 두려움은 더 심해질 것이다. 자신의 감정 또는 욕구, 내면의 지혜를 계속 무시하거나 억압하면 그 감정은 더욱 두렵게 느껴질 것이다.[11] 이러한 두려움은 그것을 회피하고 싶은 욕구를 다시 강화한다. 이렇게 악순환이 계속된다.

무감각과 도피 행동에 의존할 때의 두 번째 문제는, 생존이 우리 뇌의 주요한 목표가 된다는 것이다. 그러면 뇌는 우리를 안전하게 지키기 위해 자동 조종 모드로 전환된다. 때로는 우리 의식을 앞서기까지 한다. 밤에 폭식을 멈추리라 생각했는가? 잠재의식이 말한다. "절대로 안 돼. 폭식은 살기 위한 거야." 오늘 헬스장에 갈까 생각했는가? 잠재의식은 말한다. "가만히 앉아 있는 게 감정을 눌러두는 데 도움이 될 거야." 한 달 동안 대마초를 피우지 않거나 술을 끊어야겠다고? 잠재의식은 말한다. "아니야, 맨정신으로 사는 위험을 감수할 수는 없어."

이 악순환 속에서 도망자는 무감각, 도피, 대처, 회피 행동에 완전히 의존하게 된다. 멈추고 싶어도 멈출 수 없다. 무엇보다도 무의식적으로 생존을 위해 의존하는 행동은 어떤 의지나 노력으로도 중단할 수 없다. 이 모든 이유로 도망자는 모든 신체 이미지 아바타 중에서 강박 행동과 중독, 자신도 이해하지 못하는 방식의 '자기 파괴', 그리고 완전히 통제 불능 상태라는 기분에 가장 잘 빠져든다.

물론 이 중 어느 것도 도망자의 정신적·신체적 건강, 자존감, 신체 이미지에 도움이 되지 않는다. 자신의 내면에 무엇이 있는지 두려울수록 몸을 통제하고 회피하려 하고, 몸을 통제하고 회피하려 할수록 그들은 자신 안에 숨겨진 것을 더 두려워하게 된다. 또 행동을 바꿀 수 없는 자신에 대해 나약하고, 망가졌고, 나쁘다고 느끼게 되고, 이러한 부정적인 감정이 더해지면 신체 통제 행동이 나타나거나 증오와 혐오의 형태로 신체에 투사될 수 있다. 또한 도망자는 정신적 '무시' 기제가 자주 발동하기 때문에 몸이 독자적인 의지를 가지고 적극적으로 자신의 목표를 방해하려 한다고 느낄 수도 있다. 그러면 몸을 불신하게 되고, 원하는 것을 얻는 유일한 방법은 더욱 엄격하고 폭압적인 신체 통제라는 믿음을 강화한다.

도망자가 신체 중립성을 추구한다면, 무감각해지거나 도피하지 않고 살아남는 방법을 배워야 한다. 도피의 다양한 방식을 이해하고 탐구하고 해결하는 동시에 그 행동에 대한 의존을 해체해야 하며, 내면의 모든 것을 느끼고 직면할 수 있는 도구, 역량, 자신감을 기르고 몸에서 중요성과 힘을 제거해야 한다.

몸(그리고 감정)과의 단절

도망자는 스스로 무감각해지고, 회피하고, 도피하는 습관으로 인해 자신의 몸과 단절되는 경향이 있다. 보통은 자신의 특정 부분과 단절을 시도하지만, 몸은 일종의 패키지로 작동한다. 브레네 브라운은 《불완전함의 선물*The Gifts of Imperfection*》에서 "고통스러운 감정을 무감각하게 하면 긍정적인 감정도 무감각해진다"[12]라고 썼다.

기쁨에 무감각하지 않은 채로 고통에만 무감각할 수 없고, 기쁨의 볼륨을 낮추지 않은 채로 슬픔의 볼륨만 낮출 수 없으며, 내면의 '아니오'를 꺼버리면 내면의 '예'도 꺼진다는 것이다. 따라서 고통에 무감각해지려는 도망자는 결국 몸 전체가 무감각해질 수 있고, 감정에서 스스로를 분리하려는 도망자는 결국 내면의 자아 전체와 분리돼 버릴 수 있다.

이러한 이유로 도망자는 신체적·정서적으로 무력하고, 둔하고, 무감각하고, 무심하거나 둔감해진 느낌을 호소할 가능성이 높다. 이들은 사람들이 "몸에 귀를 기울여라" 같은 말을 할 때 무슨 뜻인지 알지 못한다. 연습을 너무 하지 않아서 더 이상 경청하는 방법을 모르기 때문일 수도 있고, 어느 순간 그들의 몸이 말을 멈췄기 때문일 수도 있다. 우리 몸은 감각 언어를 통해 지속적인 신호를 보내면서 우리와 끊임없이 소통하도록 설계되어 있다. 음식이 필요할 때 우리 몸은 배가 꼬르륵거리거나 아프거나 배 속이 허전한 느낌, 기운 없음, 메스꺼움, 어지러움 등의 감각을 통해 배고픔의 신호를 보낸다. 물을 마셔야 할 때는 갈증으로, 몸을 움직여야 할 때는 따분함으로, 휴식이 필요할 때는 피로감으로 신호를 보낸다. 정말 천재적인 설계다. 사람은 각자 자신만의 사용 설명서를 가지고 태어났다! 문제는 이것이 결코 일방적인 대화가 되어서는 안 된다는 것이다.

우리 몸이 우리에게 말을 하려면 에너지가 필요하다. 그리고 몸은 이유 없이 에너지를 낭비하고 싶어 하지 않는다. 우리가 몸의 메시지를 알아차리고 적절하게 반응한다면, 몸은 그것이 전달할 가치가 있다는 것을 알고 앞으로도 계속 메시지를 보낼 것이다. 하지만 반응하지 않는다면, 몸은 기본적으로 듣지 않는 사람과 대화하려고 시도하느라 에너지를 낭비한 셈이다. 이런 일이 반복되면 메시지는 점점 잦아들 것이며, 결국에는 완전히 사라질 수도 있다.

많은 도망자들에게 나타내는 패턴은 이러하다. 몸이 보내는 메시지를 오랫동안 무감각하게 하거나 억누르거나 무시한다. 그러면 메시지는 사라져 버린다. 수십 년 동안 배고픔과 포만감의 신호를 모르는 체하거나 무시하려 애쓴 사람은 결국 이러한 신호에 대한 접근성을 완전히 잃을 수 있다. 어차피 음식이 부족하다면 몸이 먹으라고 말해야 할 이유가 무엇인가? 얼마나 에너지 낭비이겠는가? 또 언제나 마지막 순간까지 소변을 참는 사람은 갑자기 소변이 터질 것 같은 느낌이 들 때까지 소변이 마려운 줄 모를 수도 있다. 더 일찍 더 미묘하게 보내는 '소변이 마렵다'라는 신호가 무시되고 있다면, 그 신호를 보내는 것은 신체의 에너지 낭비다.

그런데 도망자가 소변 마려운 것과 같은 사소한 메시지만 차단하는 것이 아니다. 그들은 슬픔, 분노, 질투, 비탄, 욕망, 직관, 취약성 등 고통스럽고 두려운 큰 것을 피하려고 한다. 그리고 도망치고자 하는 대상이 클수록 단절도 더 클 가능성이 높다.

우리는 신체적·정서적으로 지극히 고통스럽고 무섭고 불편한 일을 겪을 수 있다. 도망자는 이러한 경험을 안전하고 자신 있게 처리할 수 있는 적절한 정보, 도구, 기술, 자원, 지원, 역량이 부족하다. 그렇다고 감정을 지속적으로 억압하고 무시하면서 무감각해지거나 피하는 길을 선택한다면 도망자와 그의 몸은 점점 소통이 약해진다. 우리 몸은 좋은 것이든 나쁜 것이든 모든 것을 느끼고 경험하는 장소이며, 우리 자신이 된다는 느낌을 형성하는 장소다.[13] 불쾌한 삶의 경험이 유난히 많았거나 즐거운 삶의 경험이 유난히 적었던 것으로 보이는 도망자는, 바로 그 자기 자신이 된다는 경험 그리고 인간의 몸을 지닌다는 경험을 불쾌하고 불편한 경험으로 이야기할 것이다. 따라서 이들의 마음속에서는 은연중에 신체와 연결이 끊어지는 것이 문제보다는 보너스에 가까운 것으로 여겨질 수 있다.

도망자가 자신의 몸에서 그토록 도피하고 싶어 하는 것은 놀라운 일이 아니다. 평생 경험한 것들의 많은 부분을 마비시키고, 통제하고, 밀어내고, 피하고, 억압한 끝에 많은 도망자들은 결국 자신의 몸과 전혀 연결되지 않은 '걸어 다니는 머리'가 된 것처럼 느끼게 된다. 물론 이런 단절의 경험은 개인마다 다르지만, 많은 도망자들이 배고픔, 포만감, 피로감, 갈증, 또는 화장실 가고 싶다는 등의 메시지를 '듣는' 데 문제가 있고, 감정을 식별하거나 구분하는 것이 어렵다고 말한다. 미각이나 촉각이 둔하고 희미하게 느껴지거나 고유수용성proprioceptive 반응이 끊겨서 신체적으로 서툴고 조정되지 않는 상태가 되기도 한다.

허리 위로 그리고 무릎 아래로는 모든 감각이 느껴지는데 그 사이에서는 아무것도 느끼지 못한다고 하는 고객처럼, 특정 신체 부위만 무감각한 경우도 있다. 어떤 사람들은 생식기 무감각을 겪거나 성적인 감각이 단절되어 흥분, 성적 쾌감, 오르가슴에 도달하는 것이 어렵다. 또한 많은 도망자들이 비정상적으로 높은 통증 내성을 보이는데, 이는 신체적 고통을 무시하거나 억압하거나 단절하는 법을 학습해 왔기 때문이다.

도망자가 자신의 몸과 단절되는 다른 이유도 있다. 자신의 감정에 대해 수치심을 느끼거나 비난을 받았거나, 감정을 감내하고 처리하는 방법을 배운 적이 없다면, 감정을 받아들인다는 것이 너무 위험하게 느껴질 수 있다. 그래서 감정을 억누르고, 무시하고, 통제하거나, 일종의 정신적 댐을 쌓아 거리를 두려고 할 수 있다. 감정은 몸으로 느끼는 것이기에, 감정을 억누르거나 마비시키면 몸과도 멀어진다.[14] 자신의 직관이 현실과 상충하거나 사람들에게 상처를 주거나 곤경에 빠뜨린다는 것을 알게 된 경우에도 마찬가지다. 나의 고객 애셔는 부모님이 이혼했을 때 자신의 몸과 스스로 단절되기 시작했다. 그는 예민한 아이였고 무슨 일이 일어나고 있는지 몸으로 느낄 수 있었다. 하지만 모두들 계속 괜찮다고만 했고, 그는 어리석다는 식의 취급을 받았다. 애셔가 자신이 알아차린 것을 말하려 할 때 엄마는 화를 냈다. 자기 내면의 지혜가 틀렸거나 위험하다는 것을 알게 된 애셔는 시간이 지남에 따라 천천히 그것을 차단하는 법을 배웠고, 결국 자신의 직관과 몸과 관계가 완전히 끊어진 성인이 되었다.

앞에서 설명한 것처럼 신체 메시지로부터의 단절은 보통은 서서히 그리고 오랜 시간에 걸쳐 진행되지만, 때로는 한순간에 갑자기 발생하기도 한다는 점이 중요하다. 트라우마를 겪을 때 그 경험이 대처 능력을 압도할 경우, 사람은 순간적이고 비자발적으로 신체로부터의 해리를 경험할 수 있다. 이러한 순간 뇌는 물리적으로 탈출할 수 없는 위험하거나 고통스러운 상황에서 정신적·감정적으로 벗어나려고 최후의 방어막을 편다. 유체 이탈이라고도 불리는 이 순간은 몸과 의식적인 자아가 순간적으로 분리되는 느낌으로 묘사된다. 마치 사람의 정신과 영혼이 몸을 떠나 떠다니는, 또는 사람의 의식이 멀리서 그 장면을 내려다보는 것 같은 것이다.

해리는 보호적인 유전자 코딩의 일부로, 불필요한 고통을 방지하는 자비로운 기제다.[15] 어떤 사람이 굶주린 사자의 입에 걸렸다고 상상해 보라. 도망치려고 했지만 사자의 승이다. 벗어날 방법은 없다. 아직 도망칠 기회가 남아 있다면 뇌에서 아드레날린이 분비되고 싸우거나 달아나라는 메시지를 보내겠지만, 이미 기회는 지나갔다. 사자는 그 사람을 잡아먹을 것이고, 그가 할 수 있는 일은 아무것도 없다. 그래서 뇌에 내장된 자비로운 기제가 작동하여 의식적 자아를 그 상황에서 부드럽게 제거해 낸다. 몸과 의식이 분리되면서 그는 경직되고 신체적으로 마비되어 앞으로 일어날 고통을 느끼지 못할 것이다. 물론 현대에는 매우 다른 상황에서 해리 경험을 겪겠지만 그 과정은 마찬가지다.

흥미로운 점은 동물이 이런 경험을 겪고 나서 어떻게든 살아남은 경우, 경직-해리 경험으로 이어지는 스트레스 반응 주기를 종료하는 방법을 본능적으로 이해하기 때문에 즉시 몸으로 '돌아올' 수 있다는 것이다. 동물은 축적된 아드레날린을 배출하기 위해 몸을 격렬하게 흔들고, 그런 다음 오랫동안 잠을 자거나 휴식을 취하면서 뇌에 위험이 지나갔다는 신호를 보낸다. 반면 인간의 뇌는 이러한 본능을 억제하기 때문에 트라우마를 겪은 후 자동으로 스트레스 반응 주기를 종료하고 의식을 신체와 재통합하지 못한다. 또 우리 문화에서는 트라우마에 대한 이해가 매우 부족하기 때문에, 트라우마를 겪은 사람은 수년 또는 수십 년 동안 해리, 단절, 또는 무감각한 상태로 지내기 십상이다.[16]

도망자의 단절이 어떻게 발생했든, 자신을 안내하는 몸과 마음과 직감의 지혜를 잃은 그들은 같은 결말을 맞이할 것이다. 바로, 방향 감각 상실, 표류, 불행, 그리고 두려움이다. 결국 몸에 무엇이 필요한지 모르는 채 몸을 잘 돌보기란 매우 어렵고, 자신의 마음을 모른 채 인생의 좋은 결정을 내리기란 매우 어렵다. 당신은 무언가를 해야 한다는 것을 어떻게 알 수 있는가? 직업을 선택하고, 친구를 찾고, 건강을 개선하고, 심지어 오늘 무엇을 먹고 무엇을 입어야 할지 어떻게 결정할 수 있는가? 도망자는 몸의 지혜를 쓰지 못해 이러한 모든 결정에서 논리에 의존할 수밖에 없는데, 논리는 많은 상황에서 도움이 되지만 행복한 삶을 꾸려 가는 데는 그리 좋은 도구가 아니다. 게다가 자신의 느낌에 대해 늘 혼란스러운 것은 엄청난 스트레스이며, 원하는 것 또는 필요한 것을 얻지 못한다는 것은 매우 불쾌한 일이다.

이런 식으로 사는 것은 눈을 가리고 자동차를 운전하는 것과 비슷해서, 운전을 할수록 더 나쁜 결과를 초래할 것이다. 도망자는 그들의 몸과 단절되어 있기 때문에 중요한 신호를 무시하거나 잘못 해석할 가능성이 높아 부상, 질병, 충족되지 않은 욕구, 정신 건강 문제, 통증, 고통이 더 많이 발생할 수 있다. 이런 일이 왜 일어나는지 모르기에 도망자는 자신에 대해 더 나쁜 감정을 느끼고, 고장 났거나 '통제 불능'인 자신의 몸을 더 증오하게 된다. 따라서 자신의 몸을 무감각하게 하거나 통제하거나 단절시켜야 할 이유는 더 많아지고, 나아가 자신의 몸이 나쁘거나 고장 났거나 벌을 받아야 한다는 믿음은 계속 강화된다.

감정적 · 신체적 갑옷 두르기

평생 사람들이 당신에게 무턱대고 비비탄 총을 쐈다고 가정해 보자. 이 시나리오에서는 어떤 이유로든 그들이 총을 쏘는 것을 막을 수 없으며, 언제 총알이 날아올지도 알 수 없다. 그렇다면 총으로부터 자신을 보호하기 위해 매일 갑옷이나 방패, 물리적 장벽을 써야 한다고 가정하는 것이 합리적이지 않겠는가?

이제 평생 사람들이 무턱대고 당신의 마음을 상하게 하고, 당신을 이용하고, 비참하게 만든다면 어떨지 생각해 보라. 그렇다면 당신은 스스로를 보호하기 위해 어떤 갑옷, 방패, 장벽을 만들 수 있겠는가? 안타깝게도 이것이 우리 대부분이 살고 있는 현실이며, 우리는 정신적·정서적·신체적으로 자신을 무장할 방법을 찾는다. 특히 고통을 두려워하는 도망자는 두 가지 측면에서 갑옷을 두른다. 다른 사람이 자신을 해치지 못하도록 쌓는 외벽(행동과 습관적인 근육 긴장 모두로 나타난다), 그리고 자신의 감정, 필요, 욕구, 그리고 내면의 지혜로부터 자신을 보호하기 위해 쌓는 내벽이다.

갑옷은 때로 정신적 패턴으로 나타난다. 집착, 비판, 비난, 곱씹어 생각하기, 최악의 시나리오 상상하기, 냉소적이거나 부정적인 태도, 완벽주의, 실패자라는 느낌 등이다. 때로는 감정적 패턴으로 나타난다. 매사에 화를 내거나, 울고 싶은 충동을 억누르거나, 행복을 제외한 모든 감정을 억제하는 것 등이다. 또 관계 행동의 형태로 나타나는 갑옷도 있다. 화를 내고, 갈등을 일으키고, 사람들의 비위를 맞추고, 틀어박히고, 갈등을 피하고, 취약해지기를 거부하고, 지나치게 독립적인 태도를 취하는 것 등이다. 그리고 칼로리 계산, 폭식, 신체 확인, 쇼핑, 집착적인 피부 관리, 일 중독, 타인과의 비교, 과도한 운동과 같은 대처하고 통제하고 감각을 억누르는 행동의 대부분은 사실 갑옷의 한 형태이다. 이는 더 안전한 느낌, 기분 좋은 느낌을 주며 다른 사람에게 위로, 진정, 지원을 구하는 일을 피할 수 있게 해 주기 때문이다.

도망자는 신체적 갑옷뿐만 아니라 이러한 다양한 유형의 갑옷을 모두 필요로 한다. 집에 가서 혼자 생각에 잠기는 것을 피하기 위해 매일 업무용 컴퓨터 앞에서 오랜 시간을 보내며 목과 어깨 근육이 지속적으로 뭉치고 아픈 사람처럼, 신체적 갑옷은 정신적·정서적 갑옷의 자연스러운 연장선 또는 비자발적 부작용일 수 있다. 또 다른 경우 갑옷은 어떤 경험이나 위협에 대한 무의식적 반응일 수도 있다. 성폭행을 당한 후 성적으로 눈에 띄지 않으려고 살이 급격하게 찌는 경우가 그런 것이다. 때때로 갑옷은 만성적인 근육 긴장, 뻣뻣함, 무감각, 또는 자세 불균형의 형태로 나타나기도 하고,[17] 체형이나 사이즈의 변화로 나타날 수도 있다. 이러한 변화는 때로는 그 자체로 갑옷이 될 수 있으며(강인하게 보이려고 근육을 키우는 남성처럼), 때로는 자신을 보호하기 위한 습관이나 행동의 결과일 수도 있다(섭식장애가 있는 10대처럼).

이러한 비자발적인 신체 갑옷은 한 사람의 무의식적 내면세계가 몸으로 표현되는 것일 수 있다. 우리 모두는 어떤 형태로든 이러한 갑옷을 가지고 있다. 키가 크다는 자의식이 있는 사람은 오랫동안 몸을 축소시키려고 신경을 쓰다가 구부정한 자세를 갖게 될 수 있으며, 성적 학대를 당한 경험이 있는 사람은 오랫동안 무의식적인 과잉 경계로 인해 엉덩이가 유난히 뻣뻣할 수 있다. 신체적 갑옷이 더 의식적이고 의도적으로 형성되는 경우도 있는데, 이는 사람이 자세를 잡고, 움직이고, 서고, 숨 쉬고, 말하고, 먹고, 운동하는 방식, 그리고 체형과 체격을 가꾸기 위해 선택하는 방식을 통해 이루어진다. 가슴을 부풀리고 골반을 꼿꼿이 세우며 팔을 옆구리 밖으로 벌린 채 걷는 근육질의 헬스남을 생각해 보라. 이러한 체격과 자세는 남성적이고 강인한 인상을 주려고 의식적으로 선택한 것일 수도 있고, 작고 약하고 만만해 보이지 않기 위해 선택한 갑옷일 수도 있다.

도망자가 자신을 보호하는 방법에는 끝없는 선택지가 있기에, 모든 도망자가 같은 갑옷을 입지는 않는다. 어떤 사람은 헬스남처럼 세게 보이려고 강력한 몸짓 언어를 개발하는 반면, 어떤 사람은 위협적이지 않고 온순하게 보이기 위해 몸을 구부리고 축소시킨다. 몸을 작게 해서 공격의 표적이 되지 않기 위해 굶는 사람이 있는가 하면, 공격당할지도 모른다는 불안감을 해소하려고 폭식을 하는 사람도 있다. 하지만 갑옷은 겉으로 드러날 필요는 없으며, 다른 사람에게 이해받을 필요도 없다. 특별히 효과적일 필요도 없다! 의식적이든 무의식적이든 잠시라도 더 안전하다고 느끼게 해 주면 된다.

스물한 살이 되던 해, 나는 근력 운동과 파워 리프팅에 빠져들었다. 체구가 작고 몸매가 좋지 않았고 성적 트라우마도 있었던 나는, 내 몸을 강하고 세게 보이도록 만드는 게 좋았다. 근육이 생기고 날렵해지자 남자들에게 위협적으로 보였기 때문에 괴롭힘을 덜 당하게 되었고, 생애 처음 공격자와 싸워서 물리치거나 그로부터 도망칠 수 있을 것 같다는 생각이 들었다. 이런 식으로 몸은 내 갑옷이 되었다.

나의 갑옷이 그 정도로 그쳤다면 아마 문제가 되지 않았을 것이다. 하지만 도망자로서 나는 이미 수십 년 동안 불안감과 두려움을 느끼며 살아왔기 때문에 그렇지 못했다. 그래서 운동 루틴 외에도 몸의 다양한 부위에 힘을 주고 긴장하는 고질적인 습관이 있었고, 신경계는 항상 '켜짐' 상태에 있어서 늘 위험을 경계하며 완전히 쉬거나 긴장을 풀지 못했다. 이 모든 것이 대부분 불수의적으로 일어났지만, 결정타는 배를 홀쭉하게 보이게 하려고 매일 매 순간 배를 최대한 집어넣고 살았던 것이다. 이로 인해 호흡은 빠르고 얕아졌고, 몇 년이 지나자 심호흡과 횡격막 호흡이 완전히 불가능해졌다. 불안, 목 부상, 만성적인 위장 및 생식계 문제 등 심각한 문제가 생겼다.

이것이 신체에 의존하여 자신을 방어하려 할 때의 문제다. 이것은 우리 몸이 설계된 목적이 아니기 때문에 장기적으로 계속 유지할 수 없으며 불편한 결과를 초래할 것이다. 나와 같은 많은 도망자들이 불안감을 느끼고, 숨을 짧고 얕게 쉬며, 휴식과 이완에 어려움을 겪고, 건강하지 않은 만성 근육 긴장, 이 악물기, 조이는 느낌, 뻣뻣함 등을 느낀다. 이는 어떤 이유로든 위험이 도사리고 있다는 지속적인 감각이 있고 몸이 그에 반응하기 때문이다.[18] 결국 언제라도 공격받을지 모른다고 생각한다면 주변 환경을 믿거나 몸을 완전히 이완시키거나 깊은 잠에 빠지는 것은 적절하지 않을 것이다.

안타깝게도 이것이 도망자가 살아가는 방식이다. 그들은 언제라도 공격당할지 모를 위험에 처해 있다. 그런데 그 공격이 자신의 내부로부터 오는 것이라면, 안전함은 더욱 먼 얘기가 된다. 어떤 수준에서는 그것이 무엇인지 정확히 알지 못하면서도 저 깊은 곳에 나쁘고 무서운 무언가가 있다는 것을 끊임없이 인식하고 있으며, 그 무언가가 탈출하여 자신을 죽이려고 끊임없이 위협하고 있다. 그래서 그들은 생존 전략을 채택한다. 상대가 자신을 절대로 찾지 못하도록 스스로를 무감각하게 만들고, 통제하고, 회피하고, 억압하고, 단절하고, 갑옷을 착용한다.

도망자의 갑옷은 보호받는 느낌을 주지만 기능적으로는 쓸모없을 때가 많다. 어깨에 힘을 준다고 해서 실제로 아무것도 막을 수 없고, 매우 뚱뚱하다고 해서 혹은 아주 말랐다고 해서 실제로 투명 인간이 되는 것도 아니며, 사람들의 비위를 맞춰 준다고 해서 실제로 마음의 상처를 예방할 수 있는 것도 아니다. 갑옷을 벗는 것은 어렵다. 하지만 어차피 아무 소용이 없었다는 것을 인정할 수 있다면 조금 더 쉬워질 것이다.

어떤 경우에는 갑옷이 정당하게 보호 기능을 제공하기도 한다. 우리의 외모는 차별, 공격, 기타 위험에 노출될 확률에 영향을 미칠 수 있으며, 때때로 갑옷은 이러한 일을 막아 주는 역할을 한다. 근육질의 헬스남은 공격당할 확률을 정당하게 줄일 수 있고, 유색인종은 '백인 같은 외모'로 스스로를 방어하면 차별을 덜 받을 수 있으며, 트랜스젠더는 시스젠더로 '보여서' 자신을 방어하면 트랜스포비아 폭력을 당할 위험을 줄일 수 있을 것이다. 이런 경우 갑옷에 대한 어떤 정답이나 오답도 없으며, 설사 그것이 고통을 유발하고 신체 중립성을 더 어렵게 하더라도 갑옷을 착용하는 것이 올바른 선택이 될 수 있다. 그것을 유지할 가치가 있는지 여부를 결정할 수 있는 사람은 오직 당사자뿐이다.

특정한 종류의 갑옷은 도망자가 상황에 대처하는 데 실제로 효과적이기도 하다. 배에 힘을 주고 짧고 얕게 호흡할 때보다, 배에 힘을 빼고 천천히 깊게 호흡할 때 우리는 감정을 더 강하게 느낀다. 따라서 도망자의 목표가 감정을 피하는 것이라면 얕은 호흡과 근육 긴장이 도움이 될 수 있다.[19] 그러나 더 안전해지고 취약함은 덜 느끼기 위해 갑옷을 개발했지만, 갑옷 자체가 취약성과 위험의 원인이 되는 특정 지점이 있다. 만성적인 근육 긴장은 부상, 불균형, 관절 통증에 취약하게 만들고, 과도한 각성 상태로 생활하면 부신 피로, 탈진, 그리고 다양한 신체적·정신적 건강 문제에 취약해진다.[20] 또한 갑옷을 오래 착용할수록 도망자는 갑옷 없는 삶을 상상하기가 더 어려워진다.

결국 갑옷에 대한 과의존은 우리를 해칠 것이다. 삶의 질을 떨어뜨리고, 성장 능력을 방해하며, 신체 중립성을 불가능하게 할 것이다. 우리 몸을 끊임없는 위험의 원천으로 본다면 결국 중립적으로 바라볼 수 없다. 또 몸이 위험으로부터 나를 보호하는 유일한 존재라고 믿는 경우에도 몸을 중립적으로 볼 수 없다. 따라서 신체 중립성으로 가는 길은 종종 도망자에게 불가능한 일을 요구한다. 죽음과 마주할 것, 더 이상 죽음이 두렵지 않을 때까지 계속해서. 갑옷을 벗고 그것 없이 세상과 용감하게 맞설 것. 도망치기를 멈추고, 내면을 들여다보고, 마침내 모든 것을 마주하고 느낄 것.

몸을 적으로 보는 사람들

섬유근육통을 앓는 대학생 에이버리는 자신의 몸에 분노했다. 갑작스럽게 찾아온 병은 그녀가 일군 모든 것을 파괴해 버렸다. 그녀는 항상 몸을 잘 돌보았지만 몸은 잔인함과 고통으로 보답했다. 자신의 몸을 믿을 수 없고 악의적이라고 해석한 에이버리는 거울 앞에서 기괴하고 사악하며 혐오스러운 모습을 보았다. 에이버리는 용서할 수 없는 몸의 배신에 대한 충격과 상처, 분노로 인해 극심한 신체 혐오증과 이형증을 갖게 되었다.

도망자는 여러 가지 이유로 자신의 몸을 적으로 보는 경향이 있다. 앞서 설명한 것처럼, 그들은 자주 자신의 몸을 통제하며 적대적인 관계를 조장하고, 몸이 통제에 저항하면 '몸이 내 삶을 망치려고 한다'는 인식을 강화한다. 때로 그들은 자신의 몸 안에 산다는 것이 너무나 두렵고, 몸 자체가 공격자나 억압자로 느껴지며, 스스로 공포에 질린 피해자 의식을 갖게 된다. 때로는 몸의 메시지를 듣지 못해 부상, 질병, 충족되지 않은 욕구, 통증, 또는 각종 고통이 이어져 마치 몸이 '자신을 노리는' 것처럼 느끼기도 한다. 이유가 무엇이든 많은 도망자들은 그렇게 몸을 자신과 끝없이 전쟁을 벌이는 적으로 여기게 된다.

또한 에이버리처럼 몸이 자신을 배신했다고 인식하여 몸을 적으로 여기게 될 수도 있다. 이 경우 부상이나 질병이 발생하면 몸이 자신에게 공개적으로 선전 포고를 한 것으로 해석한다. 그때부터 그들은 몸을 적대적인 배신자, 방해자, 또는 악당으로 간주하며, 몸과 평화롭고 중립적인 관계를 맺을 기회는 사라진다.

이러한 반응은 어떻게 보면 당연한 결과다. 나 역시, 아는 사람이 내게 계속 상처를 주고, 곤경에 빠뜨리고, 나의 세계에 위험을 야기하고, 나를 위협하거나 공격한다면 분명 그 사람을 신뢰하거나 좋아하지 않을 것이다. 열받고, 방어적이 되고, 분개했을 것이다. 나는 그 사람을 적으로 여길 것이고, 그에 대해 중립적인 감정을 가질 수 있는 방법은 도저히 없을 것이다.

그러나 문제는 도망자가 자신의 신체 행동에 대해 주관적이고 잘못된 해석을 내렸고, 그 잘못된 해석으로 인해 시야가 완전히 흐려졌다는 것이다. 에이버리로 돌아가 보면, 그녀는 "한순간에는 모든 것이 괜찮았다가 갑자기 온통 아프기 시작했고, 침대에서 일어날 수 없었다"라고 사건을 해석했다. 그녀는 갑자기 병이 찾아왔다고 기억했지만, 병에 걸리기까지의 기간에 대해 이야기해 보니 스트레스를 많이 받고, 일을 너무 열심히 하고, 과로하고, 잠을 자지 않았다는 것을 확인할 수 있었다. 섬유근육통이 발병하기 전 1년여 동안 여러 가지 작은 부상, 질병, 문제가 있었던 것을 고려하면, 사실 에이버리의 몸은 말 그대로 속도를 늦추라고 소리쳐 왔던 게 아닐까 나는 생각했다. 에이버리의 몸은 스스로를 보호하는 좋은 팀원이 되려 노력했지만 에이버리는 몸의 소리를 듣지 않았고 결국 스스로를 너무 몰아붙였다.

이 모든 것을 감안할 때 에이버리의 몸이 그녀를 배신했다는 것은 객관적인 진실일까? 몸이 에이버리의 고통을 보고 싶어서 갑자기 공격한 악랄한 악당이었다는 것이 사실일까? 물론 아니다. 에이버리의 병은 그녀가 신체적·정서적으로 받은 압도적인 스트레스에 대한 반응으로, 강제로 속도를 늦추기 위한 필사적인 시도였다. 어떻게 되었을까? 그녀는 듣지 않았다.

이런 식으로 생각해 보면서 에이버리는 자신의 몸이 계속 자신의 편에서 소통하고 건강을 유지하려고 노력했다는 것을 알 수 있었다. 그리고 믿거나 말거나, 거의 항상 그렇다. 우리의 몸과 뇌는 우리를 보호하기 위해 끊임없이 싸우고 있다. 그들이 우리를 공격하거나 배신하는 것처럼 느껴질 때에도 그렇다. 그들은 우리 편이다. 다만 우리가 항상 그 순간에 그것을 보지 못할 뿐이다.

우리가 스스로에게 하는 이야기와 이러한 경험을 해석하는 방식은 건강, 행복, 신체 이미지에 큰 영향을 미친다. 자신의 몸을 적으로 여기는 도망자는 몸을 무감각하게 만들고, 통제하고, 무시하고, 벌을 주고, 밀어내려는 경향이 더 강해진다. 또한 적이 자신의 몸이라서, 그로부터 벗어날 수 없기 때문에 갇힌 느낌에 당황하고, 무력하고 나약하다고 느끼며, 몸에 대한 분노, 원망, 증오, 혐오감으로 가득 찰 수 있다.

반면에 몸은 언제나 우리를 돕고 보호하려고 한다는 진실을 볼 수 있다면, 부정적인 감정은 사라지고 안전감과 힘을 회복할 수 있다. 신체 중립성에 도달하고자 하는 도망자는 애초에 배신감을 느끼게 하고 자신의 몸과 대립각을 세우게 만든 잘못된 해석, 의미, 중요성의 여러 층위에 도전하고 해체해야 한다. 도망자가 자신의 몸에 배신감을 느끼게 되는 경험은 매우 다양하다. 코칭을 통해 배신감을 인식하게 된 뒤 중립적이고 객관적인 진실로 대체한 몇 가지 사례를 소개하고자 한다.

인식된 배신

한 여성은 사춘기 전에 자신의 몸이 변화하자 원치 않는 성적 관심과 괴롭힘을 받아 수치심과 죄책감이 들고, 자신이 더럽고 두렵게 여겨져 배신감을 느꼈다.

중립적이고 객관적인 진실

그녀의 어린 몸은 그저 원래 생긴 대로 자랐을 뿐이다. 아직 아동인 그녀를 성추행하고 괴롭힌 소년과 남성들이 역겹고 사악한 일을 한 것이다.

그녀의 진짜 적은 그들이며, 그녀가 겪은 역겹고 사악한 행동을 옹호하는 두 억압 체제인 가부장제와 여성 대상화도 마찬가지다.

인식된 배신

결혼할 때까지 기다렸다가 섹스를 했지만, 막상 아무런 즐거움이나 기쁨을 얻지 못해 배신감을 느낀 사람이 있다. 그는 상심했고 죄책감을 느꼈고 신이 자신에게 화를 내시는 것 같다고 걱정했다.

중립적이고 객관적인 진실

섹스가 즐겁지 않았던 이유는 그가 자신이 무엇을 좋아하고 원하는지 몰랐기 때문이다. 그런데 그는 비현실적으로 높은 기대를 했고, 어마어마한 죄책감과 불안감을 느꼈으며, 마법 같은 경험을 해야 한다는 압박을 받았다. 한번에 감당해야 할 일이 너무 많았고 몸은 그저 그 순간을 헤쳐 나가고 있었다. 이 상황에서 '적'이 있다면 그것은 성에 대한 순결 문화의 부정적인 메시지와 교회가 정한 비현실적인 기대치일 뿐, 그의 몸은 아니다.

인식된 배신

한 여성은 자신의 몸이 강간범이 자신을 강간하도록 '유혹'했다고 믿었다. 몸은 싸우거나 도망치는 대신 얼어붙어 그녀를 배신했다.

중립적이고 객관적인 진실

그녀의 몸은 아무 잘못이 없다. 몸은 누군가에게 강간하라고 유혹한 책임이 절대로 없다. 강간에 대한 책임은 강간범에게만 있다. 그녀의 진짜 적은 강간범(그리고 강간 문화를 옹호하는 가부장제)이지 그녀의 몸이 아니다. 또한 그녀를 보호하기 위해 경직 반응이 작동했는데 경직 반응은, 순간적으로 상황을 판단하여 자신보다 훨씬 크고 강한 사람과 싸우거나 그로부터 도망치려는 시도는 실패 혹은 더 큰 고통으로 이어질 수 있음을 인식한 후 작동하는 반응이기 때문이다.

인식된 배신

어떤 사람은 부모가 자신을 비난하고 언어적으로 학대하도록 만든 원인을 자신의 몸에게 돌리고 적으로 여기고 있다.

중립적이고 객관적인 진실

몸은 타인이 비판하고 학대하는 행동을 선택하도록 '강요'할 힘이 없다. 학대 행동에 책임이 있는 유일한 당사자는 부모다. 부모가 정확히 '적'은 아닐지 몰라도 배신 행위를 한 것은 부모이지 그 사람의 몸이 아니다.

인식된 배신

한 여성이 파트너가 바람을 피운 건 자신의 몸 때문이라고 생각하고 적대시한다.

중립적이고 객관적인 진실

다시 말하지만, 몸은 누군가가 관계의 약속을 깨뜨리고 거짓말을 하고 상처를 입히도록 '만들' 힘이 없다. 그녀를 배신한 것은 그녀의 몸이 아니라 그녀의 파트너다.

인식된 배신

한 남성은 부상을 입어 프로 운동선수가 될 기회를 망친 것에 대해 자신의 몸에 배신감을 느낀다.

중립적이고 객관적인 진실

그의 몸은 수년의 격렬한 훈련 기간 동안 그가 요구하는 모든 것을 수행하는 동시에 그를 안전하게 지키려고 노력했다. 프로 스포츠에는 무작위적인 유전적 요소가 존재한다. 그 정도까지 버티려면 특별히 강인하고 튼튼한 신체를 가져야 하기 때문이다. 또한 운도 따라야 한다. 그의 상실감과 부상으로 인한 정체성 혼란은 전적으로 타당하지만, 그의 몸은 아무 잘못도 하지 않았다.

인식된 배신

어떤 사람은 자신의 몸이 체중 감량 또는 체중 유지 계획을 끊임없이 망치려 한다고 느낀다.

중립적이고 객관적인 진실

우리 몸은 굶주림이나 영양실조로부터 우리를 보호하기 위해, 음식이 부족하고 제한적인 상태(다이어트)에 처하면 많이 먹으라고 지시한다. 결국 몸은 기근과 다이어트의 차이를 알지 못하며, 사회가 요구하는 비현실적인 아름다움과 신체 이상을 이루도록 돕는 것이 아니라 건강과 생존 유지를 중시한다. 다시 말하지만 이 사람의 몸은 삶을 망치는 것이 아니라 안전을 지키기 위해 노력했을 뿐이다.

인식된 배신

한 여성은 처음에는 임신이 안 되어서, 그다음에는 임신을 유지하지 못했기 때문에 자신의 몸에 배신감을 느꼈다.

중립적이고 객관적인 진실

그녀의 슬픔과 고통은 타당하지만 그녀의 몸이 그런 일을 한 것이 아니다. 아무리 노력하더라도 어떤 몸은 임신을 할 수 없다. 그것은 그녀에 대한 어떤 의미가 있는 것도 아니며 그녀가 통제할 수 있는 것도 아니다. 하지만 우리는 불임과 유산에 대해 낙인을 찍는 문화에 살고 있기 때문에, 이 상황에서 그녀가 배신감을 느꼈다면 그것은 불임의 경험에서 그녀를 상심하고 부끄럽게 만들거나 외롭다고 느끼게 만든 사회 때문이다.

*

앞의 사례들을 통해 도망자가 자신의 몸을 탓하고 배신감을 느끼며 몸을 적대시하기가 얼마나 쉬운지 그리고 그러한 해석이 얼마나 부정확한지를 보았기를 바란다. 슬픈 사실은 많은 도망자들이 평생 그저 자신을 보호하려 하는 몸과 전쟁을 벌이고 있다는 사실이다. 이러한 상황에서 신체 중립성은 완전히 불가능하다.

도망자의 다음 단계

신체 중립성을 향한 도망자의 여정에서 먼저 필요한 것은 자신이 무언가로부터 도망쳐 왔으며 신체 이미지와 관련된 생각, 감정, 행동이 도피를 돕고 있었다는 것을 인정하는 일이다. 그런 다음 자신이 도망치는 대상이 무엇인지 파악하고, 결국에는 무감각해지지도, 회피하지도, 통제하지도, 방어하지도 않고 정면으로 맞설 수 있는 방법을 찾아야 한다.

다음 장에서는 자신의 숨은 신체 이미지 목적을 파악하고 내면의 악마를 마주하는 데 도움이 되는 구체적인 단계를 소개한다. 당신이 도망자에게 공감한다면 그 전에 생각해 볼 몇 가지 질문이 있다.

- 당신은 어떤 방식으로 신체(또는 신체 행동)를 사용하여 자신이나 자신의 신체, 감정을 통제하고, 무감각하게 하며, 그로부터 도피하고, 주의를 분산시키며, 또 단절하려 하고 있는가?
- 당신은 무엇으로부터 도망치거나, 피하거나, 억압하거나, 주의를 분산시키고 있는가? 당신이 직면하거나 느끼기를 두려워하는 것은 무엇인가?
- 당신의 신체 이미지 문제(또는 신체 관련 행동)는 당신이 무엇을 느끼고, 생각하고, 행동하고, 알지 못하도록, 혹은 무엇이 되지 못하도록 보호하고 있는가?
- 신체 이미지 고통, 또는 신체 관련 행동이 생기기 시작했을 때 당신은 어떤 필요가 있었던 것일까? (지금도 여전히 필요한가? 왜 필요한가, 또는 왜 필요하지 않은가?)
- 당신은 어떤 방식으로 몸이 당신을 배신했거나 적이라고 인식하는가? 그 이유는 무엇인가?

3부

신체 중립성으로 가는 길

12장

*

청사진

지금까지 신체 중립성의 주요 개념과 네 가지 신체 이미지 아바타에 대해 소개했다. 그러면 이제부터는 무엇을 어떻게 해야 할지 궁금할 것이다. 이 내용을 당신에게 어떻게 적용할 수 있을까? 중립적인 렌즈를 통해 자신의 몸을 바라볼 수 있으려면 어떤 단계가 필요할까?

그 답은 사람마다 제각기 복잡하고 고유하겠지만, 다음 장에서 그 답을 찾아 나갈 실질적인 단계를 간략하게 설명할 것이다. 당신이 어떤 아바타에 완벽하게 부합하는지는 중요하지 않다. 어차피 아바타는 출발점이기 때문이다. 이제 나의 고객들이 신체 이미지 고통에서 벗어나 신체 중립성으로 나아가는 데 도움이 된 구체적인 단계, 도구, 개념을 포함하여 내가 직접 개발한 방법론을 공유하고자 한다. 나는 고객들이 앞으로 어떤 일이 일어날 것이며 왜 그렇게 되는지 이해할 수 있도록 이 신체 중립성 여정에 대해 명확하고 효과적으로 설명하고 싶어서 이 방법을 개발했다. 시간이 지나면서 이것은 꽤 구체적인 체계 혹은 과정으로 발전했다. 나는 이를 신체 중립성 청사진body neutrality blueprint이라고 부른다.

신체 중립성 청사진은 신체 이미지 고통에서 신체 중립성으로 가는 여정의 단계별 가이드다. 개인의 여정은 저마다 고유하기에 당신의 길이 어떻게 펼쳐질지 정확한 세부 사항을 말할 수는 없지만, 분명한 것은 그 여정에서 청사진에 제시된 모든 주요 지점을 거쳐 갈 것이다. 하지만 한 지점에서 다른 지점까지 어떻게 갈 것인지는 전적으로 당신에게 달려 있다. 이때 자기 자신에게 청사진을 맞춰야지, 청사진에 자신을 맞추면 안 된다. 청사진이 모든 사람을 위한 것일 수 있는 것은, 다시금 개인에게 초점을 맞출 수 있는 한에서다. 그것은 결코 당신의 지식과 내면의 지혜를 대체하는 도구가 될 수 없다.

그럼 시작할 준비가 되었는가? 사실 당신은 이미 시작했다.

신체 이미지 아바타 진단을 하고 각 아바타에 대해 읽으면서 당신은 신체 이미지로 인한 고통이 무엇인지 좀 더 명확하게 개념화하고 그 안에서 자신의 위치를 찾기 시작했을 것이다. 어쩌면 당신은 숨은 신체 이미지 목적에 대한 힌트를 벌써 얻었을지도 모른다. 다음 단계에서는 당신의 신체 이미지 문제가 해결하려 해 온 정확하고 구체적인 문제를 파악하고, 이를 다른 방법으로 해결할 수 있는지 알아볼 것이다.

신체 중립성 청사진은, 신체 이미지 문제는 당신이 여전히 그것이 필요하다고 여긴다면 결코 사라지지 않는다는 단순한 전제를 바탕으로 한다. 그것을 없애는 유일한 방법은 존재 이유를 없애는 것이다. 무슨 말인지 궁금하다면 다음 몇 가지 예시를 보라.

- 통제 불가능한 세계에서 통제감을 갖기 위해 신체 이미지 문제가 존재한다는 사실을 발견했다면, 통제감을 가질 수 있는 더 건강한 방법을 찾거나 늘 통제할 수는 없다는 느낌을 견디는 방법을 배울 수 있다.
- 깊은 외로움으로 인한 고통에서 주의를 돌리기 위해 신체 이미지 고통이 존재한다는 것을 알게 됐다면, 더 연결되고 덜 외로운 삶을 구축하는 방법을 찾을 수 있다.
- 외모에 대한 집착이 연애 상대를 '얻기' 위해 존재한다는 사실을 발견했다면, 먼저 연애 관계가 자기대상화에 기반한다는 믿음을 해체하고 좀 더 마음을 열 수 있는 취약하고 의미 있는 관계에 집중할 수 있다.

- 당신이 자신감이나 자존감을 외모에서 얻는다는 사실을 발견했다면, 스스로에 대해 기분이 좋아지는 다른 원천을 개발할 수 있다.
- 체중을 감량해야 비로소 꿈에 그리는 삶을 살 수 있다고 믿는 자신을 발견했다면, 자신이 꿈꾸는 삶이 무엇인지 파악하고 그 삶을 살아가기 시작하면 된다.

이 예시들을 통해 신체 이미지 문제가 존재하는 정확하고 구체적인 이유, 즉 숨은 신체 이미지 목적을 파악하는 것이 얼마나 중요한지 알 수 있기를 바란다. 이 정보는 당신이 앞으로 나아갈 길을 밝혀 줄 것이다. 아바타는 자신을 찾고 이해하는 데 큰 도움이 되지만, 개인적이고 고유한 숨은 신체 이미지 목적을 완전히 파악하기에는 너무 광범위한 개념이다. 하지만 걱정하지 마시길. 다음 장은 이를 밝혀내는 데 도움이 될 것이다.

13장

✳

숨은 신체 이미지 목적 파악하기

당신의 신체 이미지 문제가 해결하려 하는 구체적인 문제가 무엇인지 아직 몰라도 괜찮다. 아바타는 이 정보를 찾는 방법에 대한 일반적인 방향을 알려 주지만, 이제 당신은 숨은 신체 이미지 목적을 좀 더 구체적이고 상세하며 개인적·정서적으로 공감할 수 있는 방식으로 이해하려고 노력해야 한다.

당신이 아웃사이더 유형에 공감한다면, 신체 이미지 문제가 연결, 수용, 소속감과 관련 있음을 알 수 있다. 하지만 정확히 그게 무엇일까? 생각이 통하는 사람들이 있는 공동체에 들어가기 위해 체중을 줄이고 싶은 것과 사람들이 등 뒤에서 내 이야기를 하는 것을 피하기 위해 체중을 줄이고 싶은 것 사이에는 큰 차이가 있다. 그리고 이 범주조차도 너무 광범위하다. 어떤 사람이 연결을 추구한다고 할 때 실제로 그는 친밀한 여성들의 우정을 원할 수도 있고, 동료 예술가들의 공동체를 원할 수도 있고, 가족에게 솔직할 수 있는 능력, 또는 육아 부담에서 벗어나는 것을 원할 수도 있다. 각각의 목표에 따라 다음 단계는 다를 것이다. 그러므로 신체 중립성 청사진의 첫 단계는 명확하고 구체적이며 취약한 자신의 숨은 신체 이미지 목적을 찾아 이름을 붙이는 것이다.

당신의 신체 이미지 문제는 정확히 어떤 문제를 해결하려 해 왔는가? 의식적·무의식적으로 당신은 당신의 몸에 정확히 어떤 임무와 책임을 부여해 왔는가? 올바른 몸을 가짐으로써 당신이 '얻고자' 하는 것은 정확히 무엇이며, 그러지 못하면 정확히 어떤 일이 일어날까 봐 두려운가? 이 질문들과 이 장에서 소개하는 연습 문제들은 숨은 신체 이미지 목적을 찾는 작업을 시작하는 데 도움이 될 것이다. 아직 완벽하지 않더라도 지금 바로 모두 적어 보는 것을 추천한다. 목록을 적은 다음, 어떤 것이 가장 진실하고 강력하게 느껴지는지 살펴보라.

나는 살아오는 동안 자기대상화자만이 아니라 도망자였으며, 불안, 취약성, 슬픔 등 느끼고 싶지 않은 감정이 올라올 때 외모에 집착한다는 것을 알게 되었다. 거기에 내 숨은 신체 이미지 목적에 대한 완벽하게 유효한 설명이 있다. 이것을 "내 신체 이미지 문제는 내 감정으로부터 나를 보호하기 위해 존재한다"라고 표현할 수도 있을 것이다. 하지만 내게 가장 본능적으로 강력하게 느껴진 문구는 이것이다. "내 뇌는 내가 주의를 분산시키거나 고통으로부터 보호받아야 한다고 생각할 때 외모에 집착하게 만든다."

나의 예시에서 볼 수 있듯이 당신도 자신에게 가장 잘 맞는 방식으로 숨은 신체 이미지 목적을 표현할 수 있다. 가장 간단하게 시작할 수 있는 방법은 "나의 숨은 신체 이미지 목적은 …이다" 또는 "나의 신체 이미지 문제는 …이다"라는 문장으로 시작하되, 표현을 자유롭게 탐색해 보는 것이다. "나는 … 때문에 내 몸이 싫다", "나는 … 때문에 신체 확인을 멈출 수 없다", "내 뇌는 … 때문에 …한다", "내 신체 이미지 문제는 … 때문에 …이다"와 같이 뇌 또는 신체 이미지 문제의 관점으로 구성한 문구를 선호할 수도 있다. 어떤 식으로 표현하든 신체 이미지 문제가 어떤 목적을 위해 복무하고 있는지 혹은 복무하려 애쓰고 있는지 명확하게 식별한다면 유효하다. 언어의 뉘앙스와 구체성의 힘을 과소평가하지 말자. 우리는 감정적인 연결을 느끼는 무언가, 심지어 감동받는 무언가를 찾고 있기 때문이다. 내면의 깊고 본능적인 곳에 연결되는 방식으로 숨은 신체 이미지 목적을 표현해 보라. 숨은 신체 이미지 목적에 이름을 붙일 때 지적으로만이 아니라 마음, 영혼, 뼈, 배 속 깊숙한 곳까지 울린다면 맞게 가고 있는 것이다.

나는 한 고객에게 그녀의 신체 이미지 문제가 닮고 싶지 않은 어머니와 자신을 차별화하기 위해 작용하는 것 같다고 말해 준 적이 있다. 그녀는 동의했다. 우리는 마른 몸매를 강박적으로 유지하는 것이 체격이 크고 자기 애적인 어머니처럼 될 필요가 없다는 것을 스스로에게 증명하는 방법 같다고, 날씬해지려는 욕망은 어머니와 분리할 수 있는 시각적·은유적 경계를 두고자 하는 바람 같다고 이야기했다. 대화 내내 이 고객은 호기심을 보이면서도 침착하고 차분했는데, 어느 순간 갑자기 헉하며 떨리는 목소리로 말했다. "세상에, 저는 자유를 추구한 거였어요! 엄마는 제가 그분처럼 되기를 바랐고, 저는 갇힌 느낌이었죠. 날씬해지기만 하면 나 자신이 될 수 있을 거라고 생각했어요. 이 모든 신체 혐오는 저를 해방시키려고 했던 거예요!"

이 발언은 우리가 이미 나눈 이야기와 크게 다르지 않았지만, 그녀의 반응을 보며 나는 우리가 방금 본능적인 고리를 찾았다는 것을 알았다. 그녀의 신체 이미지 문제는 강압적인 어머니로부터 그녀를 보호하기 위해 존재했다. 강박적으로 몸을 통제하는 것은 자기 자신이 될 수 있는 자유의 대가로 맞바꾼 것이었다. 날씬한 몸을 통해 그녀는 이렇게 말하고 있었다. "엄마, 전 엄마랑 달라요. 나는 나만의 존재예요." 이미 머리로는 알고 있었지만 본능적이고 직관적인 수준에 이르고 나서야 우리는 다음 단계로 나아갈 수 있었다.

그다음 단계는 무엇이었을까? 그녀는 자신의 몸에 의존하지 않고 문제를 해결할 수 있는 다른 방법을 찾아야 했다. 어머니와의 경계를 설정하고 차별화할 수 있는 다른 방법을 찾고, 자기 자신이 될 자유를 확언하며 표현하고, 독립성을 강화하고, 어머니와 똑같은 삶을 살 운명이라는 생각을 버리려 노력했다. 이러한 변화와 함께 시간이 흐르면서 날씬해지는 것은 그 중요성을 잃어 갔다. 자유를 '얻기' 위해 몸에 부여했던 무의식적인 의미와 중요성은 하루하루 자유를 느끼면서 희미해졌고, 결국 신체 사이즈는 마음속의 막연한 선호도에 지나지 않게 되었다.

이것이 숨은 신체 이미지 목적을 구체적이고 감정적으로 명명할 때 얻는 힘이다. 이것은 신체 중립성을 향한 다음 단계를 정확하게 밝혀 준다.

다시 한번 상기하자. 여러 다른 문제를 해결하기 위해 신체 이미지 문제가 발생할 수 있기 때문에 숨은 목적은 여럿일 수 있다. 여러 개의 신체 이미지 아바타를 사용하는 사람들은 여러 개의 숨은 목적이 있을 것이며, 하나의 아바타만 해당되는 사람이라도 여러 개의 숨은 목적을 갖는 경우가 있다. 모두 괜찮다.

지금 당신의 자리에서 시작하여 가장 명확하고, 가장 쉽고, 가장 관련성이 높고, 가장 흥미롭게 느껴지는 숨은 신체 이미지 목적을 찾아보라. 숨은 목적을 모조리 미리 찾아도 되고, 하나를 가지고 청사진 작업을 한 다음 다른 목적을 찾는 과정을 새로 시작해도 된다. 이 작업에는 옳고 그른 순서가 없으며, 모든 일이 앞으로 어떻게 될지 시작부터 알 필요는 없다. 작업을 진행하면서 시간이 지남에 따라 새로운 층, 새로운 숨은 신체 이미지 목적, 심지어 새로운 아바타가 드러날 수 있으며, 이는 전적으로 괜찮다. 내 고객들은 이 일이 양파 껍질을 벗기는 것과 같다고 말하곤 한다. 가장 겉에 있는 껍질을 벗기는 것부터 시작해서 한 층을 다루고 나면 다음 층에 초점을 맞추는 것으로 계속 진행하게 된다. 또한 우리 몸은 끊임없이 요동치고 변화하고 진화하며, 몸과 우리의 관계도 마찬가지다. 그러니 지금 다루는 이 내용이 다소 부담스럽게 느껴지더라도 걱정하지 말기 바란다. 어디서든 시작하기만 하면 나머지는 시간이 지나면서 명확해질 것이다.

아직도 어디서부터 시작해야 할지 모르겠다면, 다음 네 가지 연습 중 하나 이상을 해 보고 당신의 숨은 신체 이미지 목적을 찾아보라.

1. 긍정적 신체 이미지 환상

꿈에 그리던 몸매나 외모를 갖게 된다면 당신은 삶에서 어떤 점이 달라질 거라 바라고, 상상하고, 소망하고, 기대하는가?

이에 대한 대답을 긍정적 신체 이미지 환상이라고 부르겠다. 각 사람의 환상은 완전히 고유할 것이다. 자신의 긍정적 신체 이미지 환상을 탐색함으로써 신체 이미지 문제를 통해 해결하고자 하는 문제가 무엇인지에 대한 중요한 정보들을 얻을 수 있다!

자신의 환상을 탐색하고 표현하기 위해 아래 질문을 참고해 보라. 그리고 긍정적 신체 이미지 환상을 최대한 자세하게 설명하라. (글로 써 보기를 적극 권한다.)

- 당신의 '결점'을 갑자기 고쳐서 다시는 신체의 모양, 사이즈, 기능, 능력에 대해 걱정할 필요가 없다면 어떤 특권과 보상, 혜택이 있는 삶이 펼쳐질 거라는 환상이 있는가?
- 마술 지팡이를 흔들어서 '완벽한' 몸매를 가질 수 있다면 삶이 어떻게 달라질 거라 바라거나 기대하는가? 또 어떤 기분이 들 것 같은가?
- 당신이 꿈꾸는 몸으로 무엇을 획득하고, 얻고, 느끼고, 경험하고, 가질 수 있을 거라 상상하는가?
- 당신이 꿈꾸는 몸으로 지금 하지 않는 일을 할 수 있고 지금 이루지 못한 존재가 될 수 있다고 상상한다면 그것은 무엇인가?
- 모든 '결점'이 마법처럼 고쳐진다면 더 쉬워지고, 더 좋아지고, 더 풍요로워질 것이라고 상상하는 것이 있는가?
- 어떤 정서적 욕구가 저절로 충족될 것이라 상상하는가?
- '올바른 몸'을 갖게 된다면 지금과는 달리 어떤 위험을 좀 더 편하게 감수할 수 있을 거라고 생각하는가?
- 당신이 생각하는 이상적인 몸을 지닌다면 어떤 가치를 느끼게 될까?

이 연습은 어떤 계획이나 해결책을 마련하는 것이 아니라 창의적인 공상을 해 보는 것이다. 이 질문에 답하면서 상상의 세계에 푹 잠겨 보고, 말이 되거나 논리적이어야 한다는 걱정은 접어 두기 바란다. 한 고객은 자신의 모든 결점을 고칠 수 있다면 다시는 아무도 자신에게 못되게 굴지 않을 거라고 했다. 물론 그 말은 사실이 아니고 현실적이지 않지만, 그것이 신체 이미지 환상의 일부라는 것을 인정함으로써 우리는 그녀의 신체 이미지 문제가 불친절한 사람들로 인한 고통으로부터 그녀를 어떻게 보호하려고 하는지를 알 수 있었다. 이것은 중요한 통찰이었다.

긍정적 신체 이미지 환상을 작성한 후 당신이 쓴 것이 실제 '신체 목표'가 될 수 있을지 생각해 보자. 이 환상은 무의식적으로 바라는 것, 원하는 것, 갈망하는 것, 몸을 통해 얻고자 하는 것을 나타낸다. 이 내용을 토대로 숨은 신체 이미지 목적에 대해 무엇을 알아낼 수 있을까? 당신의 신체 이미지 문제는 어떤 문제를 해결해 주려 하는가? 어떤 욕구나 욕망을 충족시키려 하는가? 어떤 경험이나 감정을 얻게 해 주려는 걸까?

이런 긍정적인 환상을 통해 숨은 신체 이미지 목적이 명확해지는 경우가 많다. 내가 코칭을 하면서 경험한 몇 가지 예를 소개해 보겠다.

- 맥스는 꿈꾸던 몸을 갖게 되어 활기차고 생동감 넘치며 에너지와 기쁨으로 가득 찬 자신의 모습을 상상했다. 즉 그가 정말로 원했던 것은 실제로 '완벽한 몸'을 갖는 것이 아니라 활기차고, 살아 있고, 에너지와 기쁨으로 가득 찬 기분이었다. 맥스의 숨은 신체 이미지 목적은 항상 활기차고 생생하며 에너지와 기쁨으로 가득 찬 느낌을 갖도록 돕는 것이었다.
- 카밀라는 체중을 감량하고 친구들에게 둘러싸여 모두가 자신을 좋아하는 모습을 상상했다. 그녀는 체중 감량이 아니라 사람들과의 연결을 원한 것이다. 그녀의 신체 이미지 문제는 친구를 사귀고, 환영받는다고 느끼고, 공동체를 만드는 데 도움이 되려고 했다.
- 마테오는 신체 목표를 이룬다면 아름다운 여성들과 멋진 섹스를 하

고, 자신의 몸에 대한 긍정적인 반응을 많이 받고, 자신감을 갖게 될 것이라고 상상했다. 이를 통해 마테오는 만족스러운 성생활, 자신이 매력적이라는 확인, 그리고 자신감을 원한다는 것을 알 수 있었다. 그의 숨은 신체 이미지 목적은 여성들이 자신을 원하고 인정하게 만드는 것이었지만, 그보다 더 깊은 목적은 자신이 가치 있고 바람직하다고 느끼는 것이었다.

2. 부정적 신체 이미지 환상

다른 몸을 가짐으로써 당신이 피하거나 벗어나려고 하는 것은 무엇인가? 현재 당신의 몸에 갇힌 상태에서 가장 두려운 것은 무엇인가? '몸이 안 좋아진다'면 무엇이 가장 두려운가? 이러한 질문에 대한 답변을 나는 부정적 신체 이미지 환상이라고 부른다. 이는 숨은 신체 이미지 목적을 파악하는 데 있어 긍정적인 환상과 마찬가지로 많은 정보를 담고 있다.

일반적으로 '환상'이라는 단어는 긍정적인 경험을 연상시키기 때문에 혼란스러울 수 있겠지만, 부정적인 환상 또한 개인의 상상 속에만 존재하는 가상의 시각이기 때문에 환상이라는 표현을 사용했다. 신체 이미지 문제로 고통받는 사람들은 불쾌하기는 하지만 환상을 가꾸고 그 안에서 살아가면서 어마어마한 시간과 에너지를 소비한다.

부정적 신체 이미지 환상을 더 명확하게 탐색하고 표현하는 것을 돕는 아래 질문을 참고하여 당신의 부정적 환상을 최대한 자세히 설명해 보라. (다시 한번 강조하지만, 글로 적는 것이 좋다!) 현재 자신의 몸에 대한 두려움이나 투사, 몸이 '안 좋아지는 것'에 대한 두려움이나 투사 등 어떤 것이든 자유롭게 써 보라.

- '올바른' 몸이 있다면 어떤 경험을 하지 않아도(어떤 행동을 하지 않아도, 어떤 것을 소유하지 않아도, 어떤 존재가 되지 않아도) 되도록 보호

해 주리라고 생각하는가?

- '잘못된' 몸이라서 가장 불편하거나 두렵거나 고통스러운 점은 무엇인가?
- 다른 몸을 가졌다면 어떤 것을 피하거나 벗어날 수 있으리라고 상상하는가?
- 몸에 집중하는 것은 당신이 직면한 문제로부터 어떻게 주의를 분산시키는가?
- 몸이나 외모에 어떤 변화가 일어나는 것이 가장 두려운가? 그 이유는 무엇인가?
- 그러한 변화가 일어나면 어떤 일이 일어날 거라 당신은 상상하고, 예상하고, 겁내고, 두려워하는가?
- 그러한 변화가 일어나면 어떤 필요와 욕구가 좌절될 것이라고 상상하는가?
- 그러한 변화가 일어난다면 어떤 기분이 들 것 같은가?
- 그러한 변화가 일어난다면 당신의 삶에서 무엇이 더 힘들어지거나 더 나빠질 것이라고 상상하는가?
- 그러한 변화가 일어난다면 당신은 어떤 삶을 동경하게 되겠는가?

다시 한번, 이 질문에 답하면서 마음을 자유롭게 놓아 보라. 부정적 신체 이미지 환상을 적고 자신이 쓴 내용에 대해 생각해 보라. 당신의 숨은 신체 이미지 목적에 대해 무엇을 알 수 있는가? 당신의 신체 이미지 문제는 무언가를 피하거나, 무언가에서 벗어나거나, 무언가에 대처하는 데 도움을 주려고 하는가? 당신의 신체 이미지 문제는 어떤 두려움에서 당신을 보호하려 하는가? 신체 이미지 문제가 도우려 하는 충족되지 않은 욕구나 욕망이 있는가?

이런 식으로 부정적 환상을 통해 숨은 신체 이미지 목적을 찾을 수 있다. 내가 코칭을 하면서 경험한 몇 가지 예를 소개해 보겠다.

- 마야는 나이가 들어 몸집이 커지고, 물렁해지고, 살이 찌고, 주름이 늘어나 파트너가 더 이상 자신에게 매력을 느끼지 못할까 봐 두려웠다. 그녀의 숨은 신체 이미지 목적은 관계를 안전하게 지키고 파트너가 자신을 버리지 않게 하는 것이었다.
- 자말은 살이 찌면 사람들의 존경을 잃고, 별로 남자답지 않게 보이며, 직업적 기회를 잃게 될까 봐 두려워했다. 자말의 숨은 신체 이미지 목적은 현재의 사회적 특권 수준을 유지하고 경력의 기회를 열어 두는 것이었다.
- 에인절은 엄격한 식습관과 운동 습관을 포기할 때 찾아올 신체 변화를 생각하면 두려움과 공포를 느꼈다. 굴곡 없는 '남성적인' 몸을 유지하지 않으면 끊임없이 자신의 성별을 오해받고 존재감 없는 사람이 될 거라고 상상했기 때문이다. 에인절의 숨은 신체 이미지 목적은 다른 사람들에게 자신의 성 정체성을 명확하게 표현하여 자신이 따로 신경 쓸 필요가 없도록 하는 것이었다.

긍정적 신체 이미지 환상과 부정적 신체 이미지 환상은 실재에 대한 참되고 현실적인 시각을 나타낼 수도 있지만, 완전히 터무니없는 믿음을 나타낼 수도 있다. 날씬한 몸을 가지면 외롭지 않을 거라고 상상할 수도 있고(거짓), 날씬한 몸은 체중 차별을 피하는 데 도움이 될 것이라고 상상할 수도 있다(진실).

그러나 긍정적인 환상은 사회적 지위, 특권, 권력을 얻는 데 초점을 맞추고, 부정적인 환상은 사회적 지위, 특권, 권력을 잃을지 모른다는 두려움에 초점을 맞춘다. 우리는 몸이 실제로 이러한 일들에 영향을 미치는 세상에 살고 있기에,[1] 이러한 환상 중 어떤 것들은 적절하고 객관적이며 심지어 중립적이다. 하지만 때로 우리는 지위, 특권, 권력을 더 깊고 구체적인 필요와 욕구를 대신하는 대상이나 간접적인 경로로 삼기도 한다.

이 연습의 목적은 우리의 가장 깊은 진실에 도달하는 것이므로, 사회적 특권과 지위가 자신의 환상에서 어떤 역할을 하는지 열린 마음으로 호기심을 갖고 살펴보기를 바라며, 또한 그것이 더 깊고 진실한 무엇을 은폐하고 있지는 않은지 생각해 보기를 바란다. 나는 성기 크기에 대한 불안으로 어려움을 겪는 한 남성과 함께 작업한 적이 있는데, 그의 긍정적 신체 이미지 환상 속에는 부유하고 인기 있는 성공한 남자가 있었다. 그는 '정력'으로 자신감을 얻어 레오나르도 디카프리오의 보트에서 빅토리아 시크릿 모델들과 파티를 하는 자신의 모습을 상상했다. 하지만 그 환상은 그의 더 깊은 진실을 가리고 있었다. 보트에서 모델들과 파티를 하면 어떤 기분일지, '정력'의 근본적인 목적이나 이점이 무엇인지 물었을 때 그는 자신감, 행복감, 가치감을 느끼고 싶을 뿐이라고 답했다.

누가 무엇을 누릴 자격이 있는지, 어떻게 하면 행복해질 수 있는지에 대한 수많은 메시지를 접하다 보면 지위와 특권이 자신감, 자존감, 행복 등 우리가 원하는 모든 것의 열쇠처럼 보이곤 한다. 하지만 이는 잘못된 생각이다. 이러한 특권을 통해 실제로 얻고 싶은 것이 무엇인지, 이러한 특권을 추구함으로써 무의식적으로 얻고 싶은 것이 무엇인지에 대해 솔직하고 구체적으로 이야기해 보아야 한다.

숨은 신체 이미지 목적이 소외와 억압을 피하기 위한 것인 경우에도 이를 살펴볼 가치가 있다. 물론 소외와 억압을 원하는 사람은 아무도 없지만, 이 계획에는 어딘지 모르게 불편한 무언가가 숨어 있다. 이는 마치 시체 더미에 깔리지 않으려고 꼭대기로 올라가는 일과 비슷하다. 누군가가 다칠 것을 알면서도 그 사람이 내가 아니기를 필사적으로 노력하는 셈이다.

체중 차별을 피하기 위해 감량을 시도하는 것은 충분히 이해할 수 있지만, 이는 신체 사이즈에 따라 불이익을 주고, 상처를 주고, 존재를 죽이는 억압 체제에 대해 눈을 감는 일이 될 수도 있다. "나에게만 영향을 미치지 않는다면 이 제도는 괜찮고, 다른 사람이 고통받더라도 내가 고통받지 않는다면 상관없다"라고 말하는 셈이다.

분명히 말하지만, 개인이 자신의 억압이나 소외에 대처하는 방법에는 옳고 그름이 없다. 나는 완전한 신체 자율을 믿는다. 모든 개인은 타인의 판단 없이 자신의 몸으로 원하는 것을 할 권리가 있다. 뿐만 아니라 소외된 몸을 가진 사람들의 경우 그들이 당하는 어려움과 불이익 때문에 때때로 '게임을 하는 것'이 옳은 선택일 수도 있다. 자신의 소외에서 벗어나기 위해 노력한다고 해서 페미니즘이나 신체 중립성에서 멀어지는 것은 아니다.

위 우회술gastric bypass을 받은 고객이 있었다. 그녀가 훨씬 자격이 있음에도 불구하고 마른 몸매의 동료가 그녀를 제치고 승진했기 때문이었다. 그녀는 다시는 그런 일을 용납할 수 없었다. 경력은 그녀에게 매우 중요했기에 경력을 지키고 더 발전하기 위해, 부작용과 심각한 건강 문제를 일으킬 수 있는 수술이고 장기적으로 체중을 유지할 가능성도 낮다는 것을 알았음에도 수술을 했다. 나는 그 결정이 신체 중립성에 반한다거나 억압적인 미적 기준과 신체 이상에 타협한 것이라고 판단하지 않고, 그녀가 용감하고 신중한 결정을 내린 것에 대해 칭찬했다. 이것은 중립적인 시각에서 내린 결정이었다. 그녀는 마른 몸매가 자신에게 승진할 자격을 주는 것은 아니지만, 상사의 비만공포증을 고려하면 승진할 가능성을 높여 준다는 것을 알았을 뿐이다. 나는 그녀가 처한 부당한 현실에 화가 났지만, 자신이 원하는 것이 무엇인지 알고 그것을 이루기 위해 노력했다는 사실에 존경심이 생긴다. 솔직히 나는 비슷하게 부당한 처지에 놓인 모든 사람이 내 고객처럼 냉철한 중립성을 발휘하기를 바라며 그들이 내린 결정을 지지하고 싶다.

요약하면, 개인은 자신과 자신의 몸에 대해 무엇이 옳은지 결정할 권리가 있지만, 특권 자체를 위해 사회적 특권을 추구하거나 사회적으로 높이 올라감으로써 부당한 체제를 회피하려는 것은 아닌지 살펴야 한다. 잠시 시간을 내어 당신이 작성한 신체 이미지 환상에서 특권과 억압이 어떤 역할을 하는지, 더 나아가 숨은 신체 이미지 목적에서 어떤 역할을 하는지 생각해 보기 바란다.

3. 자신의 신체 이미지 행동 살펴보기

당신이 자신의 몸 그리고 신체 이미지와 관련하여 어떤 행동을 하는지, 왜 그런 행동을 하는지 살펴보는 것은 숨은 신체 이미지 목적을 명확하게 파악하는 데 도움이 된다. 이 연습은 자신의 몸이나 외모와 관련하여 하는 행동 또는 몸이나 외모에 대한 감정 때문에 하는(또는 하지 않는) 행동의 목록을 자유롭게 적어 보는 것으로 시작한다.

식단 및 운동(칼로리 계산, 걸음 수 추적, 운동 일정, 특정 음식 또는 식품군 제한, 식단, 그 외 체중 감량을 위한 행동), 신체 확인(체중 또는 사이즈 측정, '비포 애프터 사진' 찍기, 거울을 보며 조목조목 뜯어보기, 특정 신체 부위를 잡고 얼마나 크거나 작은지 확인하기), 미용(메이크업, 헤어, 피부, 치아, 손톱, 옷, 주사, 치료, 수술) 등 어떤 식이든 신체 이미지 문제에 기인하는 행동들을 목록에 포함하라.

또한 몸이나 외모에 대한 느낌으로 인해 어떤 행사에 빠지거나, 꿈을 포기하거나, 어떤 행동을 하지 않거나, 위험을 감수하지 않는 것이 있다면 모두 넣는다. 2005년 도브 글로벌 연구Dove Global Study에 따르면, 전 세계 여성 중 3분의 2가 외모 때문에 기분이 나빠서 행사나 활동을 빠진 적이 있다고 한다. 여기에는 학교, 직장, 면접과 같이 정체성과 관련된 중요한 활동도 포함된다.[2]

완벽하게 작성할 필요는 없다. 편안하게 생각나는 대로 적으면 된다. 식단 규칙, 옷 입기 규칙, 운동 규칙, 그 밖의 신체적 규칙이 좋은 시작점이 될 수 있다. "풍선처럼 부을 테니 설탕은 안 돼", "다리가 짧아서 하이웨이스트

청바지를 입어야 해"와 같이 "안 돼" 또는 "해야 해"로 끝나는 신체에 대한 생각은 모두 목록에 올린다. 특정 행동을 하거나 혹은 평소에 하는 어떤 행동을 하지 않을 때 몸에 대해 극도로 불안감이 생긴다면 적는다. 매일 아침 체중을 재거나, 툭하면 등살을 만지거나, 거울을 보며 몸매를 뜯어보거나, 친구들과 몸매에 대해 험담을 하거나, 사진을 찍지 않거나, 온라인에서 노화 방지 제품을 강박적으로 사들이지는 않는가? 몸에 대한 불안 때문에 반바지를 못 입거나 데이트를 거절하지는 않는가?

목록이 어느 정도 완성되면, 각 행동들이 어떤 목적에 부합하는지, 어떻게 당신을 도우려 하고 문제를 해결하려 하는지 생각해 본다. 칼로리에 집착하면서 당신이 주의를 돌리고 있는 문제는 무엇일까? 끊임없는 신체 확인 행동은 어떻게 나를 보호하는가? 과도한 운동은 무엇을 극복하는 데 도움이 될 수 있을까? 구체적인 답이 없어도 괜찮지만, 목록을 확인하고 각 행동에 대해 생각해 보면서 눈에 띄는 것이 있는지 살펴본다. 이 연습의 목적은 숨은 신체 이미지 목적을 전반적으로 파악하는 것이므로, 각 행동을 개별적으로 점검한 다음 전체적으로 얻을 수 있는 패턴이나 통찰이 있는지 다시 한번 살펴보라. 당신의 행동을 통해 신체 이미지 문제의 목적에 대해 알 수 있는 것이 있는가?

내가 코칭을 하면서 겪은 몇 가지 사례를 소개한다.

- 카탈리나는 다른 여성들과 함께 자신의 몸이 얼마나 싫은지 이야기하는 신체 비하 대화를 자주 했다. 이 행동의 목적은 누군가를 잘 모를 때 느끼는 사회적 불안감과 취약성을 누그러뜨리려는 것이었다. 아웃사이더로서 사람들이 자신을 거부하거나 모욕하는 것을 막으려는 그녀의 숨은 신체 이미지 목적이 드러났다.
- 탈리아는 하루에 두 번 하는 피부 관리 루틴에 집착했다. 하나라도 거르면 심한 불안과 죄책감을 느끼며 통제 불능 상태에 빠졌다. 이 행동

은 그녀를 진정시키고 불안을 완화하며 삶을 통제할 수 있다는 느낌을 주기 위해 존재했다. 사실 그녀의 숨은 신체 이미지 목적은 나쁜 일이 일어나지 않을 만큼 완벽해지는 것이었기에 그녀의 모든 행동은 비슷한 기능을 수행했다.

4. 신체 이미지 고통을 그 자체로 탐구하기

이 마지막 연습에서는 신체 이미지의 고통과 괴로움이 어떤 목적을 갖고 있는지 탐구한다. 때로 고통과 괴로움은 문제를 해결하거나 필요를 채우기 위해 존재하기 때문이다.

어떤 사람들은 신체 이미지 고통으로 인해 위축되거나, 움츠리거나, 어둡게 있거나, 무서운 일을 피하거나, 바쁘게 지낼 타당한 핑계를 마련한다. 어떤 고통은 세상을 향해 "나는 괜찮지 않아!"라고 외치는 방식이고, 어떤 고통은 뇌가 귀를 막고 있는 자기 자신에게 "뭔가 잘못됐어!"라고 외치는 소리다. 때로는 외모에 대해 화를 내는 것이 자신의 감정을 직면하지 못하도록 보호하기도 하고, 공간을 차지하거나 꿈을 좇거나 자신을 취약하게 만들지 못하도록 보호하기도 한다. 우리는 다른 사람이 우리를 다치게 하는 것보다 차라리 스스로를 다치게 하고 싶을 때가 있다. 때로는 자신의 몸을 미워하는 것이 자신의 삶이나 환경이나 자신을 미워하는 것보다 쉬울 때도 있다. 신체 이미지 고통은 너무 아프지만 때로는 그 아픔 자체가 목적이 될 수도 있다.

이 연습에서는 자신의 몸 또는 신체 이미지가 어떤 방식으로 고통과 괴로움을 주는지, 그 경험이 어떤 느낌인지 적는다. 신체 이미지로 인해 비참해지거나, 화가 나거나, 스트레스를 받거나, 하루를 망치는 일이 있는지, 그것이 자신에게 어떤 영향을 미치는지 생각해 보라. 자세하고 구체적으로 적어도 되고, 떠오르는 문장을 많으면 많은 대로, 적으면 적은 대로 적는다. "내 몸을 생각하면 역겹고 도망치고 싶은 기분이다", "거울을 보면 가슴과 배가 묵직하고 아픈 수치심이 차오른다" 같은 문장일 수도 있다. 특별한 생각이 떠오르지 않는다면 "내 몸이 계속 이대로라고 생각하면 죽고 싶다", "내 몸이 싫은 건 끔찍한 고통이지만 아무도 모르는 것 같다"와 같이 좀 더 일반적인 표현을 써도 괜찮다.

자신의 신체 이미지가 어떻게 고통과 괴로움을 유발하는지 그리고 그 경험이 어떤 느낌인지 몇 가지 이상 써 본 뒤, 그 고통스러운 경험이 실제로 나를 어떻게 돕고, 봉사하고, 보호하려 했는지 생각해 본다. 목록의 각 항목과 관련이 있다고 생각되는 다음 질문에 답해 보거나, 당신 나름대로 그 경험이 어떻게 당신을 돕고자 했는지 떠오르는 대로 적어 보라.

- 몸 때문에 화가 나서 어떤 일을 하거나 하지 않은 적이 있는가?
- 당신이 고통받는 상황은 당신이 다른 이들에게 전할 수 없는 어떤 메시지를 전달하는가?
- 당신의 신체 불안은 당신을 무엇으로부터 보호하려고 하는 것인가?
- 통증이나 고통을 통해 어떤 필요나 욕구가 충족되는가, 또는 충족시키려 하는가?
- 자신의 몸을 그토록 미워함으로써 해결되는 문제가 있는가?
- 신체 이미지 고통을 통해 당신이 주의를 돌리거나 회피하고 있는 것이 있는가?
- 당신의 신체 이미지 고통이 자해의 한 형태는 아닌가? 이 고통이 다른 고통보다는 견딜 만하기 때문에, 또는 이 고통이 주체성, 자율성, 권력, 통제감을 주기 때문에 스스로에게 고통을 주는 식으로 말이다.
- 왜 당신의 뇌는 신체 이미지 고통을 포기하려 하지 않는 것일까?
- 신체 이미지 고통의 숨은 목적은 무엇인가? 그것은 당신에게 어떤 도움이 되는가?

이러한 질문에 답한 후 작성한 내용을 다시 살펴보면서 숨은 신체 이미지의 근본적인 목적이 무엇인지 찾아 보라. 다음은 내가 코칭한 몇 가지 사례다.

- 수십 년 동안 레이첼은 살을 빼면 직장을 그만두고 1년 동안 여행을 한 다음 더 만족스러운 커리어로 전환하고 데이트를 시작하며 '진짜 삶'을 시작할 거라고 스스로에게 말해 왔다. 그녀는 진정으로 그것을 원했지만 동시에 두려움도 컸다. 그녀는 자신의 몸을 미워하면서(그리고 끊임없이 체중 감량을 시도하면서) 자신의 삶을 작고 안전하게 유지해 왔다. 자신의 몸이 그토록 싫은데 그런 일들을 하는 것을 상상할 수 없었기 때문이다. 그녀의 숨은 신체 이미지 목적은 크고 활기 넘치는 삶을 대담하게 추구하는 일에 내재된 취약성으로부터 그녀를 보호하는 것이었다.
- 루카는 우리가 만났을 때 이미 많은 신체 이미지 치유 작업을 해 왔다. 그는 자신의 몸에 아무런 문제가 없다는 사실을 이해했고, 다이어트를 그만두었으며, 휴식이 필요할 때면 자신의 몸에 귀를 기울였다. 하지만 여전히 그는 거울을 볼 때 느껴지는 증오와 혐오감을 극복할 수 없는 상태였다. 이 연습을 하면서 그는 자신의 뇌가 자신이 겪은 고난을 '증명'하는 것처럼 느껴지는 이 마지막 고통을 포기하고 싶어 하지 않는다는 것을 발견했다. "누구에게 증명한다는 거죠?" 내가 물었다. 그는 대답했다. "엄마인 것 같아요." "제가 이 일을 극복하고 앞으로 나아간다면 엄마는 제가 잘 자랐으니 당신이 잘못한 건 없다고 생각하실 것 같아요." 루카의 신체 이미지 고통은 자신의 고통을 다른 사람들에게 알리고 어머니의 잘못에 대한 책임을 묻기 위해 존재했다. 궁극적으로 루카의 숨은 신체 이미지 목적은 다른 사람들로부터 충분한 인정을 받아 자신이 타당하다고 느끼게 하려는 것이었다.

이 네 가지 연습을 했다면 당신의 숨은 신체 이미지 목적이 어느 정도 드러났을 것이다. 이제 다시 한번 다음 문장을 완성해 보기 바란다.

- "나의 숨은 신체 이미지 목적은 …이다."
- "나의 신체 이미지 문제는 …을 위해 존재한다."

이 중 어느 것도 공감이 가지 않는다면 직접 작성해 보거나 다음 문장들을 다시 완성해 보라.

- "내 신체 불안(또는 강박, 이형증, 불안정, 혐오)은 …을 위해 존재한다."
- "신체 부정이 나를 위해 해결하려고 하는 문제는 …이다."
- "몸을 통해 내가 충족시키려 하는 욕구 또는 욕망은 …이다."
- "신체 이미지 문제는 나에게 …에 대한 동기를 부여하려고 한다."
- "나의 신체 이미지 문제는 …에서 나를 도우려 한다."
- "나의 신체 이미지 문제는 …을 얻으려고 애쓰고 있다."
- "내 신체 이미지 문제는 나를 …로부터 보호하려고 한다."
- "내 뇌는 …을 원한다."

지적으로 정직하고 정서적으로 강력하며 공감을 불러일으키는 표현을 찾을 때까지 다양한 방식으로 숨은 목적을 반복해서 말해 보고, 명상하고, 일기를 쓰고, 다른 사람들과 공유하며 발전시켜 나가라. 한두 문장으로 설명할 수 있을 정도로 비교적 간결하고 집약적이어야 한다. 요약이 되지 않으면 아직 핵심을 파악하지 못한 것일 수 있다. 한 사람이 두 가지나 세 가지, 많게는 네 가지 숨은 목적을 가지고 있는 경우는 흔하지만, 열 가지가 넘는 목적이 있다고 한다면 충분히 깊게 탐색하지 못한 것이다.

14장

*

신체 중립성을 향한 비전 세우기

신체 이미지 문제가 존재하는 이유를 파악했다면, 다음 단계는 그 이유를 없애기 위해 어떻게 해야 할지에 대한 것이다.

신체 이미지 문제는 어떤 문제를 해결하기 위해 존재하며, 어떤 수준에서든 우리가 그것이 여전히 필요하다고 믿는다면 사라지지 않는다는 점을 기억하라. 우리의 행동, 대처 기제, 집착, 고통은 모두 목적이 있으며, 더 이상 필요하지 않을 때만 사라진다.[1] 그렇기 때문에 신체 중립성 청사진의 다음 단계는 신체 이미지 문제가 사라지려면 실제로 어떤 일이 일어나야 하는지 파악하는 것이다.

당신의 고유하고 구체적인 숨은 신체 이미지 문제가 더 이상 필요하지 않으려면 당신의 삶에 어떤 진실이 필요할까? 신체 이미지 문제가 아무런 목적에도 봉사하지 않고 더 이상 할 일이 없게 만들려면, 무엇을 느끼고, 하고, 소유하고, 존재하고, 경험해야 할까? 나는 이 단계를 신체 중립적 미래상을 만드는 청사진 단계라고 부른다. 신체 이미지 문제가 존재할 이유가 없는 미래를 상상하는 것이다. 이 단계는 힘이 들지만, 이 미래에 대한 비전은 앞으로 당신이 수행할 모든 신체 중립성 작업을 형성하고 자리 잡게 할 뿐만 아니라 그 과정에서 동기 부여와 자기 효능감, 자기 결단력을 제공하기 때문에 매우 중요하다.

이 비전에는 정답이나 오답이 없다는 점을 분명히 말하고 싶다. 사실 비전이 작동하는 데는 다양한 답과 세부 사항이 있고, 이들은 개별적으로 때로는 다 같이 기능한다. 어떤 아웃사이더가 있는데 그의 신체 이미지 문제는 자신을 진정성 있게 표현하는 것에 대한 허락을 '획득'하여 다른 사람들에게 보이고, 알려지고, 깊이 연결될 수 있다고 느끼고 싶은 것이라 하자. 이 사람에게 더 이상 신체 이미지 문제가 필요하지 않으려면 어떤 변화가 있어야 할까? 그는 자신을 자유롭고 진정성 있게 표현할 수 있도록 스스로에게 권한을 부여해야 할 것이다. 또는 자신이 인정받고 있다고 느끼게 해주는 깊고 풍부한 관계를 만들어 가야 할 것이다. 또한 거절에 직면했을 때 더 이상 두려워하지 않도록 회복 탄력성을 길러야 할 것이다.

비전의 각 세부 사항이 이 아웃사이더가 가진 신체 이미지 고통의 근본 원인을 파악하고 신체 이미지 문제를 해결하는 데 어떻게 도움이 되는지 알 수 있겠는가? 어떤 사람은 첫 번째 단계에서 충분히 됐다고 느끼고서 그만할 수도 있고, 어떤 사람은 숨은 신체 이미지 목적을 완전히 무효화할 비전을 세울 때까지 세부 사항을 계속 추가해야 할 수도 있다. 이는 사람마다 다르기 때문에 특정 비전이 신체 이미지 문제를 효과적으로 무효화할 수 있는지 여부를 판단할 수 있는 사람은 오직 당신뿐이다.

신체 중립적 미래에 대한 당신의 비전을 만들기 위해 다음 질문에 답해 보자. (이 역시 글로 쓰기를 권장한다.)

- 당신의 신체 이미지 문제가 더 이상 어떤 목적도 갖지 않으려면 어떤 진실이 필요한가?
- 당신의 몸에 과도한 중요성, 의미, 힘을 더 이상 부여하지 않으려면 무엇이 달라져야 하는가?
- 당신의 숨은 신체 이미지 목적을 쓸모없게 만들려면 어떤 문제가 해결되어야 하는가?
- 어떤 필요가 충족되면 신체 이미지 문제가 무의미해지겠는가?

- 신체 이미지 문제가 주는 도움이 필요 없다고 진정으로 믿으려면 당신은 무엇을 믿고, 느끼고, 알고, 행동하고, 가지고, 놓아 버리고, 극복해야 하겠는가?

신체 이미지 문제를 해결하는 방법에 대한 아이디어나 세부 사항을 최대한 많이 적어 보라. 창의력을 발휘해 틀에 얽매이지 말고 자유롭게 생각하라. 그저 당신은 궁극적으로 이 비전이 실현되기를 원한다는 것을 기억하라. 내가 고객 줄스에게 신체 이미지 문제가 무의미해지려면 어떤 진실이 필요하냐고 물었을 때, 그는 먼저 '더 날씬해져야 한다'고 말했다. 물론 이것은 우리 모두가 자신의 몸과 세상에 대해 배워 온 것과 정확히 일치하기 때문에 유혹적인 대답이지만, 대부분의 사람들에게는 비현실적이며 솔직히 말해 면피성 대답이다. 줄스가 감량한 체중을 장기적으로 유지하는 데 성공했다 하더라도 그의 진짜 문제(감정을 계속 회피하고 무감각해지는 것)는 여전히 존재했을 것이고, 그의 진짜 욕구(자신의 몸에서 안전하다고 느끼는 것)는 여전히 충족되지 못했을 것이다. 줄스에게 좀 더 실현 가능한 현실적 범위을 상정하고, 날씬해지고 싶은 더 깊은 이유를 생각해 보라고 했더니, 다음과 같이 좀 더 강력한(그리고 취약한) 아이디어를 적었다.

- 내 감정을 더 잘 파악하고, 직면하고, 느낄 수 있어 무감각해지거나 피할 이유가 없게 된다.
- 내 욕구를 다른 사람에게 전달하고, 경계를 설정하고, 스스로를 옹호하는 방법을 알게 되어 더 많은 욕구가 충족되고, 인간관계에서 더 안전하다고 느낀다.
- 통증과 불편함을 더 잘 다룰 수 있게 되어 불안해지지 않을 것이다.

이것은 신체 중립적 미래를 위한 유력하고 구체적인 비전들로, 각각은 더 깊은 문제를 다루며 줄스가 노력하여 달성할 수 있는 가능성을 제시한다. 세 아이디어 모두 신체 이미지 문제를 쓸모없게 만드는 데 똑같이 중요한 역할을 하는 것으로 보였기 때문에 결국 하나의 비전으로 통합되었다.

효과적이면서 현실적인 비전을 세우는 것이 어려울 수 있다. 당신만 그런 게 아니다. 내 고객들이 그런 어려움을 겪은 경우는 보통 자신이 사안에 어떤 의미를 부여하고 있는지 잘 파악하지 못하거나 그들의 목표에 내재된 더 깊은 목적을 충분히 구체화하지 못했을 때였다. '남편을 얻는 것'이 숨은 신체 이미지 목적이었던 고객 앤서니는 자신이 더 이상 외모에 집착할 필요가 없게 될 유일한 가능성은 "모든 게이 남성이 피상적인 태도를 버리는 것"이라고 했다. 그다지 현실적이지 않은 것 같다. 하지만 여기에도 무언가 의미가 있을까? 그는 남편을 찾는 것이 자신이 진짜 원하는 결과라고 말했다. 하지만 우리 중 누구도 그 사람이 언제 그의 삶에 찾아올지(정말 오기는 할지) 예측할 수도 통제할 수도 없다는 점에서 현실적이지 않았다. 그래서 나는 그에게 더 깊이 들어가 보기를 권했다.

나는 앤서니에게 물었다. "남편이 당신에게 무엇을 줄 거라고 기대하나요? 꿈에 그리던 남자를 만나 결혼하면 어떤 욕구가 충족되거나 문제가 해결될 것이라고 상상하나요?"

이 질문을 통해 우리는 앤서니가 무의식적으로 남편을 찾는 것과 연관 지어 생각했던 모든 것들, 즉 선택받았고 특별하다는 느낌, 인정받고 '충분히 좋다'는 느낌, 가족에게 자신이 합법적인 어른임을 보여 주는 것, 동반자가 있고 여행할 수 있다는 것, 규칙적인 섹스와 친밀감, 마지막으로 진정한 자기 자신이 될 수 있는 자유로움 등의 목록을 만들었다.

이 목록을 들고 앤서니는 다시 신체 중립적 미래에 대한 효과적이고 현실적인 비전을 세우려 애썼다. 그리고 비전이 쏟아져 나왔다. 그는 튼튼한 자존감을 갖게 되고(그래서 더 이상 자신이 충분히 좋은 사람이라는 것을 다른 사람에게 증명할 필요가 없어지고), 종종 함께 여행할 수 있는 사람들과

진하고 의미 있는 우정을 쌓고, 섹스와 친밀감에 대한 욕구를 (죄책감이나 자기비판 없이) 자연스럽게 채우고, 더 이상 거절에 대한 두려움 때문에 진정한 자신이 되지 못할 일이 없는 미래를 꿈꿨다. 이 모든 세부 사항들이 모여 앤서니의 숨은 신체 이미지 목적을 효과적으로 해결해 주었고, 하나하나가 심각한 과제였지만 모두 해낼 수 있었다. 함께 코칭을 하면서 처음으로 앤서니는 몸에 집착할 필요가 없는 미래를 상상할 수 있었고, 모든 것이 바뀌었다. 이 순간 나는 처음으로 그가 신체 중립성 청사진을 전적으로 받아들이고 그것이 자신에게 효과가 있을 것이라고 믿고 희망을 느끼는 것을 보았다.

신체 중립적 미래를 위한 아이디어 작업을 할 때 작은 범위에서 구체적으로 생각하면서 각 목표에 부여된 목적과 의미를 세분화해 보라. 결혼을 하고 싶다면, 당신은 결혼을 하면 무엇이 달라질 것이라고 생각하는가? 부자가 되고 싶고 유명해지고 싶다면, 돈과 명성을 떠올릴 때 무엇이 연상되고 어떤 의미가 떠오르는가? 막히면 이런 식으로 질문을 해 보라. 새로운 아이디어가 쏟아질 것이다.

신체 중립적 미래를 그리는 과정은 당신의 문제를 해결하고 필요를 직접 충족할 수 있는 실현 가능한 방법을 찾아서 당신의 몸이 어떤 역할도 할 필요가 없게 만드는 것이다. 사람들의 판단과 비판으로부터 스스로를 보호하기 위해 신체 이미지 문제가 존재하는 경우, 다시는 아무도 자신을 판단하거나 비판하지 않는 불가능한 미래상에 갇힐 수 있다. 하지만 그것은 통제할 수 있는 영역이 아니기 때문에(실현 가능하지 않음) 당신은 다른 방법으로 문제를 해결해야 한다. 타인의 판단과 비판으로부터 더 이상 보호받을 필요가 없으려면 어떤 진실이 필요할까? 물론 평생 그런 일이 일어나지 않도록 노력할 수 있겠지만, 그런 일이 일어나도 괜찮을 수 있는 방법을 찾는 것이 더 낫다. 타인의 판단과 비판이 나에게 아무런 영향을 미치지 않는다면 더 이상 그것으로부터 보호받을 필요가 없지 않을까? 짠, 이렇게 신체 중립적 비전이 생겨났다. 아직 어떻게 거기에 도달할지 알 필요는 없으니 걱정하지 마시길. 지금은 당신의 신체 이미지 문제가 쓸모없어지려면 어떤 진실이 필요한지를 파악하면 된다.

한편, 판단과 비판을 받는 것에 대해 당신이 어떤 의미를 부여했는지 더 깊이 파고들 수도 있다. 아무도 나를 판단하거나 비판하지 않는다면 내 삶이 어떻게 달라질 것이라고 상상할 수 있는가? 덜 불안하고 더 많은 위험을 감수할 수 있을까? 그렇다면 당신의 비전에는 불안을 통제하고 더 큰 삶에서 큰 일을 하는 모습이 포함되어야 할 것이다. 더 많이 탐색할수록 더 많은 정보를 찾을 수 있으며, 그 정보를 사용하여 신체 중립적 미래상을 미세 조정할 수 있다.

아이디어와 세부 사항을 적은 다음, 잠시 물러서서 작성한 내용을 다시 한번 살펴보라. 당신의 비전에는 많은 세부 사항이 필요한가, 아니면 한 가지 세부 사항으로 목표를 달성할 수 있는가? 같은 목표를 달성하기 위한 여러 가지 세부 사항이 있다면 어떤 것이 가장 적합하다고 생각되는가? 어떤 것이 가장 효과적이고 실현 가능한 비전을 이루는 데 도움이 되는가?

당신은 자신의 비전을 원하는 방식으로 설명할 수 있으며, 그것은 단순할 수도 복잡할 수도 있다. 친밀감을 얻으려 애쓰는 것이 신체 이미지 문제인 자기대상화자는 친밀감의 욕구가 충족되는 미래, 친밀감을 얻을 수 없다는 사실과 화해하는 미래를 상상할 수 있다. 이런 비전을 세우는 것도 전적으로 괜찮다! 또 자신의 모든 감정과 취약성으로부터 스스로를 보호하기 위해 신체 이미지 문제가 존재했던 한 도망자는 자신의 비전이 실현되기 위해 필요한 스물다섯 가지 세부 사항 목록을 작성했다. 여기에는 옳고 그른 방법이 없다.

또한 여러분은 실제로 이 미래에 '도착'하지 못할 수도 있다. 나의 아버지가 늘 말씀하시듯 인생은 주차장이 아니라 여정이다. 사실 당신은 어디에도 도착하지 않을 것이다. 그러니 신체 중립적 미래상을 궁극적인 종착

점으로 여기기보다는 이 여정에서 항상 북쪽을 가리키도록 설계된 나침반이라고 생각하라. 신체 중립성 청사진의 개념은 당신이 목표하는 바를 명확하게 하고, 희망과 동기를 부여하며, 효과적인 실행 계획을 세울 수 있도록 고안한 것이다.

15장

✳

신체 중립성 행동 계획 세우기

신체 중립적 미래에 대한 구체적인 비전을 세웠다면, 이제 실제로 거기에 어떻게 도달할 수 있는지 알아보자. 신체 중립성 청사진의 세 번째 단계는 신체 중립성 행동 계획이다. 이는 자신이 구상한 미래를 향해 계속 나아가게 해 줄 구체적인 행동 단계다.

개인의 행동 계획은 그 사람만의 고유하고 구체적인 것이며, 그 사람이 살아온 경험에 전적으로 대응한다. 따라서 좋은 행동 계획은 엄격하고 경직되거나 영구적인 것이 아니라 유동적이고 유연하며 계속 진화한다. 마법의 공식이라기보다는 셀프 코칭 도구라고 생각하면서, 걸어가는 동안 계속 변화하고 펼쳐질 길을 기대하라. 한 걸음 한 걸음 내디딜 때마다 더 많은 정보와 통찰, 명확성을 얻을 것이며, 이를 통해 계획을 수정하고 개선할 수 있을 것이다. 열 개의 행동 단계를 순서대로 계획했는데 첫 번째 단계를 수행하고 다음 아홉 단계가 의미 없어질 수도 있다. 그래도 괜찮다. 사실 그것이 이 과정의 중요한 부분이다.

신체 중립성 행동 단계에 들어가기 전에 사례 몇 가지를 소개한다.

성취지향자인 켈시는 엄마가 되기를 간절히 원했으며 수년간 임신하기 위해 애를 썼다. '모든 것을 올바르게 하려고' 노력하면서 몸을 정화하고 완벽하게 만드는 데 집착했다. 셀러리 주스와 치아시드를 먹고 최상의 몸을 만들면 아기를 가질 수 있을 거라는 희망을 품었다. 그녀의 신체 불안, 수치심, 혐오감은 그녀가 가장 원하는 아기를 '얻기 위해' 존재했다.

켈시는 자신의 신체 중립적 미래를 상상하면서 단 한 문장을 적을 수 있었다. "나는 엄마가 될 것이다." 그녀가 임신할 가능성은 없었기에 우리는 먼저 켈시가 모성에 어떤 의미를 부여했는지 그리고 그녀가 진정으로 추구하는 것이 무엇인지 알아보았다. 아이와의 강한 유대감? 유산을 남기는 것? 자신의 양육적인 면을 발휘하는 것? 대화를 통해 켈시가 가장 원하는 것은 엄마가 되는 경험이라는 것이 분명해졌다. 우리는 이것이 아기를 갖는 것과는 다른 경험이라고 정의한 후, 창의적으로 접근한다면 실제로 달성할 수 있는 일이라고 판단했다.

엄마가 되는 것을 켈시의 미래 비전으로 두고, 우리는 '엄마'에 대한 정의를 살펴보고, 임신이 아니더라도 엄마가 될 수 있는 모든 방법을 브레인스토밍해 보았다.

"현실적으로 엄마가 될 수 있는 방법에는 어떤 것이 있을까요?" 내가 물었다.

"아기를 입양할 수 있죠. 아니면 대리모를 고용할 수도 있고요." 그녀가 대답했다.

일단은 가능성을 탐색하는 단계였기 때문에 각 선택지의 세부 사항에 대해 고민하거나 비판하지 않았다. 대신 브레인스토밍을 계속하면서 창의적이거나 특이하거나 저평가된 '엄마가 되는 방법'을 최대한 많이 생각해 보았다. 켈시는 좀 더 큰 아이들을 양육하기, 다자간연애 또는 공동생활 환경에서 부모 역할 찾기, 심지어 보육 시설 운영(켈시가 항상 꿈만 꾸던 일)까지 가능한 경로 목록을 만들었다.

모든 아이디어를 생각해 낸 후, 켈시는 마음속으로 각 경로에 대해 어떤 느낌이 드는지 확인해 보았다. 각각 어떤 행동 단계가 필요한지 조사하고, 어떤 길이 자신에게 논리적으로나 재정적으로 합당한지, 어떤 길이 엄마가 되고 싶은 욕구를 가장 잘 존중하고 충족시킬 수 있는지 고민했다. 그녀는 동시에 추구할 수 있는 몇 가지 선택지를 고르고, 관련 기관을 알아보고, 경험자들과 연락을 하는 등 취할 수 있는 행동 단계를 파악했다.

1년 만에 켈시는 두 군데의 입양 목록에 이름을 올렸고, 그러는 중에도 대리모를 계속 고려하고 있었다. 그러는 동안 엄마가 되는 길이 점점 손에 잡히는 것처럼 느껴지면서 켈시의 강박적인 신체 습관은 그 빈도와 강도가 현저히 줄어들었다. 다만 친구의 임신이나 출산 같은 슬픔을 유발하는 사건이 발생했을 때만 예전의 강박적인 신체 습관이 되살아났다.

자신이 구상한 미래에 이르기 위한 다양한 경로를 브레인스토밍하는 것은 켈시가 그랬던 것처럼 틀에서 벗어난 사고방식과 창의적인 문제 해결 방식을 요구할 수 있다. 가능한 선택지가 굉장히 많을 수도 있고 별로 없을 수도 있지만 여기에는 옳고 그른 선택이 없으므로 '올바르게' 선택해야 한다는 압박감을 갖지 말기 바란다. 먼저 숨은 신체 이미지 목적을 파악하고 신체 중립적 미래를 세부적으로 상상함으로써 명확성과 구체성을 얻을 수 있으므로, 행동 계획은 항상 신체 이미지 문제의 핵심에 정확하게 초점을 맞춰야 한다. 어떤 경로를 선택하든, 몇 번이고 단계를 수정하든, 당신은 언제나 신체 중립적 미래를 향해 나아갈 수 있다.

또한 전체 계획을 볼 수 없어도 이 일을 시작할 수 있다. 이전에 켈시는 입양이나 대리모 과정에 대해 전혀 몰랐기 때문에 여기에서 다음 단계로 넘어가기 위해 어떤 조치를 취해야 할지 몰랐지만, 그건 문제가 되지 않았다. 필요한 것은 그저 다음 단계다. 목표 달성을 위한 전체 행동 단계를 볼 수 있다면 마음도 편하고 동기 부여가 될 수 있겠지만, 다음과 같이 한 가지 항목만으로도 충분하다. "＿＿에 대해 자세히 알아보기" 또는 "＿＿에 전화하여 그다음 필요한 것이 무엇인지 물어보기" 등이다. 행동 계획을 세우는 목적은 즉시 실천에 옮기기 위한 것이므로, 올바른 목표(신체 중립적 미래의 비전)를 설정했다면 어떤 행동 단계든 좋은 계획이다. 일단 행동을 취하면 어떤 구체적인 단계가 필요한지에 대한 정보와 명확성을 얻을 수 있으며, 그렇게 하면 유동적이고 유연하며 진화하는 실행 계획이 완성될 것이다.

켈시의 이야기가 좀 단순하게 보일 수도 있겠지만, 정서적으로 치열했다는 점을 언급하고 싶다. 켈시가 생각해 낸 어떤 방법도 완벽하게 보이지 않았고, 유일하게 완벽한 계획은 임신이라는 불가능한 계획이었기 때문이다. 따라서 켈시는 현실적인 신체 중립성 행동 계획을 명확히 하고 추가하고 실행해 가는 동안, 임신할 수 없다는 사실에 대한 많은 고통과 슬픔을 감내하며 엄마가 된다는 일에 대해 자신이 생각해 왔던 집착을 버려야 했다.

이는 매우 흔한 경험이다. 많은 사람들이 할 일 목록에 넣어야 하는 것은, 그들이 상상했던 삶의 상실을 슬퍼하고 현재 가진 삶을 끌어안는 일이다. 현실을 있는 그대로 받아들일 수 있도록 현실이 어떻게 되기를 바라는지에 대한 집착을 버려야 한다. 물론 쉽지는 않지만 지금까지 해 온 작업들과 아름답게 이어지는 작업이다. 왜냐하면 이것이 의미, 중요성, 해석을 덧붙이지 않고 현실을 인정하고 받아들이는 데 초점을 맞추는 일이기 때문이다.

또 다른 예로, 사회적 불안이 있는 내향형 논바이너리 아웃사이더인 알리를 보자. 그의 신체 불안은 관계와 소속감을 얻음으로 외로움을 느끼지 않기 위해 존재했다. 그가 상상하는 신체 중립적 미래는 깊은 우정과 다양한 공간에서의 소속감으로 채워진, 아티스트와 크리에이터들이 모인 긴밀한 공동체였다. 나는 그에게 여기저기 둘러볼 수 있는 다양한 방법을 브레인스토밍해 보도록 요청했다. 그는 공동체를 구축하고 비슷한 생각을 가진 사람들을 만나기 위해 관심 분야의 수업과 클럽에 등록하기, 관련 행사에 참석하기, 일주일에 하루는 집 대신 카페에서 일하기 등 약 서른 가지의 아이디어를 적었다. 특별히 끌리는 선택지가 없었던 알리는 목록에서 무작위로 선택해 시작하기로 하고 지역 북 클럽에 가입했다.

알리는 첫 번째 북 클럽 모임에 다녀온 후 완전히 진이 빠진 상태로 첫 수업에 왔다. 모든 사람이 싫고, 엄청나게 불안하고 방어적인 기분이고, 끔찍한 시간이었다고 했다. 우리는 함께 그 경험을 분석했고, 그가 대부분의 상황에서 그렇게 하듯 그날도 처음부터 부정적이고 비판적인 마음가짐으로 모임에 갔다는 것을 알아냈다. 엉망을 예상하는 것이 희망을 품었다가 실망하는 것보다 덜 취약하기 때문이다. 또한 불안감으로 인해 차갑고 어색한 인상을 풍겨서 사람들과의 교제가 어려웠을 것도 간파했다.

이 모든 내용에 알리는 당황했지만 나는 신이 났다. 바로 이렇게 행동을 통해서 신체 중립성 행동 계획이 만들어지는 것이다! 알리는 무작위로 한 가지 경로를 선택하고 그에 대한 행동을 취함으로써 다음 단계를 식별하는 데 필요한 정보를 얻었다.

거기서부터 알리는 다시 브레인스토밍 모드로 돌아가 새로 발견한 '세부 목표micro-goals'(신체 중립적 미래라는 전체적인 비전을 향해 나아가는 데 필요한 더 작고 구체적인 목표로, 일시적으로 우선순위에 두는 목표)를 위한 잠재 경로를 생각했다. 대부분의 경우 세부 목표는 행동을 취하고 장애물이나 좌절에 부딪히면서 발견된다. 도망자로서 신체 중립적 미래에 대한 나의 비전은 안전함과 평온함을 느끼는 것이었고, 내 몸이 기본적으로 부드러워지고 이완되는 것이었다. 처음에는 몸과 마음을 진정시키고 이완시키기 위해 명상을 해 보기로 했지만, 나는 가만히 앉아 호흡에 집중하면 오히려 공황 발작을 일으킨다는 사실을 알게 되었다. 하지만 명상을 할 수 없다고 좌절하거나 자책하지 않았고, 명상의 진정 효과를 얻기 위해 내게 필요한 것이 무엇인지를 생각했다. 그래서 세부 목표가 새롭게 생겨났다. 나는 걷기나 마음 챙김 운동 같은 다른 유형의 명상을 알아보고, 치료사의 도움을 받아 공황의 근원을 안전하게 탐색하고, 느리고 깊은 복식호흡을 더 쉽게 할 수 있는 운동을 하고, 몸의 긴장을 풀고 이완하는 방법을 찾고, 엉덩이와 척추의 움직임을 개선하여 더 편안하게 앉는 법을 연습했다. 이 목록이 부담스럽게 보일 수도 있지만 이 목표들은 내가 가야 할 곳으로 정확하게 안내해 주었다.

알리의 용기 있는 행동은 장애물도 드러냈다. 아직 사람들과 진정으로 소통하는 데 필요한 기술, 마음가짐, 연습이 부족하다는 점이었다. 이는 알리의 계획에서 큰 장애물이었기에, 그가 꿈꾸는 궁극적인 신체 중립적 미래를 위해서는 이것을 해결하는 것이 중점 사항이자 우선 순위가 되었다.

"사회적인 상황에서 좀 더 개방적이고 긍정적인 태도를 가지려면 무엇이 필요할까요? 그리고 사람들이 당신과 더 잘 소통하려면 어떤 진실이 필요할까요?" 나는 물었다.

알리는 브레인스토밍을 통해 가능하다고 생각하는 행동 목록을 길게 적었다. 일기를 쓰며 자신이 사람들에게 갖고 있는 부정적인 가정을 이해하기, 친근하게 교제하는 신체 언어 배우기, 나와 함께 짧은 역할극을 하며 연습하기, 취약성에 대한 두려움을 해결하기 위해 치료사를 만나기 등이었다. 그는 즉시 실행할 몇 가지를 선택했다. 사람들이 어떻게 연결되는지, 긍정적인 마음가짐을 갖는 방법은 무엇인지에 관한 책을 읽고, 신체 언어와 비언어적 의사소통에 관한 영상을 시청하고, 사람들을 만나는 역할극을 한 다음 어떤 부분이 어렵게 느껴지는지, 그 이유는 무엇인지 탐구하는 일 등이었다. 결국 그는 타인에 대한 부정적인 태도가 거절당하지 않기 위한 최선의 방어책이었음을 깨닫고서 위험이 적은 환경에서 거절의 두려움과 취약성에 직면하는 연습을 했다. 몇 달 동안 이 연습을 한 끝에 알리는 사회적 역량, 자의식, 개방성, 자신감이 향상되어 다시 사회적 장소(이번에는 하이킹 클럽)로 돌아갈 수 있었고 사람들과 훨씬 더 쉽게 연결될 수 있었다. 심지어 하이킹 클럽에서 친구를 사귀어 관계의 기술을 계속 연습하고 향상시킬 더 많은 기회를 얻었다.

이 예시를 통해 신체 중립성 행동 계획에 어떤 효과가 있는지 볼 수 있었기를 바란다. 그것은 창의적으로 문제를 해결하도록 북돋아 주고, 행동으로 옮기게 하며, 장애물을 드러내고, 올바른 방향(신체 중립적 미래)으로 나아가고 있는지 확인해 준다. 이런 식으로 신체 중립성의 길은 걷기를 통해 만들어진다. 각 단계는 이전 단계에 의해 정보를 얻고 조명을 받기 때문에 계속 행동을 취하고 결과에 호기심을 갖는다면 올바른 길을 갈 수 있다.

당신의 신체 중립성 행동 계획을 세워 볼 준비가 되었다면 다음 단계별 연습을 따라 해 보기 바란다.

1. '여기'에서 '저기'로 가기 위한 잠재 경로 브레인스토밍

여기(현재의 삶과 현재 당신의 몸과의 관계)에서 저기(당신이 상상한 신체 중립적 미래)로 갈 수 있는 모든 가능한 방법을 생각해 보자.

당신의 신체 중립적 비전을 사용하여 빈칸을 채워 자문해 본다. "내가 ＿＿＿할 수 있는 가능한 방법은 무엇인가?" 그런 다음 현실적이고 실현 가능한 아이디어를 최대한 많이 적는다.

신체 중립적 미래의 구체적인 내용에 따라 질문은 두 개 이상이 될 수 있으며, 브레인스토밍도 여러 번 할 수 있다. 앞서 말한 켈시의 신체 중립적 미래상에서 질문은 단순히 "내가 엄마가 될 수 있는 가능한 방법은 무엇인가?"였다. 그런데 알리의 경우에는 친한 친구들도 있고 소속감을 느끼는 한두 곳의 공동체도 있었기 때문에 두 가지 질문이 나왔다. "내가 친구를 사귈 수 있는 방법은 무엇인가?" "내가 공동체에 참여하거나 직접 공동체를 만들 수 있는 방법은 무엇인가?"

신체 중립적 미래상에 여러 세부 사항이 있는 경우, 각 조항을 범주로 분류하고 각각에 대해 브레인스토밍을 한다. 나는 빈 종이 여러 장을 놓고 각각의 종이에 한 가지 질문만 쓴 다음 종이마다 해당 질문에 대한 답만 쓰는 방식으로 하는데, 한꺼번에 같이 진행하는 것을 선호하는 고객도 있다. 자신에게 맞는 방법을 택하면 되겠지만, 나처럼 질문을 분리하면 시간이 지나 아이디어가 떠오를 때 언제든지 추가하기 쉽다는 장점이 있다.

목표에 도달하는 방법에 대한 아이디어를 떠올리기가 어렵다면, 신뢰할 수 있는 친구와 의논하거나, 인터넷 검색을 하거나, 아래 질문에 대한 답을 적어 보라. 이는 배우거나 향상시켜야 할 기술, 극복해야 할 두려움, 원하는 목표에 도달하기 위해 떨쳐 버려야 할 수치심 등 세 가지 범주로 분류해 볼 수도 있다. (이 세 범주에 대해서는 이 장 마지막 부분에서 자세히 설명하겠다.)

어떻게 하든 창의력을 발휘해 틀에서 벗어난 생각을 해 보자. 지금은 각 경로의 세부 사항에 대해 고민할 때가 아니라, '여기에서 저기로' 갈 수 있는 방법에 대해 크든 작든, 어렵든 쉽든, 자신에게 적합해 보이든 아니든 상관없이 생각할 수 있는 모든 가능성을 적어 보는 시간이다.

다음은 창의력을 발휘할 수 있는 질문이다.

- 당신이 신체 중립적 미래상에 들어가 있지 못하도록, 혹은 거기 이르는 길에 서 있지 못하도록 하는 방해 요소는 무엇인가?
- 이러한 미래에 도달하기 위해 연습하거나 향상시켜야 할 기술은 무엇이 있는가? 어떻게 향상시킬 수 있는가?
- 이러한 미래에 도달하기 위해 어떤 필요를 충족시켜야 하는가? 어떻게 충족시킬 수 있는가?
- 이 미래로 가기 위해 어떤 문제를 해결해야 하는가? 어떻게 해결할 수 있는가?
- '거기'에 이르기 위해 당신의 삶에서 어떤 변화가 일어나야 하는가?
- '여기에서 거기로' 가기 위해 필요한 것, 해야 할 일, 받아들여야 할 것, 놓아야 할 것, 직면해야 할 것은 무엇인가?

2. 경로를 선택하고, 필요하다면 세부 목표로 나누기

잠재 경로 목록을 생각해 보자. 켈시처럼 가장 마음에 와닿는 아이디어가 있는가? 아니면 알리가 그랬던 것처럼 모든 아이디어가 그만그만하게 느껴지는가? 명확하고 실행 가능한 단계로 바로 연결되는 경로가 있는가,

아니면 그렇지 않은 경로도 있는가? 모두 다 가 보고 싶은 길인가? 무작위로 택하든 신중하게 검토하든, 최소 한두 가지 경로를 선택하여 시작해 본다. (물론 원한다면 모든 선택지를 시도할 수도 있다. 다만 언제든 다시 시작할 수 있으니 굳이 다 할 필요는 없다는 것이다.)

경로를 선택했다면 그 경로를 따라 가는 실제적인 과정을 생각해 보라. 경로가 광범위하거나 복잡하다면 먼저 목표를 세분화하고, 경로가 간단하다면 바로 행동 단계로 갈 수 있다. 강하고 탄력적인 자존감을 키우는 경로를 정한 경우, 이는 크고 복잡한 목표이므로 바로 행동 단계를 세우기가 벅찰 수 있다. 이럴 때는 목표를 세분화하면 도움이 된다. 당신의 자존감이 왜 그렇게 부정적이고 깨지기 쉽고 약한지 먼저 파악하고, 그 정보를 사용하여 세부 목표를 세워 보라. 재정적·직업적 상황 때문에 자존감이 낮다면 '재정적 안정' 또는 '이직'을 세부 목표로 설정할 수 있다. 사회적으로 미숙하거나 친밀한 인맥이 거의 없어서라면 '사회적 기술 향상' 또는 '인맥 쌓기'를 세부 목표에 추가할 수 있다. 그런 다음 각각의 세부 목표를 행동 단계로 나눈다.

매우 간단하고 관리하기 쉬운 경로는 세부 목표를 완전히 건너뛸 수도 있다. 알리의 목표는 사람을 더 많이 만나는 것이었는데 그 자체로 충분한 행동 목록이 만들어졌다. 이후에 몇 가지 세부 단계를 추가하기는 했지만 처음부터 세부 목표로 나눌 필요는 없었다.

3. 각 경로(또는 세부 목표)를 잠재적 행동 단계로 세분화하기

다시 브레인스토밍 시간이다. 이 단계에서는 목표를 달성하기 위한 행동 단계, 또는 세부 목표를 향해 나아갈 수 있는 모든 행동 단계를 생각해 낸다. 이것은 신체 중립성 행동 계획의 초안이 될 것이므로 이 부분을 적어 두는 것이 중요하다. 개인적으로 나는 빈 종이의 맨 위에 각 경로 또는 세부 목표를 적고 그 밑에 잠재적 행동 단계를 생각나는 대로 적어 내려가는 것을 좋아하는데, 이렇게 하면 행동 계획을 개념화하고 추적하기가 쉬울 뿐 아니라 나중에 다시 돌아가서 아이디어를 추가할 수 있는 공간이 확보된다.

행동 아이디어가 별로 떠오르지 않을 수도 있지만 그래도 괜찮다. 첫 번째 행동 단계만 파악하면 된다. (켈시는 입양 과정에 대해 아무것도 몰랐기 때문에 첫 번째 단계는 입양 과정에 대해 조사하는 것이었고, 그다음 필요한 행동은 거기서부터 조금씩 드러났다.) 때로는 단계별 목록이나 무작위로 적어야 할 아이디어가 무수히 많을 수도 있다. 이 또한 다 괜찮다.

최근에 나는 한 고객과 두 가지 작업을 했는데, 더 좋은 섹스를 위한 행동 목록과 자신의 필요를 옹호하는 능력을 향상시키기 위한 행동 목록이었다.

섹스 목록에는 책 읽기, 강좌 수강, 킹크 파티(kink party, 터부시되거나 비관습적인 성적 행동을 좀 더 자유롭게 탐색할 수 있는 종류의 모임을 말한다-역주) 가기, 섹스 토이 구입, 매일 자기 쾌락 의식 만들기, 성애물 읽기(또는 쓰기), 쾌락 일기 쓰기, 마음 챙김 연습, 특정한 불안 극복하기, 하루 동안 작은 기쁨에 집중하기 등 무작위적인 아이디어가 가득했다. 하지만 두 번째 목록은 한 줄로 매우 짧았다. "사람들이 자기 옹호를 위해 어떻게 노력하는지 검색하기." 두 목록 모두 완벽했다. 각 목록에서 한 가지 항목을 선택하여 즉시 실행에 옮길 수 있었기 때문이다.

진행해 가면서 목록을 추가, 수정, 삭제할 수 있으니 너무 완벽하거나 '올바르게' 하려고 스트레스를 받지 말자. 이 목록을 만드는 목적은, 즉시 행동하고 장기적으로 올바른 방향으로 나아갈 수 있도록 하는 것이다.

4. 행동 단계 선택하고 실행하기

바로 실천할 수 있는 행동 단계(검색, 북 클럽 가입, 수업 신청, 모임 참석, 직관적 식사 배우기 등)를 선택하고 실행에 옮긴다. 상황에 따라 한 번에 여러 개의 행동 단계를 선택할 수도 있다. 각 목록에서 하나의 행동 단계를 선택할 수도 있고, 하나의 목록에서 여러 행동 단계를 선택할 수도 있다. 실제로 실천하기만 한다면 맞고 틀린 방법은 없다.

5. 경험을 돌아보고 필요에 따라 재평가하고 다른 행동 단계를 선택하기

행동 단계가 어떻게 진행되었는지 생각해 본다. 기분이 어땠는가? 무엇을 배웠는가? 목표를 이루기 위해 해결해야 할 장애물, 약점, 두려움, 정보 부족 등 눈에 띈 것이 있었는가? 새로운 행동 단계에 대한 아이디어가 떠올랐거나, 이미 작성한 내용이 불필요해 보이거나, 순서나 접근 방식에 대해 달라진 생각이 있는가?

그렇다면 목록(경로 또는 행동 단계)으로 돌아가 추가, 편집, 또는 변경한다. 알리는 첫 번째 북 클럽 모임에 참석한 후 친구를 사귀겠다는 계획에, 좀 더 개방적이고 수용적으로 생각하기, 취약한 부분을 더 편안하게 받아들이기, 환영하는 몸짓 언어 연습하기, 스몰토크 기술 등 새로운 세부 목표를 추가해야겠다고 생각했다. 그는 각 세부 목표에 대한 새 페이지를 만들고 가능한 행동 단계를 적었다.

주택 구입이라는 세부 목표를 향한 첫 번째 행동 단계는 재정 상태를 점검하는 것이고, 그런 다음 학자금 대출을 갚고 더 좋은 직장을 구하기 전에는 집을 살 수 없다는 것을 깨달을 수 있다. 훌륭하다. 이 두 가지가 각각 세부 목표가 될 수 있으며, 주택 구입 계획은 뒤로 미루고 두 가지 행동을 시작하면 된다.

원하는 방식으로 자유롭게 방향을 바꿀 수 있다. 한결같이 신체 중립적 미래의 비전을 향하고 있다면 틀린 것은 없다. 다음 단계가 막막하게 느껴지거나 필수 행동 단계가 너무 느리게 진행되어 문제라면 목록을 바꾸고 다른 경로로 다시 시작할 수 있다. 예를 들어 학자금 대출을 갚기 위해 일하고 있고, 몇 년 동안 매주 급여 일부를 대출 상환을 위해 자동 이체하고 있다고 해 보자. 오랫동안 이렇게 목표를 이루기 위한 행동을 하고 있지만, 좀 더 적극적인 방법을 찾고 싶다면 처음 목록으로 돌아가서 새로운 경로를 선택하고 단계별로 조치를 취할 수 있다. 때로는 진행해 온 일을 끝냈거나(축하한다!), 지루해서, 지쳐서, 막막해서, 피곤해서, 좌절해서, 또는 하던 일을 더 이상 진행할 수 없게 되어 새로운 목록을 선택해야 할 수도 있다. 나는 고객들이 기분, 일정, 환경, 자원, 심지어 생리 주기에 따라 목록을 왔다 갔다 하는 것을 보아 왔다. 이와 같이 신체 중립성 행동 계획은 유연하다. 어떤 일이 있어도 당신은 항상 앞으로 나아갈 수 있다. 중요한 것은 한 가지 목록을 완벽하게 따르는 것이 아니라, 장기적으로 목표를 향해 일관되게 행동하는 것이다.

목록을 변경했는지 여부와 관계없이 행동 계획의 다음 단계는 항상 같다. 다른 행동 단계를 선택하고 다시 세상으로 나가서 행동하라!

6. 반복하라

이게 전부다. 이런 식으로 계속 나아가면 된다. 목록에서 한 가지 행동을 선택하고 실행한다. 그런 다음 그 경험을 통해 무엇을 배웠는지 돌아보고, 필요에 따라 목록을 재평가하거나 수정하고, 다른 행동을 선택하고 실행한다. 책임감 있게 계획을 꾸준히 실천하면 시간이 지나면서 신체 이미지 문제는 자연스럽게 힘을 잃고 신체 중립성의 가능성은 점점 드러날 것이다.

행동 계획을 어떤 속도로 진행할지는 전적으로 당신에게 달려 있다. 어떤 사람은 바쁜 일과를 소화하기에 한 달에 한 가지 실행 항목을 선택해 천천히 진행하는데, 그래도 완벽하다. 시간과 자원, 의욕이 충분해서 매주 다섯 가지에서 열 가지에 이르는 항목을 전속력으로 추진하는 사람도 있다. 대부분의 사람들은 행동 계획에 우선순위를 두고 많은 시간과 에너지를 투입할 수 있는 시기와, 최소한의 시간만 투입할 수 있는 시기를 오간다. 이 모든 것이 정상이고 그럴 수 있고 괜찮지만, 그에 따라 기대치는 조절하는 것이 좋다. 이 계획에 아주 적은 시간과 에너지만 투입할 수 있다면 진행은 느릴 것이고, 진전을 보기까지 오랜 시간이 걸릴 것이다. 많은 시간과 에너지를 투입할 수 있다면 더 짧은 기한에 훨씬 더 큰 진전을 볼 수 있다. 일주일에 두 가지 정도의 작은 행동 단계를 밟는 것이 내 고객들 사이에서 평균적으로 볼 수 있는 수준이지만, 당신이 실제로 달성할 수 있는 목표에 대해 현실적인(그리고 자기 연민을 갖는) 태도를 갖는 것이 중요하다.

마지막으로, 신체 중립성 청사진을 공유할 친구를 찾거나, 코치 또는 치료사와 협력하거나, 소셜 미디어에 여정을 공유하는 등 장기적으로 행동 계획을 지켜 나가도록 지지하고 책임져 줄 관계를 확보하면 아주 큰 도움이 될 것이다.

이제 당신은 신체 중립성 실행 계획을 만드는 법을 이해했다. 이제 앞서 말한 세 가지 큰 범주인 기술 구축하기, 두려움 직면하기, 수치심 부수기로 돌아가서 행동 계획을 세울 때 이것이 어떤 유용한 자원이 될 수 있는지 알아보자.

습관적인 사고 패턴 때문에 많은 이들이 경로 아이디어를 생각해 내고 목표를 달성 가능한 단계로 세분화하는 데 어려움을 겪는다. 늘 불가능하다고 생각했거나 의식에서 차단해 왔던 일을 하겠다고 상상하는 것은 당연히 어렵다. 결혼 생활이 비참하지만 바꾸거나 벗어날 수 없는 영구적인 상태로 여겨 왔다면, 갑자기 결혼 생활을 변화시키거나 거기서 벗어날 방법을 생각해 내는 것이 불가능하게 느껴질 수 있다. 이런 때 나의 고객들은 공허함을 느끼거나, 가시적이거나 구체적인 것을 떠올릴 수 없거나, 원하는 것이 불가능하게 느껴진다고 말한다.

이런 순간(행동 계획을 세우는 과정 중 언제든)에는 다음 세 가지 범주를 이용해 아이디어를 떠올려 보자. "여기서 거기까지 가려면 어떤 진실이 필요할까?"라는 지극히 일반적인 질문 대신, 이 중 하나를 골라 좀 더 구체적인 질문을 해 본다.

- 기술 구축하기: 어떤 기술, 재능, 연습, 경험, 정보 부족이 목표에 도달하는 데 걸림돌이 되고 있는가?
- 두려움 직면하기: 목표에 도달하는 길에서 맞닥뜨리리라 예상되는 두려움은 무엇인가?
- 수치심 부수기: 목표를 향해 가는 길에서 어떤 수치심이 기다리고 있으리라 예상하는가?

각 범주들은 경로와 행동 단계에 대한 구체적이며 실질적인 새로운 아이디어를 내는 데 도움이 된다. 그러므로 이를 당신의 신체 중립성 행동 계획에 처음부터 활용해도 되고, 중간에 막히거나 아이디어가 떠오르지 않거나 무언가가 불가능하게 느껴질 때 활용해도 좋다.

기술 구축하기

당신이 상상하는 신체 중립적 미래에 대해 생각해 보라. 그 미래의 당신은 현재 잘하지 못하는 어떤 것을 잘할 수 있는가? 미래의 당신은 지금은 없는 어떤 기술, 특성, 재능, 또는 능력을 지니게 될까? 미래의 당신은 지금은 없는 어떤 지식, 지혜, 정보, 또는 교육 수준을 갖추었을까? 그리고 그 자리에 도달하기 위해 당신은 지금 무엇을 시작하고, 배우고, 연습하고, 개발해야 하는가?

기술 구축은 강력한 전략이다. 신체 이미지 문제는 다른 방법이 없는 문제를 해결하기 위해 존재하는 경우가 많기 때문이다. 그러한 경우, 신체 이미지 문제는 전략 A를 몰라서 실행하는 일종의 전략 B인 미봉책에 불과하다. 따라서 더 이상 전략 B가 필요하지 않게 하려면 전략 A를 효과적으로 실행할 수 있는 특정 기술, 특성, 교육, 또는 경험을 배양해야 한다. 다행히도 현대 신경과학은 우리 뇌가 고도의 적응력을 지녔으며 연습만 하면 거의 모든 것을 더 잘할 수 있다는 것을 보여 준다.[1] 여기에는 악기를 배우거나 새로운 언어를 말하는 것 같은 기술뿐만 아니라 우리가 평소에 생각하지 못하는 덜 유형적인 기술도 포함된다. 취약성, 경계 설정, 몸과의 연결, 자기 가치 함양 등이다. 이렇게 신체 중립적 미래를 위해 필요한 기술과 능력이 무엇인지 파악하면 새로운 세부 목표와 행동 단계가 떠오를 것이다.

당신의 숨은 신체 이미지 목적이 무엇인지, 어떤 문제를 해결하려는 것인지 생각해 보라. 그 문제를 스스로 해결하려면 어떤 기술이 필요한가? 신체 이미지 문제가 갈등으로부터 자신을 보호하기 위해 존재한다면, 갈등을 다루는 기술이 필요할 것이다. 만약 자기 자신이 충분히 괜찮다고 느낄 수 있도록 외부의 인정을 받는 것이 목적이라면, 강하고 긍정적인 자존감을 키우면 신체 이미지 문제는 그 쓸모를 다할 것이다. 신체 이미지 문제가 자신의 감정을 직면하지 못하도록 당신을 보호하고 있다면, 감성 지능을 개발하고 불편함에 대한 수용력을 높이며 자신의 감정에 대해 긍정적인 관계를 형성하는 것이 신체 이미지 문제를 없애는 데 도움이 될 것이다.

더 배우고 연습하고 기르고 향상시키고 싶은 기술, 자질, 영역을 파악한 다음, 가능한 행동 단계로 세분화하라. 인간관계를 개선하고 싶은가? 취약성에 대한 내성을 키우고, 의사소통 기술을 향상시키고, 거절에 대한 두려움을 극복하고, 적극적으로 경청하는 능력을 기르고, 사람들이 쓰는 사랑의 언어를 연습해야 할 것이다. 이것들은 실제로 이 시점에서 세부 목표로 삼으면 좋다. 각 항목에 대해 실행 가능한 단계를 브레인스토밍하거나 또는 이미 목록이 충분히 구체적이라면 그것들을 실행하면 된다. 어느 쪽이든 이러한 아이디어와 목록은 실행 계획에 포함되므로 적당한 때에 원하는 대로 불러올 수 있다.

계획을 실행에 옮기기 시작하면 수련이 필요한 새롭고 다양한 영역이 나타나기 마련이기에 유동적인 상황에 대비하는 것이 좋다. 대중 연설 능력을 키우고 싶어서 토스트마스터즈Toastmasters에 참여하기로 결심했는데, 사람들이 자신을 바라볼 때 자기도 모르게 몸과 목소리가 위축되는 습관이 있음을 발견할 수 있다. 이를 개선하기 위한 몇 가지 행동 단계(강력한 신체 언어 연구, 자세 연습, 동작 수업, 고함치는 연습, 공간 차지하기 연습 등)를 자유롭게 생각해 보고, 그 아이디어를 목록에 남겨 두었다가 나중에 다시 선택하거나 어떤 것은 즉시 실행에 옮긴다.

이런 식으로 기술, 지식, 경험을 배우고 익히고 발전시킬수록 신체 이미지 문제는 줄어들고 신체 중립성에 다가가게 될 것이다. 그에 더해 당신은 강함과 자신감을 느끼고, 자신을 더욱 신뢰하며, 욕구를 충족하고, 자존감이 높아지고, 더 좋은 삶을 살게 될 것이다.

두려움 직면하기

당신의 숨은 신체 이미지 목적을 다룰 때 두려움은 어느 지점에서 나타나는가? 당신의 신체 이미지 문제는 어떤 두려움을 피하도록 돕고 있는가? 어떤 두려움의 힘이 특정 행동 단계를 밟지 못하게 하는가? 두려움 때문에 행동 계획에서 어떤 부분이 막히거나 마비되는가? 당신이 신체 중립적 미래로 가기 위해 직면하고 극복해야 할 두려움은 무엇인가?

20대 초반인 광고회사 인턴 브린은 열세 살 이후로 수영복을 입어 본적이 없다. 수영복을 입는다는 생각만 하면 항상 신체 이미지에 대한 공포에 휩싸였기 때문이다. 남들 앞에서 수영복을 입으려면 어떤 기술을 연습하거나 개발해야 할지 물었을 때 "불편하지 않았으면 좋겠다"라는 말 외에는 별다른 대답을 내놓지 못했다. 즉시 나는 브린이 두려움을 직면하는 전략적 힘이 필요하다는 것을 알았다.

두려움 직면하기는, 자신이 가장 두려워하거나 불편해하는 것에 서서히 자신을 노출시키고, 조금씩 점진적으로 행동 단계를 밟아 두려움이 그 지배력을 잃게 하는 연습이다. 이는 일종의 자발적 노출 요법이다. 노출 요법은 치료사들이 사용하는 심리 치료 기법으로, 사람들이 두려움을 극복할 수 있게 하기 위해 고안된 것이다. 이는 두려움과 회피의 악순환을 끊고 두려움, 불안, 공포증을 극복할 수 있도록 도와준다. 이 요법을 받는 사람은 치료사의 안내에 따라 안전하고 통제된 환경에서, 두려움을 유발하는 대상을 마주하게 되며 더 이상 공포 반응을 느끼지 않을 때까지 반복한다. 노출 요법은 네 가지 효과를 촉진하는 것으로 알려져 있다. 시간이 지나며 익숙해짐에 따라 두려움이 줄어드는 '습관화habituation', 두려움과 유발 요인 사이의 연관성이 점차 약해지는 '소거extinction', 두려움에 안전하게 맞설 수 있다는 자신감이 생기는 '자기 효능감self-efficiency', 두려움 유발 요인에 대해 새로운 관계를 형성하고 두려움의 경험을 참아 낼 수 있게 되는 '감정 처리 emotional processing'다.[2]

이렇게 혼자 하는 두려움 직면하기 작업은 전문가에게 치료받는 수준까지는 아니지만, 보통 사람도 접근하기 쉽고 비슷한 정도의 효과를 볼 수 있는 방법이다. 먼저 두려움을 이해하고 나서 시간을 들여 점점 큰 행동 단계를 일관되게 밟아 나가며 두려움에 맞서면 회복력, 인내심, 자기 신뢰, 정서적 기술, 자신감이 서서히 쌓이고 더 이상 두렵지 않게 될 것이다. 신체 중립성 행동 계획에 두려움 직면하기를 포함하면 두 마리 토끼를 잡을 수 있다. 두려움에서 벗어날 수 있고, 당신에게 필요한 정보를 얻을 수 있다.

브린은 수영복에 대한 두려움을 극복하기 위한 첫 단계로, 수영복을 사서 혼자 있을 때 집 안에서 입기 시작했다. 이 경험은 그녀에게 곧바로 중요한 정보를 주었다. 수영복을 입자 브린은 집에 혼자 있었음에도 불구하고 성폭행에 대한 불안감을 크게 느꼈다고 보고했다. 이 경험은 그녀가 왜 수영복 입기를 그렇게 두려워했는지 이해할 수 있게 해 주었다. 그녀는 힘들어하는 자기 자신을 연민할 수 있었고, 성적 학대를 당한 과거에 대해 치료사에게 이야기할 수 있게 되었다. 브린이 마법처럼 수영복을 잘 입을 수 있게 된 것은 아니지만 이 통찰은 그녀의 신체 이미지 치유를 위한 로켓 연료와 같았고, 두려움을 직면함으로써 얻을 수 있었다.

이것이 바로 두려움을 직면하는 일의 놀라운 측면이다. 평소에는 알 수 없는 많은 정보를 즉시 알려 주기 때문이다. 무서운 대상을 피하기만 하면 그것이 왜 그렇게 무서운지, 그 두려움의 밑바탕에 무엇이 있는지, 두려움을 극복하려면 어떻게 해야 하는지 이해할 수 있는 기회가 없다.

나의 많은 고객이 신체 중립성 실행 계획을 수행하면서 기술 구축과 두려움 직면하기를 오가며 작업한다. 이 두 가지 행동 유형은 서로 지지하고 이어 준다. 이 전략을 처음부터 실행 계획에 포함할 수도 있고, 막막한 두려움에 부딪혔을 때 채택할 수도 있다. 당신의 두려움을 '무섭지만 할 만한' 행동 단계로 세분화하여 오래 꾸준히 실천할 수 있도록 하라. 불편하지만 할 만하고 안전하다고 느껴지는 단계부터 시작하고, 더 이상 불편하지 않을 때까지 그 행동을 계속 반복하라. 그다음으로 더 불편하지만 그래도 할 수 있는 단계를 선택하고 반복한다. 며칠, 몇 주, 몇 달, 또는 몇 년이 걸리더라도 두려움을 완전히 직면하여 더 이상 두려움이 지배하지 못할 때까지 이 과정을 반복하라. 한때는 엄청나게 무서웠지만 이제는 별것 아니고 쉽고 평범하게 보이는 행동을 돌아보면 두려움 직면하기 전략이 효과가 있다는 것을 알게 될 것이다.

브린이 수영복을 입고 집에서 혼자 돌아다니기 시작했을 때 그녀는 심장이 두근거리고 손에 땀이 나며 불안하고 초조하며 얼굴이 뜨거워지는 느낌이었다고 했다. 하지만 치료를 통해 트라우마를 극복한 후 집에서 수영복을 다시 입어 보니 아무것도 아닌 일로 느껴졌다. 그래서 그녀는 남자친구에게 이 연습을 계속할 수 있도록 도와 달라고 부탁하며 도전의 수위를 높였다. 처음에는 함께 수영복을 입고 목욕을 했다. 그다음에는 남자친구와 함께 수영장에 가서 수영복 위에 긴 옷을 덧입고 수영을 했다. 이 단계가 수월해지자 좀 더 비치는 재질에 적게 가려지는 옷을 덧입는 단계로 발전했다. 그리고 마침내는 수영복만 입을 수 있게 되었다! 몇 달에 걸친 작업이었지만, 브린에게 처음 행동 단계(수영복을 사서 집에서 혼자 입기)에 대해 어떤 생각이 드느냐고 했더니, 그렇게 별일 아닌 일을 두려워했다니 믿을 수 없다는 듯이 웃으며 고개를 절레절레 저었다.

두려움 직면하기는 브린의 사례와 같이 직접적이고 가시적인 두려움에 매우 효과적이지만, 복잡한 무형의 두려움에도 적용할 수 있다. 창의력을 발휘한다면 취약성, 거절, 비판, 비탄, 갈등, 포기 같은 두려움을 점진적이고 단계적으로 직면할 방법을 찾을 수 있다.

더 많이 직면할수록 두려움의 영향력은 줄어들고 신체 중립성이 더 쉬워진다. 뿐만 아니라 이 연습은 힘들고 겁나는 일을 할 능력에 대한 감각을 길러 자존감, 자기 신뢰, 자신감을 높여 준다. 결국 용기도 하나의 기술이며, 두려움 직면하기는 용기를 개발하고 기르는 데 도움이 된다. 두려움에 직면하는 작업에 참여한 나의 많은 고객들은 결국 자신의 정체성과 가치를 새롭게 정립할 수 있었다. 용감하고, 강하고, 회복력 있고, 굳센 사람으로 자신을 규정함으로써, 더 이상 매력적이고, 날씬하고, 착하고, 완벽하고, 절제되고, 호감 가는 사람이 되려고 애쓰지 않게 되었다.

수치심 부수기

수치심은 몸과의 관계, 자신과의 관계, 숨은 신체 이미지 목적에서 어떤 역할을 할까? 당신이 신체 이미지 문제에서 벗어나 자신을 온전히 받아들이고 인정하기 위해 더 이상 수치심을 느끼지 않으려면 무엇이 필요할까?

내 고객이었던 다니의 숨은 신체 이미지 목적은, 자신이 근본적으로 부서져 있고 마음속 깊이 너무 지쳤음에도, 사람들에게 사랑받을 만큼 멋지게 보이는 것이었다. 다니는 자신과 자신의 몸, 그리고 행동을 스스로 감시하면서 어릴 때부터 이런 것은 틀리고 나쁘고 남에게 부담을 준다고 배운 부분들을 숨기려고 많은 시간과 에너지를 소비했다. 다니의 신체 중립성 행동 계획은 몇 달 동안 자기 인식을 개발하고, 의사소통 기술을 향상시키고, 갈등을 잘 처리하고, 버림받음에 대한 두려움을 직면하는 것이었다. 하지만 결국 벽에 부딪혔고 다니의 신체 이미지 문제는 해결되지 않았다. 우리는 기어를 바꾸어서 세 가지 전략 중 마지막 전략인 수치심 부수기를 채택했다.

수치심 연구자이자 작가인 브레네 브라운에 따르면 수치심은 "우리가 결함이 있으며 그 때문에 사랑과 소속감을 가질 자격이 없다고 믿는 극심하게 고통스러운 감정 또는 경험, 즉 우리가 경험했거나 행했거나 실패한 어떤 일로 인해 사귈 가치가 없는 존재가 되었다고 믿는 것"[3]이다.

수치심은 자신이 수치스러워하는 면을 다른 사람들이 발견하면 자신을 거부하거나 버릴 것이라고 믿도록 만들어 자연스럽게 숨기게 만든다. 우리는 생각, 감정, 행동, 성격 등 자신의 모든 부분에 대해 수치심을 느낄 수 있지만, 인종 차별, 성차별, 능력주의, 가부장제, 반비만주의, 성에 대한 부정적인 인식이 지배하는 문화에서 특히 몸을 중심으로 한 수치심이 매우 자주 나타난다. 수치심으로 인한 믿음이 아무리 진실처럼 느껴진다 해도, 그것은 대체로 억압과 트라우마, 고통의 체제에서 비롯된 거짓말이다. 그것은 대체로 우리 자신과 우리 몸에 잘못된 의미나 중요성을 투사한 틀린 해석이다. 수치심은 한낱 연기와 거울일 뿐이다. 그것도 신체 중립성으로 가는 것을 방해하는 연기와 거울이다.

다행히도 수치심에 대한 해독제는 쉽지는 않지만 매우 단순하다. 수치심이 자라나게 하는 어둠과 고립에서 그것을 끌어내어 친절하고 수용적으로 보듬어 줄 수 있는 사람과 나누면 된다. 브레네 브라운은 "공감하고 이해해 주는 사람과 이야기를 나눌 수 있다면 수치심은 살아남을 수 없다"라고 말한다.[4] 수치심은 비밀로 삼을 때 우리를 지배하는 힘을 갖게 된다. 수치심은 자기 자신의 어딘가 너무 나쁘고 망가졌으며, 자신이 무가치하고 사랑받을 수 없는 존재이며, 그것을 다른 사람이 알게 되면 비참하고 외로운 삶을 살게 될 것이라고 믿게 만든다. 하지만 우리의 수치심을 대낮으로 끌어내어 관계 안으로 들이면 그것은 시들기 시작한다. 우리가 부끄러워하는 부분을 보고도 여전히 우리를 사랑하고 받아 줄 사람들과 공유함으로써 우리는 수치심이 한심한 사기꾼임을 증명하고 그 힘을 약화시킨다. 이것이 바로 수치심 부수기이다.

수치심 부수기는 수치심을 느끼는 부분을 타인과 공유함으로써 수치심으로부터 힘을 박탈하는 연습이다. 두려움을 직면하는 연습과 마찬가지로 이 연습은 작고 안전한 행동 단계부터 시작할 수 있다. 너무 취약하지 않은 수치심을 공감, 이해, 사랑, 연민, 수용으로 받아 줄 사람과 나누는 것부터 시작하여, 점차 단계를 발전시키는 것이다. 이를 통해 당신은 인내심, 자기 신뢰, 자신감, 회복 탄력성을 키워 수치심 극복 경로를 계속 걸어갈 수 있다. 이는 평생 해야 할 중요한 연습이다.

어떤 면에서 수치심은 우리가 직면하는 또 다른 유형의 두려움일 뿐이다. 수치심은 우리가 그것을 공유하면 거절, 공격, 굴욕, 버림을 받을 수 있다는 확신을 심어 주기에, 이 두려움에 맞서기 위해서는 엄청난 용기가 필요하다.

코칭 수업에서 다니는 머릿속에서 일어나는 모든 일을 이야기하면 내가 자신을 싫어하고 함께 작업하고 싶지 않게 될까 봐 두렵다고 말했다. 나는 그 말이 사실이 아니라고 안심시켰고 그러면서도 강요하지는 않았다. (수치심은 감정일 뿐만 아니라 매우 생리적인 현상이기 때문에 준비되지 않은 상태에서 수치심을 직면하도록 강요하는 것은 위험할 수 있다.) 그리고 몇 주 후 다니는 내게 충격과 반발을 불러일으킬 만한 이야기를 나누겠다고 했다. 다니는 "가끔 나는 비열하고 잔인한 생각을 해요. 이를테면 누군가가 무례하게 굴면 그 사람이 끔찍하게 죽는 상상을 하죠"라고 말했다. 나는 충격적인 부분이 언제 나올지 기다렸지만 그게 끝이었다.

나는 다니에게 그 정도는 정상이고, 나도 그런 생각을 해 본 적이 있다고 말해 주었다. 그리고 또 어떤 것이 있는지 물었다. "제가 정말 부모님을 사랑하는지 모르겠어요!" 다니가 말했다. "그리고 가끔은 부모가 된다는 게 싫어요! 그리고 제가 가장 빨리 오르가슴에 이르는 법은 강간 환상을 연기하는 거죠. 아, 그리고 저는 트랜스젠더나 논바이너리인 것 같아요!" (그 당시 다니는 여성 정체성을 가지고 있었다.) 다니는 처음으로 이런 끔찍한 말을 입 밖으로 꺼냈는데 세상이 아직 폭발하지 않았다는 것을 깨닫고 신이 나 보였다.

나는 그가 자신의 고민을 나누어 준 데 감사를 표했고, 그 이야기들을 인정해 주고, 정상이라고 말해 주었다. 내가 여전히 그를 좋아할 뿐만 아니라 모든 이야기를 듣고 나니 한 인격으로서 그와 더 깊이 연결되어 그가 더 괜찮은 사람으로 여겨진다고 안심시켰다. 나는 다니가 나를 신뢰해 준 것이 고마웠고, 치유를 위해 용기를 내고 헌신하는 모습에 감탄했다. 나는 그의 몇 가지 고민을 더 잘 이해하고 정상화하는 데 도움이 될 자료를 추천했다.

이 수업은 다니의 신체 중립성 여정에서 큰 전환점이 되었다. 그 후 그의 내면의 무언가가 영영 바뀌었다. 한 사람에게 이해받은 뒤 다니의 수치심은 그 힘을 상당히 잃었고, 주변 사람들과 이러한 주제에 대해 마음을 열고 이야기할 수 있게 되었으며, 이어서 놀라운 발견을 하게 되었다. 다니는 자신의 성적 환상이 정상적임을 알게 되었고, 파트너에게 가벼운 BDSM을 시작하고 싶다고 말하여 결혼 생활과 성생활에서 큰 진전을 이룰 수 있었다. 또 육아와 가족 관계에 관한 토론 및 지원 그룹에 참여하면서 힘든 일을 나누고 인정받으며 외롭지 않다고 느끼게 되었고, 성 정체성을 탐구하면서 자신을 더욱 진정성 있게 표현할 수 있게 되었다.

수치심을 부수는 이 모든 작업은 기술 쌓기와 두려움 직면하기 작업과 함께 다니가 마침내 온전한 자신으로서 사랑받을 가치가 있음을 느끼도록 이끌어 주었다. 이제 더 이상 몸이 그 역할을 할 필요가 없었다. 함께 작업한 시간을 마칠 무렵, 다니는 더 이상 자신의 몸에 대해 생각조차 않는다고 말했다.

다니에게 여전히 사람들에게 '너무 부담이 될까 봐' 걱정하느냐고 물었다. 그는 아니라고 대답했다.

"그 이유가 뭘까요?" 나는 물었다.

그는 어깨를 으쓱하며 말했다. "글쎄요, 제가 더 이상 저 자신에게 부담이 되지 않아서 그런 것 같아요."

수치심을 부술 준비가 되었는가? 다음 질문을 통해 수치심의 근원을 탐색하고 그 힘을 없애고 싶은 것이 있는지 알아보자.

- 자신의 어떤 부분이 수치스럽다고 느끼는가?
- 자신의 어떤 면이 비호감이거나, 나쁘거나, 잘못되었거나, 망가졌거나, 사랑받고 수용되고 소속감을 가질 자격이 없다는 증거라고 생각하는가?
- 사람들이 당신의 어떤 점을 알게 된다면 당신을 싫어하거나, 떠나거나, 조롱할까 봐 두려운가?
- 자신의 어떤 부분을 숨기거나, 억압하거나, 거부하고 있는가?
- 선하고, 올바르고, 가치 있고, 사랑스러운 모습을 유지하려고 타인에게 심지어 자신에게까지 비밀로 하고 있는 것이 있는가?
- 당신은 몸에 어떤 수치심을 투사하고 있지 않은가?

- 당신은 어떤 수치심을 회피하거나, 주의를 돌리거나, 무감각해지거나, 대처하기 위해 신체 이미지 문제를 이용하고 있지는 않은가?
- 실제로 당신이 몸에 대해 수치심을 느끼는 것은 무엇인가?

목록을 썼다면, 다음 단계는 수치심의 근원을 그 힘을 제거할 수 있는 행동들로 나누는 것이다. 이는 신뢰할 수 있는 친구에게 비밀을 말하거나 파트너에게 밝은 조명 아래서 셀룰라이트를 보여 주는 일처럼 간단한 행동일 수도 있지만, 수치심을 부수는 데는 교육과 정상화normalization 작업도 강력한 힘이 있음을 기억하라. 때로 수치심을 부수는 가장 좋은 방법은 자신이 겪고 있는 일을 경험한 다른 사람들의 이야기를 읽거나 들으며 자신을 정상화하고 외로움을 해소하는 것이다. 어떤 경우에는 수치심이 잘못된 정보에서 비롯되거나 제대로 된 정보 부족(순결 문화에서 자라서 성에 대해 수치심을 느끼는 것)에서 비롯될 수 있는데, 이 경우 수치심을 없애는 가장 좋은 방법은 적절한 교육을 받는 것이다. 수치심을 부수는 행동 단계에 대해서는 다음 질문을 참고하여 아이디어를 떠올려 보자.

- 당신의 근원적인 수치심에 대해 이야기한다면 공감하고 이해해 줄 수 있는 사람이 주변에 있는가?
- 그 이야기를 할 때 점진적인 단계로 나누어서 할 수 있는 방법은 무엇인가?
- 당신이 수치스러워 하는 근원적인 것을 보여 준다면 공감하고 이해해 줄 신뢰하는 사람이 있는가?
- 수치심의 근원을 점진적인 단계로 나누어서 보여 줄 수 있는 방법은 무엇인가?
- 수치심이 잘못된 정보나 정보 부족에 기인한 것이라면, 그 주제에 대한 교육이나 재학습을 통해 개선할 수 있는 측면이 있는가?

- 같은 일을 경험한 이들과 소통하거나 스스로 정상화할 수 있는가?
- 그 밖에 또 다른 방법이 있는가? 치료사, 코치, 성 노동자 같은 사람을 고용할 수 있는가? 반려견과 이것을 나눌 수 있는가? 같은 생각을 가진 사람들이 모인 익명 게시판에 글을 쓰면 어떨까? 낯선 사람에게 말할 수 있는가?

수치심 부수기는 특히 처음에는 아주 천천히, 부드럽게, 조심스럽게 접근하여 무리가 가지 않도록 하는 것이 중요하다. 그러면서 인내심과 자신감, 자기 신뢰가 쌓이면 더 대담해져 보자는 생각이 들 수도 있다. 처음에는 파트너에게, 그다음에는 친구 몇 명에게, 그리고 직장 동료들에게, 그리고 소셜 미디어에 글을 올릴 수도 있다. 익명 게시판에서 먼저 '커밍아웃'한 다음, 가족에게 말하고, 그다음 공개적으로 진실을 밝히기 시작할 수도 있다. 수치심 부수기는 어떤 경우 비밀을 털어놓는 일이고, 어떤 경우엔 진실한 삶을 온전히 살아가는 일이며, 어떤 경우에는 진실을 공개하고 더 이상 숨겨야 하는 부담을 떨치는 일이다.

나의 어떤 고객들은 이러한 목적으로 수치심을 극복하기 위해 지속적·예방적인 실천을 하기도 한다. "뚱뚱하고 멋짐"이라고 쓴 티셔츠를 입거나 중성대명사 'they/them'이라고 적힌 배지를 착용하는 것은 "너의 이런 부분은 잘못됐으니 숨겨야 해"라고 속삭이는 수치심에 매일 맞서 싸우는 데 도움이 될 수 있다.

비슷한 이유로 나는 고객들에게 파티나 데이트에서 그들의 수치스러운 부분을 소개해 보라고 권한다. "반갑습니다. 저는 학습 장애가 있습니다." "안녕하세요. ＿＿＿입니다. 심한 사회 불안이 있죠." 우스꽝스럽고 어색하게 들릴 수 있지만, 무언가 숨기고 있다는 느낌을 즉시 지워서 다른 사람들이 알면 어떻게 할지 걱정하지 않고 그들과 즐겁게 교제할 수 있다(그들이 계속 함께한다면).

당장은 악몽처럼 느껴지겠지만, 주변 사람들이 내가 부끄러워했던 일들을 다 알고 아무렇지 않게 받아들인다는 것은 엄청난 해방감을 준다. 나는 깊은 우울증을 앓던 때, 늘 사람들에게 최대한 공개적이고 솔직하게, 심지어 잘 모르는 사람들에게도 내 우울증에 대해 이야기했다. 물론 불편해하는 사람들도 있었지만, 대개는 금세 마음을 열고 더 깊고 취약한 수준까지 관계를 진전시킬 수 있었다. 좋은 경험이었다.

가장 중요한 것은, 내 우울증을 공개적으로 말하고 나니 더 이상 부끄러운 비밀처럼 느껴지지 않았다는 것이다. "토요일에 만나면 정말 좋겠지만, 솔직히 말하면 지금 우울증이 심한 상태라 만날 때 매우 예민한 상태일 수도 있고, 직전에 취소하게 될지도 모르겠어요. 그러면 너무 불편하시지 않을지요. 괜찮으시다면 다른 날을 잡으면 어떨까요."

수치심, 이렇게 한번 붙어 보자!

같은 맥락에서 나는 고객들에게 가장 부끄러운 비밀을 선언하는 포스터를 만들어 붙이거나 모자에 프린트해서 쓰거나 지역 신문에 작은 광고면을 사서 알려 보게 했다. 많은 사람들이 데이트 앱 프로필에 "극도로 불안하고 의존적임", "성 경험 없음", "셀룰라이트에 대한 자의식 있음", "사진보다 뚱뚱함" 같은 문구를 넣는데, 이는 자유로운 공개를 즐기는 동시에 잠재적 상대를 검증하기 위해서다. 한 전문직 여성은 "별로 똑똑하지 않음"이라고 굵은 글씨로 쓰고 멋진 액자에 넣어 사무실 벽에 걸어서 지나가는 모든 사람이 볼 수 있게 했다. 이 글귀는 명망 있는 고객 그리고 동료들과 놀라운 유대감을 형성하는 계기가 되었다. 이렇게 수치심을 극복하는 기술은 천천히 점진적으로 쌓아 나가되, 결국은 자유롭게 창의력을 발휘하여 수치심(그리고 신체 이미지 문제)의 힘을 뺄 수 있는 일을 무엇이든 하면 된다.

*

축하한다. 이제 신체 이미지 청사진이 완성되었다. 이 다양한 작업을 수행하는 데 몇 달 또는 몇 년이 걸릴 수도 있겠지만, 이제 당신은 신체 중립성에 도달하는 데 어떤 단계와 도구가 필요한지 알게 되었다. 이렇게 청사진을 작성하면 어딘지 복잡하고 부담스럽게 느껴질 수 있지만, 대개의 경우 각각의 요소를 미세하게 볼 수 있을 때 가장 잘 실천할 수 있다는 것을 알 수 있었다. 하지만 궁극적으로 청사진은 필요한 것을 파악하고 그것을 얻는 직관적인 작업을 하는 데 도움이 되는 틀, 즉 과정과 도구일 뿐이다.

대부분의 고객은 신체 중립성 청사진을 정확히 따르면서 시작하는 것이 가장 좋았다. 글로 적고, 모든 단계와 도구를 사용하는 것이다. 하지만 시간이 충분히 지나고 연습을 많이 하다 보면, 관련성이 없는 부분을 건너뛰거나, 자신의 도구를 추가하거나, 계획했던 과정이 사고방식으로 새겨지며 제2의 천성으로 자리 잡기도 한다. 당신도 자유롭게 그렇게 할 수 있다. 다만 내가 추천하는 것은 청사진과 당신의 여정을 충분히 이해할 수 있도록 적어도 한 번은 모든 내용을 자세히 읽어야 한다는 것이고, 그 이후부터는 당신에게 달려 있다. 막히면 언제든지 돌아가서 작업을 시작할 수 있도록 연습과 도구 목록이 준비되어 있을 것이다. 새로운 아바타를 설정하거나 특정 신체 부위에 대해 별도의 작업이 필요하다고 결정할 수 있다. 개인적으로 나는 신체 이미지에 대해 일기를 썼던 때가 거의 10년 전이지만, 여전히 몸이 의미하는 바에 대한 낡은 조건화에 다시 부딪힐 때마다 머릿속으로 그 과정을 짧게 거친다.

다음 장에서는 이러한 모든 단계와 도구를 종합하여 나의 코칭 사례 연구를 통해 신체 중립성 청사진이 실행되는 과정을 처음부터 끝까지 보여주고자 한다. 개별적인 도구와 단계는 개인에 맞게 조정할 수 있지만, 신체 이미지 고통의 근본 원인을 이해하고, 그 원인이 더 이상 존재하지 않게 하

려면 무엇이 필요한지 파악하고, 이를 실행하기 위해 노력해야 한다는 것
은 언제나 동일하다.

16장

✳

통합하기

신체 중립성 청사진이 시작부터 끝까지 잘 연결되었을 때 어떤 모습이 되는지를, 나의 고객 엘을 통해 보여 주고자 한다.

엘은 독신 여성으로 자신이 외모에 대해 끊임없이 불안해하고 비판적이며 집착한다는 것을 알았다. 특히 데이트와 섹스, 남자 문제에서 더욱 그랬다. 그녀는 자신이 자기대상화 유형에 해당한다는 걸 즉시 알 수 있었다. 매력에 부적절하게 중요성을 크게 부여하고, 자신이 인생에서 원하고 필요로 하는 것을 얻기에는 충분히 매력적이지 않다고 느낀다고 인정했다.

엘이 더 매력적이어야만 '얻을 수 있다'고 믿는 것들을 더 명확하게 파악하기 위해, 나는 그녀에게 자신이 전형적으로 매력 있는 사람이 되었을 때 어떤 삶을 살게 될 거라 생각하는지(긍정적 신체 이미지 환상) 설명해 달라고 했다. 그녀는 멋지고 섹시한 남자와 결혼해서 아이를 낳고 자신감과 행복을 얻을 거라고 상상했다. 반대로 부정적인 신체 이미지 환상은 어땠을까? 나는 엘에게 그 외모로 계속 살거나 심지어 매력이 떨어지게 된다면(그럴 일은 없지만) 무엇이 가장 두려운지 물었다. 그녀는 자신의 두려움을 설명하면서 어깨가 축 처졌다. 그것은 짝을 찾고 가족을 이룰 기회를 놓친 채 노처녀로 홀로 죽어가며 절망적으로 외로운 처지가 될 거라는 두려움이었다.

이러한 연습을 통해 엘이 원하는 것은 사실 더 매력적인 외모가 아니라 자신감 있고 행복한 삶 그리고 짝을 찾아 가정을 꾸리는 것임을 알게 되었다. 하지만 엘은 외모 불안(아무도 자신을 사랑하거나 원하지 않을 거라는 확신)이 너무 커서 성적 상대 혹은 연애 상대를 찾아보지 않았고, 데이트 앱도 사용하지 않았으며, 사람들을 만날 만한 장소에서 시간을 보내는 일도 거의 없었다. 자신을 좀 더 드러내면 어떤 기분이 들지 물었을 때, 엘은 자신이 충분히 매력적이라면 멋진 누군가가 자신을 자연스럽게 알아보고 선택할 거라는 오랜 무의식적 믿음이 있음을 발견했다. 바로 이거였다. 우리는 엘의 부정적인 신체 이미지에 대한 생각, 감정, 행동이 그녀를 어떻게 영리하게 보호하는지를 알았다. 이를 통해 그녀는 자신을 드러낼 때 따라오는 두려운 취약성을 피하고 있었다. 거절의 위험을 감수하고 적극적으로 나서서 좋은 짝을 찾고 관계를 맺을 기회를 회피하고 있었다.

엘은 자신의 신체 이미지 문제가 자신으로 하여금 취약해질 필요 없이 짝을 '획득'하게 하려고, 또 사람을 사귀는 일의 어렵고 두려운 측면을 피하도록 하려고 존재한다고 정리했다(숨은 신체 이미지 목적). 그녀는 소리 내어 이런 말을 하려니 정말 멍청하게 들린다고 웃으면서 말했다. 마음 한구석으로는 여전히 "매력적인 사람은 일종의 프리패스가 있어서, 두려운 것들을 다 할 필요가 없다"라고 믿는다는 거였다.

나는 이 정보를 바탕으로 엘에게 더 이상 보호받거나 프리패스를 받을 필요가 없는 신체 중립적 미래를 상상해 보라고 했다(신체 중립적 미래에 대한 비전). 처음에 그녀는 자신이 더 매력적인 사람이 되거나 마술처럼 파트너의 선택을 받는 미래만 상상할 수 있었는데, 이 두 가지 경로는 도달할 수 없으며 자신의 통제 밖으로 느껴졌다. 더 많은 아이디어를 얻기 위해 나는 엘에게 짝을 찾고 사귀어 가는 일에서 어렵고 두렵고 취약한 측면으로부터 더 이상 보호받을 필요가 없으려면 직면하거나 극복해야 할 두려움이 무엇인지 물었다(두려움 직면하기). 이에 대해서는 더 쉽게 대답했다.

"스스로 세상으로 나가서 취약해지고 거절당할 것에 대한 두려움을 극복해야 해요. 남성은 어느 정도 매력 있는 여성에게만 관심이 있고, 그러니 아무도 나를 선택하지 않을 거고, 나는 파트너를 찾을 때까지 행복할 수 없고 자신감을 얻지 못할까 봐 두렵죠. 저 자신을 드러내는 것이 두렵고, 혼자가 되는 것도 두려워요."

향상시킬 기술(기술 구축하기)과 해소해야 할 수치심(수치심 부수기)을 탐색한 후, 엘은 신체 중립적 미래에 대한 비전을 구체화하기 시작했다. 그녀는 데이트 방법과 관계 기술을 배우고, 취약성과 거절을 더 편안하게 받아들이고, 대상화와 사랑이 밀접하게 연관되어 있다는 믿음을 버리고, 자신의 가치를 연애 상태로 재지 않는 세상을 상상했다.

엘은 미래상에 파트너를 포함시키고 싶어 했지만, 나는 이 계획이 가능한지, 그녀의 통제 범위 내에 있는지 확인하기 위해 일단 제외하도록 했다. 결국 누가 언제 우리 삶에 나타날지는 우리가 통제할 수 없는 것이다. 엘이 할 수 있는 일은 좋은 파트너를 만날 확률을 높이고(데이트 상대를 찾고, 자신이 좋아하는 것과 싫어하는 것을 알고, 마인드셋과 신체 언어 작업을 하고, 자신감을 키우는 등), 만나지 못하더라도 기분 좋은 삶을 꾸려 가는 것이었다. 따라서 엘의 신체 중립적 미래 비전은 '선택받기를 기다리는' 대신에 관계가 싹트고 활짝 꽃피울 비옥한 환경을 조성하고, 짝을 만나기를 기다리면서도 힘들어하지 않고 보람 있고 풍성한 삶을 스스로 가꾸는 것이었다. 엘의 신체 중립성 행동 계획은 이 지점에서 시작되었다. 우리는 엘의 비전에서 나온 세부 사항들을 가능한 행동 단계(기술 습득하기와 두려움 직면하기를 포함한)로 나누고 몇 가지를 무작위로 골라 우선순위를 정했다.

엘은 몇 군데 데이트 앱에 가입하고, 친구들에게 짝을 찾고 있음을 알리고, 관심 분야에 대한 수업과 행사에 등록하여 사람들을 만나고 사회 활동을 하며 자신을 드러내기 시작했다. 이러한 일들을 통해 엘은 자기 자신에 대해 빠르게 학습하고 자신에게 필요한 기술이 무엇인지 발견했다. 잠재적인 데이트 상대와 대화하는 법, 자신이 찾고 있는 것을 파악하고 사람들에게도 말하는 법, 남성에게 데이트 신청을 하는 법, 타인의 감정 대신 자신의 감정에 집중하는 법, 첫 데이트에 진솔하게 임하는 법 등이었다. 그녀는 자기주장, 사람을 신뢰하기 등 발전시키고 싶은 자질을 파악했고, 퀴어, 변태 kinky, 일부일처제가 아닌 관계에 대해 관심을 갖게 되었으며 스스로 용인할 수 있는 것에 대한 새로운 경계와 기준을 설정했다. 또한 자신의 욕구를 표현하는 두려움, 짐이 되는 것에 대한 두려움 등 스스로 직면해야 할 두려움들을 발견했다. 그리고 너무 감정적이고, 의존적이고, 너무 여성스러운 것 등 일반적으로 남성에게 '부담스러운' 자신의 모습에 대해 느끼는 수치심도 발견했다. 엘은 매주 한 번씩 처음의 신체 중립성 행동 계획 목록을 새롭게 검토하여 다음 행동 항목을 추가하고, 업데이트하고, 평가하고, 선택했다.

이처럼 길은 걸으면서 생겨난다. 하나의 경험은 다음 경험에 영향을 미친다. 엘은 자신을 불행에서 구해 주고 행복하게 해 줄 왕자님을 기다리는 무능한 동화 속 공주가 아니라, 자신의 연애 생활에 능동적이고 주체적으로 참여하는 사람이 될 때까지 계속 나아갔다.

약 1년 반 동안 함께 작업한 끝에 엘은 상당히 마음을 열었고, 자신이 실제로 원하는 것이 무엇인지 훨씬 더 많이 알게 되었으며, 취약성을 받아들였고, 삶은 더 즐겁고 만족스러워졌으며, (외모와 상관없이) 연애 상대로서 자신의 가치를 알게 되었다. 그 무렵 우리 수업은 그녀의 신체 이미지보다는 행동 계획을 진화시키는 것에 더 초점을 맞추기 시작하여, 기술을 지원하고, 감정을 처리하고 필요를 파악하여 충족시킬 방법을 찾고, 두려움에 직면하도록 격려하고, 직관을 활용하고, 섹스와 연애에 대해 그녀가 맺어 온 관계를 풀어내는 데 중점을 두었다.

그즈음 신체 이미지에 대해 다시 물었더니 엘은 잠시 멈칫하며 당황한 표정을 지었다. 그녀는 신체 이미지가 안 좋았던 시절이 정말 오래전 일이 되었고, 자신이 체중이나 피부(신체 이미지를 유발했던 주요 요인)에 대해 거의 생각하지 않는다는 사실을 깨닫고 신기하다고 했다.

더 중요한 것은, 엘이 자신의 신체 불안은 극심한 취약성 및 거절에 대한 두려움과 직접적인 연관성을 갖고 있음을 이해하게 되었다는 점이다. 그래서 신체 이미지가 좋지 않은 날에도 그녀는 당황하지 않는다. 대신 자신의 뇌가 무언가로부터 자신을 보호하려 한다는 것을 알아차리고 내면을 들여다보며 그것이 무엇인지 파악한 다음 대처할 계획을 세운다. 엘은 친구가 결혼하는 것을 본 후 신체 불안에 휩싸인 적이 있다. 친구의 결혼이 너무나 완벽하고 쉬워 보였기에, 자신도 날씬해지고 매력을 갖춰서 그런 결혼을 하고 싶다는 간절한 바람이 생겼던 것이다. 하지만 엘은 신체 이미지 문제를 믿는 대신, 자신의 뇌가 거짓말을 하고 있다는 것을 알아차렸다. 그녀는 친구의 속사정이 어떤지 알 수 없었다. 그리고 분명 친구 역시 완벽하지는 않을 것이었다. 관계에서 어렵고 두려운 부분을 건너뛸 수 있는 사람은 아무도 없다. 다행히도 엘은 이제 자신이 그 일을 해낼 수 있으며 그 일을 면제받을 프리패스가 필요하지 않다는 것을 안다. 이 사실을 스스로 상기한 후, 엘은 불안을 무사히 넘길 수 있었고 다음 날 신체 이미지 문제는 다시 사라졌다.

엘의 신체 중립성 여정에서 그 세부 사항은 구체적이고 독특했지만, 신체 중립성 청사진의 스토리 전개는 언제나 같을 것이다. 그녀는 자신의 신체 이미지 고통의 뿌리를 발견하고, 그 뿌리를 없애려면 어떻게 해야 하는지 생각해 보고 그것을 실행했다.

이제 또 다른 사례를 보자. 상황은 완전히 다르지만, 스토리 전개는 역시 같다.

코디는 ADHD와 난독증으로 인해 성장기에 어려움을 겪었다. 선생님과 어른들로부터 게으르고, 고집 세고, 멍청하고, 힘든 아이이고, 말썽꾸러기라는 소리를 자주 들었고, 또래 친구들에게는 이상하고 성가신 아이, 무례한 아이였다. 그는 아무도 자신을 이해하지 못하며 가족을 포함한 모두가 자신을 실망스럽게 여긴다고 생각했다. 하지만 운동에 관한 한 코디는 뛰어났다. 그는 가만히 앉아 있으면 너무 불안해서 움직이는 것을 좋아했고, 실제로 집중할 수 있는 유일한 시간은 경기장에서뿐임을 알았다. 코치들은 그를 실패자로 여기지 않는 유일한 어른이었고, 코디는 운동에 대한 찬사를 받았으며, 팀원들은 진짜 소속감을 느낄 수 있게 해 주었다. 코디는 이 이야기를 하며 눈물을 흘렸다. "유일하게 그때 존재감을 느꼈어요. 제가 뭔가 가치가 있다고 느낀 건 그때가 유일했지요."

대학 졸업 후 코디는 운동을 그만두고 9시에서 5시까지 일하는 사무직에 취직했다. 그는 운동을 해 보려고 했지만 일정을 잡기가 어려웠다. 혼자서 달리거나 역기를 드는 것은 팀으로 하는 운동과는 달랐다. 몇 년이 지나면서 그는 앉아서만 생활하게 되었고 체중이 증가했으며 자신의 몸을 보며 비참함을 느꼈다. 우리가 만났을 때 코디는 자신의 몸을 혐오하고, 스스로 그런 상태가 되도록 내버려둔 것에 화가 나 있었다. 몸매가 흐트러진 느낌이 싫었고, 뚱뚱한 것이 싫었고, 너무 게을러서 아무것도 할 수 없다는 것이 수치스러웠다.

나는 코디에게 살이 빠지고, 운동을 잘하게 되고, 튼튼해지고, 복근이 다시 생긴다면 뭐가 어떻게 달라질지 상상해 보라고 했다. 그는 공동체, 유대감, 우정, 소속감 있는 삶, 그리고 자신이 '더 이상 그런 쓰레기가 아니라는' 느낌을 묘사했다. 마지막 부분이 무엇을 의미하는지 물었을 때, 그는 스스로 항상 실패자처럼 느꼈고, 제대로 하는 일이 하나도 없으며, 모든 사람이 자신에 대해 하는 말이 맞는 것 같다고 했다. 자신은 아무 쓸모가 없다는 말이었다.

코디의 대답을 듣자 아웃사이더를 떠올렸다. 연결과 소속감을 확보하기 위해 사람들이 원하는 모습이 되려 하는 신체 이미지 문제를 가진 유형이다. 코디는 운동을 잘해서 사람들이 좋아하던 몸을 그리워했다. 그건 그 몸을 통해 얻을 수 있었던 연결과 소속감을 그리워했기 때문이다. 그의 이야기에는 성취지향자의 속삭임 또한 있었다. 사람들이 특별하다며 칭찬해 주는 몸을 그리워했기 때문이다. 그러나 그가 운동을 잘하는 몸에 대한 외부의 인정이 내면의 자존감으로 이어지기를 바랐다 해도, 그의 핵심 문제는 아웃사이더의 특징에 있었다. 신경전형적neurotypical 세상에서 신경다양인neurodivergent으로 살아가는 일은 코디에게 그는 너무 다르고, 소속이 없으며, 세상에 줄 가치가 없는 사람이라고 가르쳤다.

코디는 자신의 숨은 신체 이미지 목적에 이름을 붙이는 작업에서 자신의 몸이 외로움과 단절감 그리고 심한 자기혐오라는 두 가지 문제를 해결해 주기 바랐다는 사실을 알 수 있었다. 우리는 작업의 명확성을 위해 각각을 별개의 숨은 신체 이미지 목적으로 분류했다. 코디의 신체 이미지 문제 중 하나는 타인의 관심, 인정, 연결, 소속감을 얻기 위해, 그리고 다른 '하나는 자기 수용, 자존감, 자기 승인을 얻기 위해 존재했다.

코디에게 신체 혐오가 더 이상 필요하지 않게 되려면 삶에서 무엇이 달라져야 하는지 물었을 때, 그는 숨은 목적 두 가지에 대해 각각 답을 했다.

"나를 좋아하는 사람들과 더욱 연결되어 있다고 느껴야겠죠. 그리고 저 자신이 가치가 있다고 믿어야 합니다."

첫 번째는 경로와 행동 단계로 나누기가 쉬운 편이었지만 두 번째는 좀 더 어려웠다. 어떻게 하면 그런 믿음을 갖게 될 수 있는지, 또 그것이 어떤 느낌인지에 대해 참고할 만한 예가 없었기 때문이다. 자기혐오와 수치심은 매우 비슷하고 또 서로 연결되어 있음을 고려하여, 나는 코디에게 왜 자신이 무가치하다고 느끼는지 말해 달라고 했다. 그가 부수어야 할 수치심을 먼저 파악해야 했다. 그러자 길이 보이기 시작했다. 코디가 자존감이 극도로 낮은 이유를 나열하는 동안, 그의 신경다양성이 치명적이고 끔찍한 역할을 했다는 것이 분명해졌다. 코디는 실제로 멍청하거나 게으르거나 이상한 사람이 아니었지만, ADHD와 난독증으로 인해 사람들이 자신을 그렇게 취급했고, 코디는 그런 말을 믿었다. 세상이 자신을 그렇게 대했기 때문에 스스로를 망가지고 무가치한 존재로 여기게 된 것이다. 코디의 신경다양성은 수치심, 고립, 단절의 깊은 원인이었기에 우리는 그 수치심에서 힘을 빼기 위한 몇 가지 방법을 구상했다. 그렇게 코디는 ADHD와 난독증에 대한 교육을 더 받고 다른 신경다양인들과 관계를 형성하는 일을 시작하기로 했다.

코디는 교육을 받고 다른 이들의 이야기를 들으면서 자신과 비슷한 사례들에 공감하게 되었고, 자기 자신에 대해 더욱 연민을 느끼게 되었고, 자신이 망가진 것이 아니라 다른 존재임을 이해하게 되었다. 수치심 해소는 삶을 변화시켰다. 에너지가 바뀌고 자세가 좋아지고 아이디어가 흘러나왔다. 하고 싶은 일이 생기고 배우고자 하는 의욕도 생겼다. 또 자신을 표현하는 연습을 위해 ADHD에 대한 블로그와 유튜브 채널을 시작하고, 좀 더 의미를 느낄 수 있는 일로 직업을 바꾸고, 친구도 많이 사귀어야겠다고 생각했다. 이렇게 새로운 세부 목표들이 각각 행동 단계를 만들었고, 코디는 두세 가지를 함께 실행했다. 어느 순간 코디는 자신에게 여전히 많은 분노와 혐오감이 있지만 이제 그것이 자신의 몸이 아니라 자신과 같은 신경다양인들을 소외시키고 상처받게 하는 사회를 겨냥하고 있음을 깨달았다.

결국 코디는 그가 '나의 사람들'이라고 부르는 이들의 권리, 접근성, 존엄성, 정의를 위해 싸우는 몇몇 옹호 단체에 참여하게 되었고, 놀라운 우정과 삶의 목적과 의미를 찾기 시작했다. 8개월 정도 지난 후 코디의 삶은 몰라볼 정도로 달라졌다. 그는 새로운 신경다양인 동료와 친구들로부터 깊은 이해와 수용을 받았고, 사회단체에서 진정한 소속감을 느꼈으며, 좋아하는 일을 향해 경력을 쌓아 가고 있었다. 하지만 가장 큰 변화는 자기 자신에 대한 생각이 달라졌다는 점이다. 인지적 차이를 지닌 사람들이 처한 구조적인 불공정을 온전히 이해함으로써 코디는 실패자라는 자책에서 벗어나 자기 연민과 자기 용서, 나아가 자신의 인지적 차이에 대한 자부심까지 가질 정도로 여유가 생겼다.

코디가 자기 자신을 한 사람으로서 긍정적으로 느낄수록 몸에 대한 부정적인 감정은 줄어들었다. 더 이상 자신의 몸을 보며 감정이 격해지지 않았고, 몸에 대해 생각하는 데 많은 시간을 쓰지 않았다. 그의 시야를 가리고 있던 수치심, 혐오감, 증오심이 걷히자 코디는 팀 스포츠를 그리워하는 자신을 발견했다. 그는 축구 동호회에 등록하고 주간 프리스비 골프 그룹에도 가입했다. 몸을 만들어야 하는 '쓰레기'라서가 아니라, 행복하고 즐거운 삶을 누리고 싶어서였다.

이제 감이 잡힐 것이다. 코디의 이야기는 엘의 이야기와는 분명 달랐지만, 신체 혐오의 근본 원인을 파악하고, 그것을 쓸모없게 만들기 위해 무엇이 필요한지 알아본 후 그것을 실행한다는 청사진의 핵심은 모두 동일하다.

그런데 앞의 이야기들은 그리 복잡하지 않은 단순한 사례다. 베스는 여러 개의 아바타와 여러 개의 숨은 목적이 있는 좀 더 복잡한 경우였다. 베스를 처음 만났을 때 그녀는 섭식 장애에서 벗어나기 위해 애쓰고 있었다. 그녀는 음식 문제를 관리하고 치료하는 팀(섭식 장애 영양사, 치료사, 의사)에게 도움을 받고 있었지만, 몸과의 관계에 대해서는 어떻게 해야 할지 답이 없었다. 치료사의 권유로 그녀는 나와 함께 코칭을 시작했다.

베스는 '몸에 대해 생각하는 것이 지겹고 피곤하다'고 말하면서 신체 중립성이라는 아이디어를 마음에 들어 했다. 그녀는 자신이 마음속으로 다른 사람들의 몸을 지나치게 판단하며, 뚱뚱한 사람들을 보면 동정심과 우월감이 섞인 비판적인 감정을 느낀다는 것을 인정했다. 그녀는 한 그룹 안에서 가장 마르고 날씬한 사람이고 싶어 했다. 그 사실은 그녀에게 힘을 실어 주고 희열에 가까운 느낌을 주었다. 하지만 자신보다 더 마르고 날씬한 사람이 있다면 공포심과 수치심, 자기혐오에 빠졌다. 베스는 끊임없이 외부의 인정을 받으려 했고, 다른 모든 사람들과 자신을 비교하며 누가 더 멋진지 확인했고, 자신의 가치를 절제와 자기 관리에 두었다. 그녀는 더할 나위 없는 완벽주의자였다.

베스의 아바타 자기 평가 결과, 성취지향자가 압도적인 차이로 높게 나왔고 나머지 셋은 각각 몇 점 차이밖에 나지 않았다. 나는 그녀에게 다른 사람보다 날씬해지고 싶고, 자신이 절제하고 자기 관리를 잘하며 멋진 사람임을 보여 주고 싶은 근본적인 목적을 생각해 보라고 했다. 그녀는 선뜻 대답하지 못하다가 겨우 "그러면 기분이 좋아요"라고 했다. 나는 그녀에게 긍정적인 신체 이미지 환상을 설명해 보라고 요청했다. 이번에도 역시 그녀는 자신감, 안정감, 충분히 좋은 느낌 외에는 자세한 답을 하지 못했다.

내가 보기에 베스는 자신의 가치를 어떤 식으로든 우월한 능력에 부여하고 있었으며, 심한 비만 편견으로 인해 특별히 날씬한 몸을 추구하게 된 것 같았다. 전형적인 성취지향자 유형이라 생각했던 그녀가 자신의 신체 이미지 행동과 고통에 대해 이야기하기 시작했을 때 다른 문제가 나타났다. 체중을 재고, 옷을 계속 입어 보고, 거울에 비친 자신의 몸을 뜯어보고, 옛날 사진과 비교하고, 소셜 미디어를 끝없이 넘겨 보며 자신의 몸과 생활을 비교하고, 아주 엄격하고 세세한 식단을 지키고, 과도한 운동을 하고, 모든 의사 결정을 꼼꼼히 따지는 등 몸과 관련한 강박적이고 반복적인 행동 목록은 끝도 없었다. 이러한 행동들은 고질적인 신체 불안에서 일시적으로 벗어나 기분이 나아지게 하려는 것이었지만 결국 비참해질 뿐이었다.

나는 베스의 뇌가 그녀를 왜 그렇게 산만하고 비참한 상태로 유지하려 열심히 작동하는지, 그녀를 무엇으로부터 보호하려는 것인지 궁금해졌다. 베스의 자가 진단 결과와는 달리, 그녀의 성취지향자 성향은 핵심에 있는 도망자 성향과 함께 존재하거나 심지어 그것을 위장하고 있는 건 아닐지 의심이 됐다. 나는 이 모든 산만함과 고통이 그녀를 어떻게 돕고 보호하는지 이해하고 싶었다. 단서를 찾기 위해 베스에게 식이와 몸에 처음 문제가 생겼을 때 이야기를 해 달라고 했다.

베스가 체중에 대한 강박이 생긴 것은 열세 살 때였다. 그녀의 오빠는 중증 장애를 가지고 태어났기 때문에 부모님은 오빠를 돌보는 일에 매달렸고, 베스는 자라면서 혼자 알아서 해야 하는 경우가 많았다. 부모님은 항상 스트레스를 받고 지쳐 보였고, 베스에게는 착하고 순하고 자립심이 강하다고 칭찬을 하곤 했다. 그러나 베스가 짜증을 낼 때는 '까다롭다'거나 '관심을 끌려고 한다'며 야단쳤다. 결국 베스는 스스로 자신의 필요와 욕구를 갖는 것이 금물이라는 믿음을 내면화했다. 그리고 자신이 할 일은 부모님을 편하게 해 주는 것이라고 생각했다. 열세 살이 되었을 때 그녀는 자신이 독립적이고 '착한' 아이이며, 부모님에게 아무것도 요구하지 않고 짐이 되지 않는다는 데서 자부심을 느꼈다. 그녀에게 부모의 사랑과 자존감이란 스스로 가능한 한 작고 눈에 띄지 않게 만드는 능력과 관계된 것이었고, 그것을 위협하는 감정, 필요, 욕구 등은 무엇이든 억제하기 위해 규율과 자제심에 의존했다.

베스가 다이어트에 대해 알고 나서 금세 집착하게 된 것이 당연하지 않을까? 규율과 자제심은 이미 몸에 배어 있었고, 식이 제한은 그녀에게 힘이 나고, 기분 좋고, 나아가 자신을 잘 통제한다는 느낌을 주었다. 살이 빠지기 시작하자 베스는 '물리적으로' 작아지는 기쁨, 즉 거슬리지 않고 부담이 되지 않는다는 기쁨을 발견했다. 하지만 체중이 줄수록 다시 살이 찌는 것에 대한 두려움이 커졌다. 살이 찌는 것은 부담스럽고, 너무 의존적이고, 너무 힘들고, 통제 불가능하다는 뜻이라고 여기게 되었고, 이는 자신이 사랑받는 유일한 방법이 아무에게도 폐를 끼치지 않는 것이라고 믿었던 그녀에게는 매우 위험한 일이었다.

이 이야기는 베스가 지닌 식이와 몸의 문제가 부모의 사랑을 보장하고 버림받지 않도록 보호하고, 부끄러운 약점(욕구와 감정을 갖는 것)을 억압하고 억제하도록 돕고, 베스가 가장 자랑스러워하는 재능인 자기 통제력을 연마하고 발휘하도록 돕는 역할을 해 왔음을 드러냈다. 무엇보다 음식과 몸에 대한 집착은 베스가 무시당하고, 사랑받지 못하고, 버림받고, 부모의 한정된 시간과 관심을 받을 가치가 없다고 느끼는 모든 고통에서 주의를 돌리고 끊어 내도록 도왔다.

베스의 섭식 장애와 신체 이미지 문제는 많은 면에서 그녀를 보호했기 때문에 그녀는 하루하루를 버티며 거기에 전적으로 의존했다. 대처하고, 단속하고, 통제하고, 무감각해지고… 그리고 그저 살아남기 위해 그녀는 끊임없이 그것에 수반되는 생각, 감정, 행동을 이용했다. 베스는 비참했지만 어느 순간 이런 식으로 비참해지는 것이 다른 대안보다 낫고 편하다고 느꼈다. 베스에게 이것은 일종의 다룰 수 있는 고통이었다. 그녀는 수십 년 동안 이를 연습해 왔다. 생존을 위해 신체 이미지 문제가 필요했기 때문에 그것을 놓을 수 없었다. 비록 그로 인해 끔찍한 상태가 되었지만, 한편으로는 안정감을 느꼈다.

좀 더 단순한 접근을 위해, 베스는 숨은 신체 이미지 목적을 해결하는 작업에서 각 아바타를 개별적으로 다루기로 했다. 성취지향자의 측면에서 그녀의 신체 이미지 문제는 자신이 한 인간으로서 훌륭하고 사랑받을 가치가 있다고 느낄 만큼 충분한 사랑과 인정, 외부의 검증을 받으려는 것이라고 판단했다. 하지만 도망자로서 그녀의 신체 이미지 문제는, 작고 부담스럽지 않은 모습으로 자신을 억압하고 통제함으로써 버림받는 고통으로부터 자신을 보호하려는 것임을 인정했다. 그리고 그녀의 다양한 신체 통제 습관과 행동은 그녀가 상황에 대처하고, 스스로를 달래고, 자기를 통제하도록 도와 누구에게도 의존하거나 부담을 줄 필요가 없게 했지만, 또한 평생 해결되지 않은 고통으로부터 그녀를 마비시키고, 통제하고, 억압하고, 주의를 돌리도록 돕고 있었다.

음식과 신체 이미지 문제는 베스에게 일종의 도깨비방망이가 되어 여러 문제를 해결해 주었다. 섭식 문제가 좋아지고 있었음에도 여전히 신체 이미지 문제가 계속 있었던 이유는 그 도깨비방망이를 대체할 만한 도구와 기술, 해결책이 없었기 때문이다.

나는 베스에게 신체 중립적 미래를 상상해 보라고 권했다. 그녀는 아바타나 숨은 목적에 따라 분류하지 않고 하나의 목록으로 죽 쓰겠다고 했다. 그녀는 큰 종이에 "내가 더 이상 신체 이미지 문제가 필요하지 않게 되려면…"이라고 맨 위에 적었다. 그런 다음 하나하나 나열했다.

- 나는 근본적으로 나 자신에 대해 좋다고, 사랑받을 가치가 있다고 여겨야 한다. 나의 몸 밖에서, 규율이나 자기 통제 밖에서, 그리고 자립적인 내 능력 밖에서 더 강한 자존감을 가져야 한다.
- 나는 내 공간을 차지하고, 도움을 요청하고, 나만의 필요, 욕구, 감정을 가져도 안전하다고 믿어야 한다.
- 부모님으로부터 나의 필요를 더 채울 수 없고 부모님이 내게 필요한 것을 줄 수 없음을 받아들이는 방법을 찾아야 한다. (그리고 그것은 내 잘못이 아니다!)
- 버림받는 것에 대한 두려움이 인생을 지배하지 않도록, 그리고 버림받는 일이 일어나지 않게 늘 모든 것을 통제하려는 것을 멈추도록 노력해야 한다. (이것은 내가 사랑받을 가치가 있다고 느낄수록 더 쉬워질 것이다!)
- 신체 사이즈, 건강, 체중 낙인에 대해 새롭게 배우고 내 안의 비만 편견을 해체해야 한다.
- 감정, 욕구, 충동, 욕망에 대해 느끼는 수치심을 극복해야 한다. 또한 내가 다른 사람보다 이러한 일들을 축소하고, 통제하고, 억압하는 능력이 뛰어나다고 여기는 우월감을 극복해야 한다. (참고: 이것은 신체 사이즈에 대한 내 관점과 연관되어 있으므로, 비만공포증을 머리에서 지워야 할 것이다.)
- 고통스러운 감정과 충족되지 않은 욕구를 건강한 방식으로 다룰 수 있는 대처 기술과 도구를 개발해야 한다. 기본적으로 나는 지금 내가 무시하고, 피하고, 밀어내고 있는 모든 불쾌한 것들을 직면하는 경험

을 감당할 수 있다는 느낌이 필요하다.

- 부모님, 동생, 나 자신에 대해 어린 시절부터 지금껏 가지고 있는 많은 감정을 직면하고 해결해야 한다. 이것은 아마도 치료사의 도움을 받아야 할 것 같다.

놀랍지 않은가? 베스는 단숨에 자신의 신체 중립적 미래에 대한 세부적인 목표를 세웠고, 이를 위한 구체적인 목표와 행동 단계를 정리했다. 이 목록은 매우 구체적이었기 때문에 각 주요 항목을 세부 목표로 삼고 잠재적 행동 단계를 브레인스토밍할 수 있었다. 어떤 것은 더 작은 세부 목표로 나누고, 어떤 것은 바로 행동 단계가 되었다. 어떤 것은 즉각적인 아이디어가 떠올랐고, 어떤 것은 빈칸을 그려 넣었다. 그 과정을 정확히 보여 주기 위해 베스의 초기 목록을 아래에 소개한다.

사랑받을 가치가 있다고 느끼는 법

- 내가 사랑받을 가치가 없다고 느끼는 이유를 알아보고, 그 부분에 대한 수치심 부수기 작업을 한다.
- 다른 사람이 사랑받을 만한 가치가 있다고 생각하는 이유를 실존적·영적 측면에서 찾아보고, 내가 거기 포함되지 않는 이유를 생각해 본다.
- 나의 자기 가치를 한 인간으로서 내 존재의 다른 측면들과 연결 지어 본다.
— 나를 사랑할 만한 가치가 있게 하는 것들을 찾고 거기에 집중하기
— 친구들에게 내가 사랑받을 만한 가치가 있다고 생각하는 것이 무엇인지 물어보고, 그것을 때때로 상기시켜 달라고 부탁하기
— 매일 볼 수 있는 곳에 이 대답들을 붙여 놓기
— 마음 챙김과 사고 훈련을 통해 자기 비판적인 생각을 알아차리고, 받

아들이고, 비판에서 자기 연민으로 방향을 전환하기

— 현재 나의 가치에 부합하지 않는 삶의 태도가 있는지 살펴보고 이를 바꾸는 작업을 하기

— 자기 가치에 대한 감각을 강화하고 개발하는 데 도움이 될 어떤 자질을 갖추고 싶은지, 어떤 기술을 배우고 싶은지 알아보기 (그러고 나서 이를 위한 행동 단계 시작하기)

* 더 관대해지고 싶다.

* 사회 정의에 대한 교육을 받고 참여하고 싶다.

* 창의성을 기르고 싶다. 미술 수업을 들을까?

부모님과 관계를 개선하거나 받아들이는 법

• 내가 부모님에게 무엇을 표현하고 싶은지(나의 감정, 그분들에게 원하거나 필요로 하는 것) 생각해 보고 부모님과 대화를 시작한다.

• 의사소통, 자기 옹호, 경계 설정과 관련된 기술을 익힌다.

— 독서

— 관련 수업이나 워크숍

— 남에게 부담이 되는 것에 대한 두려움 직면하기

• 거절을 직면하는 일에 익숙해진다.

— 작은 일부터 연습하여 회복 탄력성 키우기

• 친구에게 필요한 지원을 요청하여 도움을 받는다.

• 내가 마땅히 받아야 할 것과 그분들이 줄 수 있는 것을 구분하는 법을 배운다.

버림받는 두려움을 극복하는 법

• 내가 버림받게 할 수 있는 요인이 무엇인지 파악한다. 그것을 피하고, 견디고, 처리할 수 있는 새로운 도구를 갖춘다.

- 이에 관한 두려움 직면하기를 연습한다.
- 현재 관계에서 아주 안전한 애착을 키운다.
— 성인 애착 이론에 대해 배우기
— 안전함과 안정감을 느끼기 위해 나에게 무엇이 필요한지 알아보고 요청하기
— 두려움 직면하기: 관계에서 나의 필요와 욕구에 대해 말하는 연습을 하기
- 정서적으로 교감할 수 있는 열린 마음을 지닌 사람들과 함께하고, 그들에게 더 마음을 연다.
- 이것을 수업에서 나눈다.

감정과 욕구에 대한 수치심을 극복하는 법
- 순간순간 나의 감정과 필요를 식별하고, 이해하고, 관용하고, 표현하는 일에 익숙해진다.
— 이 주제에 대해 더 배울 수 있는 곳을 추천받기
— 매일 감정 일기를 쓰며 자기 인식을 높이기
— 마음 챙김 또는 명상 연습을 시작하여 내 감정을 알아차리고, 수용하고, 놓아주는 일에 익숙해지도록 노력하기
- 내 감정과 필요에 대해 자주 말하고 이것들을 소유함으로 수치심을 없애기
- 나의 가치는 자립성과 '착하고' '편한' 데서 나온다는 믿음을 버리기
— 주변 사람들에게 지금 이 부분에 대해 노력하고 있음을 말하고, 의견과 지원을 부탁하기
— 약함, 타인에게 의존함, 취약함, 짐이 되는 것, 공간을 차지하는 것에 대한 두려움 직면하기

식이나 몸에 관한 문제 없이 대처하는 법 배우기

- 교육 자료를 찾아보고 이 문제에 대해 더 배운다.
- 강박적인 식이 및 신체 행동이 나를 어떻게 돕고 있는지, 어떤 욕구를 충족시켜 주고 어떤 문제를 해결하고 있는지 파악하고, 각 상황을 다룰 수 있는 다른 방법을 찾아본다.
- 때때로 통제력을 내려놓는 법을 배운다.
— 두려움 직면하기
— 주변 사람들에게 이러한 노력에 대해 이야기하고 지원 부탁하기
— 연습, 연습, 연습
- 나를 위로하고 달래는 다른 방법을 찾는다.
— 나를 편안하게 진정시켜 주는 것이 무엇인지 알아본다.
- 신경계를 조절하고 내성 영역window of tolerance을 확장시킨다(신경계와 협력하여 자극을 받는 빈도와 강도를 줄이는 법을 배운다).
— 다미주신경이론the polyvagal theory에 대해 자세히 알아보기
— 혼자서 또는 바이오피드백 치료사의 도움을 받아 바이오피드백을 추적하고 이용하여 나의 신경계를 더 잘 이해하기
- 압도되는 순간에 마음을 누그러뜨리고 도구를 활용하는 연습하기

오래된 문제를 치유하고 처리하는 법

- 내가 숨기거나 피해 왔던 것들 몇 가지를 치료사에게 이야기한다.
- 일기를 더 자주 쓴다.
- 문제가 닥쳐올 때 스스로 알아차린다. 자동적으로 주의를 돌리거나, 억압하거나, 피하거나, 무감각해지지 않는다.
- 내 몸과 감정에 연결되는 방법을 배운다.
— 이에 대한 자세한 방법을 배울 수 있는 교육 자료 찾아보기

이 모든 것을 펼쳐 두고 베스는 즉시 실행할 몇 가지 단계를 선택했다. 친구들에게 자신의 좋은 점을 말해 달라고 부탁하고, 성인 애착 이론에 관한 책을 읽고, 미술 수업에 등록했다. 문제의 근본 원인은 너무나 복잡했고 목표를 향해 가기 위해 해야 할 작업이 많았기 때문에, 그녀가 행동 계획에 많은 시간과 노력을 기울였음에도 불구하고 그 여정은 더디게 진행되었다. 우리는 베스가 자신감과 안정감을 느낄 때까지 2년이 넘도록 작업을 했다. 베스는 계획을 스스로 수행할 수 있게 되었고, 더 이상 자신의 신체 이미지로 인해 일상적으로 자극을 받지 않았다.

거기까지 오자 베스는 한 사람으로서 자신에 대해 훨씬 더 나은 느낌을 갖게 되었고, 신체 불안과 수치심이 크게 줄었으며, 더 이상 섭식 장애가 있는 사람이 아니었고, 해결해야 할 강박 행동은 몇 가지뿐이었다. 그러나 여전히 자신의 몸과 연결되는 데 어려움을 겪고 있었다. (베스가 자신의 이야기를 털어놓았을 때 비판적인 반응이었던) 부모님에 대한 커다란 분노와 슬픔을 처리하는 동안, 그리고 치료가 다른 힘든 주제로 옮겨가는 동안, 건강한 대처 기술은 자주 무력화되었다.

다시 말해, 2년 동안 노력한 후에도 베스는 여전히 신체 이미지 문제가 필요했다. 예전보다 강도가 약해지고 빈도가 줄었지만, 필요했기 때문에 여전히 존재했다. 다행히도 베스는 이제 공포와 절망 대신 너그러움과 이해로 그것을 대할 수 있었고, 그것은 단지 자신을 안전하게 보호하려는 뒤틀린 시도에 불과하다고 생각할 수 있게 되었다. 그녀가 마음속으로 다른 사람과 자신을 비교할 때, 거울에 비친 자신의 몸을 한참 뜯어볼 때, 한밤중에 폭식을 할 때, 칼로리 계산 앱을 내려받고 싶은 강한 욕구를 느낄 때, 이제는 바로 알아차린다. 그녀는 이러한 생각이나 감정, 행동과 싸우거나 거부하지 않는다. 적처럼 대하지 않는다. 그러나 그녀는 자신의 몸이 고통의 원인이라는 그들의 노래와 춤을 믿지 않는다. 그녀는 단지 자기 연민으로 그것들을 인정한다. 자신이 무언가로부터 도망칠 때 그들의 목소리가 가장 커진다는 것을 알며, 그 순간 자신이 무엇으로부터 도망치고 있는지 파악하려 한다.

우리가 함께 작업을 마친 지 거의 1년이 지난 후, 나는 베스로부터 신체 중립성의 멋진 승리를 알려 오는 이메일을 받았다. 그녀는 오랜 대학 친구들과 바닷가로 휴가를 떠나기 전에 비정상적으로 강박적인 신체 불안 때문에 힘들었는데 이 책에서 다룬 도구를 사용하여 자신의 신체 불안을 다룰 수 있었다. 그것은 친구들과 다시 어울리지 못할 거라는 불안, 만난 지 오래되었음에도 핵심 그룹의 일원이 된 적이 없었다는 불안이었다. 이것은 기존의 두 가지 숨은 신체 이미지 목적(불안에 대처하고 버림받음을 방지하는 것)에 부합하지만, 그 나름의 세부 정황이 있었으므로 고유한 세부 행동 계획도 필요했다.

베스는 이 특수한 상황에서 몸에 대한 강박적인 생각이 쓸모없는 것이 되려면 어떤 진실이 필요한지 자문했다. 그녀는 친구들이 자신을 좋아하고 자신을 원한다는 확신을 갖거나, 취약성과 자기 의심을 직면하고 느낄 수 있는 방법을 찾아야 한다고 결정했다. 그렇게 해서 베스는 휴가 전에 친구들에게 자신의 느낌을 나누고, 명상과 일기로 자신을 돌아보고, 감정을 인정하고, 일상에서 쓸 수 있는 신경계 조절 도구를 마련하는 등 다양한 행동 단계를 실천했다. 그러자 강박적인 신체 사고와 전반적인 불안감이 현저히 감소했다.

이 사례가 약간 김빠지게 들릴 것을 알지만, 사실 이런 경우가 종종 있다. 베스는 확실한 돌파구를 찾지 못하고, 자신의 몸을 사랑하지 않으며, 몸에 대한 부정적인 생각과 감정, 행동을 완전히 없애지 못할 수도 있다. 하지만 신체 중립성 청사진이 즉각적이고 마법 같은 해결책이 아니라는 점을 일깨우기 위해 이런 이야기를 공유하는 것이 중요하다고 생각한다. 이 일에는 시간이 걸린다. 그 시간은 개인이 지닌 근본 원인의 심각성과 복잡성에 따라 달라진다. 또한 이 과정의 목표는 신체 이미지 문제를 완전히 제로 상태로 없애는 것이 아니라 그 힘을 무력화시키는 것임을 기억하는 것이 중요하다. 신체 이미지 문제가 나타날 이유를 줄여 그 빈도와 강도를 감소시키고, 문제가 나타났을 때 맞서 싸우기보다는 함께 해결할 수 있도록 이를 이해하고 수용하며 연민을 갖는 법을 배우는 것이다.

그래서 우리는 퍼즐을 모두 맞추기 전에 각 조각을 모으기 위해 애쓴 것이다. 우리는 신체 이미지 문제가 해결하려 하는 문제를 위한 현실적이고 가능한 방법을 찾아야 한다. 그래야 신체 이미지 문제에 내재된 힘과 의미를 제거할 수 있다. 일단 그 힘과 의미가 제거되면 신체 중립성은 그에 따르는 자연스러운 최종 결과다. 그러므로 당신의 여정이 구체적으로 어떻게 될지, 얼마나 오래 걸릴지 말할 수는 없다. 내가 할 수 있는 일은 언어와 개념을 제공하고, 청사진을 제시하고, 각 아바타에 대해 가장 일반적으로 볼 수 있는 몇 가지 행동 단계를 공유하는 것이다. 나머지는 당신의 몫이다.

17장

＊

각 아바타를 위한 세부 목표와 행동 단계

자신의 신체 이미지 청사진의 구체적인 세부 사항은 스스로 찾아야 할 과제다. 하지만 각 아바타마다 반복해서 나타나는 세부 목표와 행동 단계가 있으며 이는 치료 과정에서 중요한 역할을 한다. 다음 중 당신에게 해당하는 것이 있는지, 새로운 통찰이나 신체 중립성 행동 계획에 대해 얻을 수 있는 아이디어가 있는지 읽어 보라.

자기대상화자

자기대상화자가 주로 배우고, 연습하고, 배양해야 할 일

자신의 몸과 연결되는 능력

자기대상화자는 외부에서 자신이 어떻게 보일지를 생각하느라 너무 많은 시간과 에너지를 쓰다 보니 몸과의 내적 연결이 단절되거나 온전히 발달하지 못한다. 이들은 종종 자신이 무엇을 느끼고, 필요로 하고, 원하는지, 심지어 어떤 것에 대한 자신의 의견이 무엇인지조차 알지 못한다. 몸과 마음의 소통 채널이 제대로 작동하지 않기 때문이다. 그래서 자신의 필요를 옹호하고 적절한 경계를 설정하며 자신을 신뢰하기가 매우 어렵다. 또한 관능적이거나 성적인 쾌락을 느끼기 힘들고 섹스 중에는 종종 무감각해지거나 몸과 분리되어 자신의 몸이 자신의 쾌락과 만족보다는 타인의 쾌락과 만족을 위해 존재한다는 믿음을 강화한다.

다행히도 몸과 다시 연결되는 것은 배우고 익힐 수 있는 기술이다! 우리는 마음 챙김 연습을 구체화하여, 몸이 보내는 신호와 감각을 알아차리고, 듣고, 이해하고, 신뢰하는 능력을 향상시킬 수 있다. 오감, 몸의 내부 신호(배고픔, 포만감, 소변이 마려운 느낌 등), 감정, 심지어 직관과의 연결이 어렵다면 반복적으로 주의력과 인식을 내면에 집중함으로써 연결을 강화할 수 있다.

몸과의 연결을 시작하는 간단한 연습을 제안한다. 바디 스캔body scan을 해 보자. 편안하게 앉거나 누워서 눈을 감고 주의력과 인식이 정수리에 오게 한다. 외부에서 어떤 감각을 느낄 수 있는가? 머리카락을 스치는 공기가 느껴지는가? 뜨거움, 차가움, 가려움이 느껴지는가? 내적으로는 어떤가? 머릿속에서 어떤 감각을 느낄 수 있는가? 밝음 혹은 어두움? 여유로움 혹은 압박감? 그렇게 주의를 기울일 때 떠오르는 감정, 이미지, 통찰이 있는가? 어떤 것을 지각하든 잠시(또는 좀 더 오래) 현재에 머무르고 집중하라. 그런 다음 주의를 얼굴과 턱으로 옮기고 같은 방법으로 집중한다. 발끝으로 내려갈 때까지 이것을 반복하여 신체의 각 부위를 내적으로 또 외적으로 최대한 주목하며 시간을 보낸다.

또 몸의 신호와 감각에 대한 의식적인 알아차림mindful awareness을 도와주는 다양한 구체화 연습을 해 볼 수 있다. 셀프터치self-touch, 의식적 동작, 배고픔과 포만감 같은 특정 신호, 감정 알아차림 등에 초점을 맞춘 연습이다. 도움이 될 만한 교육 자료와, 몸의 신호와 감각에 주의를 기울이는 훈련을 찾아보고 연습하라. 어떤 것이든 매일 꾸준히 규칙적으로 수행하면서 몸과의 관계를 천천히 강화한다.

내면의 가부장제를 해체하는 법

자기대상화는 (우리 문화에서 대부분의 여성이 그러하듯) 대상화와 성적인 대상화를 통해 발생하는 경향이 있으며,[1] 비현실적인 아름다움과 신체 이상을 만들어 낸다. 이러한 현상은 가부장제의 산물이다. 이러한 이유로 많은 자기대상화자들이 가장 강력하게 추구하는 신체 중립성의 세부 목표 중 하나가 가부장적 편견과 신념, 가치관(여성과 타인에 대한 대상화를 포함한)을 내면화하고 견지하는 양상에 대해 질문하고, 도전하고, 그 실체를 분석하고, 거부하고, 해체하는 방법을 배우는 것이다. 이 작업은 매우 어렵다. 가부장제의 편견과 신념, 가치관은 우리 현실의 근간을 이루고 있기에, 물고기가 물을 인식하려 애쓰는 것처럼 처음에는 그것을 알아보기가 어렵기 때문이다. 그래서 나는 당신의 자기대상화 습관과 신체 이미지 문제에서 가부장제가 어떤 역할을 하는지를 보고, 개념화하고, 이해하는 데 도움이 될 교육 자료부터 시작하기를 권한다. 교차성 페미니즘, 가부장제, 또는 여성의 대상화에 관한 책을 읽거나 수업을 듣고(이 장 뒷부분과 책 뒷부분에 자기대상화자를 위한 추천 도서 목록이 있다), 미의 이상, 성 역할, 성 정체성, 강제적 이성애compulsary heterosexuality, 강제적 일부일처제 같은 좀 더 구체적인 주변 개념을 다뤄 볼 수도 있다. 이러한 주제에 대해 소외되고 낙인찍힌 사람들(흑인, 갈색인, 원주민, 트랜스젠더, 비만인, 장애인, 퀴어, 변태, 비일부일처제nonmonogamous, 신경다양인, 성 노동자 등)을 만나 그들의 생각을 듣고 배우면 가부장제가 그 속에서 살라고 가르친 답답한 작은 상자를 벗어날 최고의 정보와 통찰, 지침을 얻을 수 있을 것이다(이분들의 노동에 대가를 지불하는 것을 잊지 말자). 또한 이와 같이 확장되고 자유로운 세계관을 채택한다는 것은 힘들고 외로운 길일 수 있기에, 가부장제 해체를 위해 노력하는 다른 사람들을 찾아서 만나고 새로운 세계관을 강화하고, 지지받고, 그 길을 함께 가며 서로 책임을 져 주라.

좀 더 직접적으로 욕구를 채우는 법 - 특히 관심, 친밀감, 힘

모든 유형의 아바타는 몸에 의존하지 않고 욕구를 충족시킬 수 있는 방법을(그럴 수 없다면 현실을 평온하게 받아들이는 방법을) 찾아야 한다. 그런데 자기대상화자는 타인들을 움직여 그들이 자신의 필요를 충족시키게 하려 하기에 무력감과 무능감을 자주 경험한다. 이들은 결핍감이나 집착, 절망감으로 힘들어할 수 있으며, 다른 사람에게 먼저 '뇌물'을 주지 않고는 (상대방의 기분을 좋게 해 주는 형태로) 자신이 원하고 필요로 하는 것을 얻을 자격이 없다고 느끼곤 한다. 따라서 자신의 욕구를 충족시키는 능력은 자기대상화자에게 매우 중요한 기술이다. 자기대상화자가 가장 흔하게 결핍을 느끼는(또는 충분치 않게 채워지는) 세 가지 욕구는 관심, 친밀감, 힘이다. 이 세 가지는 우리 문화에서 여성들이 매력과 가장 밀접하게 연관되어 있다고 배워 온 것들이며, 자기대상화자가 고질적으로 만족하지 못하는 것이기도 하다. 여기에는 창의적인 접근 방법이 필요하다. 취약함을 드러내는 대화를 통해 친밀감을 키우고, 원하는 것을 요구하고, 커들러(cuddler, 고객을 안아 주는 일을 하는 사람 - 역주)나 성 노동자를 고용하고, 반려동물을 키우고, 눈을 응시하고, 성-긍정적 커뮤니티에 가입하거나, BDSM 이벤트에 참석하는 등의 방법을 통해 친밀감을 키울 수도 있고, 힘 있는 몸동작과 발성 기법, 근력 훈련, 자신을 변호하며 말하는 법, 파워 포즈, 자신을 존중하고 높여 주는 사람들의 공동체를 만드는 방법 등을 통해 힘이 있다는 느낌을 키울 수 있다. 자기대상화자는 자신의 욕구를 잘 채울수록 독립심과 권한, 자신감을 더 느낄 수 있으며, 타인들과 거래가 아닌 직접적이고 투명한 소통을 할 수 있게 된다.

자기대상화자가 종종 직면해야 하는 두려움

누군가를 사랑하는 일의 극심한 취약성, 연애 관계에서 감수해야 하는 본질적인 상처의 위험

애인이 있든 싱글이든, 자기대상화자는 누군가를 사랑하거나 연애를 하는 데 내재된 취약성과 위험을 피할 수 있다고, 즉 자신이 충분히 매력적이기만 하면 상처받지 않을 것이라고 상상한다. 이 환상은 몸에 비현실적이고 불가능한 힘을 부여한다. 신체 중립성에 이르기 위해서는 이러한 환상을 제거해야 하며, 이는 자기대상화자가 용기를 키워 이 취약성과 위험에 대한 깊고 거대한 두려움을 직면해야 함을 의미한다. 그들은 100퍼센트 보장되는 것은 아무것도 없으며, 누군가를 사랑하는 데 자기를 내맡길 때 실제로 상처받을 수 있다는 사실을 직면하고 받아들이고 견딜 방법을 찾아야 한다. 불편함을 견디고, 위험을 감수하며, 거절, 버림받음, 상처에 대한 두려움을 직면하고 회복 탄력성을 기르는 법을 배움으로써 그러한 일이 닥친다면 스스로를 믿고 대처할 수 있도록 해야 한다.

지름길이나 쉬운 방법이 없는 삶

자기대상화자는 매력이란 '감옥을 빠져나갈 수 있는 카드'와 같은 것이라고 상상한다. 매력적인 사람에게는 위험을 감수하거나 애쓸 필요 없이 인생의 모든 좋은 것들을 향한 지름길이 펼쳐진다고 생각한다. 관계의 기술을 노력해서 쌓는 대신 하늘에서 연애가 뚝 떨어질 정도로 매력적인 외모를 가꾸는 데만 신경 쓰거나, 꿈꾸는 직업을 갖기 위해 노력하는 대신 누군가가 그 일을 제안할 정도로 매력적인 사람이 되어야겠다고 생각할 수 있다. 당신도 알듯 이는 어마어마하고 부적절한 힘과 의미를 몸에 부여한다. 그러므로 많은 자기대상화자들이 신체 중립성에 이르려면 이러한 지름길 또는 쉬운 방법이라는 환상을 직면하고 해체해야 한다. 이는 세상을 보는 현실적인 시각을 기르고, 자신을 드러내는 두려움에 직면하고, 대담하게 위험을 감수하며, 원하는 것을 얻기 위해 노력하는 것을 의미한다. 또 실패, 성공, 책임, 거절, 변화, 또는 자신이 누구인지 발견하는 일에 대한 두려움 등 애초에 손쉬운 방법이라는 환상을 붙잡게 만든 구체적인 두려움이 무엇인지 파악하고 직면하는 것을 의미한다.

자기대상화자가 수치심을 느끼는 것들

'부담스러운' 존재

자기대상화자는 3차원적인 자아를 통째로 '매력'이라는 좁고 제한된 상자에 집어넣으려 한다. 크고 복잡한 자아를 작은 상자로 압축시켜 '성적 대상'이라고 써 붙이는 것이다. 그러나 이것은 불가능한 일이기에 제대로 될 리가 없으며, 자기대상화자는 상자에 들어가지 않는 일부분에 대해 엄청난 수치심을 느끼게 된다. 이는 어떤 면에서는 '부담스럽다'는 것에 대한 수치심으로 드러난다. 어떤 여성이 남성들은 자신의 욕망, 감정, 필요, 의견이 없는 여성을 좋아한다고 학습했다면 자신의 욕망, 감정, 필요, 의견에 대해 수치심을 느낄 수 있다. 완벽한 '욕망의 대상'이 되고 싶어 하는 사람은 대변, 방귀, 월경, 체취, 구취 등 인간적인 면이 드러나는 것에 대해 수치심을 느낄 수 있다. 이 모두가 자기대상화자로 하여금 자신이 '부담스럽다'고 느끼게 만든다. 너무 감정적이고, 너무 결핍되고, 너무 탐욕스럽고, 너무 인간적이라는 느낌이다. 이들은 그러한 면모를 받아들이고 통합하여 온전하고 인간적이며 입체적인 자아를 창조하기 위해 수치심을 부수는 작업에 많은 노력을 들여야 한다. 매력적이지 않거나 부담스럽다고 학습해 온 자신의 일부분에 대한 수치심의 층을 벗겨 내면, 한 존재로서 공간을 차지할 수 있으며 대상이 아닌 주체로서 더 크고 복잡한 인간성 전체를 자유롭게 소유할 수 있게 된다.

성적으로 또는 연애 면에서 '글러먹은' 사람

자기대상화자의 마음속에는 섹스와 친밀감을 위해, 또는 가치 있는 사람이 되기 위해 구현해야 하는 성적이고 로맨틱한 이상이 있다. 그 결과 이들은 이러한 이상에 '실패'하는 자신의 모습에 수치심을 느끼고, 그로 인해 자신이 연인을 찾기 어렵거나 연인을 실망시키는 거라며 스스로를 비난한다. 때로는 외모(전형적인 미와 신체적 이상에 '실패'하는 중심 이유가 되는)에 대한 수치심일 수도 있고, 때로는 성격, 성, 에너지, 정신 건강, 마음의 응어리, 라이프스타일 등 다른 측면에 대한 수치심일 수도 있다. 남성은 '충분히 남성적이지 않다'면서 수치심을 느낄 수 있고, 여성은 자신의 애착 유형, 결핍, 지능, 성적 취향, 또는 소득이 타인에게 거부감을 준다고 느낄 수 있다. 자기대상화자가 자신의 이러한 부분에 대해 다른 사람들과 나누고, 정상화하고, 관계 맺을 수 있는 안전한 공간을 찾는다면 자신의 진실된 인간성을 더 온전히 받아들이고 포용하는 데 도움을 받을 수 있다. 이를 통해 항상 자신이 어떻게 보이는지 신경 쓰며 관리할 필요가 없어지고, 잠재적인 성적 또는 로맨틱 파트너로서 자신의 가치에 대해 좀 더 현실적인 감각을 갖게 되며, 누군가를 선택할 때 분별력을 발휘하고, 전반적으로 그들 자신에 대한 인식도 높아질 수 있다.

자기대상화자에게 추천하는 연습

아름다움 또는 몸에 관한 자신의 '규칙'을 목록으로 정리하고, 각각의 힘을 제거하기

매력적인 사람이 되기 위해 '필수' 혹은 '금지'라고 생각하는 모든 것을 목록으로 적어 보라. (숨은 신체 이미지 목적을 탐색하며 신체 이미지 행동 목록을 만들었다면 여기에 적용할 수 있겠지만, '내 얼굴이 이러이러하기 때문에 이러이러한 머리 모양을 할 수 없어' 또는 '나는 이러이러한 체형이기 때문에 이러이러한 옷을 입어야 해'와 같이 무의식적으로 따르는 '규칙'도 적어 보라.)
그런 다음 목록을 하나씩 살펴보면서 각 항목에 해당하는 두려움을 직면하
는 연습을 한다. 맨얼굴로는 불안해서 집을 나설 때마다 화장을 한다면, 화
장을 하지 않고 외출하는 것에 도전해 보라. 이 일을 한 번에 할 필요는 없
다. 두려움을 직면한다는 것은 두려움이 당신을 지배하지 못할 때까지 지
속적이고 점진적으로 노출하는 것이다. 마스카라를 하지 않아도 괜찮아질
때까지 일주일을 시도하고, 파운데이션 없이 몇 주 동안 외출해 보고, 완전
히 민낯으로도 괜찮다고 느낄 때까지 꾸준히 시도한다. 필요한 만큼 속도
를 조절하고 인내심을 가지라. 이 작업은 시간이 오래 걸릴 수도 있지만 그
래도 괜찮다. 여기서 목표는 특정 행동을 실제로 그만두거나 바꾸는 것이
아니라, 그 행동이 나를 지배하는 힘을 없애는 것임을 기억하라. 이를테면
민낯을 편안하게 여기기 위해 몇 달 동안 노력한 후에도 그저 좋아서 다시
화장을 할 수도 있다. 그래도 괜찮다. 이런 식으로 화장이라는 행동에서 힘
을 제거해 버리면 화장이 의무가 아닌 선택으로 느껴질 텐데 그게 바로 우
리의 목표다. 더 이상 어떤 두려움도 당신을 지배하지 않을 때까지 충분한
시간을 들여 두려움을 제거하라.

섹스에 대한 새로운 접근

많은 자기대상화자들이 인정받기 위해 또는 누군가에게 빚진 느낌으로
섹스를 한다. 그 결과 종종 자신이 정말로 원하지 않는 섹스, 생리적으로 준
비되지 않은 섹스를 하게 된다. 그들은 섹스에서 특별한 즐거움이나 만족
을 느끼지 못한다. 성적으로 흥분하는 과정을 거치지 않고, 자신이 원하고
좋아하는 것보다는 상대방이 원하고 좋아하는 것에 집중하기 때문이다. 계
속 이렇게 하게 되면 쾌감과 오르가슴이 감소하고 전반적인 성욕이 줄고,
성기와 성감대가 둔감해질 수 있다.[2] 이 모든 것이 자기대상화자가 자신의
몸과 맺는 관계에 나쁜 영향을 미치며, 특히 자신은 타인에게 즐거움, 보살

핌, 또는 만족을 주는 것 외에는 어떤 가치를 지니지 못한다는 인식이 강화된다. 이러한 이유로 많은 자기대상화자들은 신체 중립성에 이르기 위해 섹스 및 쾌락에 대한 태도를 완전히 정비할 필요가 있다. 많은 경우 이들은 세 가지 연습을 통해 큰 유익을 얻는다. 어떤 종류의 섹스를 할 것인지 경계를 설정하고, 몸의 성적 흥분 과정에 대해 배우고, 자신의 욕구와 쾌락에 집중하는 법을 배우는 것이다.

섹스에 대한 치유적 경계라고 하면, '정신적으로 충분히 흥분하고 몸이 완전히 자극되면 섹스를 하겠다'라거나 '나 자신의 성적 흥분과 즐거움에 더 편안하게 집중할 수 있을 때까지 파트너와의 섹스를 잠시 쉬겠다'와 같은 것일 수 있다. 여기서 목표는 침대에서 자신을 옹호하고, 불쾌한 섹스 또는 타인 위주의 섹스에서 벗어나 자신의 욕구와 즐거움에 집중할 수 있는 경계를 선택하는 것이다!

성적 흥분에 관해서는 먼저 생물학적인 성적 흥분 과정, 특히 당신과 비슷한 성기 및 성 경험을 가진 사람들에 대해 배우는 것이 좋다. 이전에 자기대상화자였던 나는 성적 흥분이 단순히 '흥분된 느낌'이나 섹스를 원하는 것 이상의 의미이며, 체온, 혈압, 심박수, 촉감에 대한 민감도 증가는 물론 음핵, 외음부, 질의 크기, 모양, 질감, 색의 현저한 변화(우리가 페니스와 연관시키는 발기와 매우 유사한) 등 신체와 생식기에서 일어나는 특정 생물학적 변화들을 포함한다는 것을 알고 충격을 받은 기억이 있다. 이러한 사실이 생소하다면, 책이나 교육 자료(외음부가 있는 이들을 위해 내가 추천하는 책은 에밀리 나고스키의 《있는 그대로의 모습으로》이다)를 읽고 자세한 내용을 알아본 다음, 자신의 몸에서 성적 흥분 과정이 어떤 양상과 느낌인지 탐구해 보라. 흥분하기 전, 흥분하는 동안, 흥분한 후에 거울로 자신의 성기를 관찰하여 시각적인 변화를 확인하고, 손가락으로 변화를 느껴 보고, 심박수 증가, 빠른 호흡, 더운 느낌, 피부 홍조 같은 전반적인 변화에 주의를 기울여 보라. 정신적으로 흥분한 상태와 섹스에 기꺼이 응하고 싶은 상태,

그리고 완전히 성적으로 흥분한 상태의 차이를 살펴보라.

다음으로, 당신의 욕구와 쾌락에 집중하고 이를 우선순위에 놓기 위해 성적 쾌락 외의 즐거움을 연습하는 것부터 시작하기를 권한다. 많은 자기대상화자들은 처음에는 오감을 통해 즐거움을 탐색하는 것이 더 쉽다는 것을 알게 된다. 기분 좋은 음악, 예술, 풍경, 색, 향기, 맛, 또는 촉각적 경험을 통해 스스로를 즐겁게 한 다음, 몸으로 느끼는 즐거움을 주의 깊게 인식하고 그 즐거움과의 연결을 키우는 것이다. 얼굴, 몸, 성기를 다양한 방법으로 만져보고 질감, 패턴, 속도, 온도, 압력 등을 조절하면서 어떻게 하면 기분이 좋거나 그렇지 않은지 알아보는 것도 도움이 될 수 있다. 성적 환상, 갈망, 호기심, 욕망, 흥분, 거부감, 특이한 취향 등을 대담하게 탐구함으로써 무엇이 당신을 흥분시키는지 발견하는 것은 당신의 성적 경험을 더욱 즐겁고 만족스럽게 해 줄 것이다.

많은 자기대상화자들은 침대에서 현재를 충실하게 느끼고, 몸을 발견하고, 이완되고, 성적으로 흥분하는 데 필요한 기술을 쌓는 동안 파트너와의 섹스를 잠시 쉬면 매우 도움이 된다는 것을 발견한다. 그렇게 하면 상대방이 무엇을 생각하고, 느끼고, 원하는지 신경 쓰지 않아도 되기 때문이다. 정기적인 자위 행위는 자기대상화자로 하여금 자신이 쾌락을 누릴 가치가 있으며 타인에게 즐거움을 주기 위해 존재하는 것이 아님을 확인하게 해 준다. 그런 다음, 자신의 성생활에 다른 사람을 다시 들이기로 결정하면 자신의 흥분, 즐거움, 오르가슴의 중요성을 더 편안하게 주장할 수 있고, 자신을 존중하고 긍정하는 성적 파트너를 선택할 가능성이 더 높아진다.

자기대상화자를 위한 추천 도서

안젤라 사이니Angela Saini, 《열등감Inferior: How Science Got Women Wrong and the New Research That's Rewriting the Story》(Boston: Beacon Press, 2017).

에밀리 나고스키Emily Nagoski, 《있는 그대로의 모습으로*Come As You Are: Revised and Updated; The Surprising New Science That Will Transform Your Sex Life*》(New York: Simon & Schuster, 2021).

린제이 카이트와 렉시 카이트Lindsay Kite and Lexie Kite, 《몸 이상의 것*More Than a Body: Your Body Is an Instrument, Not an Ornament*》(Boston: Houghton Mifflin Harcourt, 2020).

나오미 울프Naomi Wolf, 《미의 신화*The Beauty Myth: How Images of Beauty Are Used against Women*》(New York: Harper Perennial).

르네 엥겔른Renee Engeln, 《아름다움이라는 병*Beauty Sick: How the Cultural Obsession with Appearance Hurts Girls and Women*》(New York: Harper, 2018).

성취지향자

성취지향자가 주로 배우고, 연습하고, 배양해야 할 일

사회적 계층 밖의 새로운 가치를 이해하기

많은 성취지향자들은 자신과 자신의 가치를 절대적인 방식이 아닌 상대적인 방식으로 이해하는 법을 학습했으며, 사회적 위치가 자신의 가치와 자신이 받을 자격이 있는 것을 정확하게 반영한다고 믿는다. 이때 계급은 상당 부분 개인의 신체 유형과 연관이 있기에, 이러한 세계관에서는 개인의 신체에 잘못된 의미와 중요성을 크게 부여하여 신체 중립성이 거의 불가능하다. 그렇기에 많은 성취지향자들에게 있어 신체 중립성으로 가는 길은 이러한 신념 체계를 해체하고 자신뿐만 아니라 타인에 대해, 사회적 계층 밖에서 전혀 새로운 가치관을 키울 것을 요구한다.

물론 이렇게 세계관 내에 깊숙이 짜인 무언가를 해체하고 다시 배운다는 것은 어렵다. 그러나 가능하다. 내가 추천하는 것은 교육으로 시작하는 방법이다. 누군가가 어떤 것을 누릴 자격 혹은 가치가 있는지에 대한 당신의 현재 신념 체계에 도전하고 이를 깨뜨리며, 상대적 가치가 아닌 절대적 가치에 대한 새로운 신념 체계를 형성하는 법에 대해 새롭게 소개하는 기회가 필요하다. 바로 이런 면에서 반억압과 사회 정의 운동이 필요하다. 많은 성취지향자들이 이 길에 들어설 수 있는 가장 좋은 방법은, 인종 차별, 성차별, 여성 혐오, 능력주의, 연령 차별, 비만 편견, 자본주의 같은 주제에 대해 다중적으로 소외된 사람들이 들려주는 자유주의적 관점과 가르침을 (비용을 지불하고) 접하는 것이다. 그렇게 해서 그들은 개인주의 신화, 능력주의 신화, 정의로운 세계 오류, 우리의 가치가 사회적 계층과 관련이 있다는 사상을 해체하기 시작한다. 교육을 통해 용기 있게 자기 성찰을 하고, 자기 성찰이 행동으로 이어지게 하라. 자신의 가치가 어디에서 오는지, 또 이점에 대해 어떻게 배워 왔는지 성찰해 보고, 신체 사이즈, 체형, 훈련, 노력, 자제력, 성취 같은 개념과 무관하게 존재할 수 있다면 어떻게 될지 생각해 보라. 외부의 인정, 사회적 지위, 사회적 특권, 권력, 다른 사람과의 비교를 벗어나서 존재한다는 것은 어떤 것일까?

또한 세계관의 큰 변화와 함께, 그러한 개념들과 계층 질서에서 벗어나고자 노력하는 사람들과의 연결을 추구하기를 권한다. 이는 새로운 세계관을 확인하고 지지하는 데 도움이 되며 이를 통해 지속적으로 성장하고 학습해 가게 될 것이다.

내면의 비만 편견 해체하기

사회적 계층 밖의 가치를 새롭게 이해하는 과정에서, 성취지향자는 내면의 억압 체계를 해체하는 도전을 받게 되는데, 그중에서도 체중 낙인과 비만 편견은 특별히 언급할 가치가 있다. 신체 중립성은 체중 중립을 포함하며 이는 성취지향자가 믿는 모든 비만공포증적 편견과 서사에 정면으로 반한다. 그러므로 날씬함이 하나의 성취이고, 뚱뚱함은 나쁜 것이며, 신체 사이즈가 개인의 성격, 인격, 건강, 생활 습관을 대변한다는 생각을 적극적으로 버리는 것이 매우 중요하다. 이를 위한 가장 좋은 방법은 반 다이어트 및 비만 정의fat justice 교육, 커뮤니티, 자료를 접하고 직관적 식사[3], 즐거운 운동, 몸에 귀 기울이기, 공감, 연민 등의 기술을 배우는 것이다.

성취지향자의 필요를 충족시키는 법: 자기 검증, 자기 가치, 행복, 성취감, 내적 평화

성취지향자는 외부의 인정을 추구한다. 충분한 인정을 받을 때 자신이 원하는 기분을 느낄 수 있으리라 기대하기 때문이다. 그러므로 자신이 원하는 느낌을 다른 방법으로 느낄 수 있는 능력을 개발하는 것이 중요하다. 이는 다른 사람의 인정을 구하는 대신, 스스로 검증하는 방법을 배우고 더 이상 타인에게 자신의 가치를 증명할 필요가 없도록 강하고 탄력적인 자존감을 키우는 것을 의미한다. 때로 이것은 행복과 성취감에 대한 자신의 태도를 탐구하고, 사회적 서열의 정상에 오르거나 충분히 멋진 사람이 되어 그러한 삶을 '획득'하려고 노력하는 대신, 스스로 만족하며 의미 있고 즐거운 삶을 꾸려 가는 법을 찾는 것을 의미한다. 때로 이것은 불안을 줄이고 관리하는 법을 배워 내면의 평화, 고요함, 평온함을 찾고, 바쁘고 산만하고 불안하게 살아갈 필요가 없도록 하는 것을 의미한다. (내면의 평화, 고요함, 또는 평온함을 찾는 방법에 대해서는 마음 챙김 교육과 수련, 명상, 자연 속에서 지내기, 신경계를 조절하는 도구 배우기, 테라피, 약물, 자기 수용 연습 등 다양한 자료 및 훈련들이 있다.) 약간의 창의력이 필요할 수 있지만, 목표는 어떤 식으로든 몸(또는 사회적 지위)에 의존하지 않고 필요를 충족시키는 방법을 찾는 것이다.

성취지향자가 종종 직면해야 하는 두려움

실패, 불완전함, 실수, 틀림에 대한 두려움

성취지향자의 자기 가치는 종종 우수함, 옳음, 완벽함, 또는 '정상성'과 연결되어 있기에 그들은 바보처럼 보이거나, 실패하거나, 실수하거나, 약점을 들키는 것에 대해 두려움을 느끼는 경향이 있다. 이들에게는 매 순간이 합격과 실패의 연속이며 항상 자신을 증명하려 한다. 이는 자신의 필요를 충족하고, 진정으로 잘 살아가는 데 필요한 많은 기술을 개발하며, 단단하고 절대적인 자존감을 키우지 못하게 막는다. 또한 불안감을 키운다. 불안을 전반적으로 줄이고(대응 기제와 안전망이 덜 필요하도록) 온전한 자신, 불완전한 자신에 대한 자기 가치감과 자기 수용감을 기르기 위해 성취지향자는 이러한 두려움을 천천히 그리고 점진적으로 직면하여 그것이 더 이상 자신을 지배하지 못하게 해야 한다.

판단에 대한 두려움. 특히 나쁘거나, 부도덕하거나, 게으르거나,
제멋대로라는 평판에 대한 두려움

자신을 검증하고 절대적인 자기 가치감을 기르는 법을 찾아 가면서 많은 성취지향자들은 다른 사람들의 판단에 대한 강력한 두려움을 만나게 된다. 특히 그들에 대해 나쁘거나, 부도덕하거나, 이기적이거나, 탐욕스럽거나, 존경할 만한 인품이 아니라고 생각할까 봐 두려워한다. 하지만 가장 두려워하는 두 가지 평판은 게으르거나 제멋대로라는 것인데 이는 그들이 오랫동안 그 두 가지가 가장 나쁘고 부끄러운 일이라고 믿어 왔기 때문이다. 이 두려움은 신체 사이즈와 체형이 성격과 행동의 표현이라는 믿음과 결합하여 몸에 많은 잘못된 의미와 중요성을 부여하고 신체 중립성에 접근하기 어렵게 만든다. 이러한 두려움을 점진적으로 직면하고 타인의 평가에 초연할 수 있는 내성을 기르면, 판단을 피하는 것이 그리 중요하지 않게 될 것이며, 항상 다른 사람들에게 특정한 방식으로 보여야 한다는 부담 없이 자신에게 가장 잘 맞는 일을 자유롭게 할 수 있게 될 것이다.

크고, 거칠고, 알 수 없는 세계

성취지향자들이 신체 통제에 끌리는 이유 중 하나는 신체 통제가 자신의 세계를 작게 줄이고 조직화해 주기 때문인데, 이는 알 수 없는 거대한 삶의 혼돈에 압도당하는 사람에게는 매우 매력적으로 다가온다.[4] 신체 통제 행동과 강박을 포기하기 위해서는 삶을 진실한 형태로 마주해야 한다. 삶은 크고 거칠고 통제할 수 없고, 엉망진창이다. 그들은 서서히 보호 기제와 안전망을 포기하고 삶에 대한 두려움을 직면해야 한다. 그들이 불편함에 익숙해지고 취약성, 항복, 미지의 세계에 대한 내성을 키우면 더 이상 신체 통제 행동의 협소함, 구조, 질서, 또는 신체 이미지 문제 뒤에 숨을 필요가 없게 된다.

성취지향자들이 수치심을 느끼는 것들

인간이라는 것(모든 종류의 불완전함과 약점)

성취지향자의 사고방식에서는 완벽함만이 유일하게 허용되는 목표다. 불완전함은 어떤 것이든 수치스러운 것이며, 엄격하게 통제되어야 하고, 숨겨야 하고, 뿌리를 뽑아야 한다. 약함의 징후 또한 수치로 여겨진다. 성취지향자는 약함의 징후가 취약성을 드러내어 공격과 지배, 억압을 불러올 거라고 생각하기 때문이다. 따라서 이들에게는 '통제 상태'에 있다는 느낌과 완벽해 보이는 것이 너무나 중요한데 이는 종종 자신의 몸을 목표물로 삼는 결과로 이어진다. 이러한 압박감과 심각성에서 자유로워지기 위해 성취지향자들은 자신의 불완전함이나 약점으로 인식되는 모든 것에 대해 수치심 부수기 작업을 해야 한다. 여기에는 뱃살, 셀룰라이트, 눈에 띄는 근육량 부족 같은 신체적 결점에 대한 직접적인 수치심이 포함되는데, 충분한 노력과 자제력을 통해 바꿀 수 있다고 믿는 경우 특히 중요하다. 또한 내면의 불완전함이나 약점의 징후로 인식되는 것에 초점을 맞추는 수치심도 포함된다. 무언가를 잘하지 못하는 것, 힘들거나 감정적인 것, 다른 사람에게 의존하는 것, 늦잠을 자고 싶은 자신이 게으르다고 느끼는 것 등이다. 이러한 수치심의 원천에서 힘을 제거할수록 성취지향자는 자신을 받아들이고, 사람들이 자신에 대해 어떻게 생각하는지 신경 쓰지 않으며, 신체 중립성에 한 걸음 더 다가갈 것이다.

자신이 헌신하는 도덕적 권위, 구조, 또는 이데올로기에 불복종하거나 반하는 것

도덕적 절대주의자로서 성취지향자는 종교나 다이어트 문화 같은 외부의 권위, 구조, 또는 이데올로기에 선악의 기준을 두고서 스스로 '나쁜 사람'이 되는 것을 두려워하는 경향이 있다. 가톨릭 신자가 혼전 성관계에 대해 느끼는 죄책감이나 다이어트 중인 사람이 디저트를 먹을 때 느끼는 죄책감처럼, 그들은 자신이 나쁜 일을 하거나 불순종한 일들에 대해 자주 죄책감을 느낀다고 보고한다. 하지만 자세히 보면 그것은 죄책감이라기보다는 수치심이다. 죄책감은 행동에 관한 것이고, 수치심은 인격에 관한 것이다. 많은 성취지향자들이 자신이 한 행동에 대해 죄책감을 느낀다고 생각하지만, 실제로는 자신이 그런 행동을 한 사람이라는 데 대해 수치심을 느끼는 것이다. 이러한 이유로 많은 성취지향자들은 자신이 따르고 복종해 온 도덕적 절대주의, 도덕적 권위, 구조, 이데올로기에서 벗어나 자신의 가치관, 경험, 무엇이 한 인간을 선하거나 악하게 만드는지에 대한 이해에 더 중점을 둔 도덕 감각을 갖기 위해 많은 수치심 부수기 작업을 해야 한다.

성취지향자에게 추천하는 연습

자신이 잘 못하는 분야(또는 처음 접하는 분야)를 선택하여 도전하기

이 연습은 두 가지 면에서 도움이 된다. 첫 번째는 실수, 불완전함, 실패, 평가에 대한 두려움에 직면하고 회복력을 키울 기회가 되는데 이는 강력한 장기적 이점이 있다. 두 번째는 관심 있는 취미, 기술, 활동을 개발할 기회를 자신에게 줌으로 사회적 계층 밖에서 정체성과 자기 가치를 강화하고, 단순하게는 삶에서 더 많은 기쁨, 즐거움, 만족감, 성취감을 얻게 된다. 악기 배우기, 예술적 도전, 새로운 종류의 운동, 말하기 수업, 새로운 경력 등 자신이 잘하지 못하거나 처음부터 시작해야 하는 무언가에 전념해 보라. 그리고 아무리 실수를 많이 하고 실패하거나 평가받는 것이 부끄럽고 불편하더라도 그 자리에 계속 나가라!

인종 정의, 비만 정의, 그 외 반억압 활동에 헌신하기

당신 내면의 사회적 계층 의식을 해체하기 위해서는 사회 정의 활동, 특히 인종 정의, 비만 정의, 그리고 여타 반억압 활동을 통한 교육, 지원, 격려, 자기 노출이 필요하다. 책을 읽고, 수업을 듣고, 커뮤니티에 참여하고, 코치나 교사를 고용하고, 필요한 관계를 구축하여 학습된 억압 체계를 해체하고, 당신이 지닌 편견에 도전하고, 당신이 특권을 지녔고 이러한 시스템을 옹호해 왔음을 인정하며, 실수로 다른 사람에게 해를 끼쳤음을 깨달아 나쁜 습관을 바꾸고, 불가피하게 피해가 발생했을 때 자신과 다른 사람에게 책임을 지우는 법을 배우고, 반억압 활동에서 당신이 할 수 있는 역할을 탐색하고, 가장 소외된 사람들의 목소리와 필요를 언제나 중심에 두겠다고 마음먹는 일이다. 이러한 일은 버겁고 불편하며 지치기 쉽기에, 일에 대한 헌신과 지속 가능한 자기 관리, 회복력, 자기 긍휼 사이에서 균형을 맞추는 방법을 찾아야 한다. (무엇보다 자신의 특권에 대해 지나치게 죄책감을 느끼거나, 일을 망쳐서 누군가에게 상처를 줄까 봐 두려워하거나, 더 나아갈 수 없을 정도로 지쳐 버린다면 정의를 위해 싸울 수 없다). 인종 정의와 반억압 분야에서 일하는 소외된 사람들이 만든 수업, 단체, 자료를 찾아보고 그들의 시간과 전문성에 대해 비용을 지불하라. 그런 다음 인종 및 사회 정의에 헌신한 당신과 비슷한 특권을 공유하는 사람들(이상적으로는 당신보다 조금 더 진전된 길을 걷고 있는 사람들)과 관계를 맺으라. 그들은 당신의 배움을 진전시키고, 책임을 다해 일할 수 있도록 도와줄 것이다.

성취지향자를 위한 추천 도서

오브리 고든Aubrey Gordon,《우리가 살애 관해 말하지 않는 것들*What We Don't Talk about When We Talk about Fat*》(Boston: Beacon Press, 2020). 동녘 역간.

캐롤라인 두너Caroline Dooner,《다이어트는 가라*The F*ck It Diet: Eating Should Be Easy*》(London: HQ, 2019).

크리스틴 칼드웰, 루시아 베넷 레이튼 편집Christine Caldwell and Lucia Bennett Leighton, eds.,《억압과 몸*Oppression and the Body: Roots, Resistance, and Resolutions*》(Berkeley, CA: North Atlantic Books, 2018).

크리스티 해리슨Christy Harrison,《안티 다이어트Anti-Diet: Reclaim Your Time, Money, Being and Happiness through Intuitive Eating》(New York: Little, Brown Spark, 2019).

이브람 X. 켄디Ibram X. Kendi,《안티레이시즘*How to Be an Antiracist*》(New York: One World, 2019). 비잉 역간.

이제오마 올루오Ijeoma Oluo,《인종토크*So You Want to Talk about Race*》(New York: Seal Press, 2018). 책과함께 역간.

제티퍼 L. 에버하르트Jennifer L. Eberhardt,《편견*Biased: Uncovering the Hidden Prejudice That Shapes What We See, Think, and Do*》(New York: Viking,

2019).

사브리나 스트링스Sabrina Strings, 《두려운 검은 몸Fearing the Black Body: The Racial Origins of Fat Phobia》(New York: NYU Press, 2019).

아웃사이더

아웃사이더가 주로 배우고, 연습하고, 배양해야 할 일

진정한 자기 표현

아웃사이더는 진정한 자기 표현의 욕구보다 안전한 관계에 대한 욕구를 우선시하며 평생 살아온 경우가 많다. 그래서 진정한 자아를 발견하고 표현하고자 하는 욕구가 깊은 데서 채워지지 못한 채 남아 있다.[5]

이를 위한 첫 단계는 자신의 내면에 있는 진정한 자아, 즉 다른 사람들과 어울리고 호감을 얻기 위해 어떤 사람이 되어야 한다는 생각에 완전히 묻혀 버렸을 자아에 대해 더 잘 알아가는 것이다. 다행히도 아웃사이더는 주의를 내면으로 돌려 자신의 몸, 감정, 직관, 사고 패턴, 욕구를 이해하고 연결되려는 노력을 통해 자기 인식과 자기 신뢰를 향상시킬 수 있다. 명상, 마음 챙김, 구체화 작업, 상담, 코칭, 일기 쓰기, 호기심 갖기, 미술 또는 운동 요법, 자기 탐구 연습 같은 자기 성찰 도구를 활용하는 것도 내면을 알아가는 데 도움이 된다. 일부 아웃사이더는 성격 검사(MBTI, 빅5 성격 검사, 리소-허드슨 에니어그램 유형 지표), 점성술, 또는 타로 카드 같은 신비로운 도구를 사용하여 자신을 탐구하는 것이 도움이 된다고 여긴다. 또한 아웃사이더는 자기 발견의 기회를 확장함으로써 자신의 다양한 면모를 탐구하고 자신이 어떤 사람인지뿐만 아니라 어떤 사람이 되어 가고 있는지 알 수 있다. 이는 새롭고 특이한 경험에 참여하고, 새로운 사람들을 만나고, 새로운 장소에 가고, 새로운 것을 시도하는 것을 의미할 수 있다. 특히 이전에는 시도할 생각도 하지 못했거나 용기를 내지 못했을 일들을 시도해 보라! 코미디 오픈마이크에 등록하거나, 음악 축제에 가거나, 벌레스크^{Burlesque} 댄스 수업을 받는 것처럼.

어떤 경로를 선택하든, 아웃사이더는 일단 자신이 누구인지에 대한 감각이 생기면 다음 단계로 나아갈 수 있다. 바로 그렇게 발견한 자신을 타인에게 표현하는 단계다. 여기에는 명확하고 투명한 의사소통, 경계 설정, 자신을 옹호하기, 취약해지기, 갈등을 편안하게 대하기, 다른 사람을 신뢰하고 명확하게 의사소통하기 등의 특정한 기술을 배우고 향상시키는 것이 포함된다. 또한 미술, 음악, 글쓰기, 몸동작 등 창의적인 자기표현을 위한 출구를 통해 내면의 자아를 표출하는 연습이 유익할 수 있으며, 외모나 자기를 드러내는 방식에서 자기표현을 놀이로 삼는 것도 도움이 된다. 옷을 다르게 입어 보거나, 색다른 메이크업이나 헤어스타일, 피어싱이나 문신 등을 통한 신체 개조나, 새로운 젠더 표현, 심지어 새로운 바디랭귀지 등 개인적으로 재미있거나 진심으로 끌리는 것을 시도해 보라!

아웃사이더가 진정한 자기표현을 할 때 더 풍성한 관계, 더 성장하는 관계가 찾아올 것이고, 거절, 굴욕감, 버림에 대한 두려움은 줄어들며, 정말로 누군가에게 보이고, 들리고, 알려지며, 가치를 인정받고, 이해하고, 받아들여지고, 사랑받는다고 느끼게 될 것이다. 그러다 언젠가 자신이 누구인지 알고 세상에 자신을 표현하는 일이 편안해진다면 이 세부 목표들은 더 이상 우선순위가 아닐 것이다. 하지만 아웃사이더는 영원히 자기 발견과 자기표현을 오가면서 자신을 알아가야 할 것이다. 자신의 진정한 진실을 알고 표현하는 것은 평생 계속되는 여정이기 때문이다.

분노, 수치심, 자책감, 혐오감을 제자리로 돌려보내기
누구도 괴롭힘, 공격, 폭력, 차별, 억압을 당할 만한 사람은 없으며, 그런 일을 초래하는 몸 같은 것은 존재하지 않는다. 괴롭힘, 공격, 폭력, 차별, 억압을 선택한 사람들 그리고 그들이 옹호하는 사회 전반의 폭력과 불의한 시스템이 있을 뿐이다. 아웃사이더는 자신에게 일어난 나쁜 일에 대해 자신이나 자신의 몸을 탓하며, 연금술을 하듯 분노와 화를 수치심으로 바꾸어 모든 부정적인 감정을 자신과 자신의 몸으로 돌린다. 남들의 비위를 맞추는 사람으로서 그들은 화란 용납할 수 없으며 나쁘고 위험하다고,[6] 그래서 스스로를 탓한다면 갈등과 보복을 피하고 관계가 위태롭지 않을 거라고 학습해 왔다. 따라서 많은 아웃사이더들은 자신의 분노에 접근하는 능력을 키워야 한다. 분노를 인식하고, 식별하고, 검증하고, 분노와 긍정적인 관계를 형성하고, 분노를 탐색하고, 건강하고 적절한 방식으로 표현할 수 있어야 한다. 그리고 화를 내지 않기 위해 스스로에게 해 왔던 거짓말을 벗겨 냄으로써 분노의 진짜 근원에 집중할 수 있다. 그럴 때 분노의 진짜 근원은 언제나 자신 밖에 있음을 알게 될 것이다. 그들에게 상처를 준 사람들, 그들이 직면한 불의, 이 모든 것을 가능하게 한 폭력과 억압의 시스템에 대해 분노할수록 자신에 대한 분노는 줄어든다. 자신에게 일어난 일에 대한 책임을 정당한 곳에 돌릴 수 있을 때, '내가 자초한 일'이라는 수치심을 덜 느끼게 될 것이다. 이를 위해 도움이 필요하다고 느끼는가? 당신의 이야기에서 발견한 불의한 시스템에 대해 더 알아보고, 트라우마 치료 또는 치유 작업을 하며, 감정적 인식과 지능을 키우고, 자신과 몸에 대한 용서를 연습하고, 자기주장과 자기 옹호 기술을 키우고, 불의에 맞서 싸우는 일에서 적극적이고 권한 있는 역할을 맡아 보라.

모욕, 부당함, 부적절한 말이나 행동 앞에서 목소리를 내는 능력

많은 아웃사이더는 타인의 판단, 모욕, 불편한 말, 부적절한 행동을 회피하도록 설계된 방식으로 삶을 살아간다. 그들은 이러한 경험을 순간적으로 처리하는 기술이 없기 때문에 예방에 온통 집중한다. 이러한 상황이 생기지 않도록 끊임없이 애쓰다 보니 많은 사회적 불안과 신체 이미지 문제가 생겨난다. 만약 기술, 자신감, 침착함, 신념으로 이러한 순간에 대처하는 법을 배운다면 아웃사이더에게는 게임의 판도가 완전히 바뀔 것이다. 불편한 경험을 피할 필요가 없어지고, 원하는 것을 자유롭게 할 수 있고 자신의 몸을 어떻게 할 필요도 없다. 예를 들어 누군가가 당신을 모욕한다면 "와, 정말 무례하네요", "그런 말을 하다니 정말 끔찍하군요", "기분이 상했어요"와 같이 대꾸할 수 있다. 누군가가 당신의 몸에 대해 평을 한다면 "그런 말이 정신 건강 문제와 식이 장애를 유발한다는 사실을 알고 계신가요?", "사실 전 지금은 긍정적이든 부정적이든 제 몸에 대한 언급을 듣고 싶지 않아요", "그 말씀은 무척 불편하군요"와 같이 대응할 수 있다. 인종 차별, 성차별, 장애 차별, 비만 혐오, 트랜스포비아 농담을 접할 때, "오, 그것 참 부적절하네요", "인종 차별/성차별 농담은 재미없어요", "방금 얼마나 해로운 말을 했는지 알고 계신가요?"와 같이 말할 수 있을 것이다. 이 기술을 연마하려면 대부분 연습(역할극, 시행착오, 반복)이 필요하며 그 과정에서 어느 정도 어색함을 감수할 의지가 있어야 한다. 또한 자기주장, 자기 옹호, 반억압 활동에 관한 교육 자료를 통해서도 도움을 받을 수 있다. 이렇게 목소리를 내는 기술은 아웃사이더가 진정한 자기표현 능력, 그리고 분노와 비난을 적절한 곳으로 돌리는 능력을 배양할수록 더욱 쉬워질 것이다. 그 두 가지 모두 자신을 신뢰하고, 순간순간 자신의 충동에 접근하고, 자신의 경험을 인정하고, 스스로를 옹호하는 데 도움이 되기 때문이다.

아웃사이더가 종종 직면해야 하는 두려움

거절, 갈등, 사람들을 실망시키는 것, 부담을 주는 것, 경계 설정, 자기 옹호에 대한 두려움

이것들은 각각 고유한 두려움이어서 그것을 직면하고 극복하기 위해 특정한 작업이 필요하겠지만, 공통점은 모두 아웃사이더가 자신을 우선시하는 것을 염려한다는 데 있다. 이들은 다른 사람의 필요, 감정, 경험을 우선시하는 데 너무 익숙해서 자신의 필요, 감정, 경험을 먼저 생각하기를 겁낸다. 이들은 자신의 존재를 주장하지 않고, 상대방에게 아무것도 요구하지 않고, 무리해서라도 상대방을 행복하게 해 주기 위해 애써야 관계를 안전하게 유지한다고 생각한다. 그러므로 이러한 두려움에 직면한다는 것은 실제로 무가치함과 버림받음에 대한 근본적인 두려움에 직면하는 일이다. 그들은 다른 사람에게 힘든 일을 대신 해 달라고 한다면(반대로 자신이 상대방의 힘든 일을 대신 해 주지 않으면) 그 사람이 더 이상 관계가 가치가 없다고 판단하고 사라질 거라고 생각한다. 따라서 아웃사이더는 거절, 갈등, 실망, 부담을 주는 것, 경계 설정, 자신의 필요를 옹호하는 상황에 조금씩 스스로를 노출해서 회복 탄력성과 힘을 쌓아 가야 한다. 그렇게 하여 힘에 대한 두려움을 없애고, 마침내 남의 비위를 맞추는 패턴에서 벗어날 수 있다. 그뿐 아니라 상대방의 비위를 맞춰 주며 '매수'하기를 그만둔 뒤에도 여전히 남아 있는 관계에서 더 깊은 안정감, 안전, 신뢰를 쌓아 갈 것이다.

불안 애착 유형

많은 아웃사이더는 불안 애착 유형anxious attachment style에 해당한다. 이는 연애 관계에서 지나치게 불안해하거나 집착하고, 관계를 끊임없이 확인하려 하며, 곧 버림받을지 모른다고 자주 생각할 수 있음을 의미한다. 이러한 경우, 아웃사이더는 걱정과 불안을 몸에 투사할 수 있으므로 신체 중립성을 위해서 자신의 이러한 면을 인정하고, 수용하고, 탐색하고, 치유하는 방법을 찾아야 한다. 불안 애착은 어린 시절의 경험에서 비롯되는 경향이 있기 때문에 치료가 필요한 경우가 많다.[7] 그러나 자기 교육, 자기 인식, 마음챙김, 신경계 조절, 관계에서 두려움 직면하기 등을 통해서도 도움을 받을 수 있다. 아웃사이더는 자신의 이러한 부분을 직면함으로써 관계에서 안정감을 느끼기 위해 실제로 무엇이 필요한지 이해하고 타인과 소통하기 시작할 수 있으며, 또한 관계가 불안하거나 버림받는다는 두려움이 생길 때 느끼는 불편한 감정에 대한 내성을 조금씩 길러 갈 수 있다. 연습과 노출을 통해 아웃사이더는 어떠한 건강하고 안전한 관계에서도 생길 수 있는 공백, 거리감, 거부감, 갈등의 순간에 서서히 익숙해지고 자기 자신의 공간을 확보할 수 있게 된다.[8]

아웃사이더가 수치심을 느끼는 것들

과거에 일어난 나쁜 일들

아웃사이더는 자신에게 일어난 나쁜 일에 대해 스스로를 탓한다. 이는 자신이 나쁜 일을 당할 만하고, 그 일을 부추기고 초래한 '그런 사람'이라는 심한 수치심의 경향을 보여 준다. 이는 음주 운전자에게 치이거나 자연재해로 집이 무너지는 것 같은 무작위적인 불운에도 그럴 수 있지만, 다른 사람들이 자신을 대하는 태도와 관련하여 가장 자주 나타난다. 그들은 타인의 해로운 행동에 대해 당사자를 비난하기를 피한다. 의도적이지 않은 행동, 경솔함, 차별, 폭력 등 그 무엇을 당하든 스스로를 탓한다. 학대를 가한 사람을 미워하는 대신 학대가 일어나도록 '만든' 자신을 미워하는데 자신이 학대를 조장했다거나, 학대를 당해도 싸다거나, 그런 일이 일어나도록 손을 놓고 있었다는 식이다. 물론 그 무엇도 사실이 아니며, 한 사람이 고통, 폭력, 억압, 또는 트라우마를 '당할 자격'이란 없다. 그러나 아웃사이더는 이러한 경험을 처리하는 방식 때문에 자신이 나쁘고, 망가졌고, 틀렸고, 무가치하다는, 그리고 친절, 존중, 수용, 소속감, 행복을 얻을 자격이 없다는 수치심을 느낀다. 그리고 종종 자신의 몸을 희생양으로 삼고 탓한다. 따라서 아웃사이더가 자신을 탓하기를 멈추고, 자신을 연민하며, 자신의 몸과의 관계를 치유하기 위해서는 자신에게 일어난 나쁜 일에 대한 이야기를 중심으로 수치심을 부수는 작업을 해야 하는 경우가 많다. (앞서 언급했듯 수치심 부수기는 신중하고 점진적이며 적절한 지원을 통해 접근하는 것이 중요하다는 것을 기억하자.)

나쁜 일을 당해도 '마땅한' 몸

자신에게 일어나는 나쁜 일에 대해 스스로를 탓하는 태도의 연장선상에서, 아웃사이더는 종종 자신의 몸을 향한 부정적인 관심, 모욕, 괴롭힘, 배제, 학대, 차별, 폭력에 대해 자신의 몸을 탓한다. 고등학교 때 누군가가 한 못된 말에 대해 자신의 허벅지를 탓하거나, 다른 사람의 괴롭힘에 대해 자신의 뚱뚱함을 탓하거나, 성폭행을 당했을 때 도망치거나 싸우지 않고 얼어붙어 버린 자신의 몸을 탓한다. 아웃사이더에게 이러한 이야기를 나누고 공감을 얻을 수 있는 장소를 찾아 비슷한 경험을 통과해 온 다른 사람들과 연결되는 경험은 자기 연민과 자기 용서를 촉진하며 깊은 치유의 과정이 된다. 또한 힘에 대한 수치심을 제거하면 분노, 혐오, 비난, 증오를 원래 속한 자리인 외부로 돌릴 수 있는 공간이 생긴다. 이를 통해 아웃사이더는 자신의 몸을 용서할 수 있으며 원한다면 정의를 위한 싸움에 참여할 수 있다.

아웃사이더에게 추천하는 연습

누군가를 실망시키거나, 거절당하거나, 부담 주는
일을 한 달 동안 매일 해 보기

아웃사이더의 가장 흔한 두려움 중 어느 하나라도 공감이 간다면, 그 두려움을 골라 최소 한 달, 천천히 쌓아 갈 시간이 더 필요하다면 그보다 더 길게 잡아서 매일 직면하는 연습을 해 보기를 권한다. 필요한 만큼 작은 것부터 시작하라. 불편하게 느껴지지만 한편으로 해낼 수 있겠다 싶을 정도로 안전함을 느낄 수 있으면 된다. 처음에는 다소 우스꽝스럽거나 인위적인 행동을 선택하더라도 별 문제가 없으니 걱정하지 말라. 사람들을 실망시키거나 화나게 하는 것이 두렵다면, 어머니께 명절에 집에 가지 않겠다고 말하거나 상사에게 더 이상 주말에 일할 수 없다고 말하는 등 감정이 격해지는 시나리오에 바로 뛰어드는 것은 좋지 않을 수 있다. 따라서 먼저 작은 시나리오를 만들어 연습하는데, 이를테면 신뢰할 수 있는 사람에게 거절하는 역할극을 하는 것이다. 나는 고객과 이렇게 연습한다. 처음 며칠 동안 "화장실 청소 좀 도와주러 와 주실 수 있나요?"같이 말도 안 되는 요청을 문자로 보내고, 그다음에는 실제로 마주칠 가능성이 높은 시나리오로 발전시켜 나간다. "분통 터지는 일이 있는데 지금 시간 있으세요?" 물론 이것이 가상의 상황이라는 것을 우리 둘 다 알고 있지만, 매일 이렇게 며칠 또는 몇 주를 하고 나면, 파트너에게 지금은 섹스할 기분이 아니라고 말하거나 다른 사람과의 계획을 취소하는 등 불편하지만 그렇게 심하게 눌리지는 않는 약간 더 어려운 일을 처리할 준비가 된다. 중요한 것은 두려움의 힘을 빼앗을 수 있을 만큼 충분히 오랫동안, 매일 조금씩 수준을 높이는 방법을 찾는 것이다. 사소한 부탁으로 누군가에게 '부담'을 주는 것으로 시작할 수도 있다. 한번 안아 달라고 하거나 오는 길에 화장지를 가져다 달라고 하거나 하는 식이다. 그렇게 하다가 마음이 힘든 날 같이 있어 달라거나 이사를 도와 달라는 부탁도 할 수 있다. 가능한 수준에서 시작해서 점점 더 도전적이고 취약한 방식으로 두려움에 직면하도록 매일 연습을 계속해 보자.

'모두'라는 개념 해체하기

'모두가 뚱뚱한 사람보다 마른 사람을 선호한다', '아무도 누군가의 불평을 듣고 싶어 하지 않는다'와 같이, 아웃사이더는 '모두'가 특정하게 동의하는 바가 있다는 생각에 압도되어 불안을 느끼거나 의사 결정에 영향을 받기 쉽다. 하지만 그러한 특정 신념을 자세히 들여다보면 99퍼센트의 경우 그 '모두'란 실제로는 손에 꼽을 정도의 사람들임을 알 수 있다. 그 사람들을 하나하나 세어 보고 명제의 신뢰성에 이의를 제기하면 신념은 힘을 잃을 수 있다.

이렇게 연습해 보자. '누구나 이렇게 생각한다' 또는 '누구나 이렇게 믿는다'는 믿음에 근거하여 불안, 부끄러움, 창피함, 또는 자신이 틀렸다고 느끼는 예를 한 가지 생각해 본다. 자신의 경력이 부끄럽다면 '모두 내가 인생을 낭비하고 있다고 생각해'라고, 체중에 대해 불안을 느낀다면 '모두들 내가 뚱뚱하고 역겹다고 생각해'라고 할 수 있다. ('"아무도 나를 존중하지 않아', '아무도 내가 예쁘다고 생각하지 않아'와 같이 '아무도'를 사용할 수도 있다.) 그런 다음, 마음속의 '모든 사람' 대신 넣을 실제 인물을 찾아본다. 당신의 주변에서 실제로 이런 식으로 생각하거나 느끼거나 가르친 사람은 누구인가? 이 시나리오에서 당신의 '모두'를 구성하는 사람들(최대 5명)의 이름을 적어 보자.

목록을 작성했으면 각 사람에 대해 다음 질문에 답해 보자.

- 이 사람의 의견을 나는 얼마나 신뢰하고 존중하며 중요하게 여기는가?
- 나는 이 사람을 얼마나 좋아하는가?
- 이 사람에게 인생이나 몸에 대한 조언을 구하기 위해 전화를 걸 수 있는가?
- 이 사람이 정말 '모든 사람'을 대표하는가? 그렇지 않다면 누구를 대표하는 사람인가?

한 예로, '모두가 나를 문란하다고 생각한다'라는 믿음을 보겠다. 이 믿음에서 '모두' 대신 넣을 수 있는 사람들은 다음과 같을 수 있다.

- 나중에 나를 괴롭혔던 중학교 단짝 친구
- 스물네 살에 처녀성을 잃은 언니
- 내 옷이 '노출이 심하다'며 계속 눈치를 주는 여자 상사
- 나를 볼 때마다 판단하는 눈빛을 보내는 종교적인 이웃들

이제 각 사람이 얼마나 신뢰할 만한지 따져 본다. 나중에 나를 괴롭힌 중학교 때 단짝을 예로 들어 보자.

- 이 사람의 의견을 얼마나 신뢰하고 존중하며 중요하게 여기는가? 전혀 아니다.
- 이 사람을 좋아하기는 하는가? 아니, 너무 못된 친구이고 이젠 끔찍한 사람으로 변했다.
- 이 사람에게 인생에 대한 조언을 구하기 위해 전화를 걸겠는가? 절대 안 함.
- 이 사람이 정말 '모두'를 대표하는가? 그렇지 않다면 누구를 대표하는 사람인가? 전혀 아니다. 그녀는 내가 인기 있다는 이유로 나에게 심술이 난 못되고 상처받은 열네 살짜리 아이를 대표한다.

목록에 있는 각 사람에 대해 이 작업을 한 후, 이 '모두'와 생각이 다를 것이며 당신이 신뢰하고 존중하고 중요하게 여기는 사람 다섯 명을 생각해 보라.

'너무 문란하다'의 예에서, 이 의견에 동의하지 않을 신뢰할 수 있고 존중하는 사람으로는 당신의 어머니, 연인, 절친한 친구, 그리고 반려견이 있을 수 있다.

이 작업을 마친 후, 이 경험에 대해 자유롭게 글을 써 보고 어떤 통찰이나 발견이 있었는지 생각해 보자.

파워 포즈

아웃사이더는 종종 미안해하거나 유약한 신체 언어를 쓴다. 몸을 굽히고, 숨기고, 부드럽고 높은 톤으로 말하거나, 눈을 마주치지 않으려 한다. 또 부담을 주거나 부정적인 관심을 끌지 않기 위해 몸을 움츠린다. 안타깝게도 이러한 신체 언어는 자신이 공간을 차지할 자격이 없다는 믿음을 강화하기 쉬우며 불안감을 더 크게 만든다. 그래서 나는 아웃사이더들에게 크고 강력한 신체 언어를 탐구하고 연습할 것을 권한다. 일부 연구에 따르면 파워 포즈(몸을 크고 넓게 벌리고 단호한 자세로 몇 분간 서 있는 것)가 자신감을 높인다고 하는데,[9] 이러한 신체 언어를 꾸준히 연습하면 신체적으로나 에너지 면에서나 세상에서 더 안전하고 자신감 있게 자신의 공간을 차지하는 데 도움이 되는 것 같다. 평소 소심한 신체 언어, 무너진 자세, 조용하거나 높은 톤의 목소리, 몸을 움츠리고 숨고 싶은 욕구가 있다면 매일 강력한 신체적 표현을 연습해 보라! 무술, 역기 들기, 알렉산더 테크닉, 댄스 테라피, 보컬 트레이닝, 물리 치료, 원시 비명 요법primal scream therapy 등 다양한 방법으로 힘을 기르는 연습을 할 수 있다. 힘이 솟는다고 느껴지는 것이라면 무엇이든 해 보자. 신체적으로, 활력 있게, 목소리를 내어 공간을 차지하는 연습을 하라! 간단하고 쉽게 따라 할 수 있는 것으로 파워 포즈 만한 것이 없다. 매일 몇 분간 발로 단단히 서고, 가슴을 펴고, 어깨를 뒤로 젖히고, 눈은 위로 향하고, 팔을 크게 벌린 채 심호흡을 하며 지금 이 방이 당신이 소유한 공간인 듯 둘러보라. 또는 인터넷 검색을 통해 파워 포즈에 대한 다른 아이디어를 찾아보라. (포즈를 취하는 동안 소리를 지르거나 최대한 큰 소리로 무언가 반복해 외치면 금상첨화다.)[10]

아웃사이더를 위한 추천 도서

오브리 고든Aubrey Gordon, 《우리가 살에 관해 말하지 않는 것들What We Don't Talk about When We Talk about Fat》(Boston: Beacon Press, 2020). 동

널 역간.

아미르 레빈, 레이첼 헬러Amir Levine and Rachel Heller,《애착*Attached: The New Science of Adult Attachment and How It Can Help You Find-and Keep- Love*》(New York: TarcherPerigee, 2011).

마샬 B. 로젠버그Marshall B. Rosenberg,《비폭력 대화*Nonviolent Com munication: A Language of Life; Life- Changing Tools for Healthy Relationships*》(Encinitas, CA: PuddleDancer Press, 2015). 한국NVC출판사 역간.

소냐 르네 테일러Sonya Renee Taylor,《몸은 사과가 아니다*The Body Is Not an Apology: The Power of Radical Self- Love, 2nd ed.*》(San Francisco: Berrett- Koehler, 2018).

도망자

도망자가 주로 배우고, 연습하고, 배양해야 할 일

자신의 몸에 주의를 기울이고 연결하는 능력

도망자는 자신의 몸과 단절되어 있다. 그런데 그 방식은 자기대상화자와는 종종 다르다. 이들은 평생 감정을 억누르고, 무감각하게 만들고, 피하고, 통제하려 애써 왔고, 몸이 보내는 많은 신호와 감각(배고픔, 포만감, 편안함에 대한 욕구 등)에 대해서도 마찬가지다. 또한 인생의 어떤 시점에 외상 중 해리 증상을 경험했을 가능성도 있다. 도망자는 종종 몸이 자신과 완전히 분리되고 무관한 것처럼 무감각하고 실체가 없는 듯 느낀다. 이러한 단절은 몸을 잘 돌보고 자신을 위한 좋은 의사 결정을 하는 것을 극도로 어렵게 만드는데, 이는 부상, 질병, 또는 여타 '배신'들로 이어져 도망자는 자신의 몸이 자신을 해치려 하며 자신의 몸을 신뢰할 수 없다는 느낌을 더 강화하게 된다. 또한 그들은 자주 혼란스럽고 안전하지 않다고 느끼면서 즐거움과 기쁨은 많이 경험하지 못하기 때문에 전반적인 삶의 경험이 부정적이어서 대처, 무감각, 주의 분산, 통제 습관에 더욱 의존하게 된다.

이러한 이유로 도망자는 신체 중립성으로 가는 길에서 몸과의 연결을 재정립하는 것이 중요하다. 마음과 몸 사이에는 다양한 인식 및 정보의 통로가 있는데 이는 향상시킬 수 있는 것들이다. (우리 대부분은 이러한 통로가 열려 있는 상태로 태어나지만, 이것들이 막히고 단절되면 마음이 몸에 보내는 정보를 인식하지 못하게 될 수 있다.) 이 중 한 가지 유형은 '외수용성 인식exteroceptive awareness'으로, 미각, 촉각, 시각, 청각, 후각 등 오감을 통해 얻는 감각같이 외부에서 유발되는 감각을 식별하고, 접근하고, 이해하고, 적절하게 반응하는 능력이다. 이러한 인식은 마음 챙김 연습(자기대상화자에서 언급했듯이)과 마사지, 호흡법, 춤, 음성 연습, 감각 집중, 뉴로피드백, 소매틱 경험 요법somatic experience 같은 특정한 신체 요법 및 연습을 통해 향상시킬 수 있다. 또 다른 통로로는 '고유 수용성 인식proprioceptive awareness'이 있는데, 이는 신체 부위들이 서로를 보지 않고도 서로의 위치를 파악하고 공간에서의 움직임을 추적하는 능력이다. 이러한 인식은 외상성 해리 병력이 있는 경우 특히 손상되는 경향이 있으며, 트라우마가 해결되지 않은 사람들이 서투른 느낌을 자주 주는 이유지만, 균형 작업, 마음 챙김, 마음 챙김 운동(요가 또는 근육의 움직임을 인식하고 느끼는 데 중점을 둔 웨이트 트레이닝 등)을 통해 강화할 수 있다. 그리고 '내수용성 인식interoceptive awareness'이 있는데, 이는 우리 몸의 내적 상태에 대해 느끼는 감각을 식별하고, 접근하고, 이해하고, 적절하게 반응하는 능력으로, 심장이 두근거리거나, 입안이 마르거나, 두려움의 표지인 울렁거림, 배고픔, 갈증, 소변이 마려운 감각 등이다. 이러한 마음-몸의 경로는 우리를 감정, 필요, 욕구, 경계, 성적 흥분, 직관과도 연결해 주므로 도망자 유형은 내수용성 인식을 강화하고 향상시키는 것이 중요하다. 이뿐만 아니라 직관적인 식사, 감정을 식별하고 언어로 표현하는 연습, 일기 쓰기, 다양한 유형의 뉴로피드백으로 신경계를 조절하는 연습 등을 이용할 수 있다.[11]

자신의 감정과 연결되는 (그리고 친구가 되는) 능력

이것은 엄밀히 말하면 자신의 몸에 주의를 기울이고 연결되는 능력에서 파생된 개념이지만, 도망자들은 자신의 감정을 인식하여 접근하고, 식별하고, 감내하고, 적절하게 반응하는 것이 어렵다고 느끼는 경우가 많기 때문에 별도로 다룰 가치가 있다. 도망자는 감정, 특히 불편하거나 불쾌한 감정 때문에 도망치는 경우가 많은데, 자신의 감정에 잘 대응하고 긍정적이고도 신뢰하는 관계를 키우면 큰 효과가 얻을 수 있다. 이를 위해 교육, 마음 챙김 또는 명상, 심리 치료, 토론, 일기 쓰기, 기타 자기 성찰 도구를 이용할 수 있으며, 시행착오와 연습, 반복을 통해 감정 어휘를 확장함으로써 감정 지능과 인지력을 키울 수 있다. 또한 몸에 대해 연습한 것과 동일하게 명확하고 중립적인 렌즈를 감정에 적용하여, 각 감정에 부여한 부정적인 믿음, 해석, 잘못된 의미와 중요성을 직시하고 제거함으로 감정에 대한 관계를 덜 부정적인 상태로 만들 수 있다. 그러다 보면 감정을 있는 그대로, 안전하고 중립적인 정보로 볼 수 있게 된다. 감정 중립으로 가는 여정에서, 감정이 작동하는 방식과 감정이 생기는 이유에 대해 배우는 것도 도움이 된다(리사 펠드먼 배럿의 《감정은 어떻게 만들어지는가》를 추천한다). 도망자는 그들의 감정이 나쁘거나 부끄러운 것이며 자신을 압도하고 파괴할 수 있는 힘이 있다고 생각하기 때문이다. 그러나 감정은 생물학적 신호일 뿐이며, 각각의 감정은 시작과 끝이 있고, 우리에게 필요한 정보를 주기 위해 흘러 들어왔다가 우리가 적절히 알아주고 반응하면 다시 흘러나간다.[12] 감정을 구별하고 참는 법을 배움으로써 도망자는 아무리 최악이라도 감정이 그리 위협적이거나 압도적이지 않다는 것을 알게 되고, 최선의 경우 감정에 대해 존중하고 감사함으로써 우호적인 동맹 관계를 만들어 가게 된다.

갑옷을 벗고 신체적 이완을 하는 능력

도망자는 자신이 몸이 얼마나 많이 긴장하고 있는지, 또 자신의 신경계가 얼마나 높은 경계 태세를 유지하고 있는지 잘 알지 못한다. 어깨 결림, 허리 통증, 골반저 기능 장애, 불안, 또는 불면증이 있다는 것을 알면서도 이 모든 것이 서로 관련이 있다는 것을 깨닫지 못할 수 있다. 하지만 만성 스트레스와 긴장에 시달리고 있다는 사실을 깨닫는다 해도, 대개는 명상을 통해 마음을 진정시키거나 마사지, 물리 치료, 심리 치료, 또는 약물 치료 같은 개별적인(종종 비용이 많이 드는) 치료를 받는 것 외에는 이를 해결하는 방법을 모른다.[13] 그렇기에 도망자는 몸을 이완하고 마음을 진정시키는 기술과 능력을 키워야 한다. 인체 신경계와 미주신경에 대해 더 배우고, 그 정보를 활용하여 부교감 신경계(진정해야 할 상황에서 휴식 및 소화 반응을 담당하는 신경계)를 의도적으로 활성화하고 교감 신경계(흥분 상태에서 투쟁fight, 도피flight, 경직freeze, 아첨fawn 반응을 담당하는 신경계)를 의도적으로 비활성화하는 도구와 기술을 개발하는 것은 큰 이점이 있다. 연습을 통해 이 전략은 도망자로 하여금 항상성, 즉 "생체 시스템이 변화하는 외부 조건에 적응하면서 안정성을 유지하는 자기 조절 과정"[14]을 유지하도록 도와줄 것이다. 또 만성적인 근육 긴장을 더 쉽게 풀 수 있을 것이다.

도망자 유형으로서 이 전략을 추구한다면, 책이나 논문 읽기, 팟캐스트 듣기, 교감 및 부교감 신경계 및 다미주 신경이론에 관한 수업 듣기[15] 등으로 시작하여 신경계를 안정시키고 의도적으로 더 차분하고 편안한 상태가 될 수 있는 다양한 도구와 기법을 탐색해 보라. 얼굴이나 손에 찬물 뿌리기, 자연 속에서 시간 보내기, 규칙적인 명상, 깊고 천천히 복식호흡 하기, 특정 시각화 또는 마음 챙김 연습, 흥얼거리거나 노래 부르기, 신뢰할 수 있는 사랑하는 사람이나 애완동물과 껴안기, 변증법적 행동 치료(DBT) 그룹에 참여하기 등이 있다. 또한 "신체가 스트레스, 긴장, 트라우마를 어떻게 견디는지"를 다루는 몸 중심의 소매틱 요법으로 도움을 받을 수 있는데[16] 이는 오랫동안 유지해 온 습관적인 긴장과 경직 패턴을 쉽게 풀어 줄 수 있다. 이러한 기술을 배움으로써 도망자는 전반적인 불안감을 줄이고, 그들의 몸에 대해 더 안전하게 느끼게 되며, 일상적으로 대처해야 할 일이 줄어들어 예전처럼 대처 및 무감각 행동을 많이 할 필요가 없게 될 것이다. 또한 습관적인 긴장, 억제, 신체적 방어라는 '갑옷'을 풀고서 심호흡을 더 잘하게 되고, 몸과 연결되며, 더 신뢰하고 취약해질 수 있다.

즐거움, 놀이, 재미, 기쁨

도망자가 자신의 몸이 존재한다는 것에 저항감을 느끼는 이유 중 하나는 그들이 자신의 몸을 나쁜 감정과 연관 짓기 때문이다. 트라우마, 불안, 우울증, 정신적·신체적 질병, 특정 장애, 부상, 통증, 생활 환경 또는 만성적으로 채워지지 않은 욕구로 인해 도망자에게 몸을 지닌 사람이라는 경험은 부정적으로 크게 치우치는 경향이 있다. 물론 이들이 균형을 찾는 한 가지 전략은 싫어하는 직장을 그만두거나, 정신적·신체적 질병에 대한 치료를 받거나, 학대하는 파트너를 떠나는 등 외부의 고통과 괴로움의 원인을 제거하거나 개선하는 것이다. 하지만 나쁜 감정의 원인을 유의미하게 줄이거나 거기서 벗어나는 것이 항상 가능한 일은 아니기에, 이것이 모두에게 도움이 되는 전략은 아닐 수 있다. 다행히도 도망자가 쓸 수 있는 다른 전략이 있다. 즐거움, 놀이, 재미, 기쁨을 통해 좋은 감정의 원천을 늘리는 것이다. 여기에는 이러한 항목에 해당하는 것을 찾아 우선순위로 두고, 좋은 감정이 일어나는 대로 받아들이고 연결할 수 있는 마음 챙김 현존을 연습하는 것도 포함된다. 즐거움, 놀이, 재미, 기쁨을 추구하기 위해 자신을 행복하게 해 주는 사람들(또는 장소)과 더 많은 시간을 보내고, 새로운 취미를 시작하고, 스포츠나 게임 동호회에 들어가고, 예술을 통해 자신을 표현하며, 생각이 통하는 사람들의 커뮤니티에 가입하고, 매일 자기만족을 위한 연습을 하는 등 무엇이든 당신에게 좋은 감정을 가져다주는 것을 하라. 하지만 동시에, 속도를 늦추고 몸의 감각에 집중하며 현재에 집중하는 능력을 키움으로써 좋은 감정을 알아차리고 즐기는 연습도 필요하다. 좋아하는 음식을 마음 다해 음미하고, 향수를 뿌릴 때 잠시 멈춰서 향기를 느끼고, 아름다운 일몰이나 라이브 음악을 감상하는 즐거움을 만끽하는 것과 같다. 이러한 방식으로 긍정적인 감정을 더 자주 경험하고 연결될수록 우리 몸을 고통스럽고 무섭고 나쁜 감정과 연관 짓는 일은 줄어들게 되고, 몸에 주의를 기울이고 함께 현존하는 일은 더 안전하고 쉽게 느껴질 것이다.

도망자가 종종 직면해야 하는 두려움

친밀감, 사람들을 받아들이는 것, 상처받을 위험에 대한 두려움

도망자는 누군가가 너무 가까이 다가오는 것을 겁내는 경향이 있다. 그런 종류의 취약성이 매우 불편하기 때문이기도 하고, 누군가를 받아들였다가 잃더라도 살아 낼 수 있다는 스스로에 대한 신뢰가 없기 때문이기도 하다. 이로 인해 친밀감은 두려운 것, 심지어 불가능한 것이 되어 이들은 사람들을 자주 밀어내고, 유령이 되고, 갈등을 일으키고, 벽을 쌓는다. 신뢰는 어렵고, 자기 밖에는 누구도 의지할 수 없다고 생각하여 과도한 독립성을 발달시키고 극도의 소외감과 외로움에 휩싸이고 만다.[17] 이러한 두려움을 없애는 것은 도망자가 신체 중립성을 향해 가는 여정에 큰 도움이 된다. 그러나 두려움에 직면하는 모든 과업이 그렇듯 이 또한 점진적이고 신중하게 수행해야 한다.

이러한 두려움에 서서히 직면할 때, 즉 누군가에게 조금씩 마음을 열다 보면, 관계가 안전한지, 취약성과 신뢰가 상호 간에 적절하게 구축되고 있는지 확인할 수 있다.[18] 더 취약해지고, 사람들을 받아들이고, 깊은 수준의 친밀감을 용인하는 법을 배우는 데는 인내와 연습이 필요하다. 그러나 또한 편안해질 때까지 기다리는 대신, 겁이 나더라도 두려운 일을 하려는 용기와 의지가 필요하다. 이렇게 위험을 감수하고 사람들을 받아들이면(그리고 거절과 상실을 다루는 데 필요한 기술과 도구를 연마하면) 친밀감과 취약성이 덜 두렵고 위험하게 느껴질 것이며, 다른 사람들을 의지하여 연결, 위로, 지원을 구하는 일이 더 수월해질 것이다. 이는 불안을 진정시키고, 신경계를 조절하고, 즐거운 경험을 하고, 건강하고 효과적인 방법으로 스트레스에 대처할 수 있는 새로운 자원과 가능성을 열어 준다.

갑옷 없이 취약하게 세상을 마주하는 것

도망자는 몸에 쌓인 만성적인 긴장을 풀고 교감 신경계를 더 자주 끄는 법을 배워 가는 과정에서 극도의 취약함에 직면하게 된다. 이는 갑옷 없이 세상과 마주하는 일이다. 특히 어릴 때부터 안전하다고 느끼기 위해 갑옷에 의존해 온 도망자에게, 무방비 상태로 세상을 헤쳐 나간다는 생각은 믿을 수 없을 정도로 겁이 나는 일이다. 누구도 의존하지 않겠다는 대처 전략, 모든 것을 통제하려는 끊임없는 욕구, 주의를 분산시키거나 무감각하게 하는 습관, 만성적인 몸의 긴장 등 도망자는 자신을 보호하고 생존하기 위해 다양한 갑옷에 의존한다. 어떤 면에서 이러한 갑옷은 애착 이불 또는 가상의 방패와 같아서, 이것 없이 삶을 마주할 때 도망자는 견딜 수 없이 헐벗고, 취약하고, 위험하고, 두렵다고 느낄 수 있다. 그러나 시간을 가지고 천천히 점진적으로 두려움에 직면함으로써 도망자는 두려움의 힘을 빼앗아 마침내 줄이거나 해소할 수 있다. 당신이 항상 배에 힘을 주고 있다고 해 보자. 먼저 그 행동을 의식하는 것에서 시작한다. 그런 다음 집에 혼자 있거나 헐렁한 옷을 입었을 때 의식적으로 배에서 힘을 뺀다. 이렇게 하는 것이 그리 겁나거나 힘들지 않을 때까지 한다. 그다음 믿을 수 있는 한두 사람 앞에서 또는 몸에 꼭 맞는 옷을 입은 상태에서 배를 이완하면서 횟수를 조금씩 늘려서 배가 부드러워지고 이완되는 횟수가 평소보다 많아질 때까지 연습하라. 이 과정에서 아무리 노력해도 물리적으로 배를 이완시킬 수 없다거나 배를 이완시키면 너무 당황해서 계속할 수 없는 등 주의가 필요한 여러 감정이나 장애물이 나타날 수 있다. 이러한 장애물을 극복하는 데 필요한 자원이나 지원을 얻고, 감정을 돌보고 안전하게 견디는 법을 배우는 것은 두려움에 직면하는 연습의 중요한 부분이다. 오랫동안 '안전하지 않은 것'으로 분류해 온 일을 안전하게 느끼도록 뇌와 몸을 훈련하는 것이기 때문이다. 도망자가 갑옷 없이 세상과 마주하는 법을 배울 때 그들은 더 자유롭고 안전한 느낌과 자신감을 갖게 되고, 자신의 몸은 물론 다른 사람들과도 더 쉽게 소통할 수 있게 된다.

도망자가 수치심을 느끼는 것

몸이 자신을 배신했을 때, 혹은 도망자 자신이 스스로를 배신했을 때

자신의 몸에게 모종의 배신감을 자주 느끼다 보니 도망자는 몸에 대해 분노와 적대감을 품거나 수치심을 투사하는 경향이 있다. 이러한 배신감에 대한 수치심 부수기 작업은 도망자가 자신의 몸을 더 이상 적으로 보지 않고 치유와 온전함을 향해 나아가게 돕는다. 이는 비슷한 경험을 나눌 수 있는 사람들과 연결되고, 일어난 사건을 정상화하거나 명확한 눈으로 새롭게 볼 수 있게 해 줄 콘텐츠를 접하고, 치료를 통해 다루거나, 신뢰할 수 있는 사람과 경험을 나눔으로써 이루어진다. 목표는, 수치심이 가진 힘을 빼앗고, 당신의 몸은 사실 언제나 당신의 편이었고 (그랬기 때문에) 당신을 보호하려고 했다는 사실을 인정하고, 당신의 몸을 용서하고, 그토록 오래 전쟁을 벌였던 것을 사과하며, 이제 같은 편으로서 전진하는 것이다. 그 과정에서 도망자는 자신의 몸에 좀 더 일찍 귀를 기울이지 않고 안전하지 않은 태도를 취해 왔다는 것에 대해 스스로를 배신했다는 수치심을 다시금 느낀다. 이러한 수치심은 몸과의 관계는 물론 자아상에 부정적인 영향을 미쳐 이에 대처하기 위해 다시 무감각한 행동에 대한 의존도를 높일 수 있다. 그러나 수치심을 느끼는 것보다 더 많은 자기 연민, 자기 용서, 자기 신뢰로 나아간다면 전반적으로는 결국 불안감이 감소하게 된다. 수치심과 자책감에서 벗어남으로써 도망자는 처음으로 자신을 끝없는 지배권 다툼에 갇힌 두 개의 상반된 부분(신체 대 정신)이 아니라 하나의 통합된 존재로 볼 수 있게 된다.

나약한 느낌, 의지력 부족, '통제 불능' 상태

통제력은 도망자에게 안전한 느낌을 주기에, 이들은 '통제 불능'이라고 느끼는 상황에서 수치심을 느끼는 경향이 있다. 해야 한다고 생각하는 일을 할 수 없거나, 하지 말아야 한다고 생각하는 일을 스스로 멈출 수 없는 상황 말이다. 이러한 영역은 대개 몸과 관련된 것으로, 도망자는 자신의 몸을 완전히 지배하고 통제할 수 있어야 한다고 믿기 때문에 그렇게 하지 못하면 나약하다는 표시이거나, 훈련과 자제력이 부족한 것이거나, 용서하지 못할 자기 파괴적인 행위로 여긴다. 이들은 다이어트를 못 하면 수치스럽게 생각하는데, 자제력과 의지력이 충분하다면 더 먹고 싶은 충동을 참을 수 있다고 생각하기 때문이다. 또 감사 카드 보내기 같은 간단한 일을 못 하는 것에 수치심을 느낀다. 자신이 얼마나 나약하고 게으르고 훈련되지 않았는지 보여 주는 증거라고 생각하기 때문이다. 이러한 종류의 '통제 불능' 행동을 정상화하고 수치심을 부수기 위해서는, 그렇게 되는 생리적·심리적 이유에 대해 배우는 것이 도움이 된다. 다이어트에 실패하는 이유[19], 또는 어떤 사람들이 (집중력과 자기 주도성에 어려움이 있어서) 단순해 보이는 작업을 마치는 것을 힘들어하는 이유[20] 등이다. 사실 당신이 통제 불능감을 느끼는 이유는 어쩌면 통제 가능한 것에 대해 비합리적이고 비현실적인 기대를 가지고 있거나 자신을 통제하기 위해 너무 애쓴 나머지 의도치 않게 생리적·심리적 반발을 일으키고 있어서(또는 둘 다!)인지 모른다.

도망자에게 추천하는 연습

마음 챙김

마음 챙김은 나의 인식을 현재 순간에 집중하게 하는 연습으로, 스트레스와 불안을 줄이고, 신경계를 조절하며, 인지 능력을 높이고, 불편한 감정에 대한 내성을 높이며, 기분을 개선하는 것으로 수차례 입증되었다.[21] 그래서 많은 도망자가 매일 시간을 내어 현재 순간에 주의를 기울이는 마음 챙김 연습을 한다. 마음 챙김 실천법은 매우 다양하므로 자신에게 가장 잘 맞는 방법을 찾기 바란다. 어떤 사람들은 전통적인 좌선 명상을 좋아한다. 눈을 감고 호흡에 집중하거나, 구름처럼 떠다니는 생각을 관찰하는 것이다. 또 어떤 사람들은 헤드스페이스Headspace나 캄Calm 같은 앱이나 유튜브의 무료 콘텐츠가 제공하는 다양한 가이드 명상을 선호한다. 어떤 이들은 가만히 앉아 있는 것보다 움직일 때, 눈을 감고 있는 것보다 뜨고 있을 때 마음 챙김이 더 잘 된다고 생각하여 걷기 명상, 요가, 태극권, 기공 같은 마음 챙김 운동에 매력을 느낀다. 설거지, 샤워, 식사 등 일상적인 일에서 마음 챙김을 실천하는 이들도 있다. 어떤 사람들은 불교에 끌리고, 어떤 사람들은 초월 명상에 끌리고, 어떤 사람들은 좀 더 직관적인 접근을 선호한다. 마음 챙김을 연습할 때 코칭, 멘토링, 강좌, 워크숍 등의 도움을 받는 방식을 선호하는 사람도 있고, 팟캐스트, 동영상, 책을 선호하는 사람도 있으며, 자신만의 방법을 찾고자 하는 사람도 있다. 옳고 그른 방법은 없으니 자신에게 맞는 방법을 찾아 꾸준히 실천하기만 하면 된다.

어떤 사람들에게는 현존을 연습하면서 가만히 앉아 생각에 조용히 집중하거나 몸의 감각에 주의를 기울이는 일이 비생산적이거나 심지어 안전하지 않은 정도의 불편함과 고통을 불러오기도 한다. 그러므로 마음 챙김

이 모든 사람에게 적합한 것은 아니다.[22] 그럼에도 마음 챙김 수련을 하기로 결정했다면 천천히 진행하면서 (수련 중과 수련 후) 기분에 주의를 기울이고, 추가 지원이 필요한 경우 트라우마에 정통한 명상 교사나 치료사를 찾으라.

감정 바퀴를 이용한 감정 입자도

감정 인식과 감성 지능을 높이기 위해 나는 많은 도망자들에게 감정 입자도emotional granularity를 키우기를 권한다. 감정 입자도란 자신의 감정을 높은 수준의 구체성과 정확성으로 식별하고, 구분하고, 묘사하는 능력이다. 감정 입자도가 높은 사람은 그저 '열 받았다'고 말하는 대신 짜증, 분노, 화, 분개 등으로 세분화해서 설명할 수 있다. 연구에 따르면 감정 세분성이 높은 사람은 회복력이 높고 스트레스에 덜 반응하며, 도전에 직면했을 때 덜 압도당하고, 두려움과 불안을 덜 느끼며, 긍정적인 관계를 맺고, 대처 행동이 덜 필요하다고 한다.[23] 감정 입자도를 높이려면 그것이 어떤 방식으로 작동하는지, 그 이유는 무엇인지 자세히 알아보고(리사 펠드먼 배럿의 《감정은 어떻게 만들어지는가》는 좋은 입문서다), 인터넷에서 '감정 바퀴emotional wheel'를 검색해 보라. 하루에 수차례 주기적으로 자신의 감정을 확인하여 지금 무엇을 느끼는지 알아차린 다음, 감정 바퀴를 이용하여 감정을 좀 더 구체적이고 정확하게 구분하고 설명하는 연습을 해 보라.

어떻게 고통을 겪을 것인지 선택하기

두려움과 수치심, 그리고 그것을 가리는 거짓 의미와 중요성을 치우고 나면, 우리는 진실을 명확하게 볼 수 있다. 고통을 직면하고 느끼는 것을 지속적으로 회피하며 산다면 도망자는 매우 고통스러운 삶을 살게 된다는 것이다. 고통이 끔찍하다는 것은 부인할 수 없지만 그 고통을 직접 마주하고 느끼기를 거부한다면 당신은 남은 인생을 도망치고, 숨고, 무감각하게 하고, 억누르고, 주의를 분산시키고, 대처 행동을 하며 살아야 한다. 물론 당신은 불편한 일을 피할 수는 있다. 그러나 대개 그 대가는 고통이 줄어드는 것이 아니라 또 다른 고통일 뿐이다. (우리를 특히 상심하게 하는 고통은 명확하지도 않고, 해결책도 없고, 의미도 없고, 끝도 없는 고통, 즉 허구적이고 무의미한 고통이다.)

궁극적으로 고통과 괴로움을 덜 겪는 것이 목표라면 솔직하게 자신을 돌아보아야 한다. 이 무의식적인 도망침은 어떻게 진행되고 있는가? 이것은 실제로 통증과 고통을 덜어 주는가? 그렇지 않다면 어떻게 해야 하는가? 그리고 이런 식으로 사는 것이 전체적인 고통은 줄이는 것처럼 보인다 해도 지금 이것이 당신이 원하는 유의 고통인가? 진심으로? 어느 쪽이든 고통을 겪을 거라면 이렇게 계속 도망치는 것이 당신이 원하는 고통인가, 아니면 오랫동안 도망쳐 오던 그것을 어쩌다 가끔 겪으며 고통스러운 것이 낫겠는가? 전자의 경우 항상 좌절을 겪고 어딘가 불만족스러울 것이다. 우리 마음속 깊은 곳에서는 우리가 하찮은 가상의 게임을 하고 있고 '이길' 방법이 없다는 것을 알고 있기 때문이다. 후자의 경우는 지옥처럼 무섭게 들릴지도 모르지만, 거기 가서 직면한다면 그 고통의 경험에는 어떤 정화가 있다. 내면의 평온함, 명확성, 그리고 의미가 있다. 우리가 그 순간의 진실 속에 있다는 것을 마음속 깊이 알고 있기 때문이다.

진짜 고통을 직면하고 받아들이는 데는 오랜 시간이 걸리겠지만(기술 갖추기, 두려움 직면하기, 수치심 부수기를 포함하여), 당신이 고통을 선택할 때 그것은 훨씬 더 견딜 만한 것이 되고 자신에게 의미 있는 일로 느껴진다. 빅토르 프랑클은 그의 저서 《죽음의 수용소에서》에서 "어떤 의미에서 고통은 의미를 찾는 순간 더 이상 고통이 아니다"라고 했다. 지금 당신은 어떻게 고통받고 싶은지 재고해 보기 바란다. 신체 이미지로 인한 고통은 동의 없이 우리에게 강요되며, 더 높은 의미와 목적에 전혀 도움이 되지 않는다. 고통으로부터 도망치지 않고 항상 고통의 진실 속에서 자신을 직접 만나기로 선택함으로써 우리는 힘과 주체성을 회복하고 고통이 지닌 더 높은 의미와 목적에 연결될 수 있다('나는 거짓 고통을 피하기 위해 진실의 고통을 겪고 있다'). 고통 자체에 오랫동안 덧씌워진 판단, 중요성, 의미를 당신이 기꺼이 제거하고자 한다면, 고통 자체도 도덕적으로 중립적이라는 것은 말할 것도 없는 사실이다. 그렇기에 도망치지 않고 항상 자신의 고통의 진실을 직시하고 느끼기로 선택하는 이 연습은 신체 중립성으로 가는 길에 있는 도망자에게 가장 강력한 훈련이 된다.

도망자를 위한 추천 도서

베셀 반 데어 콜크Bessel van der Kolk,《몸은 기억한다*The Body Keeps the Score: Brain, Mind, and Body in the Healing of Trauma*》(New York: Viking, 2014). 을유문화사 역간.

브레네 브라운Brené Brown,《취약성의 힘*The Power of Vulnerability: Teachings on Authenticity, Connection, and Courage*》(Boulder, CO: Sounds True, 2012).

데보라 다나Deborah Dana,《다미주신경 이론*Anchored: How to Befriend Your Nervous System Using Polyvagal Theory*》(Boulder, CO: Sounds True, 2021). 불광출판사 역간.

리사 펠드먼 배럿Lisa Feldman Barrett,《감정은 어떻게 만들어지는가*How Emotions Are Made: The Secret Life of the Brain*》(New York: Mariner Books, 2018). 생각연구소 역간.

레스마 메나켐Resmaa Menakem,《할머니의 손*My Grandmother's Hands: Racialized Trauma and the Pathway to Mending Our Hearts and Bodies*》(Las Vegas: Central Recovery Press, 2017).

18장

✳

소외된 몸들

지금까지 이 책의 대부분은 우리의 신체 이미지 문제가 어떤 욕구를 충족시키려 하는지, 어떤 문제를 해결하려 하는지 파악한 후 어떻게 하면 욕구를 충족시키고 문제를 더 직접적으로 해결할 수 있는지에 초점을 맞추었다. 그리고 나는 많은 사람들이 좀 더 창의적이 되어 '외모가 이러이러해야 한다'고 생각하는 방식을 버릴 수 있다면 생각보다 훨씬 더 많은 선택지가 있다고 믿는다. 하지만 특권을 가진 사람들이 소외된 사람들보다 자신의 필요를 충족하고 문제를 해결하기가 더 쉬운 것도 사실이다.[1]

솔직히 이것은 너무나 가슴 아픈 주제다. 이 세상은 특정한 몸을 가진 사람들에 대한 폭력, 차별, 삭제, 편협함, 편견으로 가득 차 있다. 거대한 억압과 불의의 체제가 우리 사회의 근간을 형성하고 있다.[2] 그러므로 '명확하고 중립적인 시각'으로 세상을 바라본다는 것은 사실 정말 끔찍한 일일 수 있다. 그 세상에서 명확하고 중립적인 시각으로 자신의 몸을 바라보는 일은 소외된 몸을 가진 사람들에게는 엄청나게 고통스러울 것이다. 세상이 자신과 같은 몸을 가진 사람들을 억압하도록 구조화되어 있다는 것이 객관적인 진실이라면, '중립'은 중립적인 것으로 느껴질 수 없다.

사람의 몸에 관한 어떤 것도 사람들로 하여금 상처를 주거나 소외시키게 '만들' 힘은 없다. 신체 중립성은 이에 대해 절대적인 명확성과 정직을 요구한다. 나쁜 행동에 대한 책임은 항상 가해자에게 있는 것이지 내 몸에 있는 것이 아니다. 짧은 치마를 입는 일이 성범죄자를 만드는 게 아니고 흑인의 몸이 인종 차별을 만들어 내는 것이 아니듯, 뚱뚱한 몸이 비만 차별과 괴롭힘을 만드는 것이 아니다. 하지만 개인에게 피해를 입힌 폭력 체제(와 그 체제의 가해자)에 대한 분노가 자신과 자신의 몸을 탓하고 혐오하는 것을 멈추게 할 수는 있겠지만, 그 폭력을 당하는 것을 여전히 막지는 못한다.

타고난 몸 때문에 특정 사람들을 차별하고 비인간화하는 세상에서 우리는 어떻게 신체 중립성에 대해 이야기할 수 있을까? 사람들이 명백히 혐오하는 몸에 대해 중립적으로 느끼는 것이 가능하긴 할까? 한 사람이 자신의 몸에 부여한 의미와 중요성을 벗겨 낼 수 있을까? 그 의미와 중요성이 사회가 자신과 같은 몸을 가진 사람을 존중하지 않거나, 자율성과 소속감을 갖지 못하게 하거나, 안전하다고 느끼지 못하게 하거나, 심지어 살아 있다는 사실조차 인정받을 가치가 없다고 여긴다는 객관적인 사실에 따라 부여한 것일 때 말이다. 또 한 사람의 신체 이미지 문제가 소외와 차별, 폭력으로부터 자신을 보호하기 위해 존재하는 것일 때 어떻게 신체 이미지 문제를 불필요한 것으로 만들 수 있을까?[3]

휴.

내 입장은 이렇다. 신체 중립성이란 어떤 부가적인 이야기나 해석을 덧씌우지 않고 있는 그대로의 몸과 자신, 세상을 바라보는 것을 말한다. 명확하고 객관적인 시각을 갖는 것이다. 그 의미는, 누구나 신체 중립성에 접근할 수 있지만, 신체 중립성 자체만으로는 소외된 몸을 지닌 사람들의 삶의 질을 개선하는 데 한계가 있다는 것을 인정해야 한다는 것이다.

어느 유색인종 트랜스젠더 여성의 숨은 신체 이미지 목적이 폭력으로부터 자신을 보호하기 위해 시스젠더로 '인식되는' 것이라고 가정해 보자. 이 여성은 트랜스젠더로 '찍힐 수 있는' 여러 가지 방식으로 인해 자신이 트랜스포비아 폭력의 표적이 되는 것이 싫다. 그리고 인종 차별적 폭력을 피하기 위해 가능한 한 유럽 중심적인 아름다움의 이상을 충족하려 애쓴다. 이 여성은 분명히 신체 중립성 과정을 통과해 나갈 수 있을 것이다. 하지만 더 이상 신체 이미지 문제로 자신을 보호할 필요가 없는 신체 중립적 미래를 상상해 본다면 그것은 어떤 모습일까? 이상적으로 그것은 외모를 바꾸지 않고도 트랜스포비아와 인종 차별적 폭력으로부터 자신을 안전하게 지킬 수 있는 세상이지만, 우리가 살고 있는 세상과 그녀의 몸을 고려할 때 그것은 가능하지 않아 보인다.

UCLA 법학대학원의 윌리엄스 연구소에 따르면 미국에서 시스젠더 여성(모든 인종)의 2.3퍼센트가 폭력 범죄의 피해자인 반면, 트랜스젠더 여성의 경우 그 비율이 8.6퍼센트로 거의 네 배 높다. 모든 범죄가 신고되는 것은 아니며 성 정체성이 범죄 통계에 반영되는 것은 최근의 현상이기 때문에 실제 수치는 훨씬 더 높을 것이다.[4] 따라서 유색인종 트랜스젠더 여성에 관한 정확한 수치는 알 수 없지만, 통계적으로 볼 때 이 여성이 트랜스젠더로 인식된다면 폭력의 표적이 될 가능성이 더 높다. 이럴 경우 이 여성은 자신의 몸을 탓하는 대신 자신을 이런 상황에 처하게 하고 피해를 입힌 억압적 체제와 이를 옹호하는 사람들을 비난하는 내면적 작업을 할 수 있으며, 그렇게 하는 것이 자신의 몸에 대한 부정적 감정을 완화하는 데 도움이 될 것이다. 그러나 그녀가 현실적으로 상상할 수 있는 유일한 신체 중립적 미래는 용기 또는 자기 보호 중 하나를 선택하는 것인데 이는 정말 끔찍한 선택이다. 그녀는 위험을 무릅쓰고 매일 용기 있게 자신의 모습을 드러낼 수 있고, 그렇게 함으로써 의심할 여지없이 직면할 억압과 폭력에 맞서 회복력을 키울 수 있을 것이다. 아니면 옷장 속에 숨어 진실을 숨기고 자신의 세계를 축소하여 안전하게 있거나, 표적이 될 확률을 낮추기 위해 여성성의 기준과 유럽 중심적 아름다움의 이상에 부합하기 위해 시간과 돈을 쓰면서 자기 보호 전략을 택할 수 있을 것이다.

어쩌면 그녀는 용기와 회복력을 키우고, 자신의 욕구를 더 많이 충족시킬 수 있는 기술을 갖추고, 탄탄한 지지 체계를 만들고, 자신은 '잘못된' 사람이라는 수치심을 해소하는 작업을 할 수도 있다. 화를 내고, 비난과 분노를 자신이나 자신의 몸이 아닌, 자신에게 해를 끼치는 사람과 사회 구조를 향해 외부로 돌리는 법을 배운다. 그녀는 자신의 고통, 트라우마, 낙인, 괴롭힘, 억압의 근원이 자신의 몸이 아님을 인정한다. 그 근원은 트랜스포비아, 인종 차별, 가부장제다. 그녀의 몸은 그저 몸일 뿐이며 도덕적으로 중립적이다.

만세, 이 여성은 이제 신체 중립성을 찾았다! 하지만 그렇다고 해서 그녀가 두려움 속에 살고 폭력을 당할 가능성이 더 높고, 불의에 맞서 싸우고 있다는 사실은 변하지 않는다. 한 사람의 몸은 문제가 될 수 없지만, 그렇다고 해서 여전히 문제가 있다는 진절머리 나는 사실이 바뀌지는 않는다.

참고로, 이 예시는 우리가 타인의 몸이나 외모와 관련된 선택에 대해 어떤 가정이나 판단을 해서는 안 되는 한 가지 이유를 강조한다. 불의하고 억압적인 체제 안에서 사람들은 자신에게 필요한 방식으로 대처할 뿐이며, 그 방식에는 옳고 그름이 없다. 개인이 자신의 몸에 대해 한 모든 선택은 도덕적으로 중립적이며(우리가 관여할 바 아님은 말할 것도 없고), '자연스럽게 보이는' 외모를 하거나 세상과 타협하여 외모를 바꾸지 않는다고 해서 도덕적으로 우월할 것도 없다. 때로는 세상과 타협하여 외모를 바꾸는 것이 개인이 할 수 있는 최선의 선택인 경우도 있다.

이 상황은 정말 끔찍하다. 더 나은 해결책이 있으면 좋겠지만, 내가 할 수 있는 제안은 우리 모두가 진실을 직시하자는 것이다. 진실은 우리가 너무나 불공정하고 차별적이며 폭력적인 사회에 살고 있으며, 많은 사람들이 신체적 특징 때문에 자신의 욕구를 충족하고 문제를 해결할 수 없다는 것이다. 소외된 몸을 가진 사람들이 겨우 자신의 신체 이미지 문제가 그 진실의 깊은 근본적인 고통을 은폐하고 있다는 사실을 발견하기 위해 그 모든 용기 있고 강력한 작업을 하는 것일지 모른다는 사실을 인정하는 것이 중요하다. 그리고 그것이 당신에게 특별히 좋은 일처럼 들리지 않는다면, 그것도 맞다. 고통은 여전히 고통이며, 솔직히 이 모든 것이 자신의 잘못이라고 믿는 것(그리고 몸을 바꾸면 고통에서 벗어날 수 있다고 믿는 것)이 불공정하고 폭력적인 세상에서 평화를 찾으려는 노력보다 더 나은 것처럼 들릴 수도 있다.

그렇다 해도, 자신의 몸을 증오하는 대신 억압적인 체제를 증오하는 것은 대부분의 사람들에게는 발전이며, 자신이 해로운 일을 '당할 만하다'는 수치심을 갖는 대신 자신에게 해를 끼친 사람에게 화를 내는 것 역시 마찬가지다. 신체 중립성은 자기 연민과 존엄성, 자존감을 위한 공간을 창조한다. 그리고 산산이 흩뜨리도록 학습해 온 우리 자신의 모든 분열된 조각들을 다시 모아 통합된 존재감을 느낄 수 있게 한다.

진실을 피하지 않고 있는 그대로 인정할 때, 명확성, 평온함, 힘이 찾아온다. 비록 그 진실이 해결할 수 없는 거대한 문제라 해도, 사실 이 경우 그 진실을 인정하는 것이 해결책을 찾기 위한 전제 조건이 될 수 있다. 결국 소외된 몸을 지닌 많은 이들은 소외에서 벗어나기 위해 자신의 몸을 바꾸고 싶어 하지만, 소외된 몸을 지니지 않은 많은 이들 또한 소외를 두려워하며 이것은 그들의 많은 신체 이미지 문제를 뒷받침하고 있다. 따라서 이러한 진실을 기꺼이 직시하는 사람이 많아질수록 좋은 일이다. 이는 결국 우리 사회가 직면한 실제 문제를 인정하고 이를 해결하기 위해 함께 노력할 기회를 우리에게 줄 것이기 때문이다.

19장

✳

신체 중립성 성공

솔직히 말해서 신체 중립성 성공은 밋밋한 이야기다. 자신의 몸을 증오한다는 드라마는 매우 강렬해서 매일 생각과 감정, 행동의 롤러코스터를 타며 시간, 에너지, 주의력, 돈을 끝없이 소진한다. 신체 중립성 또한 그렇게 흥미롭고 드라마틱할 것이라고 상상할 수 있겠지만 사실은 그렇지 않다.

대부분의 경우 신체 중립성 청사진을 따라가는 과정은 느리고 점진적일 뿐만 아니라, 최종적으로는 무언가가 있었다가 이젠 아무것도 없는 상태가 되는데, 이는 설명하기도 어렵고 지루하기까지 하다. 정말 소변이 급할 때, 그 압도적인 드라마를 아는가? 한 걸음 한 걸음 내디딜 때마다, 도로를 운전해 가며 포트홀을 지날 때마다, 화장실에 가는 길을 방해하는 사소한 것 하나하나마다 엄청난 일이 된다. 그 괴로움과 거기에서 벗어나는 방법에 완전히 몰두하게 되기 때문이다. 하지만 화장실에 다녀온 후에는 방광을 비우니 얼마나 기분이 좋은지, 고통 없이 한 걸음 한 걸음 내디딜 때 얼마나 감사한지 등의 기분에 몰입하지는 않는다. 잠시 감사하고 안도하는 순간이 있겠지만, 화장실에 다녀오고 다시 일상으로 돌아가 다음 소변을 볼 때까지 방광에 대해 다시는 생각하지 않을 것이다.

한 사람이 신체 중립성 상태에 이른다는 것은 이와 비슷한 일이다. 그들은 감사와 행복, 심지어 안도감에 압도되지 않는다. 그저 자신의 삶을 살아간다. 마치 수년간 주머니에 무거운 추를 넣고 다니던 사람이 신체 중립화 과정을 통해 한 번에 작은 추를 하나씩, 그것도 거의 눈에 띄지 않을 정도로 미미한 양을 제거해 가는 것과 같다. 그 과정이 너무나 느려서 얼마나 가벼워졌는지조차 인지하지 못할 정도이고, 6개월, 12개월, 18개월 전을 돌아보고서야 어느 정도 무거웠는지를 기억해 낸다.

최근에 나의 고객 마리는 6개월간의 코칭이 끝나고 난 뒤 자신이 더 이상 나아지고 있는 것 같지 않고, 신체 중립성도 예전만 하지 않다고 말했다. 하지만 기록을 다시 찾아 그녀를 처음 만났을 때 자신의 일상을 어떻게 묘사했는지 확인해 보니 많은 변화가 있었다는 것은 분명했다!

우리가 처음 만났을 때 마리는 매일 20-30분씩 거울을 보며 자신의 외모를 비평했다. 하루에 3-5회씩 몸무게를 쟀고, 그 숫자는 하루 종일 얼마나 화를 낼지 혹은 행복할지를 결정했다. '멋지다'고 생각하는 옷만 입었는데 그건 거의 검은색 옷이었고, 음식이나 운동에 대한 그날의 '계획'을 지키지 못하면 불안 발작을 겪었으며(보통 일주일에 두세 번 겪었다), 다른 사람 앞에서 벗은 채로 있다는 것이 너무 불안해서 데이트와 섹스를 완전히 피했다.

이제 마리는 거울 앞에서 자신의 외모를 비평하는 데 매일 평균 5-10분 정도를 쓰는데(어떤 날은 0분이기도 하지만!) 자신이 무엇을 왜 하고 있는지 완전히 알고 있기 때문에 전반적으로 훨씬 덜 고통스럽다. (예를 들면, 체중 재는 것을 중단하고 체중계를 없앴기 때문에 이제 거울을 보며 몸을 확인하는 시간은 자신이 '안전하다'는 것을 스스로 증명하는 시간이 될 수 있다.) 그녀는 더 색감이 화려하고 자기를 표현할 수 있는 옷을 사서 입기 시작했고, 이전보다 더 '나 자신'을 느낀다고 했으며, 옷이 '날씬해 보이는지'에 대한 걱정은 훨씬 덜 하게 되었다. 여전히 음식과 운동에 관한 계획을 세우지만, 계획은 더 현실적이고 유연해졌기 때문에 계획을 벗어났을 때 찾아오던 강렬하고 오래 지속되는 불안 발작은 어느 정도의 짜증스러운 기분으로 축소되었고 발생 빈도도 훨씬 줄어들었다. 게다가 마리는 섹스와 데이트에 대해 탐구하기 시작했고, 잘되어 가고 있다!

이 비교 작업을 하는 동안 마리는 연신 다음과 같이 말했다. "오, 맞아요!", "오, 세상에 제가 저랬던 걸 잊고 있었네요!", "와, 그런 생각을 해 본 게 정말 오래전이네요." 이것은 청사진을 따라 여정을 통과해 온 이들에게 매우 전형적인 모습이다. 그들은 이 여정 동안 주머니에서 작은 추들이 수없이 빠져나가고 있다는 사실을 전혀 인식하지 못하기 때문이다. 마리와 함께 작업해 온 시간은 6개월 남짓이지만, 나는 마리가 계속해서 신체 중립성에 점점 더 다가갈 것을 알고 있다. 그녀는 행동 계획을 따라 움직이고, 자신의 필요를 더욱 채워 가고, 기술과 자원을 구축하며, 힘에 대한 수치심과 두려움을 제거한다. 사실 그녀가 다른 고객들과 비슷하다면, 1년쯤 후에는 예전에 자신이 어떻게 몸을 체크하고, 옷을 입고, 체중에 신경 쓰고, 식단과 운동 계획을 세웠는지 알면 놀랄 것이다. 이 모든 일들이 서서히 기억 속으로 사라질 것이기 때문이다.

이것이 바로 신체 중립성으로 가는 과정이다. 신체 중립성 이전의 내 삶을 돌아보면, 지금 생각하면 어이가 없을 온갖 짓을 다 했다. 매일(때로는 하루에도 여러 번씩) 체중을 재고, 매크로 영양소를 계산하고, 몇 달마다 체지방률을 측정하고, 하루 종일 거울이나 휴대폰 앞에서 포즈를 취하고, 꼬집고, 몸을 체크하며 끊임없이 외모에 대해 생각했다. 화장을 하고, 아름다움과 몸에 대한 관행적인 '규칙'에 따라 옷을 입었으며, 배에 힘을 주고, 내 '결점'에 집착했다. 이 모든 습관들이 지금은 백미러 속에 있지만, 늘 행복하고 즐거운 것은 아니다. 다만 이제는 그 시간과 관심과 에너지를 더 현실적이고 의미 있고 보람 있고 재미있는 일에 쏟을 수 있게 되었을 뿐이다. 체중에 대해 생각하는 대신 젠더 정체성과 성에 대해 생각할 수 있게 되었다. 완벽한 몸을 만드는 대신 친절하고 관대하며 현재를 살아가는 능력을 키우고 있다. 신체 목표를 위해 노력하는 대신 버킷리스트와 커리어 목표를 향해 노력한다. 시간과 에너지를 외모를 가꾸는 데 쏟는 대신 더 나은 세상을 위해 쓴다.

가장 큰 차이는 이제 내가 고통을 느낄 때 그 고통은 진짜이며, 투사, 주의 분산, 도덕적 판단, 은폐, 또는 거짓 의미에 영향을 받은 것이 아니라는 점이다. 이제 나의 고통에는 실재이며 취약한 직접성이 있다. 내가 사랑받지 못한다고 느낀다면, 뚱뚱하거나 못생겼다고 느끼는 대신, 그냥… 사랑받지 못한다고 느낀다. 외로움을 느끼면 외로움을 느끼고, 화가 나면 화를 느낀다. 괴로움은 여전하지만, 내가 진실을 마주하고 있다는 사실을 알 때 거기엔 일종의 평화가 있다. 그 뒤에는 튀어나와서 나를 해칠 다른 어떤 것도 숨어 있지 않다는 것을 의미하기 때문이다.

또한 숨은 신체 이미지 목적을 깊이 이해하기 때문에, 가끔씩 나타나는 신체 이형증이나 집착을 일종의 경고 신호, 즉 정신 건강의 '탄광 속 카나리아'로 이용할 수 있다. 이제 나는 선명하고 중립적인 시야에 꽤 익숙해져서 거울 속에서 완전히 다른 것을 보면 즉시 무언가 잘못되었다는 것을 알 수 있다. 전 세계적으로 팬데믹이 시작된 지 약 8개월이 지났을 때, 나는 나 자신이 끔찍하게 보이는 신체 이형증을 일주일 정도 겪었다. 몸이 붓고, 늙고, 창백하며, 기괴하도록 널찍하게 보였다. 파트너에게 내가 달라 보이는지 물어봤더니 아니라고 했다. 나는 스스로 확인 작업을 했다. 나에게 정서적인 어떤 일이 일어나고 있는가? 어떤 욕구가 충족되지 않고 있는가? 지금 내 뇌가 나를 무언가로부터 보호하고 있거나 내가 알아차리지 못하도록 주의를 분산시키고 있는가?

나는 이미 나의 신체 이미지 문제 패턴을 알고 있었기 때문에 30분 만에 내가 정서적으로 좋지 않다는 것, 엄청난 불안과 우울증을 겪고 있다는 것, 그리고 즉각적인 도움이 필요하다는 것을 깨달았다. 나는 파트너와 엄마에게 문제가 생겼다고 이야기하고, 상담과 약물 치료를 위한 원격 의료를 알아보았다. 그러고 나서 다음 날 거울을 보니 내 모습이 정상적으로 보였다. 왜 그랬을까? 문제를 직접적으로 해결하기 시작하자, 주의를 돌리고 경각심을 주고 무언가 잘못되었다고 경고하는 이형증이 더 이상 필요 없게 되었기 때문이다.

또 서른다섯 번째 생일을 몇 달 앞두고 나는 '늙었다는 느낌'에 휩싸였다. 새로 생긴 흰머리와 주름을 보며 '뭔가 조치를 취해야 하는지' 한참을 고민했다. 이런 생각이 며칠 동안 계속 떠오르자 뭔가 잘못되었다는 것을 깨닫고 신체 중립성의 기본으로 돌아갔다. 지금 나에게 '늙었다는 느낌'은 어떤 목적이 있는가? 내가 지금 정말로 느끼는 것, 필요로 하는 것, 피하고 있는 것은 무엇인가?

며칠 동안 몇 가지 작업을 한 결과, 서른다섯 살이라는 나이가 시간이 너무 빨리 지나 버린다는 불안, 특히 머지않아 부모님이 돌아가실지 모른다는 불안, 생식 연령이 얼마 안 남았고 아이를 가질지 여부를 결정해야 한다는 불안을 촉발했다는 것을 깨달았다. 이것은 가볍거나 쉬운 문제가 아니라 진짜 문제였다. 문제를 명명하고 나자 '늙어 보인다'는 생각이나 느낌은 모두 잊었다. 왜 그랬을까? 진짜 문제를 정면으로 다루기 시작하자 더 이상 주의를 딴 데로 돌릴 필요가 없었기 때문이다. 바로 이것이 장기적인 신체 중립성의 성공이다.

내 경험에 따르면, 신체 중립성 청사진을 통해 가장 크고 뿌리 깊은 문제를 파악하고, 신체 이미지 문제가 더 이상 쓸모없도록 해 줄 기술과 해결책을 구축하고, 몸에 잘못되고 과도한 의미와 중요성을 부여하는 주요 원인을 제거하는 데는 1-2년 정도가 걸린다. 신체 이미지 문제가 존재하는 이유에 따라 시간이 더 걸릴 수도 있고 덜 걸릴 수도 있지만, 이 과정의 첫 단계는 여전히 해결할 문제와 벗겨 내야 할 층이 있더라도 안정적이고 중립적으로 좀 더 자주 느끼는 지점까지 나아가는 데 중점을 둔다.

이 '거의 중립적인' 지점에 이르면, 당신은 신체 이미지 문제를 당신의 뇌가 보내는 가벼운 초대로 볼 수 있게 된다. 즉 작업으로 다시 들어가서 무슨 일이 일어나고 있는지 보라는 신호다. 예를 들어 나의 고객 레이븐은

30대의 흑인 논바이너리이며 자기대상화자 유형으로, 관심, 친밀감, 파트너십, 자기표현, 자율성에 대한 욕구를 일상에서 충족하면서 신체 불안과 강박이 대부분 사라졌다. 하지만 얼마 지나지 않아 나쁜 신체 이미지 문제가 불시에 나타났기 때문에 이것에 대해 궁금해하기 시작했다. 우리는 다시 돌아가서 이 특정한 상황에 청사진을 적용했다.

나는 레이븐에게 오래된 신체 불안이 불거졌을 때 감정적으로 어땠는지 물어보았다. 어떤 느낌이었으며 어떤 정서적 욕구가 충족되지 않았는가? 무엇을 갈망하거나 원하고 있었는가? 무엇을 두려워하거나 피하고 있었는가? 우리는 이 상황에서 그의 신체 이미지 문제가 어떤 문제를 해결하고자 하는지를 탐색하여 또 다른 숨은 신체 이미지 목적을 찾아보았다.

레이븐은 신체 불안이 다시 불거졌던 경우들이 모두 무언가에 화가 났던 날이었다는 사실을 발견했다. 한 번은 직장에서 억울하게 비난을 받았을 때, 한 번은 부모님이 찾아와 그가 인생에서 선택한 일들에 대해 비판하셨을 때, 또 다른 몇 번은 이런저런 식으로 미스젠더링(잘못된 성별로 지칭하는 것—역주)이나 무례한 대우를 받았을 때였다. 레이븐에게 분노라는 감정에 대해 어떻게 생각하는지 물었을 때 그는 일반적으로 분노는 무례한 것이어서 타인에게 표현해서는 안 되는 '나쁜' 감정이라고 생각하며, 자신은 여성으로 미스젠더링을 자주 당하는데다 '사람들은 화난 흑인 여성을 좋아하지 않는다'는 점에서 더욱 그렇다고 답했다. 미스터리가 풀렸다!

레이븐은 화가 날 때마다 그 모든 분노 에너지를 자신의 몸으로 돌렸다. 다른 사람들에게 위협적으로 보이거나 안 좋게 비치지 않기 위해서였다. 이 특정한 신체 이미지 문제는 다른 사람에게 분노를 표현하는 것이 안전하지 않다고 느끼는 문제를 해결하기 위한 것이었다. 이러한 상황에서 더 이상 신체 이미지 문제가 필요하지 않게 하려면 무엇을 해야 하는지, 그리고 어떻게 거기에 이를 수 있는지 생각할 때, 우리는 흑인에 대한 부정적 편견이 실제로 특정 상황에서 레이븐이 분노를 드러내는 것을 안전하지 않게 만든다는 사실을 고려해야 했다. 거기서 몇 가지 경로와 행동 단계가 떠올랐다. 레이븐은 분노가 불거질 때 그것에 이름을 붙이고 일기에 쓰거나, 치료사, 파트너, 또는 몇 명의 친구들과 나누는 작업을 시작했다. 이를 통해 레이븐은 자신이 분노를 느끼는 경험으로부터 수치심과 두려움을 일부 제거할 수 있었고, 자신의 분노가 정당하고 존중받으며 입증된다는 느낌을 받을 수 있었다. 부모님에게는 안전하게 분노를 표현할 수 있지만 직장에서는 그렇지 않다고 판단하여, 레이븐은 비난받고 싶지 않다는 주제로 부모님과 대화를 시작했다. 그러나 사무실에서는 감정을 드러내지 않았다. 또한 사람들이 미스젠더링을 할 때 그는 목소리를 내기 시작했다. "사실 저는 성중립대명사 'they/them'을 사용합니다"라고 말하거나 "그것 참 무례한 말씀이네요" 또는 "그 농담은 재미가 없네요"라고 말하곤 했다.

레이븐이 자신의 분노를 명명하고, 느끼고, 증언하고, 자신을 더 자주 옹호하면서, 이 신체 이미지 문제는 더 이상 재발하지 않았다. 그는 예전에는 신체 불안을 야기하던 일들이 이제는 자신의 분노가 가진 진실 그리고 그것을 숨겨야 한다는 부당함을 직면하게 하는 일이 되었고, 그러면서 덫에 걸린 느낌은 줄어들고 힘을 더 얻는다고 말했다.

이것이 내가 신체 중립성 청사진에 대해 분명히 하고 싶은 점 중 하나다. 신체 중립성은 지금 당장 개인의 신체 이미지 고통을 해결하기 위한 시스템이기도 하지만, 자신을 이해하고 진실에 가 닿게 하는 시스템이기도 하다. 언제까지나.

신체 중립성 청사진의 동일한 단계를 적용하여 신체 이미지와는 전혀 상관없는 행동과 생각, 감정을 해결하고 좋은 결과를 얻었다고 돌아보는 고객들이 얼마나 많은지 모른다. 많은 도망자들이 '이 습관은 나에게 어떤 문제를 해결해 주려 하는가?' '이 습관이 나를 보호하는 데 도움이 되는가?' '이 습관을 통해 무엇을 얻고, 느끼고, 피하기를 바라는가?'라는 렌즈를 통해 자신의 다양한 무감각의 습관을 탐색한다. 이러한 탐색을 통해 얻은 통찰을 바탕으로 그들은 음주, 대마초, 넷플릭스 몰아 보기, SNS 중독, 게임, 온라인 쇼핑, 일중독 성향과 강박적인 성적 행동까지 모든 것을 무력하고 불필요한 것으로 만들기 위한 실행 계획을 세웠다. 자기 파괴적인 행동, 타인을 판단하는 것, 삶에 대한 불안, 심지어 우울증 그 이면에까지 두려움, 수치심, 충족되지 않은 정서적 욕구가 숨겨져 있음을 알았다고 하는 고객들이 많이 있었다. 심지어 이 모델을 사용하여 인종 차별주의, 성차별주의, 능력주의 편견을 탐구하고 본질적으로 '인간 중립성'을 가로막는 다른 장애물을 해체한 이들의 이야기도 많이 들었다.

진실을 가리는 거짓된 의미, 거짓된 중요성, 거짓된 이야기, 거짓된 해석을 제거할 수 있다는 것은 강력한 힘이며, 이 과정은 진실이 숨겨져 있는 어디에나 적용할 수 있다. 의미와 중요성, 해석을 제거하는 것은 반억압 작업이 될 수 있다. 모든 억압 체제는 거짓에 기반을 두고 있기 때문이다. 그 대신 명확하고 중립적인 시각으로 볼 수 있게 되는 것은 해방이다. 다음 질문을 통해 이 방법을 어디에 또 적용할 수 있을지 생각해 보자.

- 우정이나 파트너십과 관련하여, 여러 층위의 거짓 의미나 중요성으로 인해 지금 당신의 명확하고 중립적인 시각은 어떤 면에서 가려져 있는가? 육아, 가족 구조, 또는 일부일처제는 어떠한가? 섹스, 휴식, 돈, 종교, 정치는 어떤가?
- 당신의 습관, 패턴, 생각, 느낌, 행동, 불안감 중 여전히 당신의 마음속에 부정적인 의미나 해석을 견지하게 하는 것은 무엇인가? 그렇지 않다면 당신의 삶에서 무엇이 달라지겠는가?
- 모두가 (판단하는 대신) 호기심과 연민으로 자신의 '나쁜 습관'과 대처 전략을 탐구하고, (의지로 그만두려고 하는 대신) 이를 필요 없는 것으로 만들기 위해 노력한다면 세상은 어떻게 달라지겠는가?
- 모두가 인종, 민족, 성별, 나이, 능력, 체중, 외모에 대한 자신의 편견을

이런 식으로 탐구하여 마침내 타인을 명확하고 중립적인 시각으로 바라볼 수 있게 된다면 세상은 어떻게 달라지겠는가?

이쯤에서 이야기를 마치려고 한다. 이제부터는 당신 개인의 신체 이미지 고통을 극복하는 이 작업을 해 보자고, 또 당신이 살고 싶은 세상을 만드는 데 일조하기 위해 그 일을 해 보자고 당신을 초대하고 싶다. 우리 모두가 더 이상 신체 이미지 문제가 필요하지 않게 되고 진실을 직면하도록 성장했기에, 사회적 기본값으로서 중립성이 기존의 위계질서를 대체한 그런 세상을 말이다.

감사의 말

이 책이 나올 수 있도록 도와주신 모든 분들에게 감사한다. 이 책에 대한 확고한 믿음을 보여 준 편집자 에이미와 펭귄 라이프의 모든 팀원들에게 감사드린다. 내가 출판의 세계를 탐색할 수 있도록 따뜻하게 도와준 나의 에이전트 로라, 이 책을 꼭 써야 한다고 설득한 그레첸, 내 안에서 아바타를 꺼내 준 레이첼, 그리고 내게 투자할 가치가 있다는 것을 알기도 전에 투자해 준 하브와 애니에게 감사한다.

이 글을 쓰는 동안 나와 함께 참호에 있었던 모든 분들에게도 감사드린다. 사랑으로 지지해 주시고, 늘 안아 주시고, 저녁 식사를 차려 주신 엄마, 내가 필요할 때 항상 곁에 있어 준 셀리아, 내가 생존할 수 있도록 운동을 도와준 벤, 가끔 놀면서 하라고 일깨워 준 제이슨, 장거리 응원을 해 주신 아빠와 옆에서 지켜봐 준 에리카, 베니, 제이드, 나를 사랑해 주고, 울 때 안아 주고, 먹어야 할 때 먹여 주고, 책 작업에 우선순위를 둘 수 있게 해 주며 매일매일 돌봐 준 파트너 드류, 그리고 마지막으로 가장 사랑스러운 고양이 월든에게 고마움을 전한다.

부록1: 신체 해방을 위한 추천 도서

인종 정의

An Indigenous Peoples' History of the United States, by Roxanne Dunbar-Ortiz.

Between the World and Me, by Ta- Nehisi Coates.《세상과 나 사이》(열린책들).

How to Be an Antiracist, by Ibram X. Kendi.《안티레이시즘》(비잉).

I'm Still Here: Black Dignity in a World Made for Whiteness, by Austin Channing Brown.

Me and White Supremacy: Combat Racism, Change the World, and Become a Good Ancestor, by Layla F. Saad

Minor Feelings: An Asian American Reckoning, by Cathy Park Hong.《마이너 필링스》(마티).

My Grandmother's Hands: Racialized Trauma and the Pathway to Mending Our Hearts and Bodies, by Resmaa Menakem

Racism without Racists: Color-Blind Racism and the Persistence of Racial Inequality in America, by Eduardo Bonilla-Silva

So You Want to Talk about Race, by Ijeoma Oluo.《인종 토크》(책과함께).

Tears We Cannot Stop: A Sermon to White America, by Michael Eric Dyson.

The New Jim Crow: Mass Incarceration in the Age of Colorblindness, by Michelle Alexander.

We Want to Do More Than Survive: Abolitionist Teaching and the Pursuit of Educational Freedom, by Bettina L. Love.

We Were Eight Years in Power: An American Tragedy, by Ta- Nehisi Coates.

White Rage: The Unspoken Truth of Our Racial Divide, by Carol Anderson.

Why Are All the Black Kids Sitting Together in the Cafeteria?: And Other Conversations About Race, by Beverly Daniel Tatum.

Why I'm No Longer Talking to White People about Race, by Reni Eddo-Lodge.

비만 정의

Fattily Ever After: A Black Fat Girl's Guide to Living Life Unapologetically, by Stephanie Yeboah.

Fearing the Black Body: The Racial Origins of Fat Phobia, by Sabrina Strings.

Heavy: An American Memoir, by Kiese Laymon.

Hunger: A Memoir of (My) Body, by Roxane Gay. 《헝거》(문학동네).

Landwhale: On Turning Insults Into Nicknames, Why Body Image Is Hard, and How Diets Can Kiss My Ass, by Jes Baker.

The Body Is Not an Apology: The Power of Radical Self-Love, by Sonya Renee Taylor.

The Other F Word: A Celebration of the Fat & Fierce, edited by Angie Manfredi.

Thick: And Other Essays, by Tressie McMillan Cottom.

What We Don't Talk about When We Talk about Fat, by Aubrey Gordon. 《우리가 살에 관해 말하지 않는 것들》(동녘).

What's Wrong with Fat?, by Abigail Saguy.

You Have the Right to Remain Fat, by Virgie Tovar.

페미니즘 및 미의 이상들

Ain't I a Woman: Black Women and Feminism, by bell hooks. 《난 여자가 아닙니까?》(동녘).

Americanah: A Novel, by Chimamanda Ngozi Adichie. 《아메리카나 1, 2》(민음사).

Appetites: Why Women Want, by Caroline Knapp. 《욕구들》(북하우스).

Bad Feminist: Essays, by Roxane Gay. 《나쁜 페미니스트》(문학동네).

Beauty Sick: How the Cultural Obsession with Appearance Hurts Girls and Women, by Renee Engeln. 《거울 앞에서 너무 많은 시간을 보냈다》(웅진지식하우스).

Down Girl: The Logic of Misogyny, by Kate Manne. 《다운 걸》(글항아리).

Fed Up: Emotional Labor, Women, and the Way Forward, by Gemma Hartly.

Feminism Is for Everybody: Passionate Politics, by bell hooks. 《모두를 위한 페미니즘》(문학

동네).

Hood Feminism: *Notes from the Women That a Movement Forgot*, by Mikki Kendall. 《모든 여성은 같은 투쟁을 하지 않는다》(서해문집).

More Than a Body: *Your Body Is an Instrument, Not an Ornament*, by Lexie Kite and Lindsay Kite.

Not That Bad: *Dispatches from Rape Culture*, by Roxane Gay.

Pleasure Activism: *The Politics of Feeling Good*, by Adrienne Maree Brown.

The Beauty Myth: *How Images of Beauty Are Used Against Women*, by Naomi Wolf.《무엇이 아름다움을 강요하는가》(김영사).

성과 젠더

Amateur: *A Reckoning with Gender, Identity, and Masculinity*, by Thomas Page McBee.

Come As You Are: *The Surprising New Science That Will Transform Your Sex Life*, by Emily Nagoski.

Girls & Sex: *Navigating the Complicated New Landscape*, by Peggy Orenstein.《아무도 대답 해주지 않은 질문들》(문학동네).

Life Isn't Binary: *On Being Both, Beyond, and In-Between*, by Meg-John Barker and Alex Iantaffi.

Love's Not Color Blind: *Race and Representation in Polyamorous and Other Alternative Communities*, by Kevin A. Patterson.

Mating in Captivity: *Unlocking Erotic Intelligence*, by Esther Perel.《왜 다른 사람과의 섹스 를 꿈꾸는가》(네모난정원).

Pure: *Inside the Evangelical Movement That Shamed a Generation of Young Women and How I Broke Free*, by Linda Kay Klein.

Sensual Self: *Prompts and Practices for Getting in Touch with Your Body; A Guided Journal*, by Ev'Yan Whitney.

Sex at Dawn: How We Mate, Why We Stray, and What it Means for Modern Relationships, by Cacilda Jetha and Christopher Ryan. 《왜 결혼과 섹스는 충돌할까》(행복포럼).

The Ethical Slut: A Practical Guide to Polyamory, Open Relationships, and Other Freedoms in Sex and Love, by Dossie Easton and Janet W. Hardy. 《윤리적 잡년》(해피북미디어).

The Purity Myth: How America's Obsession with Virginity Is Hurting Young Women, by Jessica Valenti.

The Transgender Issue: Trans Justice Is Justice for All, by Shon Faye.

안티다이어트

Anti-Diet: Reclaim Your Time, Money, Well-Being, and Happiness Through Intuitive Eating, by Christy Harrison.

Intuitive Eating: A Revolutionary Anti-Diet Approach, by Evelyn Tribole and Elyse Resch. 《다이어트 말고 직관적 식사》(골든어페어).

The F*ck It Diet: Eating Should Be Easy, by Caroline Dooner.

기타 중요한 주제들

A Disability History of the United States, by Kim E. Nielsen. 《장애의 역사》(동아시아).

Caste: The Origin of Our Discontents, by Isabel Wilkerson. 《카스트》(알에이치코리아).

Clean and White: A History of Environmental Racism in the United States, by Carl A. Zimring.

Decolonizing Wealth: Indigenous Wisdom to Heal Divides and Restore Balance, by Edgar Villanueva.

Oppression and the Body: Roots, Resistance, and Resolutions, by Christine Caldwell and Lucia Bennett Leighton.

부록2: 자주 묻는 질문

여러 해 동안 나는 사람들이 신체 중립성을 향해 가는 길에서 맞닥뜨리는 흔한 상황과 문제, 장애물들을 몇 가지 발견했다. 이에 대해 그들은 "이럴 땐 어떻게 하나요?"라고 질문한다. 이러한 문제들을 처리하는 데 정답이 하나만 있는 것은 아니지만, 그런 상황에 맞닥뜨린다면 더 잘 대비할 수 있도록 몇 가지 선택지와 예시를 제공하고자 한다.

신체 중립성에 대해 가족과 친구, 파트너의 지지를 받으려면 어떻게 해야 하나요? 그들은 여전히 다이어트와 웰니스 문화에 깊이 빠져 있어서 내가 하는 작업을 '건강하지 않고', 어리석고, 나약하며, 심지어 위험한 것으로 봅니다.

이미 형성된 관계 안에서 성장하기란 정말 어렵다. 사람들은 안정감을 느끼기 위해 그 관계에서 특정한 면을 기대하고 심지어 의존하기 때문이다. 만약 당신이 절친한 친구와 몇 년 동안 함께 몸을 혐오하고, 다이어트를 하고, 다른 사람들의 외모를 험담하며 유대감을 형성해 왔다면, 당신이 돌아설 때 그 친구는 위협감을 느낄 수 있다. 새로운 세계관을 채택할 때 따라오는 주변의 감정적인 반발은 새로운 세계관 자체로 인한 결과가 아니라 비판, 비난, 수치심, 또는 버려졌다고 느끼는 사람들이 방어적인 태도를 보이고 불안을 드러내기 때문에 나타나는 결과다. 만약 당신 주변 사람들이 당신이 하는 일에 대해 부적절하게 감정적인 반응을 보인다면 이런 이유 때문일지도 모른다. 이럴 때 어떻게 할 것인가는 전적으로 당신에게 달려 있다. 어떤 관계들은 더 이상 좋은 관계가 아닐 수 있다. 당신의 오래된 가치관, 신념, 식습관, 건강, 체중, 신체 행동에 의존한 관계였기 때문이다. 정신 건강과 신체 이미지를 보호하기 위해서든, 그 관계가 더 이상 당신에게 가치나 매력이 없기 때문이든, 그 관계로부터 거리를 두고 싶어 하는 것은 전적으로 타당하다. 나는 당신이 관계를 재고하고 새로운 경계를 설정하기를 바라고, 당신을 성장시키고 지지하며 온전히 채워 주는 이들, 당신의 새로운 가치관과 신념 체계와 어울리는 이들에게 당신의 시간과 에너지를 쓰기를 바란다.

그렇지만 우리는 종종 지인들과 그러한 대화를 나누는 것이 두렵고 어렵고 불편하기 때문에 상대방에게 상황을 개선시킬 기회를 주기 전에 포기하고 싶은 유혹을 받는다. 하지만 당신이 친구에게 요즘 신체 중립성을 위해 노력하고 있기 때문에 신체 비난이나 다이어트 얘기에서 벗어나고 싶다고 말하지 않는다면, 그들은 그 제안에 부응할 기회를 얻지 못한 것이다. 나는 불편함을 감수하고라도 가능한 한 사람들에게 기회를 주길 권하고 싶다. 그들이 뜻을 같이하고 당신을 존중하고 이해해 준다면 정말 잘된 일이다. 설령 그렇지 않다면 방향을 바꿔 그들과 경계를 설정하고 거리를 두면 된다. 어쨌든 당신은 그들에게 먼저 기회를 준 것이다.

신체 중립성을 무시하는 사람과 대화하기 원하는가? 먼저 이 대화를 통해 어떤 결과를 얻길 원하는지 생각해 보라. 당신이 하는 일을 그들이 진정으로 이해하고 지지해 주기를 원하는가? 다이어트 문화와 체중 편견의 위험에 대해 알려 주기를 원하는가? 당신에게 더 친절하게 대해 주기를 원하는가? 그들의 행동이 어떻게 당신에게 상처를 주고 있는지 깨닫기를 원하는가? 다이어트를 그만두고 자기 자신의 몸을 그만 혐오하게 하기를 원하는가? 이 모두는 각각 다른 대화 방식으로 접근해야 하기 때문에 미리 목적을 명확히 해 두어야 한다.

원하는 결과가 무엇인지 명확히 하고 나면, 그다음으로는 취약한 입장에서 그들과 안전하게 이야기할 수 있는지 생각해 보라. 신체 이미지에 어려움이 있었거나 현재 겪고 있는데, 음식, 체중, 외모에 대한 최근의 이 방식이 어떻게 당신에게 도움이 되고 있는지 설명하는 것이다. 또 자신이 상대를 판단하거나 비판적인 어투가 아닌지, 도덕적으로 우월한 태도로 내려다보듯 얘기하지는 않는지 살펴보라. 대부분의 사람들은 누군가가 그렇게 하라고 한다고 해서, 또 그들의 관점이 나쁘고 잘못되었고 위험하다고 지적받는다고 해서, 이제부터 삶에 대한 새로운 접근 방식을 배워야겠다고 생각하지는 못한다(특히 그들이 믿어 왔던 모든 것에 정면으로 대치되는 것이라면). 그러므로 그 사람이 정말로 신체 중립성의 가치를 배워서 그런 삶을 사는 것이 당신의 목표라면, 그들의 신념을 비판하거나 그들이 틀렸다고 말하는 것은 소용이 없다.

따라서 이런 목표를 이루기 위해서는 당신이 제안하는 것에 대해 솔직하고 직접적이면서도 당신 내면의 진정성 있고 취약한 부분과 연결해서 설명하는 것이 최선이다. 이에 더해서 관계에 대해 안심시켜 주는 말을 할 수 있다면 더 좋다. 또 한 번의 대화로는 당신이 바라는 변화가 일어나지 않을 수도 있다. 세계관을 해체하고 재건하는 것은 그것을 드러내고 처리할 시간, 자신을 탐구하는 과정, 그리고 여러 지원이 필요하기 때문이다. 그렇기에 여러 번의 대화가 필요하므로 첫 대화는 그저 대화의 시작점, 씨앗을 심는 지점, 그들을 초대하는 시간으로 여기는 것이 좋다. 예를 들면 다음과 같은 식이 될 것이다.

- (엄마에게) 제가 신체 이미지 문제로 어려움이 있다는 거 말씀 드린 적 있나요? 제가 다이어트를 그만둬서 엄마가 이상하게 여기고 제 건강에 대해 걱정하시는 거 알아요. 하지만 저는 오랫동안 음식 문제와 신체 이미지 문제가 심각했고 이제 벗어나려고 노력하는 중이에요. 그 문제들이 얼마나 나쁜 영향을 미쳤는지 말씀드리고 싶어요. 관심이 있으시다면요. 또 엄마는 몸과의 관계가 어떤지 듣고 싶어요. 엄마는 날씬한 것이 중요하다는 걸 어디서 배우셨어요?

- (친구에게) 내가 《바디 뉴트럴》이라는 책을 읽고 있는데, 사람들이 실제로 신체 이미지 문제에 어려움을 겪는 이유에 대해 놀라운 생각을 하게 해 줘. 우리가 항상 신체 이미지에 대한 비슷한 고민을 나눴기 때문에 너의 생각을 듣고 싶어. 내가 책을 빌려 줄 테니 같이 이야기해 볼래?

- (연인에게) 나는 당신이 건강과 체력을 위해 노력하는 걸 정말 존경해. 그리고 당신도 알다시피 나도 항상 그렇게 하려고 노력했어. 하지만 내가 그렇게 몰두한 이유나 내 접근 방식이 건강하지 못했다는 점에선 솔직하지 못했던 것 같아. 그 이유는 아주 어두운 거였어. 완벽하지 않으면 아무도 나를 사랑하지 않을 것 같았던 거야. 이제 나는 그런 생각을 치유하기 위해 노력하고 있어. 겉으로는 내가 더 이상 건강에 신경 쓰지 않는 것처럼 보일 수 있지만 사실 정반대야. 신체 중립성은 건강을 위해 내가 해 본 것들 중에 가장 중요한 작업이야! 아직 이해하지 못해도 괜찮아. 하지만 내 새로운 시도를 비판하거나 놀린다면 나는 바보처럼 느껴질 거고, 당신이 내 건강에 관심이 없다고 느끼게 될 거라는 걸 알아 주었으면 해. 어느 쪽이든 상처가 돼. 이런 작업을 당신도 같이 할 수 있게 내가 어떻게 도울 수 있을까? 기사나 책 추천이 도움이 될까?

- (형제자매에게) 나는 신체 중립성이 네 스타일이 아니라는 걸 알아. 그래도 괜찮아. 하지만 구체적으로 왜 그런지 얘기해 볼 생각 있어? 나는 네 걱정을 더 잘 이해하고 싶어. 너를 사랑하고 존중하니까. 동시에 나도 네가 이해할 기회를 주고 싶어. 나는 안전하고 건강하게 지내고 있다는 것을 말이야.

첫 번째 대화가 원하는 결과 또는 추가 대화로 이어진다면 아주 훌륭하다. 하지만 상대방이 당신의 신념과 행동을 존중하지 않고 당신과 대화하기를 거부한다면, 또는 당신이 그들이 변화할 수 있을 만큼의 시간과 에너지를 그들에게 줄 수 없다면, 당신은 언제든지 경계를 설정하거나 거리를 두기 시작할 수 있다.

저는 제 몸과 외모에 대한 부정적인 생각을 해소하려고 노력 중이지만, 다른 사람들이 계속 그것들을 강화시켜서 힘이 듭니다. 누군가가 제 몸이나 외모에 대해 비판하거나, 부정적인 언급을 하거나, 묻지 않은 조언을 할 때 어떻게 대응해야 할까요?

그 방법은 그 관계 자체와 당신이 원하는 결과에 달려 있다. 앞에서 언급했듯이 당신은 특정 지인들과 지속적으로 진지하게 이야기하며 부정적인 말을 이끌어 내는 편견과 신념, 가정을 해체하고, 그들이 당신에게 하는 말이 당신에게 어떤 느낌을 주는지, 다른 사람들에게 어떤 해를 끼치는지, 그리고 왜 그것이 사실이 아닌지에 대해 설명하고 싶을 수 있다. 하지만 현실적으로는 그렇게 차근차근 대화할 수 있는 상황보다, 미처 대응하기 어렵게 순식간에 튀어나오는 말에 당황하는 경우가 더 많고, 또 굳이 공들여 내 시간이나 에너지를 쓰고 싶지 않은 사람들과 있을 때 난처한 상황이 발생하는 경우가 더 많아서 대처하기가 생각보다 쉽지 않다.

개인적으로 나는 이러한 순간에 순진한 혼란을 가장하거나 맑은 눈으로 호기심을 비치면서, 그 말을 한 사람에게 그게 무슨 의미였는지, 무슨 농담인지, 그 정보를 어디서 얻었는지 설명해 달라고 요청한다. 이 방법은 즉시 권력 구조를 바꾸고, 그들의 말로 인한 모든 불편함과 어색함을 그들에게 다시 돌려준다. 아무도 교육할 필요가 없이 말이다. 이 방식이 모두에게 맞는 것은 아니지만 몇 가지 예시를 들어 본다. 당신도 시도해 보길 바란다.

• 당신이 파티 장소에 들어서자, 누군가가 당신을 보고 "와, 요즘 운동

안 하나 보네!"라며 체중에 대한 농담 같은 말을 한다. 당신은 크게 미소를 지으며, 눈을 빛내며 기대하는 듯한 표정을 짓는다. 마치 그가 아마도 우스운 농담을 하고 있겠지만 아직 농담을 제대로 이해하지 못한 것처럼. 다시 활짝 미소를 지으며, 당신은 "잠깐, 무슨 말이야?"라고 말한다. 이제 그는 사람들 앞에서 농담이라고 해명하거나(당신은 여전히 이해하지 못하는 척 어깨를 으쓱하고 고개를 젓는다), 또는 열심히 번복해야 한다. 이 순간은 즉시 권력 구조를 뒤집는다. 그들은 자신이 높은 위치에 있기 때문에 별 걱정 없이 그런 말을 할 수 있다고 생각했고, 당신은 그렇지 못하기 때문에 당연히 그가 한 말을 받아 줄 거라고 생각했다. 농담을 설명해 달라고 요청함으로써 당신은 '당신의 역할'을 거부하고, 갑자기 그는 자신의 행동의 결과로부터 보호받지 못한다는 것을 깨닫는다. 그 순간 그는 기대한 웃음을 얻지 못하고, 대개는 어색하고 불편해져서 "아, 아무것도 아니야. 신경 쓰지 마"라고 하면서 자기가 한 말을 번복할 것이다.

• 당신이 동료들과 이야기를 나누고 있는데 누군가가 "키토 다이어트를 해 보는 건 어때? 나는 몇 달 동안 해서 벌써 5킬로그램을 뺐어!"라고 말한다. 당신은 고개를 갸웃하며 완전히 혼란스럽다는 듯 묻는다. "그런데 왜 해 봐야 하죠?"(조금 더 대담하거나 빈정대고 싶다면, 똑같은 혼란스러운 표정으로 "전 이미 목표 체중에 도달했는데 왜 다이어트를 해야 하죠?"라고 말할 수도 있다. 이것은 그들에게 부담과 불편함을 돌려준다.)

이 전략이 당신에게 맞지 않는다고 해도 걱정하지 말라. 이런 상황에서 잘 작동하는 다른 다섯 가지 전략이 있다. 그것들을 시도해 보면서 자신의 스타일을 찾아보고 상황에 맞는지 고려해야 한다. 첫 번째 대응 전략은 인간적인 공감을 이끌어 내는 취약한 반응이다. "그 말은 정말 제 기분을 상하게 했어요." 두 번째는 직접적이거나 심지어 무례하게, 당신 이야기는 빼고 진실을 말하는 것이다. "그 말은 적절하지 않습니다." 세 번째는 상대방이 자신의 잘못을 깨닫게 하는 것이다. 예를 들어 "그런 말을 해도 된다고 어디서 배웠나요?"라고 묻는 것이다. 네 번째는 상대방을 교육하는 것이다. "당신이 모를 수도 있겠지만, 그런 말은 섭식 장애나 다른 치명적인 정신 건강 문제로 이어집니다." 그리고 마지막 방법은 경계를 설정하는 것이다. 예를 들어 "그런 말은 제게 하지 말아 주세요"라고 말한다. 각각에 대한 더 많은 예시들을 소개해 보겠다.

취약함을 보이기

- "와, 그 말은 정말 듣기 불편하네요."
- "헉!"
- "저는 심각한 신체 이미지 문제가 있어서 그런 말을 들으면 몇 주 동안 힘들 때도 있어요."
- "제 기분을 상하게 하려는 건가요?"
- "당신이 그런 말을 하는 게 싫어요."
- "최근에 배웠는데 그런 말이 제 정신 건강에 아주 해롭다는군요. 그런 말은 좀 삼가 주실 수 있을까요?"

직접적으로 말하기

- "정말 무례한 말이네요."
- "그런 농담은 해롭습니다."
- "청하지 않은 조언은 아무도 좋아하지 않아요."
- "내가 당신의 몸을 평가해도 편하게 받아들이실까요?"
- "정말 나쁜 말이에요."
- "감사하지만, 건강은 당사자가 의사와 얘기할 문제예요."

- "뜬금없이 그런 제안을 하는 건 정말 이상해요."
- "우리는 제 외모에 대해 매우 다른 생각을 가지고 있는 것 같아요."
- "제 외모에 대한 당신의 의견을 묻지 않았어요. 또 그 의견에 관심 없습니다."
- 만약 누군가 청하지 않은 조언을 한다면, "아뇨, 그렇게 할 생각이 없어요" 또는 "동의하지 않아요"라고 말하기

도전하기

- "그런 말로 사람들을 불편하게 만드는 게 전혀 아무렇지 않나요?"
- "제가 섭식 장애가 없다는 걸 어떻게 아세요?"
- "사실 제 모습에 만족해요. 하지만 당신은 음식이나 신체 이미지 문제를 다뤄야 할 것 같네요."
- "그런 말이 성차별적이고 인종 차별적인 미의 기준을 지지한다는 걸 알고 있나요?"
- "몸에 대해 너무 고리타분하시네요.…이제는 아무도 그런 생각을 하지 않아요."
- 같은 말을 조금 더 신랄하게 하는 예로, 자신이 남부의 숙녀라고 여기는 한 여성은 이렇게 대답했다고 한다. "아이고, 저런, 사람들의 마음을 상하게 하는 걸 신경 쓰지 않으시는군요."
- "내가 내 모습을 사랑하는데 뭐하러 그렇게 하겠어요?" 또는 "난 이미 내 목표 체중에 도달했어!"와 같은 대답으로 사람들을 혼란스럽게 할 수 있다. (이러한 대답은 사실이 아닐 때에도 유효하다. 신체를 비방하는 사람들에게 당신의 진실을 말할 의무가 없기 때문이다.)

교육하기

- "섭식 장애가 모든 정신 질환 중에서 가장 치명적이란 걸 아시나요?

그중 최대 20퍼센트가 사망에 이릅니다. 그리고 그런 말은 그렇게 되는 데 기여를 하죠."
- "그 농담이 섭식 장애나 신체 이미지 문제를 가진 사람에게 얼마나 해로운지 아시나요?"
- "그런 무신경한 말 때문에 사람들이 병원에 입원할 수도 있다는 걸 알아 두세요."
- "제가 더 날씬하다면 사랑과 존중을 더 받을 자격이 있다는 뜻인가요? 그렇다면 그런 믿음은 어디에서 온 거죠?"
- "성별에 대한 본질주의적인 관점과 관습적인 아름다움을 이상적으로 중시하시는 것 같군요. 왜 그것이 당신에게 그렇게 중요한 걸까요?"
- "사람들이 아름다움과 몸에 대한 특정 규칙을 따르는지 신경을 많이 쓰시는 것 같군요. 누군가 그 규칙을 어기면 무슨 일이 생길까 봐 걱정되세요?"

경계 설정
- "제가 있을 땐 그런 농담은 하지 말아 주세요."
- "다른 사람들이 당신에게 그런 무례한 말을 하는 것을 당신도 좋아하지 않을 거라고 확신해요. 제게도 그런 말을 하지 않으셨으면 합니다."
- "제 외모에 대한 모욕을 더 이상 참지 않기로 했습니다. 이것이 당신에게 문제가 될까요?"
- "우리 관계를 유지하려면 제 몸에 대해 말하는 건 그만 하셔야 해요."
- "제 외모에 대해 평가받는 것이 전 괜찮지 않습니다. 계속 그렇게 하신다면 당신과 어울려야 할지 다시 생각해 봐야 할 것 같군요."
- "사실 지금은 청하지 않은 조언을 받을 상황이 아닙니다."
- "다른 이야깃거리가 없다면, 이제 좀 가봐야겠어요."
- "좋은 의도로 말씀하시는 것은 알겠지만, 사실 저는 외모에 대한 의

견을 듣고 싶지 않습니다."

저는 외모를 저의 정체성이나 자존감과 분리하려고 노력하는 중입니다. 그래서 좋든 나쁘든 외모에 대한 다른 사람들의 의견을 듣고 싶지 않습니다. 그런데 누가 제 몸이나 외모를 칭찬할 때는 어떻게 대응해야 할까요? 분명 좋은 의도로 하는 말입니다.

사람들은 언제나 칭찬이라고 생각해서 말하지만, 사실은 성차별, 인종 차별, 장애 차별, 연령 차별, 그리고 반비만적인 미의 기준과 몸매 이상을 강화하고 유지하는 말들이다. "우와, 너 정말 좋아 보인다. 살 뺐니?!"라는 말이나, 검은 피부의 유명인이 머리를 곧게 펴고 밝게 염색했을 때 열렬히 칭찬하는 것 같은 말들이다. 이런 '칭찬'은 실제로 '마이크로어그레션 microaggression'의 예다. 마이크로어그레션은 소수 집단 구성원에 대한 차별이나 편견을 간접적으로 미묘하게 또는 의도치 않게 표현하는 말이나 행동이다. 마이크로어그레션은 소수자의 몸을 지닌 사람들을 공격한다(퀴어이며 흑인인 내 고객은 그것을 "종이에 천 번 베여서 죽음에 이르는 것"으로 묘사했다). 하지만 신체 중립성을 실천하는 모든 사람에게도 해롭기는 마찬가지다.

그럼 어떻게 대응해야 할까? 앞에서 언급한 다섯 가지 전략은 여전히 유효하다. 취약한 대화로 초대하기, 직설적이거나 명확하게 말하기, 도전하기, 교육의 기회로 삼기, 또는 단순히 경계를 설정하기. 다른 점이라면 그 사람은 자신이 칭찬을 하고 있고 좋게 대하는 거라고 생각하기 때문에 좀 더 부드럽고 온화한 방식으로 대응하고 싶을 수 있다는 것이다(물론 그렇게 할 의무는 전혀 없지만). 몇 가지 예시를 들어 본다.

취약함을 보이기

- "예쁘다고 해 주시니 좋기는 하지만, 요즘 외모를 저의 정체성이나 자존감과 분리하려고 노력하는 중이라 그런 말이 좀 혼란스럽고 불편하네요."
- "알다시피 예전에는 그런 말을 들으면 일시적으로 외모에 대한 자신감이 생겨서 좋았어. 하지만 그런 말이 실제로는 나 자신에 대해 전반적으로 안 좋은 느낌을 준다는 걸 알게 됐어. 사람들이 나를 외모로만 평가한다는 느낌을 강화하기 때문이야."
- "네가 그렇게 말할 때면, 나에게 해 줄 수 있는 좋은 말이 외모에 관한 것뿐인 듯해서 기분이 이상해. 그럴 의도는 아니란 걸 알지만, 네가 나를 실제로 한 사람으로 보거나 가치 있게 여기지 않는다는 기분이 들어."
- "사람들이 제 외모를 칭찬하면 대상화된 기분이에요."

직설적으로 말하기

- "그런 칭찬은 사실 칭찬이 아니야. 성차별적, 인종 차별적, 그리고 비만 혐오적인 미의 기준을 반영하기 때문이지."
- "사실 난 사람들이 나를 매력적으로 생각하거나 내 모습이 좋다고 생각하는 것에 관심이 없어."
- "저는 그런 말을 칭찬으로 여기지 않아요. 우리가 '뚱뚱함'을 모욕으로 여기지 않으려면, '날씬함'을 칭찬으로 여겨서는 안 되니까요."
- "다른 사람들에게 해를 끼치는 방식으로 칭찬받는 걸 좋아하지 않아."
- "남의 외모에 대해 청하지 않은 의견을 말하는 건 일종의 대상화예요."

도전하기

- "내 외모에 대한 당신의 인정이 왜 중요하다고 생각해?"
- "왜 당신은 내 외모는 자주 칭찬하면서, 내 지능이나 유머 감각, 친절함, 용기, 열정에 대해서는 칭찬하지 않는 거지?"
- "외모에 대한 이야기는 너무 지쳤어. 우리 서로에게 좀 더 의미 있는 것에 대해 칭찬할 수 없을까?"
- "내 몸이 더 작아졌다는 말이 칭찬이라고 생각하는 이유가 뭐야?"
- "외모에 대한 얘기는 너무 지루해. 좀 더 깊은 대화를 나눌 수 있을까?"
- "당신이 나에게 관심이 있다면, 내 외모보다 더 흥미롭거나 중요한 이유가 있어야 할 거야."
- 당신의 외모를 칭찬하는 사람에게 "네, 알아요" 또는 "동의해" 또는 "그래, 맞아"와 같은 말로 응답하여 무장해제를 시켜라. 이것은 우리가 그 말에 감사하거나, 아니라고 부인하거나, 자기 비하(특히 여성의 경우)를 할 거라고 예상했을 것이기에 충격적이게 들릴 것이고, 그 말을 한 사람은 지금 무슨 일이 일어난 건지 생각하게 될 것이다.

교육하기

- "만날 때마다 내 외모를 칭찬하는 습관이 있다는 거 알아? 그 이유가 뭐라고 생각해?"
- "남자들은 여자에게 매력적이라고 말하는 게 괜찮다고 생각하는 것 같아요. 하지만 대부분의 경우 그건 사실 성차별적이고, 대상화하는 것이고, 불쾌한 행동이에요."
- "최근에 내가 누군가의 외모를 칭찬하려 했을 때, 사실 수면 아래에선 더 진실하고 취약한 말을 하기를 주저하고 있음을 깨달았어. 당신을 다시 볼 수 있어서 기쁘다고 말하고 싶은데 그 대신 멋지게 보인다고 말하는 것처럼. 너도 그럴 때 있어?"

- "사실 그런 긍정적으로 보이는 칭찬은 꽤 어두운 메시지를 담고 있죠."

경계 설정

- "이상하게 들릴지 모르겠지만, 나는 외모에 대한 칭찬을 하지 않는다는 원칙을 가지고 있어. 이걸 존중해 줄 수 있을까?"
- "당신이 그냥 좋게 대하려는 걸 알지만, 사실 이제 내 외모에 대한 어떤 말도 듣고 싶지 않아요. 긍정적인 것조차도요."
- "고마워. 따뜻하게 해 주는 말인 걸 알아. 그런데 내 외모에 대한 칭찬이 정신 건강이나 신체 이미지 문제에 별로 좋지 않다는 걸 요즘 배우고 있어. 다른 방식으로 나를 칭찬해 줄 수 있겠어?"
- "제 외모 외에 다른 것에 대해 말해 주시면 좋겠어요. 부탁해요."
- "저와 대화하고 싶으시면 제 외모에 대한 생각은 혼자만 가지고 있어 주세요."

누가 제 체중에 대해 (좋든 나쁘든) 언급할 때, 어떻게 대응해야 할까요?

앞에서 언급한 모든 것이 이런 경우에 대응할 때 여전히 적용되지만, 체중에 대한 부정적인 말, 판단, 또는 묻지 않은 조언에 대처할 수 있는 좀 더 구체적인 대응 방법을 알려 주고 싶다. 다음은 체중에 대한 부정적인 말이나 판단, 묻지 않은 조언을 다루는 방법에 대한 몇 가지 예시들이다.

- "살찌는 게 나쁘다고 생각하는 이유가 뭐야?"
- "고마워! 나는 몸이 더 커지는 게 정말 좋아!" (또는 "사실 난 살이 찔 때 가장 예쁘다고 느껴." 이것이 사실일 필요는 없다. 예상된 권력 구조를 뒤집는 방법일 뿐이며, 당신을 비방하는 사람들에게 당신의 진실을 제공

할 의무는 없다.)

- "몸집이 더 작았을 때는 건강하지 않고 불행했어. 하지만 그때 당신은 내 건강이나 행복에 대해 걱정하지 않았잖아. 왜 그런 걸까?"
- "작은 몸이 큰 몸보다 건강하다는 가정은 실제로 큰 몸을 가진 사람들에게 해를 끼치는 잘못된 편견이야. 그걸 체중 편견이라고 하지. 더 알고 싶다면 자료를 보내 줄 수 있어."
- "남의 체중에 대해 말하는 건 아주 무례한 일이에요."
- "당신이 제 건강, 식단, 체중에 대해 의견을 낼 자격이 있다고 생각하다니, 도대체 어떻게 된 거죠?"
- "의도적인 체중 감량 시도의 95퍼센트 이상이 실패하고, 그중 절반 이상이 결국 더 많은 체중 증가로 이어진다는 걸 아시나요? 암 환자에게 성공률이 단 5퍼센트에 불과하고 50퍼센트 이상의 확률로 상태를 악화시킬 수 있는 치료를 해 보라면서 묻지도 않은 조언을 하시겠어요?"
- "그런 말들 때문에 많은 사람들이 섭식 장애와 신체 이미지 문제를 갖게 된답니다."
- "와, 심각한 비만 혐오적인 신념이 있으신 것 같은데 한번 알아보시면 어때요?"
- "제 몸의 크기에 대해 말하지 말아 주세요."
- "제 몸의 크기는 당신과 상관없어요."

다음은 체중 감량을 칭찬하는 긍정적인 말에 대응하는 몇 가지 예시들이다.

- "고마워. 나는 섭식 장애가 있어." (또는 "고마워. 살 빠지는 증상이 있는 만성 질환을 앓고 있어." "고마워. 난 우울할 때 살이 빠져." "고마워.

내가 먹는 약 때문에 건강한 체중을 유지할 수 없어." 사실이든 아니든, 이런 식으로 대답하면 말한 상대방이 자신이 한 일의 모든 불편함을 감당하게 된다.)

- "그러니까 전에는 내가 좋아 보이지 않았다는 거야?"
- "살 빠지는 게 좋은 일이라고 생각하는 이유가 있나요?"
- "그렇게 말하면, 내가 다시 살이 쪘을 때 당신과 같이 있으면 어떤 기분이겠어?"
- "그런 칭찬은 당신이 몸집이 큰 사람들에 대해 어떻게 생각하는지 명확하게 보여 주는 처사야."
- "나는 살 빠졌다는 말을 칭찬으로 생각하지 않아."
- "난 날씬함을 성취로 여기지 않아."
- "내가 건강한 방법으로 살을 뺐다고 어떻게 지레짐작하는 거니?"
- "날씬함이 건강과 행복과 상관있다는 것을 어디서 배우셨나요?"
- "저의 몸 사이즈를 가지고 저에 대한 많은 가정을 하시는 것 같군요. 우리가 가정하고 있는 것과 실제로 사실인 것에 대해 이야기할 수 있을까요?"
- "그런 말은 비만 혐오적이고 모든 사람에게 해로워요."
- "사실 사람들이 내 몸 사이즈에 대해 어떻게 생각하는지 듣고 싶지 않아."

최근에 비만 혐오 편견이 거짓이고 위험하며 어디에나 있다는 것을 알게 되었습니다. 날씬한 사람들의 특권을 드러내고 비만인에 대한 억압을 부추기는 말을 들었을 때 어떻게 말하면 좋을까요? 많은 사람들에게 알리고 싶지만, 무례하게 하고 싶지는 않습니다.

사람들은 자신의 몸(또는 타인의 몸)에 대해 체중 편견을 부추기는 말을 흔하게 한다. 다이어트 계획을 이야기하거나 '살을 빼야 한다'고 말하는 사람들도 그렇고, 비만에 대한 농담을 하거나 체중에 관해 묻지 않은 조언을 하거나, 뚱뚱한 몸을 단순히 게으름, 건강하지 않음, 지능 부족, 또는 매력 없음과 연관 지어 말하는 것도 그렇다. 이럴 때 대응하는 방식은 앞서 언급한 다섯 가지 범주(취약함을 보이기, 직접적으로 말하기, 도전하기, 교육하기, 경계 설정)가 있지만, 이 상황에서 누가 다치고 있고, 그들을 위한 정의의 편에 서는 것이 어떤 모습일지 고려하는 것도 중요하다.

당신의 할머니가 지속적으로 당신의 사촌더러 뚱뚱하다며 비난하시는데 당신은 뚱뚱하지 않다면, 당신은 할머니의 신념과 행동에 사촌보다 더 큰 영향을 미칠 수 있는 위치에 있는 셈이다. 당신이 개입함으로써 사촌을 대신해 경계를 설정할 수 있다. "할머니, 사람들의 체중에 대해 그렇게 말씀하시는 건 무례한 일이에요. 다른 얘기를 해 볼까요?" 또는 첫 번째 질문을 다루며 언급한 것처럼, 할머니의 신념과 행동을 변화시키는 대화로 초대할 수 있다.

당신은 이런 방식으로 정의를 위해 나설 자원을 항상(어쩌면 한 번도) 가지지는 못할 수 있고, 어떤 상황들은 그런 노력을 들일 가치가 없을 수도 있다. 특히 소수자의 몸을 가진 사람들은 세상에 이런 노력을 제공할 의무가 없다. 하지만 개인적으로 나는, 많은 신체 특권을 가진 사람들은 그 특권을 사용하여 그렇지 못한 사람들을 보호하고 정의를 위해 싸울 책임이 어느 정도 있다고 생각한다. 그리고 우리의 영향력 안에 있는 사람들의 마음을 바꾸는 가장 효과적인 방법은, 사랑하고 존중하는 태도로 그들에게 도전하고, 새로운 생각과 정보에 노출시키고, 인내심을 갖고 지속적으로 어려운 대화를 해 나가는 것이다. 어쩌면 당신은 이 일에 에너지를 들이고 싶다고 여길 수도 있다.

이 일에 관심이 있다면, 첫 번째 질문을 다루며 설명한 것처럼 씨앗을 심는 대화를 시작해 보고, 가능한 한 호기심은 많이 가지고 판단은 최소한

으로 하며 체중과 몸에 대한 주제로 사람들을 초대해 보자. 몇 가지 예시를
들어 본다.

- "네가 몸 사이즈에 대해 부정적인 말을 많이 하는 것 같아. 너는 몸에
  대한 관계가 어떤 것 같아?"
- "넌 아주 따뜻한 사람이고 일부러 누군가를 상처 주지는 않을 거라는
  걸 알아. 그래서 네가 사람들의 체중에 대해 이야기할 때면 이상한 느
  낌이야. 그런 비만 혐오 편견은 네 가치관과 맞지 않는 것 같아." (나
  는 이 방법을 좋아한다. 상대방으로 하여금 자기 자신의 가치에 책임을
  지게 하기 때문이다. 새로운 가치를 강요하지 않고 말이다.)
- "네가 놀라울 정도로 수용적이고 개방적인 사람이라는 걸 알아. 그래
  서 내 걱정을 너에게 말해도 될 것 같아. 네가 사람들의 체중에 대해
  부적절하거나 심지어 해로운 방식으로 말하는 것을 몇 번 봤어. 그에
  대해 나랑 이야기해 보지 않을래?"
- "당신은 지적이고 깊이 있는 사람인데 사람들의 신체 사이즈를 중시
  하는 말을 들으면 이상한 느낌이에요. 어떻게 생각하시나요?"
- "체중 편견이라는 말 들어 본 적 있나요? 전 최근에 그것에 대해 많이
  배우고 있는데, 당신도 관심이 있을 것 같아요."
- "그런 말을 들을 때마다 좀 이상한 기분이에요. 더 날씬한 몸일 때 사
  람이 자동으로 더 열심히 일하고, 건강하고, 행복하다는 걸 암시하는
  것 같거든요. 하지만 항상 그런 건 아니잖아요? 어떻게 그런 생각을
  하게 되셨을까요?"
- "네가 다이어트에 대해 이야기하거나 살을 빼고 싶다고 이야기할 때
  난 좀 불편해져. 네가 외모와 날씬한 몸에 너무 큰 가치를 두고 있기
  때문이야. 네가 스스로에 대해 그런 생각을 갖고 있다면 나에 대해서
  는 어떤 생각을 갖고 있을지도 궁금하다." (특히 체중 감량에 대해 이

야기하는 상대방이 당신보다 작은 몸집일 때 유용하다.)

- "네 몸에 대해 부정적인 말을 하는 걸 들으니 걱정이 돼. 넌 살을 빼려고 스스로를 괴롭히며 시간을 보내는 것보다 더 나은 삶을 살 자격이 있어. 신체 이미지 문제에 대해 도움을 받아보면 어떻겠니?"
- "알다시피 나도 예전에 내 몸에 대해 최악으로 느낄 때 그런 말을 했었어. 몸에 대한 이미지에 관련된 어떤 것이든 나랑 이야기하고 싶다면 들어 줄 준비가 되어 있어."

물론 거리의 낯선 사람이 다른 낯선 사람에게 "살 좀 빼, 뚱땡아!"라고 외치거나, 파티에서 처음 만난 사람이 다이어트의 필요성을 이야기하거나, 커피숍 옆자리에 앉은 여성이 딸에게 뚱뚱하다며 비하하는 말을 하는 걸 듣는 등, 자기 영향력의 범위 밖에서도 체중 편견적인 말들을 듣게 될 것이다. 이런 순간에는 누가 다치고 있는지, 그들의 편이 되어 주거나 그들을 보호하거나 그들을 대신해 정의를 위해 나서는 것이 어떤 모습일지 고려해 보라. 물론 상황마다 다를 것이다. 비만 비하 광고판을 보면 그것을 철거하도록 지역 대표자에게 전화할 수 있다. 이웃이 자신의 아이들이 너무 뚱뚱하다고 불평하면, '당신이 관심 있을 것 같다'며 체중 편견에 대한 간단한 자료를 건넬 수 있다. 친구의 친구가 비만 농담을 하면, "전 그 농담이 그렇게 재미있지 않네요"라고 대답하거나 친구에게 그 일을 알려 줄 수 있다. 상사가 전 직원을 대상으로 체중 감량 챌린지를 생각하고 있다면, 그것이 얼마나 해로운 일인지 말하고, 그것을 제지하기 위해 서명을 모으거나 인사부에 불만을 제기할 수 있다. 공공장소에서 비만인이 괴롭힘을 당하는 것을 보면, 그들이 괜찮은지 물어보고, 동행이나 도움이 필요한지 알아보고, 관리자에게 알리거나 괴롭히는 사람을 직접 대면할 수도 있다.

여기에 옳은 답은 없고, 때로는 일일이 대응하는 것이 적절하지 않거나 가능하지 않거나 안전하지 않을 수도 있다. 상황을 개별적으로 파악하고,

신체 억압을 해체하는 데 시간과 에너지, 노력을 들이기에 가장 적절하다고 느끼는 곳(그리고 방법)을 선택해야 할 것이다.

사람들의 외모를 칭찬해서는 안 된다는 걸 알고 있어요. 그것은 그들의 외모가 중요하다는 생각을 강화하기 때문이죠. 그렇다면 대신 뭐라고 말해야 하나요? 때때로 사람들은 그런 칭찬을 받고 싶어 하잖아요!

정말 좋은 질문이다! 칭찬을 할 때 제일 중요한 것은 의견을 전하기보다는 영향을 미치는 데 초점을 맞추는 것이다. 너무 많은 칭찬들이 마치 사실인 것처럼 그 사람의 의견을 표현한다. 이런 칭찬들은 대개 일종의 계층적 평가 시스템을 반영하고 종종 상대방을 대상화한다. 의견을 전달하는 칭찬은 대체로 이런 식이다.

- "너 정말 멋져 보인다."
- "넌 너무 예뻐."
- "너 아주 섹시하다."
- "살 빼니까 너무 예쁘다."
- "그거 입었을 때 네 엉덩이 좋아 보여."
- "지금 여기서 네가 제일 핫한 사람이야."
- "그 옷을 입으니 몸매가 돋보인다."
- "네 눈은 너무 아름다워."

이런 '칭찬'들은 수신자에게 그들의 외모가 방금 평가되었음을 그리고 지속적으로 평가되고 있음을 상기시킨다. 이것은 몇 가지 잘못되고 위험한 생각을 강화하고 유지한다. 그들의 몸은 타인이 즐기거나 소비하기 위해 존재하며, 그들은 다른 사람들이 그들을 보는 즐거운 경험을 제공할 의무가 있으며, 외모에 대한 타인의 의견을 중시해야 하며, 외모는 그들의 한 인간으로서의 가치와 근본적으로 연관이 있다는 것이다. 우리는 의견을 말하는 칭찬을 흔하게 하지만, 이는 해를 끼칠 잠재력이 있다. 그리고 칭찬을 받는 사람에게 큰 영향을 주지 못한다. 의견은 항상 단순히 그 반대가 될 수 있기 때문이다. (이것은 신체 이미지 문제로 고민하는 많은 이들에게 칭찬이 그냥 튕겨 나가는 것 같은 이유를 설명해 준다. 누군가 당신에게 아름답다고 말하면, 당신의 마음은 바로 '아니, 그들은 틀렸어'라고 말한다.)

영향을 나누는 칭찬은 상대방의 존재가 당신에게 어떤 영향을 미치는지 알려 준다. 이것은 당신의 개인적인 경험을 나누는 것이므로 의견이 들어 있지 않아서 상대방이 반대할 수 없다. 그러면 칭찬은 더 진실하고 의미 있게 느껴지며 상대방에게 더 큰 영향을 미친다. 외모에 대한 의견을 나누는 칭찬이 아니라 영향을 나누는 칭찬의 예를 들어 보겠다.

- "너를 보게 돼서 기쁘다!"
- "네 얼굴이 너무 그리웠어."
- "당신이 필요해요."
- "지금 네 분위기가 나에게 행복하게 느껴지네."
- "지금 당신과 함께 있어서 너무 행복해요."
- "너 같은 사람이 나를 좋아한다는 건 정말 멋진 기분이 드는 일이야."
- "네 눈을 영원히 바라볼 수 있을 것 같아."
- "너를 보고 있으니 아찔하다!"
- "당신에게 빠져드네요."
- "당신과 함께 있으니 햇살처럼 따뜻해요."
- "지금 당신의 모든 게 나를 흥분시킵니다."
- "네가 옷으로 자신을 표현하는 모습을 보면 나도 기분이 좋아."

물론 더 깊이 들어갈 수도 있다. 상대방의 내면적 특징이나 당신과의 관계에 미치는 영향을 나누는 것이다. 이렇게 하면 칭찬은 외모와는 더 멀어지고 상대방을 온전한 인간으로 인정하는 일이 된다. 몇 가지 아이디어를 제시한다.

- "당신이 나에게 보여 주는 모습을 사랑합니다."
- "당신의 배려심은 나를 정말로 아껴 준다는 느낌이 들게 해요."
- "당신과 함께 시간을 보내고 나면 더 좋은 사람이 되는 것 같아요."
- "당신의 장난기 덕분에 인생을 덜 심각하게 보게 돼요."
- "당신이 있어서 내 삶은 더 나아졌어요."
- "당신과 생각을 공유할 수 있다는 건 정말 행운이에요."
- "당신의 열정은 내게 영감을 줍니다."
- "당신이 생각하는 방식은 새로운 도전이 됩니다."
- "당신과 농담하고 웃다 보면 늘 기분이 훨씬 나아져요."
- "당신의 연약함을 나누는 모습에 나도 안전하게 그렇게 할 수 있을 것 같아요."

누군가가 외모에 대한 칭찬을 기대하는 상황에서 어떻게 대응할지는 당신의 선택이다. 만약 친구나 연인의 외모를 틈틈이 칭찬하는 습관이 있다면, 그들에게 그 습관을 고치려고 노력하고 있음을 알려 주고, 다른 어떤 칭찬이 기분 좋을지 물어보는 것도 좋다. 또한 누군가가 열심히 살을 뺀 것에 대해 칭찬해 주기를 바라는 것 같다면, 그렇게 하도록 이끌어 낸 내면적인 특성에 대한 이야기로 바꾸는 방법도 있다. "요즘 당신이 자기 자신을 먼저 생각하는 모습이 보기 좋아요" 또는 "네가 자랑스러워하는 것을 보니 기쁘다"와 같이 말할 수 있을 것이다. 또 개인적으로 나는 이런 순간에 더 깊은 대화로 나아가기 위해 "살을 빼면서 스스로에게 어떤 이야기를 하고 있나요?" 또는 "몸집이 작아지는 것은 당신에게 어떤 의미가 있나요?"와 같은 질문을 하는 것도 좋아한다.

마지막으로, 남의 외모에 대한 말이나 칭찬 습관을 고치려고 노력하는 동안 스스로에게 너그러워지라고 격려하고 싶다. 처음에는 어려울 수 있지만 연습을 통해 점점 쉬워질 것이다. 나는 아직도 가끔 내 어린 동생들의 외모에 대해 얘기하지 않으려고 혀를 깨물곤 한다. 외모 얘기를 하지 않는 게 어려운 이유 중 하나는 그들이 다섯 살, 일곱 살이라서 얼굴과 몸이 끊임없이 성장하고 변하기 때문에 내 뇌가 그 과정을 주목하고 흥미롭게 여기기 때문이다. 다른 하나는 그들이 이 행성에서 가장 귀여운 피조물이기 때문이며, 그들의 완벽한 얼굴을 볼 때마다 나는 미칠 듯 즐거워지기 때문이다. 이런 말을 뱉어 내려는 충동에 대해 스스로 비난하지는 않지만 나는 의도적으로 그렇게 하지 않기로 결정한다. 그들은 다른 사람들에게도 그런 말을 들을 테니, 나만큼은 한 인간으로서 그들의 존재를 가치 있게 본다는 것을 그들이 알기 원한다. 그래서 나는 동생들에게 내면적인 자질에 대해 자신감을 주는 방식으로 사랑을 표현하려고 노력한다.

제 정신적 건강을 위해 체중과 몸에 대한 중립적인 태도를 가지려 노력하고 있지만, 동시에 내 신체 건강도 관리하고 싶습니다. 이 두 가지를 모두 할 수 있을까요?

당연히 가능하다. 내 경험으로는, 몸에 대한 중립적인 태도가 오히려 건강에 도움이 되는 것 같다. 몸의 신호나 자신의 행동에 도덕적 판단이나 잘못된 의미를 부여하지 않고, 무의식적 대처 전략으로 잘못 빠지지 않기 때문이다. 게다가 자신이 건강하고 기분 좋게 살아갈 자격이 있다고 믿을 때 자신을 돌보는 일은 훨씬 쉽다.

핵심은 신체 중립성을 실천하면서 체중이나 외모가 아닌 건강을 촉진하는 행동에 중점을 두는 것이다. 예를 들어, 건강을 위해 영양이 풍부한 음식을 더 많이 먹기로 결정할 수 있다. 이것은 훌륭한 결정이지만 체중과는 전혀 무관하다. 영양이 풍부한 음식을 더 많이 먹는 것은 체중 증가나 감소(체중 변화가 전혀 없을 수도 있다)와 관련이 없지만, 건강을 개선하겠다는 목표와는 관련이 있다. 체중은 어떤 식으로 변화하더라도, 영양이 풍부한 음식을 더 많이 먹는 것은 건강에 긍정적인 영향을 미칠 것이다.

마찬가지로 건강을 위해 운동, 명상, 물 마시기, 스트레칭, 금연, 또는 밸런스 운동을 하기로 결정할 수 있다. 이러한 행동 각각은 당신을 더 건강하게 만들어 줄 것이며 체중에 어떤 영향을 미치는지 여부는 관계없다. 또한 더 날씬하다고 해서 반드시 더 건강한 것은 아니지만, 건강을 촉진하는 실천을 한다면 더 건강해진다. 그러므로 건강을 개선하려면 체중을 고려할 필요가 전혀 없다. (게다가 체중 감량에 초점을 맞추는 것은 전반적으로 건강에 부정적인 영향을 미친다. 왜 그런지 자세히 알고 싶다면 크리스티 해리슨의 책 《안티다이어트*Anti-Diet*》를 추천한다.)

체중이 건강의 성공을 상징하지 않는다면, 건강 상태를 더 중요하고 정확하게 측정하는 방법에 주의를 기울여야 한다. 새로운 행동 패턴은 건강에 긍정적인 영향을 미치기 때문에, 수면 습관 개선, 스트레스 감소, 통증 감소, 더 많은 활력, 성욕 증가, 소화 개선, 기분 장애 개선 등을 통해 당신은 건강이 좋아지고 있음을 알게 될 것이다. 더 많은 피드백을 원한다면 의사의 진료를 받기 전에 건강 검진을 받거나 안정 심박수를 테스트한 후 데이터를 확인해 보라. 혈압이나 콜레스테롤 수치의 개선, 인슐린 민감도가 높아졌거나 안정 심박수가 낮아진 것을 통해 건강이 좋아지고 있다는 것을 알 수 있다.

그렇다고 해도 음식, 운동, 또는 자신의 몸에 대해 오랫동안 잘못된 관계를 이어 왔다면, 당신은 정신적·정서적 건강을 우선시해야 할 수도 있다. 심지어 그것은 얼마간 건강을 위한 여러 가지 노력을 잠시 중단하는 것을 의미할 수도 있다. 이것은 역설적으로 보일 수 있지만 대부분의 내 고객들에게서 나타나는 현상 중 하나이며, 건강을 위한 장기 전략의 일부다. (만성적인 스트레스는 명백하게 신체 건강에 부정적인 영향을 미친다는 것을 명심하라. 그리고 그것은 음식과 몸에 대한 스트레스와 고통도 포함한다.)

사실 수치심을 느끼고 불안해하고 자기혐오를 하는 상태에서 수행했던 '건강한 습관'을 유지하면서 몸과의 관계를 치유한다는 것은 불가능한 경우가 많다. 대부분의 사람들은 직관적으로 먹고 운동하는 방법을 배우면서 동시에 제한적인 식이요법이나 구조화된 운동 계획을 따를 수 없다.

따라서 신체 중립성은 건강을 원하는 욕구와 양립할 수 있지만, '신체적 건강'을 어떻게 정의하고 장기적인 마인드셋을 유지할지에 대해서는 고민을 좀 해야 한다. 신체적 건강을 위한 가장 좋은 방법은 그들의 신체 사이즈가 어떤지, 몸이 얼마나 탄탄한지, 또는 그런 몸을 '획득했는지'와는 관계없이, 자신이 좋은 것들을 얻고 누릴 자격이 있다고 믿도록 그들의 뇌를 다시 정비하는 동안 1-2년 정도 운동을 중단하는 것이다. 운동은 '건강한' 습관이고, 운동을 중단할 때 그것이 그리워질지라도, 운동을 잠시 쉬는 것은 운동이 숨기거나 운동으로 가장한 기저의 문제를 직면하고 치유하는 유일한 방법일 수 있다. 하지만 오해하지 말기를 바란다. 영영 운동을 포기하는 것이 목표가 아니며, 이 전략이 모든 사람의 장기적인 건강에 최선은 아닐 수 있다. (운동 습관을 바꾸기 전에 반드시 스스로 점검하고 의사와 상담하라.) 이것은 단기적으로 보면 '건강하지 않은' 선택이 필요한 경우의 예시로 공유한 것이다. 또한 운동을 중단하는 목적은 운동에 사람이 부여하거나 과잉부여한 거짓된 의미와 중요성을 제거하여 '운동 중립'으로 나아갈 수 있도록 하는 것이다. 그런 작업을 하고 나면 얼마든지 마음껏 운동할 수 있다.

음식 역시 마찬가지다. 다이어트를 하며 여러 음식이나 식습관에 '좋음'과 '나쁨'이라는 라벨을 붙인 사람들은 종종 자신이 제한하던 모든 음식을 먹고 모든 식습관을 깨뜨리는 중요한 단계를 거쳐야 할 때가 있다. (이 과정에 대해 더 자세히 알고 싶다면 캐롤라인 두너Caroline Dooner의 《망할 다이어트 The F*ck It Diet》, 크리스티 해리슨의 《안티다이어트》, 그리고 엘리제 레쉬Elyse Resch 와 에블린 트리볼Evelyn Tribole의 《직관적 식사》 같은 책을 참고하라.) 앞에서 든 예시와 마찬가지로, 이 과정은 영양의 단기적인 건강 효과에 집중하는 사람에게는 '신체적으로 건강하지 않은' 것으로 보일 수 있지만, 이것은 장기적이고 종합적인 건강에 관한 것임을 기억해야 한다. (그럼에도 불구하고 이 전략은 일부 사람들에게는 단기적·장기적으로 건강에 해롭거나 심지어 위험할 수 있으므로 음식에 어떤 변화를 주기 전에 반드시 스스로 점검하고 의사와 상담하라.) 이것은 당신이 세부사항에 집중하든, 큰 그림을 생각하든 간에, '건강하다'와 '건강하지 않다'라는 인식은 변화하는 경향이 있다는 것을 보여 주는 또 다른 예다.

건강은 사람들이 인식하는 것보다 주관적이며, 맥락에 따라 다를 수 있다! 칼로리를 최소화하거나 섬유질 또는 수분을 최대화하는 데 집중한다면, 샐러드가 치즈버거보다 건강해 보일 수 있지만, 선택해야 하는 음식이 하루의 유일한 식사이거나 철분이 부족한 경우, 또는 버거를 먹는 것이 공황과 수치심의 악순환으로 이어지기 때문에 샐러드를 원하는 거라면, 치즈버거가 더 건강한 선택일 수 있다. 음식과 관련하여 거치는 이러한 과도기적 단계는 많은 사람들이 음식과 식사에 과잉 부여한 거짓된 의미와 중요성, 도덕성을 제거하고 뇌와 신체가 다시 음식에 대해 안정감을 느끼도록 가르치며, 이로써 스트레스를 줄이고 건강을 개선하는 데 도움이 된다. 솔직히 말하면 이 단계에서 어떤 사람들은 몸이 좋지 않다고 느낄 수도 있다. 매일같이 팝 타르트(미국의 과자 이름—역주)를 먹으면 그럴 수 있다. 그러나 천천히 연습한다면 이 전략은 많은 사람들이 음식과 식사가 발휘하는 부적절한 힘으로부터 심리적·생리적으로 영원히 해방되는 데 큰 도움이 된다.

왜 '뚱뚱한fat'이라고 하시나요? 무례하고 모욕적으로 느껴집니다.

'비만인obese' 또는 '과체중overweight'이라고 하지 않는 이유가 있나요?

'뚱뚱한'이라는 단어를 사용하는 이유는 그것이 더 잘 설명하는 말이기 때문이며, 비만 정의 및 해방 커뮤니티에서 가장 자주 쓰는 말이기 때문이다(더 자세한 내용은 안지 맨프레디Angie Manfredi가 편집한 책《디 아더 에프 워드The Other F Word》를 보라.) 개인적인 대화에서는 상대방이 선호하는 용어를 쓰려고 한다. 그러나 대중을 상대로 할 때는 뚱뚱한 사람들이 어떻게 식별되기 원하는지를 가장 잘 대표하는 언어를 쓰려고 애쓴다. 많은 비만 커뮤니티는 모욕적인 용어가 아닌 자신들의 몸을 설명하는 중립적인 (또는 친근한!) 용어로 '뚱뚱한'이라는 단어를 복권시켰다. 이는 LGBTQIA+ 커뮤니티가 '퀴어'라는 단어를 회복한 것과 유사하다. 거짓 의미와 언어를 제거하는 데 관심이 있는 나는 이 표현을 지지한다. 내 의견으로는 중립적인 묘사로 이 단어를 사용하면 신체 사이즈와 체중의 중립성을 증진시킨다.

그리고 인간 중심 언어person-first language로 한다면, '몸이 큰 사람'이나 '소외된 몸을 지닌 개인'과 같은 표현을 사용하기도 한다. 어떤 사람들은 '뚱뚱한' 대신 이러한 표현을 훨씬 선호한다. 하지만 모든 사람을 만족시킬 수는 없으며, '뚱뚱한'이 현재로서는 가장 적합한 용어인 것 같다.

그리고 '비만인' 또는 '과체중'이라는 용어를 사용하지 않는 이유는 간단하다. 이들 용어는 몸의 크기를 분류하는, 과학적으로 부정확하며 극도로 억압적이고 폭력적인 시스템인 체질량 지수, 즉 BMI를 기반으로 하기 때문이다.

BMI는 사람의 키를 몸무게로 나눠서 저체중, 건강 체중, 과체중, 비만 같은 라벨로 체중을 분류하는데, 이것은 특정 질병에 대한 위험을 결정하는 것으로 여겨지곤 한다. 나는 다음과 같은 이유로 BMI와 최대한 거리를 두려고 한다.

- **부적절함.** BMI는 의학 교육을 받지 않은 수학자가 1830년대에 개발한 것으로, 개인이 아닌 인구 단위의 측정을 위해 만든 것이다. 만든 이 자신도 이것이 어떤 개인의 비만도를 측정하기 위한 것이 아니라고 말했으며, 개별 개인의 건강과도 관련 있는 것은 아니라고 말했다.
- **부정확함.** BMI는 인종, 민족, 나이, 성별, 체형, 체밀도, 근육량 같은 다양한 요인을 고려하지 않는다. 이는 전체 인구 통계가 자주 잘못 분류되고 있으며(마치 탄탄하고 근육질인 사람들이 과체중 또는 비만으로 분류되는 것처럼) BMI가 개인의 건강 위험을 결정하는 데 완전히 부정확한 방법임을 의미한다.
- **인종 차별적임.** BMI는 오직 프랑스와 스코틀랜드 참가자를 기반으로 하였으므로 비유럽 백인들에게 사용하는 것은 불합리하며, 200년 전의 인종 차별과 백인 우월주의를 계속 유지하는 처사다.
- **임의적임.** 1998년에 국립 보건 연구소(NIH)는 범주의 경계치를 임의로 낮추어, 수백만 명의 미국인을 하루아침에 과체중 또는 비만으로 만들었다. 이 조치로 혜택을 받은 유일한 대상은 제약과 의학, 체중 감량 산업이었다.
- **위험함.** BMI는 체중 차별을 촉진하며, 체중 차별로 인해 많은 의사들이 비만 환자를 덜 존중하고 공감하지 않게 되어, 검사의 부족, 부정확한 진단 및 의료적 방치, 사망률 증가로 이어질 수 있다. 또한 체중 차별을 받으면 뚱뚱한 사람들의 건강과 기대 수명은 일반적으로 부정적인 영향을 받는다. 따라서 의료 환경에서 BMI를 사용하는 것은 무지하고 무의미하며 낡은 것일 뿐 아니라 완전히 해롭고 편견적이며, 폭력적이고 위험한 일이다.

BMI에 대해 더 알고 싶다면 사브리나 스트링스의 《두려운 검은 몸》이나 크리스티 해리슨의 《안티다이어트》를 참고하라.

2장 신체 긍정주의

1. Elizabeth Gulino, "Body Positivity Doesn't Mean What You Think It Does," *Refinery29*, updated March 25, 2021, 9:42 a.m., refinery29.com/en .us/ 2021/03/10370504/body-positivity-neutrality-movement-history.

2. Shayahi Nathan, "Beauty and the Biased: How Algorithms Perpetuate Body Dysmorphia," Medusa, October 9, 2020, medusacreatives.com/2020/10/09/ beauty-and-the-biased-how-algorithms-perpetuate-body -dysmorphia.

3. Charlotte Betts, "Perceptions of the Self: How Social Media Leads to Body Dissatisfaction," Medium, July 28, 2020, medium.com/@charlotteebetts/perceptions. of.the-self-how-social-media-leads.to.body-dissatisfaction -7ce918be978. See also Nealie Tan Ngo, "What Historical Ideals of Women's Shapes Teach Us About Women's Self-Perception and Body Decisions Today," *AMA Journal of Ethics* 21, no. 10(October 2019): E879. 901, doi .org/10.1001/amajethics.2019.879.

4. Roberto A. Ferdman, "Why Diets Don't Actually Work, According to a Researcher Who Has Studied Them for Decades," *Washington Post*, May 4, 2015, washingtonpost.com/news/wonk/wp/2015/05/04/why-diets-dont -actually- work-according.to.a.researcher-who-has-studied-them-for -decades; Traci Mann, *Secrets from the Eating Lab: The Science of Weight Loss, the Myth of Willpower, and Why You Should Never Diet Again*(New York: Harper Wave, 2015).

5. Nick Trefethen, letter to *The Economist*, January 5, 2013, people.maths.ox.ac .uk/ trefethen/bmi.html; Christian Nordqvist, "Why BMI Is Inaccurate and Misleading," Medical News Today, updated January 19, 2022, medicalnews today.com/ articles/265215; and Adele Jackson-Gibson, "The Racist and Problematic History of the Body Mass Index," *Good Housekeeping*, February 23, 2021, goodhousekeeping. com/health/diet-nutrition/a35047103/bmi-racist -history.

6. Lindsay Kite, "Body Positivity or Body Obsession? Learning to See More and Be More," filmed September 9, 2017, at TEDxSaltLakeCity, TED video, 16:47, November 6, 2017, ted.com/talks/lindsay_ kite_ body_ positivity_ or _ body_ obsession_ learning_ to_ see_ more_ and_ be_ more. 또한 다음을 보라. Lindsay Kite and Lexie Kite, *More Than a Body: Your Body Is an Instrument, Not an*

Ornament (Boston: Houghton Mifflin Harcourt, 2020).

7. Jon Greenberg, "10 Examples That Prove White Privilege Protects White People in Every Aspect Imaginable," Everyday Feminism, November 26, 2015, everydayfeminism.com/2015/11/lessons-white-privilege-poc; and "White Men See White Privilege More Clearly If They Have Experienced Social Disadvantages," Duke University's Fuqua School of Business, February 21, 2022, fuqua.duke.edu/duke-fuqua-insights/ashleigh-shelby-rosette -white-men-see-white-privilege-more-clearly.-if-they-have.

8. Amanda Mull, "Americans Can't Escape Long-Disproven Body Stereotypes," *The Atlantic, November* 6, 2018, theatlantic.com/health/archive/2018/11/body-stereotypes-personality-debunked-eugenics/575041.

9. Sarah Parker Harris, Rob Gould, and Courtney Mullin, "Experience of Discrimination and the ADA," ADA National Network Knowledge Translation Center, 2019, adata.org/research_ brief/experience-discrimination -and-ada; Rebecca M. Puhl and Chelsea A. Heuer, "The Stigma of Obesity: A Review and Update," Obesity 17, no. 5(2009): 941. 964, https://www.doi .org/10.1038/oby.2008.636; and Adele Jackson-Gibson, "What Is Thin Privilege?," *Good Housekeeping*, April 15, 2021, goodhousekeeping.com/health/diet-nutrition/a35047908/what.-is-thin-privilege.

10. Williams Institute at UCLA School of Law, "Transgender People over Four Times More Likely Than Cisgender People to Be Victims of Violent Crime," March 23, 2021, williamsinstitute.law.ucla.edu/press/ncvs-trans -press-release. 이 데이터는 2017년과 2018년의 전국범죄피해연구National Crime Victimization Survey에서 가져왔으며, 이는 최초로 응답자의 성 정체성과 출생시 부여된 성별을 포함하는 최초의 포괄적이고 전국적인 범죄 피해 데이터다.

11. Susan Green, "Violence against Black Women. Many Types, Far-Reaching Effects," Institute for Women's Policy Research, July 13, 2017, iwpr.org/iwpr-issues/race-ethnicity-gender-and-economy/violence-against-black -women-many-types-far-reaching-effects; Asha DuMonthier, Chandra Childers, and Jessica Milli, executive summary, "The Status of Black Women in the United States," Institute for Women's Policy Research, June 7, 2017, iwpr.org/iwpr-issues/race-ethnicity-gender-and-economy/the-status .of.-black-women-in-the-united-states.

12. University of Alberta, "Perception: Skinny People Aren't Lazy but Overweight People Are," *Science Daily*, April 22, 2010, www.sciencedaily.com/

releases/2010/04/100420152839.htm.

13. Christine Hope, "Caucasian Female Body Hair and American Culture," *Journal of American Culture* 5, no. 1(Spring 1982): 93. 99, doi.org/10.1111/j.1542-734X.1982.0501_ 93.x; Phil Edwards, "How the Beauty Industry Convinced Women to Shave Their Legs," Vox, May 22, 2015, vox.com/2015/5/22/8640457/leg-shaving-history.

14. Ngo, "What Historical Ideals of Women's Shapes Teach Us."

3장 신체 중립성이란 무엇인가?

1. *Encyclopedia Britannica Online*, s.v. "Four Noble Truths," by Donald S. Lopez, accessed April 20, 2022, https://www.britannica.com/topic/Four -Noble-Truths.

2. Bessel van der Kolk, *The Body Keeps the Score: Brain, Mind, and Body in the Healing of Trauma*(New York: Viking, 2014), 210. 11; Jon Kabat-Zinn, *Full Catastrophe Living: Using the Wisdom of Your Body and Mind to Face Stress, Pain, and Illness*(New York: Dell, 1990).

3. Van der Kolk, *The Body Keeps the Score*.

4. Anne Hollander, "When Fat Was in Fashion," *New York Times*, October 23, 1977, nytimes.com/1977/10/23/archives/when-fat-was.-in-fashion-abundant -flesh-was.-a-thing-of-beauty-to.html.

5. Katelyn Burns, "The Internet Made Trans People Visible. It Also Left Them More Vulnerable," Vox, December 27, 2019, vox.com/identities/2019/12/27/21028342/trans-visibility-backlash-internet-2010.

4장 크고 결정적인 거짓말

1. Kendra Cherry, "How Confirmation Bias Works," Verywell Mind, updated July 30, 2021, verywellmind.com/what.-is-a-confirmation-bias -2795024.

2. Terry Marks-Tarlow, "I Am an Avatar of Myself: Fantasy, Trauma, and Self-Deception," *American Journal of Play* 9, no. 2(Winter 2017): 189, files .eric.ed.gov/fulltext/EJ1141578.pdf.

5장 스스로에게 거짓말을 하는 이유

1. Terry Marks-Tarlow, "I Am an Avatar of Myself: Fantasy, Trauma, and Self-Deception," *American Journal of Play* 9, no. 2(Winter 2017): 190. 95.
2. Lindsay Kite, "Body Positivity or Body Obsession? Learning to See More and Be More," filmed September 9, 2017, at TEDxSaltLakeCity, TED video, 16:47, November 6, 2017, ted.com/talks/lindsay_ kite_ body_ positivity_ or _ body_ obsession_ learning_ to_ see_ more_ and_ be_ more. 또한 다음을 보라. Lindsay Kite and Lexie Kite, *More Than a Body: Your Body Is an Instrument, Not an Ornament*(Boston: Houghton Mifflin Harcourt, 2020).

8장 자기대상화자

1. Tanjare' McKay, "Female Self-Objectification: Causes, Consequences and Prevention," *McNair Scholars Research Journal* 6, no. 7(2013): commons .emich. edu/cgi/viewcontent.cgi? article= 1065& context= mcnair.
2. Lindsay Kite and Lexie Kite, More Than a Body: Your Body Is an Instrument, Not an *Ornament*(Boston: Houghton Mifflin Harcourt, 2020), 3.
3. Evangelia(Lina) Papadaki, "Feminist Perspectives on Objectification," Stanford Encyclopedia of Philosophy, December 16, 2019, plato.stanford .edu/entries/ feminism-objectification.
4. Papadaki, "Feminist Perspectives on Objectification."
5. Liliana Almeida, "What Is Body Checking?," Verywell Mind, updated March 22, 2022, verywellmind.com/reduce-body-checking-with-two-easy -steps-1138366.
6. Paul D. Trapnell, Cindy M. Meston, and Boris B. Gorzalka, "Spectatoring and the Relationship between Body Image and Sexual Experience: Self-Focus or Self-Valence?," *Journal of Sex Research* 34, no. 3(Summer 1997): 267. 78, doi. org/10.1080/00224499709551893.
7. Emily Nagoski, "What Does 'Spectatoring' Mean When Referring to Sex?," Sharecare, accessed May 10, 2022, sharecare.com/health/erectile -dysfunction-causes/what-spectatoring-mean-sex. See also Emily Nagoski, The Good in Bed Guide to Female Orgasms(Good in Bed Guides, 2011), https://b.-ok.cc/ book/783203/20704e; and Emily Nagoski, *Come as You Are: Revised and Updated: The Surprising New Science That Will Transform Your Sex Life*(New York: Simon &

Schuster, 2021), 249.

8. Stephanie Pappas, "Our Brains See Men as Whole and Women as Parts," *Scientific American, July* 25, 2012, scientificamerican.com/article/our-brains -see-men.as.-whole-women.as-parts.

9. Valerie Curtis, Micheal de Barra, and Robert Aunger, "Disgust as an Adaptive System for Disease Avoidance Behaviour," *Philosophical Transactions of the Royal Society* B 366, no. 1563(2011): 389. 401, doi.org/10.1098/rstb.2010.0117.

10. Tom W. Smith, "Public Attitudes toward Homosexuality," NORC/University of Chicago, September 2011, www.norc.org/PDFs/2011% 20GSS % 20Reports/ GSS_ Public% 20Attitudes% 20Toward% 20Homosexuality _ Sept2011.pdf.

11. "Moral Stance towards Gay or Lesbian Relations in the United States 2021," Statista Research Department, August 12, 2021, statista.com/statis tics/225968/americans -moral-stance-towards-gay.-or-lesbian-relations.

12. Charlie Kurth, "Disgust Can Be Morally Valuable," *Scientific American*, May 9, 2021, scientificamerican.com/article/disgust-can.-be-morally-valuable.

13. Peter J. de Jong, Mark van Overveld, and Charmaine Borg, "Giving In to Arousal or Staying Stuck in Disgust? Disgust-Based Mechanisms in Sex and Sexual Dysfunction," in "Annual Review of Sex Research," ed. Jacques van Lankveld, special issue, Journal of Sex Research 50, nos. 3. 4(March 12, 2013): 247. 62, doi.org/10.1 080/00224499.2012.746280; and Diana S. Fleischman et al. "Disgust versus Lust: Exploring the Interactions of Disgust and Fear with Sexual Arousal in Women," PloS One 10, no. 6(June 24, 2015): e0118151, doi.org/10.1371/journal.pone.0118151. 또한 다음을 보라. Debra Lieberman and Carlton Patrick, *Objection: Disgust, Morality, and the Law*(Oxford: Oxford University Press, 2018).

14. Christy Harrison, Anti-Diet: Reclaim *Your Time, Money, Well. Being, and Happiness through Intuitive Eating*(New York: Little, Brown Spark, 2019).

15. Marissa E. Wagner Oehlhof et al., "Self-Objectification and Ideal Body Shape for Men and Women," *Body Image* 6, no. 4(September 2009): 308. 10, doi. org/10.1016/j.bodyim.2009.05.002.

16. Sarah Vanbuskirk, "What Is the Male Gaze?," Verywell Mind, updated September 11, 2021, verywellmind.com/what.-is-the-male-gaze-5118422; and Pappas, "Our Brains See Men as Whole and Women as Parts."

17. Shawn Meghan Burn, "The Psychology of Sexual Harassment," Teaching of

Psychology 46, no. 1 (January 2019), doi.org/10.1177/0098628318816183; Vanbuskirk, "What Is the Male Gaze?"; Sharon G. Smith et al., *The National Intimate Partner and Sexual Violence Survey*: 2010. *2012 State Report* (Atlanta, GA: National Center for Injury Prevention and Control, Centers for Disease Control and Prevention, 2017); Lili Loofbourow, "The Female Price of Male Pleasure," *The Week*, January 25, 2018, https://theweek.com/articles/749978/female-price-male-pleasure; and "Domestic Violence," National Coalition against Domestic Violence, 2020, assets.speakcdn.com/assets/2497/domestic_ violence-2020080709350855. pdf? 159681107999.

18. Julian Real, " 'Unpacking the Male Privilege Jockstrap': The 100 Male Privileges Checklist," *A Radical Profeminist* (blog), December 1, 2009, rad icalprofeminist. blogspot.com/2009/12/100-male-privileges-checklist .html; Barry Deutsch (items 1. 42), *Expository Magazine* 2, no. 2 (October 2, 2008); Peggy McIntosh, "White Privilege: Unpacking the Invisible Knapsack," 1990.

19. Michelle R. Hebl, Eden B. King, and Jean Lin, "The Swimsuit Becomes Us All: Ethnicity, Gender, and Vulnerability to Self-Objectification," *Personality and Social Psychology Bulletin* 30, no. 10 (October 2004): 1322. 31, doi .org/10.1177/0146167204264052.

20. Wsoemarg, "Do You Even Lift? Muscle Fetish and Masculinity," W. Soemargo (blog), May 4, 2016, soemargo.wordpress.com/2016/05/04/do.-you -even-lift-muscle-fetish-and-masculinity.

21. Jonathan Rauch, "Short Guys Finish Last," Jonathan Rauch website, originally published in *The Economist*, December 23, 1995, jonathanrauch .com/jrauch_ articles/height_ discrimination_ short_ guys_ finish_ last; M. Dittmann, "Standing Tall Pays Off, Study Finds," *Monitor on Psychology* 35, no. 7 (July/August 2004): 14, apa.org/monitor/julaug04/standing; fem4him2please, "The Truth about Penis Size (A Woman's Perspective)," September 9, 2000, http://www.misterpoll.com/polls/5407/ results.

22. Sean Jameson, "Does Size Matter? 91.7% of Women Say It Does [1,387 Woman Study]," Bad Girls Bible, April 5, 2022, badgirlsbible.com/does -size-matter; "Size Does Matter," accessed May 10, 2022, datavizproject .com/data-type/pictorial-stacked-chart/yes-penis-size-does-matter.

23. Jason Okundaye, "The Fetishisation of Black Masculinity," *GQ*, October 13, 2020,

gq.-magazine.co.uk/lifestyle/article/fetishisation-black-masculinity.

24. Eddie Kim, "The Myth of the Small Asian Cock," MEL, [2019] accessed April 24, 2022, melmagazine.com/en.-us/story/the-myth.of-the-small-asian -cock; and "The Myth of an Asian Penis," *TheUNPUZZLED*(blog), July 20, 2020, https://medium.com/the-noodle-shop/the-myth.-of-an-asian-penis -9af59d248e7c.

25. Janice Gassam Asare, "What Is Fetishization and How Does It Contribute to Racism?," Forbes, February 7, 2021, forbes.com/sites/janicegassam/2021/02/07/what.-is-fetishization-and-how-does-it-contribute-to-racism/? sh = 47de4d866e39; Rachel Ramirez, "The History of Fetishizing Asian Women," Vox, March 19, 2021, vox.com/22338807/asian-fetish-racism-atlanta-shooting.

26. Beth Azar, "Oxytocin's Other Side," *Monitor on Psychology* 42, no. 3(March 2011): 40, apa.org/monitor/2011/03/oxytocin.

27. Heather Jones, "What to Know about Anxious Attachment and Tips to Cope," Verywell Health, November 29, 2021, verywellhealth.com/anxious -attachment-5204408#toc-strategies-for-coping.

28. Rita Watson, "Oxytocin: The Love and Trust Hormone Can Be Deceptive," *Psychology Today*, October 14, 2013, psychologytoday.com/us/blog/love -and-gratitude/201310/oxytocin-the-love-and-trust-hormone -can-be-deceptive; Azar, "Oxytocin's Other Side," 40; Hallie Gould, "This Is What Happens to Your Brain When You Have Sex," TheThirty, February 2, 2022, thethirty.whowhatwear.com/what-happens-during-sex; and Marjan Khajehei and Elmira Behroozpour, "Endorphins, Oxytocin, Sexuality and Romantic Relationships: An Understudied Area," *World Journal of Obstetrics and Gynecology* 7, no. 2(October 2018): 17. 23, doi.org/10.5317/wjog.v7.i2.17.

29. Zawn Villines, "Sex, Lies, and Visual Stimulation: Debunking the Myths about Men," GoodTherapy, February 17, 2013, goodtherapy.org/blog/sex -lies-men-myths-0217137; and Kelly Gonsalves, "Men Aren't 'More Visual' or More Easily Turned On Than Women Are, Study Finds," mindbodygreen, July 15, 2019, mindbodygreen.com/articles/men-not-more-visual.-or-easily -aroused-than-women-research-shows.

30. James Giles, *The Nature of Sexual Desire*(Westport, CT: Praeger, 2004); Nikolaos D. Kiskiras, "Sexual Desire(s) and the Desire for Intimacy: An Autoethnographic Exploration"(PhD diss., Duquesne University, 2016), dsc .duq.edu/etd/99; and

Ingrid Wickelgren, "Decoding Sexual Desire: Why You're into It. or Not," *Streams of Consciousness*(blog), Scientific American, October 11, 2011, blogs.scientificamerican. com/streams.-of-consciousness/decoding-sexual-desire-why-youre-into-itor-not.

9장 성취지향자

1. "Size Diversity & Health at Every Size," National Eating Disorders Association, accessed May 10, 2022, nationaleatingdisorders.org/size-diversity -health-every- size; and "Body Size Diversity and Acceptance," University of Illinois at Urbana- Champaign Counseling Center, 1999, accessed May 10, 2022, ndsu.edu/fileadmin/ counseling/Body_ Size_ Diversity___ Accep tance.pdf.

2. Tomas Chamorro-Premuzic, "Attractive People Get Unfair Advantages at Work. AI Can Help," *Harvard Business Review*, October 31, 2019, hbr.org/2019/10/ attractive-people-get-unfair-advantages.at-work.ai-can-help; and Deborah L. Rhode, "Hooters Hires Based on Looks. So Do Many Companies. And There's No Law Against It," New Republic, August 30, 2014, new republic.com/ article/118683/why.-we-need-law-protect-against -appearance-discrimination.

3. Charlotte Ruhl, "Implicit or Unconscious Bias," Simply Psychology, July 1, 2020, simplypsychology.org/implicit-bias.html. See also Jennifer L. Eberhardt, *Biased: Uncovering the Hidden Prejudice That Shapes What We See, Think, and Do*(New York: Viking, 2019).

4. Benjamin Elisha Sawe, "What Is Moral Absolutism?," WorldAtlas, May 15, 2018, worldatlas.com/articles/what.-is-moral-absolutism.html.

5. "What," Just World Fallacy, justworldfallacy.com/what. See also Melvin J. Lerner, *The Belief in a Just World: A Fundamental Delusion*(New York: Plenum Press, 1980).

6. Arash Javanbakht and Linda Saab, "What Happens in the Brain When We Feel Fear," *Smithsonian*, October 27, 2017, smithsonianmag.com/science -nature/what- happens-brain-feel-fear-180966992.

7. Emily Addison, "High Achievers and Mental Health: What Is the Link?," Everymind at Work, July 12, 2021, everymindatwork.com/high-achievers -and-mental-health.

8. Hilary Jane Grosskopf, "Pairs of Unlikely Compliments: Compassion and Competition," Medium, July 4, 2017, medium.com/awake-leadership -solutions/

pairs-of-unlikely-compliments-compassion-and-competition -9997e77ff720.

9. William J. Burns, "The United States Needs a New Foreign Policy," Carnegie Endowment for International Peace, July 14, 2020, https://carnegieen dowment. org/2020/07/14/united-states-needs-new-foreign-policy -pub-82295.

10. "Size Diversity & Health at Every Size," National Eating Disorders Association; and "Body Size Diversity and Acceptance," University of Illinois at Urbana-Champaign Counseling Center.

11. Sirena Bergman, "Society Insists That Laziness Makes Us Fat. Now Science Proves This Is Baseless Bigotry," Independent, January 25, 2019, independent.co.uk/ voices/fat-overweight-dna-study-thin-people-women-tess-holliday -donald-trump-a8746166.html.

12. York University, "When Does Clean Eating Become an Unhealthy Obsession?," ScienceDaily, May 14, 2019, sciencedaily.com/releases/2019/05/190 514115822. htm.

13. Merriam-Webster, s.v. "apophenia(n.)," accessed April 24, 2022, merriam -webster. com/dictionary/apophenia.

14. Michael Bar-Eli, Simcha Avugos, and Markus Raab, "Twenty Years of 'Hot Hand' Research: Review and Critique," *Psychology of Sport and Exercise* 7, no. 6(November 2006): 525. 53, doi.org/10.1016/j.psychsport.2006.03.001.

10장 아웃사이더

1. Beverly Amsel, "Terrified People Pleasers: Why Can't I Love and Be Loved?," GoodTherapy, December 21, 2016, goodtherapy.org/blog/terri fied-people-pleasers-why-cant.-i-love-be-loved-1221164.

2. Gareth Cook, "Why We Are Wired to Connect," *Scientific American*, October 22, 2013, scientificamerican.com/article/why.-we-are-wired-to-connect.

3. Cindy Lamothe, "Conflict Avoidance Doesn't Do You Any Favors," Healthline, March 30, 2020, https://www.healthline.com/health/conflict -avoidance.

4. Kendra Cherry, "The Different Types of Attachment Styles," Verywell Mind, updated June 3, 2020, verywellmind.com/attachment-styles-2795344.

5. Sayli Agashe, Sunil Kumar, and Rishabh Rai, "Exploring the Relationship between Social Ties and Resilience from Evolutionary Framework," *Frontiers in Human* (August

5, 2021): doi.org/10.3389/fhumd.2021.683755.

6. Mariska E. Kret et al., "Perception of Face and Body Expressions Using Electromyography, Pupillometry and Gaze Measures," *Frontiers in Psychology* 4, no. 28(February 8, 2013): doi.org/10.3389/fpsyg.2013.00028.

7. Olivia Remes, "Loneliness Is Contagious, and Here's How to Beat It," The Conversation, July 13, 2018, theconversation.com/loneliness.-is-contagious-and-heres-how.-to-beat-it-94376; and John Amodeo, "Are You Wondering Why You're Lonely?," *Psychology Today*, April 1, 2018, psychologytoday.com/us/blog/intimacy-path-toward-spirituality/201804/are-you-wondering-why-youre-lonely.

8. Robin Stern, "I've Counseled Hundreds of Victims of Gaslighting. Here's How to Spot If You're Being Gaslighted," *Vox*, updated January 3, 2019, vox.com/first-person/2018/12/19/18140830/gaslighting-relationships -politics-explained.

9. Alex Eichler, "'Askers' vs. 'Guessers,'" *The Atlantic*, May 12, 2010, the atlantic.com/national/archive/2010/05/askers.-vs-guessers/340891.

10. Brené Brown, "The Power of Vulnerability," filmed June 2010 at TEDxHouston, TED video, 20:03, ted.com/talks/brene_ brown_ the_ power_ of _ vulnerability; 또한 다음을 보라. Brené Brown, *Daring Greatly: How the Courage to Be Vulnerable Transforms the Way We Live, Love, Parent, and Lead*(New York: Avery, 2012).

11. Willie Garrett, "Marginalized Populations," Minnesota Psychological Association, April 1, 2016, mnpsych.org/index.php? option= com_ dailyplan etblog& view= entry& category= division% 20news& id= 71:marginalized -populations.

12. Peg Streep, "Tackling Self-Blame and Self-Criticism: 5 Strategies to Try," *Psychology Today*, January 10, 2018, psychologytoday.com/us/blog/tech -support/201801/tackling-self-blame-and-self-criticism-5.strategies-try; and Darius Cikanavicius, "6 Ways Childhood Abuse and Neglect Leads to Self-Blame in Adulthood," PsychCentral, July 2, 2018, https://psychcen tral.com/blog/psychology-self/2018/07/abuse-neglect-blame#1.

13. "A Guide to Finding Yourself," PsychAlive [2017], accessed May 11, 2022, psychalive.org/finding-yourself; and "Know Yourself. Socrates and How to Develop Self-Knowledge," The School of Life, accessed May 11, 2022, theschooloflife.com/article/know-yourself.

14. Harper West, "Factor 5: Attachment. Why Attachment Is So Important," Harper West website, accessed May 11, 2022, harperwest.co/self-acceptance/five-

factors/5.-attachment.

15. Maya Al.-Khoujaa et al., "Self-Expression Can Be Authentic or Inauthentic, with Differential Outcomes for Well-Being: Development of the Authentic and Inauthentic Expression Scale(AIES)," *Journal of Research in Personality* 97(April 2022): doi.org/10.1016/j.jrp.2022.104191.

16. Marlena Tillhon, "The Power of Speaking Our Truth in Intimate Relationships," Medium, June 15, 2018, https://marlenatillhon.medium.com/the -power.-of. speaking-our-truth-in-intimate-relationships-81eb87bcff7.

11장 도망자

1. Fred Rothbaum, John R. Weisz, and Samuel S. Snyder, "Changing the World and Changing the Self: A Two-Process Model of Perceived Control," *Journal of Personality and Social Psychology* 42, no. 1(January 1982): 5. 37, doi. org/10.1037/0022-3514.42.1.5

2. Ruth Cohn, "Trauma & Neglect," accessed May 10, 2022, Ruth Cohn website, ruthcohnmft.com/trauma-neglect; 또한 [Priya Watson의] "What Is Developmental Trauma/ACEs?," Childhood Trauma Toolkit, accessed April 29, 2022, porticonetwork.ca/web/childhood-trauma-toolkit/devel opmental-trauma/what.-is-developmental-trauma를 보라.

3. Zhongqiu Li, Yang Yang, Xue Zhang, and Zhuo Lyu, "Impact of Future Work Self on Employee Workplace Wellbeing: A Self-Determination Perspective," *Frontiers in Psychology*(July 15, 2021): doi.org/10.3389/fpsyg.2021.656874; and Naina Dhingra et al., "Help Your Employees Find Purpose. or Watch Them Leave," McKinsey & Company, April 5, 2021, mckinsey.com/business-functions/people-and-organizational-performance/our-insights/help-your-employees-find-purpose.-or-watch-them-leave.

4. Saul McLeod, "Maslow's Hierarchy of Needs," Simply Psychology, updated April 4, 2022, simplypsychology.org/maslow.html.

5. Bessel van der Kolk, *The Body Keeps the Score: Brain, Mind, and Body in the Healing of Trauma*(New York: Viking, 2014), 205.

6. Meagan Mullen, "Is It Binge Eating Disorder(BED) or Are You Stuck in a Vicious Cycle?," Multi-Service Eating Disorders Association, accessed May 11, 2022,

medainc.org/bed.-or-binge-restrict-cycle; Naveed Saleh, "9 Adverse Health Effects of Too Much Exercise," MDLinx, updated August 17, 2020, mdlinx.com/article/9.-adverse-health-effects-of-too-much-exercise/70VZzE7JPAtHBOXq4O8Ltw; and "Burnout Prevention and Treatment," HelpGuide.org, accessed May 11, 2022, helpguide.org/articles/stress/burn out-prevention-and-recovery.htm.

7. Erin Olivo, "Here's Why You Struggle to Stay Present," mindbodygreen, August 27, 2020, mindbodygreen.com/0.-16126/heres-why-you-struggle-to .-stay-present. html.

8. Dianne Grande, "The Neuroscience of Feeling Safe and Connected," *Psychology Today*, September 24, 2018, psychologytoday.com/us/blog/in.-it .-together/201809/the-neuroscience-feeling-safe-and-connected.

9. Kristine Klussman, "Numbing vs. Relaxing: Are You Disconnecting from Life?" Kristine Klussman PhD website, accessed May 11, 2022, kristine klussman.com/ numbing.-vs-relaxing.

10. Michael Clark [pseud.], "Emotional Numbing: Why Avoiding Uncomfortable Feelings Gets Us Nowhere," Ananias Foundation, April 10, 2020, ana niasfoundation.org/emotional-numbing.

11. Van der Kolk, *The Body Keeps the Score*, 210.

12. Brené Brown, The Gifts of Imperfection: *Let Go of Who You Think You're Supposed to Be and Embrace Who You Are* (Center City, MN: Hazelden, 2010).

13. Van der Kolk, *The Body Keeps the Score*.

14. Stacey Colino, "When You Can't Put Your Feelings into Words: The Emotional Ignorance of Alexithymia," U.S. *News & World Report*, March 28, 2018, health. usnews.com/wellness/mind/articles/2018.-03-28/when-you-cant -put-your-feelings-into-words-the-emotional-ignorance-of.alexithymia; Rene J. Muller, "When a Patient Has No Story to Tell: Alexithymia," Psychiatric Times 17, no. 7 (July 1, 2000): psychiatrictimes.com/view/when -patient-has.-no-story-tell-alexithymia.

15. "Dissociation and Dissociative Disorders," Mind, March 2019, mind.org .uk/ information-support/types-of-mental-health-problems/dissociation -and-dissociative-disorders/about-dissociation.

16. Peter A. Levine with Ann Frederick, *Waking the Tiger: Healing Trauma* (Berkeley, CA: North Atlantic, 1997), 16. 21; see also Robert M. Sapolsky, *Why Zebras Don't Get*

Ulcers: The Acclaimed Guide to Stress, Stress-. Related Diseases, and Coping, 3rd ed.(New York: Henry Holt, 2004).

17. Asaf Rolef Ben-Shahar, *Touching the Relational Edge: Body Psychotherapy*(London: Routledge, 2018); 또한 다음을 보라. Sheila L. Ferguson(jealousyjane), "Trauma & Body Armoring: Why We Are So Tense?," Steemit, December 18, 2017, steemit. com/health/@jealousyjane/trauma-and-body-armoring -why.we.-are-so-tense.

18. Rolef Ben-Shahar, *Touching the Relational Edge*; 또한 다음을 보라. Ferguson, "Trauma & Body Armoring."

19. Julianne Ishler, "How to Release 'Emotional Baggage' and the Tension That Goes with It," Healthline, September 16, 2021, healthline.com/health/mind-body/how-to-release-emotional-baggage-and-the-tension-that -goes-with.-it.

20. "Stress Effects on the Body," American Psychological Association, November 1, 2018, apa.org/topics/stress/body.

13장 숨은 신체 이미지 목적 파악하기

1. Margaret Neale, "How Your Appearance Is Affecting Your Behavior," HuffPost, updated September 28, 2014, huffpost.com/entry/how-your-appearance.-is-affecting_ b_5628517; and Tonya K. Frevert and Lisa Slattery Walker, "Physical Attractiveness and Social Status," *Sociology Compass* 8, no. 3(March 2014): 313. 23, doi.org/10.1111/soc4.12132.

2. Nancy Etcoff et al., "Beyond Stereotypes: Rebuilding the Foundation of Beauty," Dove Beauty, January 21, 2016, https://fliphtml5.com/trmf/mxyo.

14장 신체 중립성을 향한 비전 세우기

1. Courtney E. Ackerman, "Coping Mechanisms: Dealing with Life's Disappointments in a Healthy Way," PositivePsychology.com, updated March 29, 2022, positivepsychology.com/coping; and Amy Morin, "Healthy Coping Skills for Uncomfortable Emotions: Emotion-Focused and Problem-Focused Strategies," Verywell Mind, updated November 29, 2021, verywellmind .com/forty-healthy-coping-skills-4586742.

15장 신체 중립성 행동 계획 세우기

1. Megan Call, "Neuroplasticity: How to Use Your Brain's Malleability to Improve Your Well-Being," Accelerate, University of Utah Health, August 8, 2019, accelerate. uofuhealth.utah.edu/resilience/neuroplasticity-how.-to .-use-your-brain-s-malleability-to-improve-your-well-being.

2. American Psychological Association, "What Is Exposure Therapy?," PTSD Clinical Practice Guideline, July 2017, apa.org/ptsd-guideline/patients-and -families/ exposure-therapy; APA Div. 12(Society of Clinical Psychology).

3. Brené Brown, "Shame vs. Guilt," Brenéé Brown website, January 15, 2013, brenebrown.com/articles/2013/01/15/shame.-v-guilt; 또한 다음을 보라. Brené Brown, "Listening to Shame," filmed March 2012 at TED2012, Long Beach, CA, Ted video, 20:22, ted.com/talks/brene_ brown_listening_to_shame.

4. Brené Brown, *Daring Greatly: How the Courage to Be Vulnerable Transforms the Way We Live, Love, Parent, and Lead*(New York: Avery, 2012), 68.

17장 각 아바타를 위한 세부 목표와 행동 단계

1. Kathrin Karsay, Johannes Knoll, and Jorg Matthes, "Sexualizing Media Use and Self-Objectification," *Psychology of Women Quarterly* 42, no. 1(March 1, 2018): 9. 28, doi.org/10.1177/0361684317743019; Chiara Rollero and Norma De Piccoli, "Self-Objectification and Personal Values. An Exploratory Study," *Frontiers in Psychology*,(June 23, 2017), doi.org/10.3389/fpsyg.2017.01055.

2. Emily Nagoski, *Come As You Are: Revised and Updated; The Surprising New Science That Will Transform Your Sex Life*(New York: Simon & Schuster, 2021).

3. Christy Harrison, *Anti-Diet: Reclaim Your Time, Money, Well. Being and Happiness through Intuitive Eating*(New York: Little, Brown Spark, 2019).

4. Catherine Goldberg, "This Is Mine: The Only 7 Things You Can Control in Life," Greatist, updated August 31, 2020, greatist.com/grow/what-you -can-control-for-happiness-success.

5. Courtney E. Ackerman, "What Is Self-Expression and How to Foster It?," PositivePsychology.com, updated March 28, 2022, positivepsychology.com/self-expression; and Judith E. Glaser, "Self-Expression: The Neuroscience of Co.-creation," Psychology Today, February 15, 2016, psychologytoday .com/us/blog/

conversational-intelligence/201602/self-expression.

6. Melissa Mesku, "The Problem with Being a People Pleaser," Medium, March 7, 2015, medium.com/the-ascent/the-problem-with-being-a-people -pleaser-6a9714c6c8a1.

7. Kerry Jamieson, "ACEs and Attachment: Why Connection Means Everything," Center for Child Counseling, July 15, 2021, centerforchildcounsel ing.org/aces-and-attachment-why-connection-means-everything.

8. Heather Jones, "What to Know about Anxious Attachment and Tips to Cope," Verywell Health, November 29, 2021, verywellhealth.com/anx ious-attachment-5204408#toc-strategies-for-coping.

9. Kim Elsesser, "The Debate on Power Posing Continues: Here's Where We Stand," Forbes, October 2, 2020, forbes.com/sites/kimelsesser/2020/10/02/the-debate-on-power-posing-continues-heres-where-we-stand/? sh = 260f1281202e.

10. Tal Shafir, Rachelle P. Tsachor, and Kathleen B. Welch, "Emotion Regulation through Movement: Unique Sets of Movement Characteristics Are Associated with and Enhance Basic Emotions," *Frontiers in Psychology* (January 11, 2016): doi.org/10.3389/fpsyg.2015.02030.

11. Cynthia J. Price and Carole Hooven, "Interoceptive Awareness Skills for Emotional Regulation: Theory and Approach of Mindful Awareness in Body-Oriented Therapy (MABT)," *Frontiers in Psychology* 28 (May 28, 2018): doi.org/10.3389/fpsyg.2018.00798.

12. Mark Manson, "Happiness Is a Problem That Can Be Solved," Quartz, April 26, 2017, excerpt from *The Subtle Art of Not Giving a F*ck: A Counterintuitive Approach to Living a Good Life* (New York: HarperOne, 2016).

13. Kyli Rodriguez-Cayro, "The Way You Sit While You Answer Emails Can Have a Surprising Effect on Your Body," Bustle, April 18, 2018, bustle.com/p/9.-ways-posture-affects-your-health-that-might-surprise-you-8793625; Harvard Health Publishing, "3 Surprising Risks of Poor Posture," Harvard Medical School, February 15, 2021, health.harvard.edu/staying-healthy/3.-surprising-risks-of-poor-posture; and James Roland, "Want to Kick Your Slouching Habit? Try These 8 Strategies," Healthline, September 12, 2019, healthline.com/health/slouching.

14. George E. Billman, "Homeostasis: The Underappreciated and Far Too Often Ignored Central Organizing Principle of Physiology," *Frontiers in Physiology* (March 10,

2020): doi.org/10.3389/fphys.2020.00200.

15. Arianne Missimer, "How to Map Your Own Nervous System: The Polyvagal Theory," The Movement Paradigm, March 22, 2020, themovement paradigm.com/how.-to-map-your-own-nervous-sytem-the-polyvagal -theory.

16. Ariane Resnick, "What Is Somatic Therapy?," Verywell Mind, updated July 29, 2021, verywellmind.com/what.-is.somatic-therapy-5190064.

17. Ann Pietrangelo, "Defining and Overcoming a Fear of Intimacy," Healthline, January 10, 2019, healthline.com/health/fear.-of-intimacy#treatment.

18. Bessel van der Kolk, The Body Keeps the Score: Brain, Mind, and Body in the Healing of Trauma(New York: Viking, 2014), 96, quoting in part Antonio Damasio, *The Feeling of What Happens: Body and Emotion in the Making of Consciousness*(New York: Harcourt Brace, 1999), 28.

19. Roberto A. Ferdman, "Why Diets Don't Actually Work, According to a Researcher Who Has Studied Them for Decades," Washington Post, May 4, 2015, washingtonpost.com/news/wonk/wp/2015/05/04/why-diets-dont -actually-work-according-to-a-researcher-who-has-studied-them-for -decades; Traci Mann, *Secrets from the Eating Lab: The Science of Weight Loss, the Myth of Willpower, and Why You Should Never Diet Again*(New York: Harper Wave, 2015).

20. Jack Wilkinson, "Difficulty Concentrating," Buoy Health, updated September 17, 2020, https://www.buoyhealth.com/learn/difficulty-concentrating; see also Sarah Fielding, "How the 'Impossible Task' Affects Anxiety. and What You Can Do about It," Healthline, updated July 2, 2019, healthline .com/health/mental-health/impossible-task-anxiety#The-line-between -normal-laziness-and-the-impossible-task.

21. "The Science of Mindfulness," Mindful, September 7, 2020, mindful.org/the-science.-of-mindfulness.

22. Jeremy Adam Smith et al., "The State of Mindfulness Science," *Greater Good Magazine*, December 5, 2017, greatergood.berkeley.edu/article/item/the_ state_ of_ mindfulness_ science.

23. Eric Barker, "New Neuroscience Reveals Three Secrets That Will Make You Emotionally Intelligent," Observer, September 1, 2017, observer.com/2017/09/new-neuroscience-reveals-three-secrets-that-will-make-you -emotionally-intelligent-happiness-relationships; and Lisa Feldman Barrett, *How Emotions Are*

Made: The Secret Life of the Brain (New York: Mariner Books, 2018).

18장 소외된 몸들

1. Kathleen Ebbitt, "Why It's Important to Think about Privilege. and Why It's Hard," Global Citizen, February 27, 2015, globalcitizen.org/en/content/why-its-important.-to-think-about-privilege-and-why.

2. "Social Identities and Systems of Oppression," National Museum of African American History & Culture, Smithsonian Institution, nmaahc.si.edu/learn/talking-about-race/topics/social-identities-and-systems-oppression; and Nathaniel Granger, "Marginalization: The Pendulum Swings Both Ways," Unbound, Saybrook University, April 5, 2013, saybrook.edu/un bound/marginalization.

3. Nicole Hawkins, "Battling Our Bodies: Understanding and Overcoming Negative Body Images," Center for Change, updated August 2014, center forchange.com/battling-bodies-understanding-overcoming-negative -body-images; Margo Maine, *Body Wars: Making Peace with Women's Bodies; An Activist's Guide* (Carlsbad, CA: Gurze Books, 2011).

4. Williams Institute at UCLA School of Law, "Transgender People over Four Times More Likely Than Cisgender People to Be Victims of Violent Crime," March 23, 2021, williamsinstitute.law.ucla.edu/press/ncvs-trans -press-release. 또한, 옹호 단체인 Forge에 따르면 "여러 연구에 따르면 트랜스젠더의 50% 이상이 인생의 어느 시점에 성폭력을 경험한 적이 있다"고 한다. 이 수치(2명 중 1명)를 일반적으로 보고되는 시스젠더의 성적 학대 비율(여아 3명 중 1명, 남아 6명 중 1명)과 비교해 보라. "Transgender Rates of Violence," Victim Service Providers' Fact Sheet #6, Forge Forward, October 2012, forge-forward.org/wp-content/uploads/2020/08/FAQ-10-2012-rates .of.-violence.pdf.

옮긴이 소개

임혜진은 서강대학교 경제학과를 졸업하고 출판 편집자로 일했으며 현재
옐로브릭 출판사를 운영하고 있다.

바디 뉴트럴

초판 1쇄	2024년 4월 15일
지은이	제시 닐랜드
발행인	임혜진
발행처	옐로브릭
등록	2021-000016호(2014년 2월 6일)
전화	(02) 749-5388
팩스	(02) 749-5344
홈페이지	www.yellowbrickbooks.com

ISBN 979-11-89363-21-5